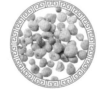

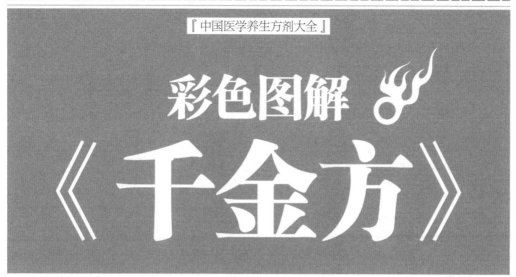

『中国医学养生方剂大全』

彩色图解
《千金方》

孟 飞／主编

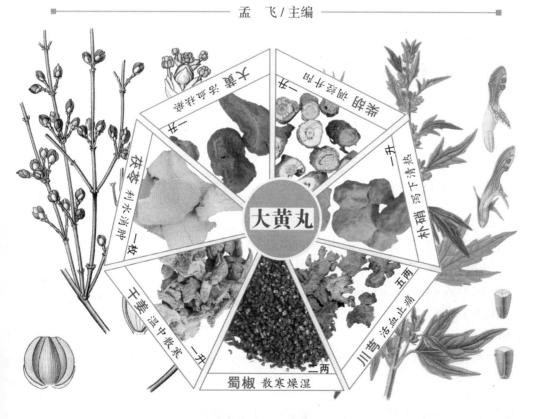

大黄丸

大黄 泻热通肠

黄芩 清热燥湿泻火

厚朴 行气除满

川芎 活血止痛 五两

蜀椒 散寒燥湿 一两

干姜 温中散寒 一升

茯苓 利水消肿 一枚

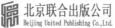

北京联合出版公司
Beijing United Publishing Co.,Ltd.

图书在版编目（CIP）数据

彩色图解《千金方》/ 孟飞主编 . -- 北京：北京
联合出版公司 , 2016.9（2020.4 重印）
ISBN 978-7-5502-8590-3

Ⅰ . ①彩… Ⅱ . ①孟… Ⅲ . ①《千金方》—图解
Ⅳ . ① R289.342-64

中国版本图书馆 CIP 数据核字（2016）第 225613 号

彩色图解《千金方》

主　　编：孟　飞
责任编辑：李　征
封面设计：韩立强
责任校对：孟英武
美术编辑：李丹丹　盛小云

北京联合出版公司出版
（北京市西城区德外大街83号楼9层　　100088）
三河市南阳印刷有限公司印刷　新华书店经销
字数460千字　　720毫米×1020毫米　　1/16　24印张
2016年9月第1版　　2020年4月第2次印刷
ISBN 978-7-5502-8590-3
定价：59.00元

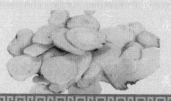

前　言

　　《千金方》全称《备急千金要方》，也称《千金要方》，系唐代医学家孙思邈所著的一本医学巨作，是我国最早的医学百科全书。孙思邈所著的这部巨作，是集唐代及以前的诊治经验之大成，也是孙思邈在长期的行医过程中对临床经验的总结，书中不仅有他自己的诊疗经验，也汲取了百家之长，取材广泛，内容丰富，遍涉临床各科及针灸、食疗、药物、预防、卫生保健等，可谓价值千金的中医瑰宝。原著按照妇、幼、五官、内、外等科室进行分别介绍，其中不仅有医学知识理论的讲解，亦有名方、验方的介绍，这样的分门别类，有纲有目，内容非常丰富，与当今的科别分类极其相近，可见当时孙思邈的医学造诣是相当深厚的。作为综合性临床医学巨著，《千金方》蕴含了与治病、养生有关的方方面面，对后世医家影响极大，其中的经典方剂沿用至今，很多内容仍起着指导作用，有极高的学术价值

　　在这数千年之后的今天，我们把这一综合性临床医学巨著经过整理重新呈现给读者，旨在全面、简明地展示《千金方》的精华，加深读者对《千金方》这一医学名著的认知和理解，将这一中医文化瑰宝继续传承。在编写过程中，我们尽量地保持了原著的风貌，但内容较以前更为精炼，分别对各科疾病的医治方法以及孙思邈所倡导的养生原则等进行了介绍。为方便读者阅读和理解，本书在精确翻译原著内容的基础上，插入大量精美图片和解说性文字，让喜欢研究我国中医的人们以及关注养生的人，都能轻松读懂这部国学巨著。本书体例简明、图文并茂，具有以下鲜明特点：

　　1.尊重原著，与时俱进。本书在为大家尽可能奉献原著原貌的同时，又与时俱进，结合了一些创新，图解的表现形式就是这部医典的最大改观。其最接近现代医学的学科分类，妇、幼、内、外、五官科，并针对现代人健康特点选取方剂，便于读者找准疾病。

　　2.科学实用，简单易懂。本书对每一种方剂分量进行精确数字化把握。同时秉承实用、易懂的原则，对原著进行了整合，删去配药冗长繁多的方子，只留下简单易行、便于购买采集的方剂，一改医学典籍难懂的传统，让读者轻松、简单看医书。

　　现代社会，由于生活节奏加快，工作压力巨大，病痛、亚健康几乎出现在每一个人的身上，各种疾病的发病率也在逐年攀升，如何养生、如何治病业已成为现代人最为关心的事情。希望本书能让那些在巨大压力下生活的人们对疾病的预防、日常的养生以及病后的诊疗有充分的认识，同时也给广大喜欢经典著作、关注养生的读者带来原汁原味的养生书。

　　另外，需要注意的是，对于书中所提到的一些有毒药物，如硫黄、乌头等，希望读者朋友要在医生的指导下服用，以免引起身体不适。

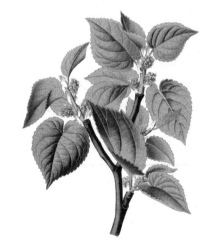

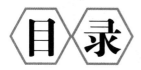

目 录

卷一　序例

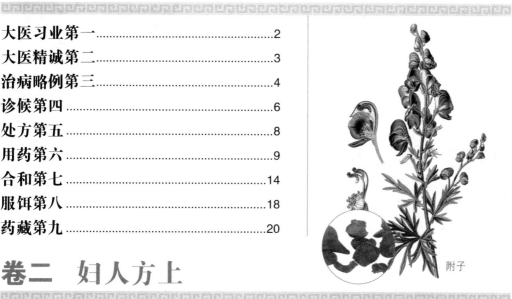

附子

卷二　妇人方上

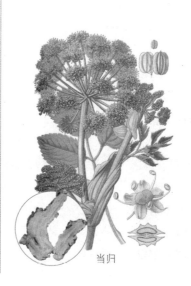

当归

1

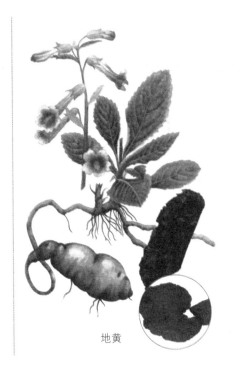

地黄

卷三　妇人方中

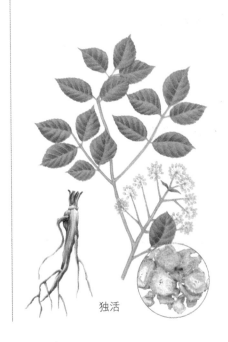

独活

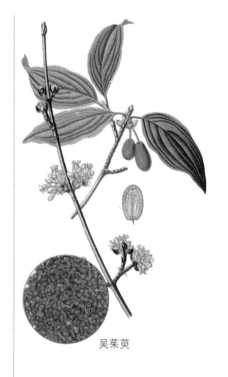

吴茱萸

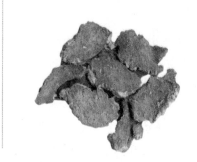

卷四　妇人方下

卷五 少小婴孺方

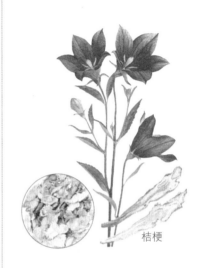

桔梗

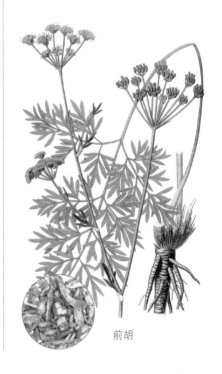

前胡

卷六 七窍病

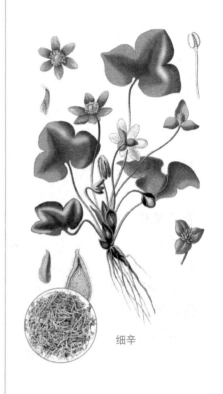

细辛

卷七 风毒脚气

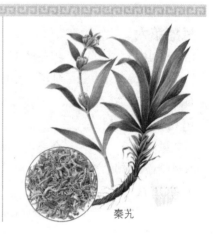

秦艽

卷八　诸风

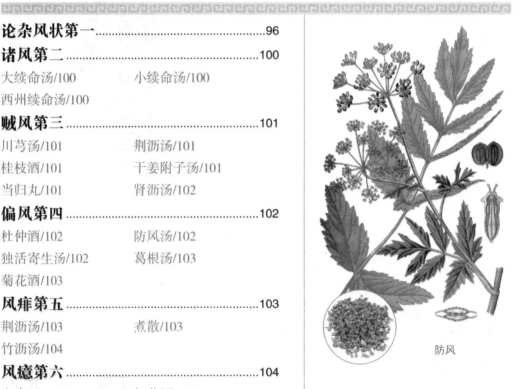

防风

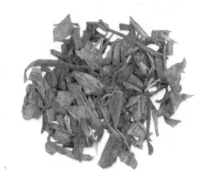

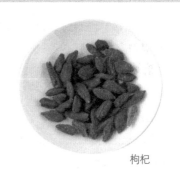

枸杞

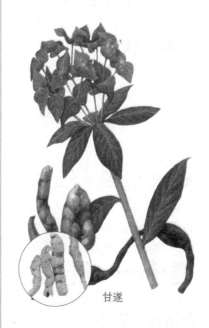

甘遂

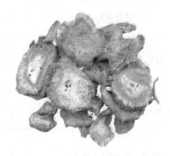

独活

卷十 伤寒下

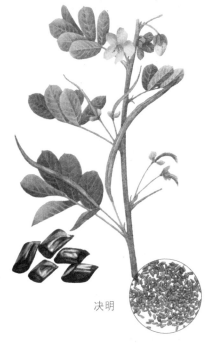

决明

卷十一 肝脏

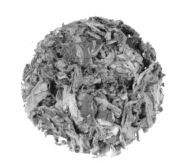

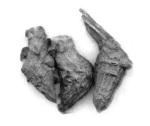

卷十二　胆腑

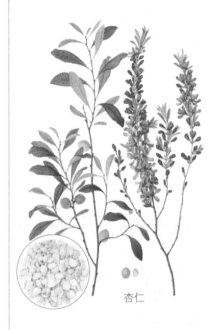

杏仁

卷十三　心脏

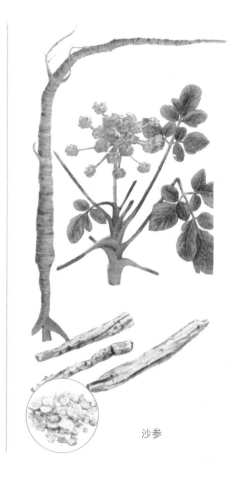

沙参

卷十四　小肠腑

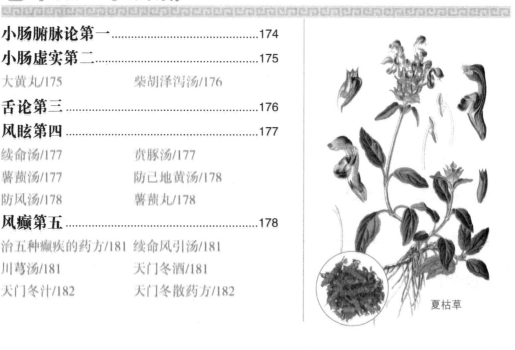

夏枯草

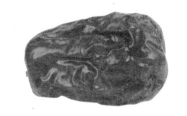

大枣

卷十五　脾脏

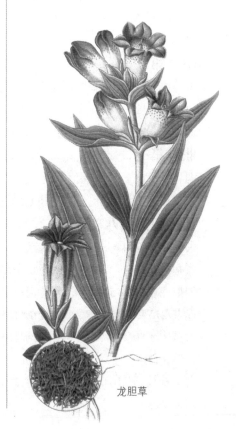

龙胆草

卷十六　胃腑

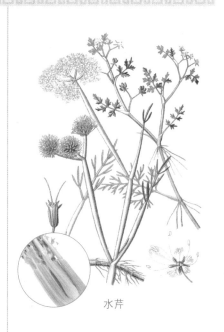

水芹

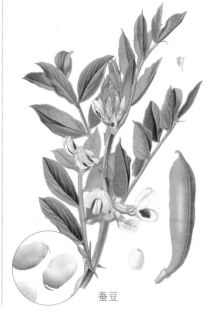

蚕豆

卷十七　肺脏

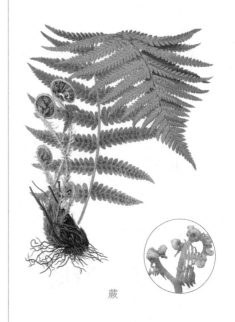

蕨

卷十八　大肠腑

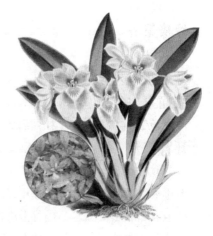

马兰

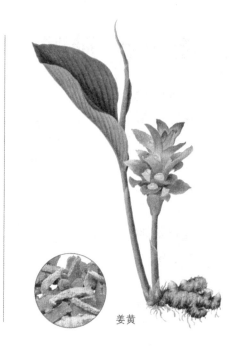

姜黄

卷十九　肾脏

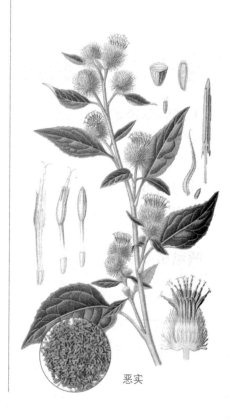

恶实

卷二十　膀胱腑

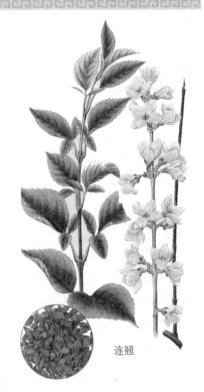

连翘

卷二十一　消渴淋闭尿血水肿

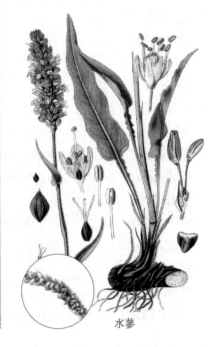

水蓼

卷二十二　疔肿痈疽

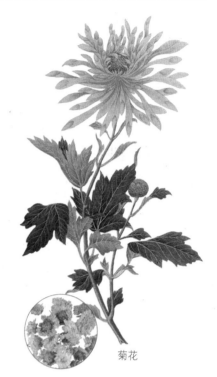

菊花

卷二十三　痔漏

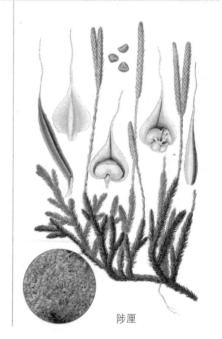

陟厘

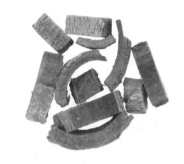

厚朴

卷二十五　备急

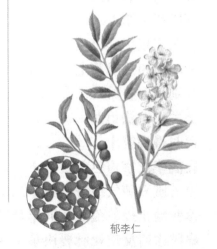

郁李仁

卷二十六　食治

卷二十七　养性

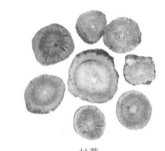

甘草

卷二十八　平脉

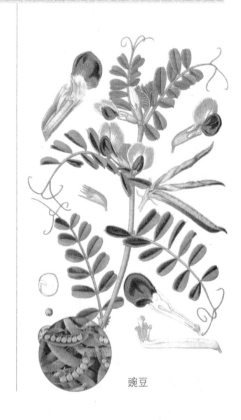

豌豆

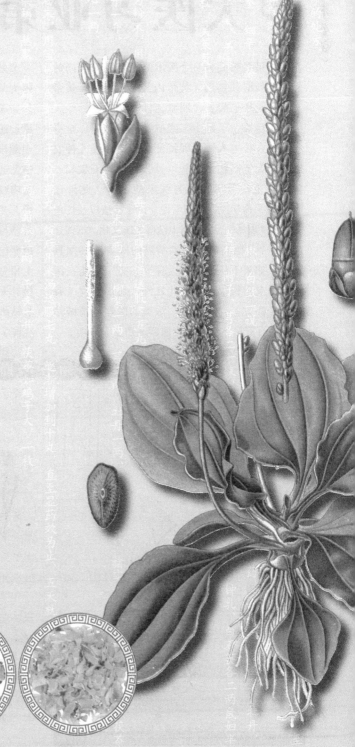

【卷一】

序例

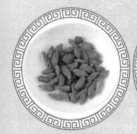

枸杞

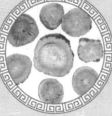

甘草

百合

大医习业第一

如果要想成为一个医术高明、品德高尚的医者，就必须熟读《黄帝内经·素问》《黄帝三部针灸甲乙经》《明堂流注》《黄帝针经》等医学巨著，了解十二经脉、五脏六腑、全身表里的穴位等人体生理特征；还要熟读《神农本草经》等药物学专著以及张仲景、王叔和、阮炳、范汪等历代著名医家的著作。此外还应了解禄命学说、阴阳学说、诸家相法以及灼龟五兆、《周易》、六壬占卜法等传统文化。这些是成为一个品德高尚、医术精湛的医者所必须具备的。如果不认真地研读探究，必定不能在医学之道上走得很远。除此之外，还须精读《备急千金要方》，探究其中深奥的医理，精诚钻研，才有资格与他人谈论医学之道。

另外，作为一个合格的医者还须博览群书。因为只有阅读《诗经》《尚书》《礼记》《周易》《春秋》这五部儒家经典，才能通晓仁义之道；通读秦汉诸子百家的学说，遇事时才能在心中默察辨识它；翻阅《史记》《汉书》《后汉书》这三部历史著作，才知道古今的史事；读过《内经》，才知道有慈悲喜舍之德行；读过《庄子》《老子》，才能体会到天地自然运动变化的规律与真理，遇见任何事情时都会受到吉凶的拘束而作出选择；还有金、木、水、火、土五行相生相克的规律以及太阳、月亮与金星、木星、水星、火星、土星的天体运行规律，都需要医者潜心钻研。只有全面学习这些知识，才能帮助医者在医学之道上越走越远。

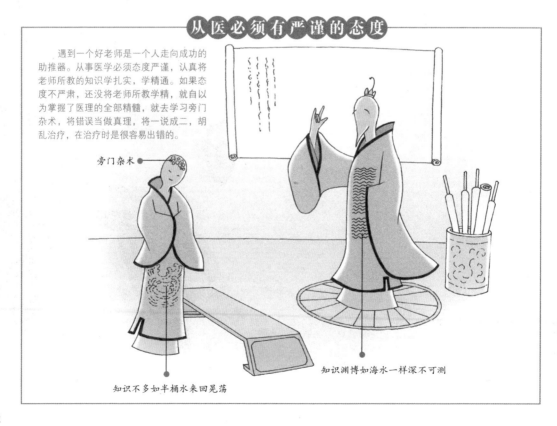

从医必须有严谨的态度

遇到一个好老师是一个人走向成功的助推器。从事医学必须态度严谨，认真将老师所教的知识学扎实，学精通。如果态度不严肃，还没将老师所教学精，就自以为掌握了医理的全部精髓，就去学习旁门杂术，将错误当做真理，将一说成二，胡乱治疗，在治疗时是很容易出错的。

旁门杂术

知识不多如半桶水来回晃荡

知识渊博如海水一样深不可测

大医精诚第二

东晋学者张湛说：医学与药物学，向来都很难精通。五脏六腑的实证与虚证，血脉营卫的畅通与阻塞，只凭耳朵、眼睛的审察是得不到的，必须先通过诊脉来确定，因为现在那些病有的症状各异但内因相同，有的却症状相同而内因各异；而且寸口、关、尺各部的脉象都不同，有浮、沉、弦、紧等，腧穴流注的差别也有高、下、浅、深，肌肤筋骨的差异更有厚、薄、刚、柔。但所有这些只能和用心精细的人说，因为如果理解不了，则容易坏事儿。试想如果五脏六腑是实证却补益它，是虚证而去削损它；本来营卫血脉是通畅的却去疏通它，是壅滞的而再去阻塞它……都只会加重病人的病情，甚至导致病人因此而死。愚蠢的人，读了3年的药方，就敢说自己能治天下所有的病；治了3年病之后，却发现天下原来并没有现成的药方。所以学医的人不能只凭道听途说，就说已穷尽医家道理而贻误自己，必须广博极致地研究医学的道理，精细勤谨而不倦怠。

德艺双馨的医生淡泊名利，心怀恻隐之心，立誓解除所有病人的痛苦。如果有病人来求救，不管富贵贫贱、老幼美丑，或与自己有无恩怨，或聪明与否，都不会思前想后，考虑吉凶祸福，而会像自己亲人一样同等对待，而且把病人的痛苦烦恼，都看做是自己的，全心全意地去救治他们。只有做到这样才可称为救命之医，反之则是害人之贼。为了自己的生存而忽视别人的生命，离生命的真理则差得更远了。编者所译的这本《千金方》，不用有生命的动物作为药物的原因也在于此。当然蛇虫、水蛭等，拿来用做药物只因在出售前就已经先死了，所以不包括在这一范围之内。对于鸡蛋，由于鸡雏尚未成形而处于混沌未分的状态，所以也在一些特殊的情况下，不得已而用之。我的志向是：为医者应当对患疮痈、下痢

五实与五虚

五实，指的是五脏邪气实。五虚，指的是五脏正气虚。这两种情况日久不治均可致人死亡，但积极治疗仍可治愈。详见下图：

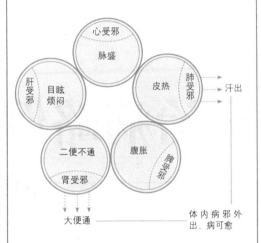

五实
五脏同时感受了邪气，可致人死亡。但是，如果出现了虚箭头所示的现象，疾病就会好转。

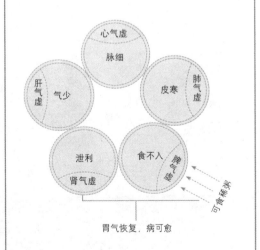

五虚
五脏同时气虚，可致人死亡。但是，如果出现了虚箭头所示的现象，疾病就会好转。

污臭秽恶得不可入目的病人，能够不起一丝蒂芥之意，发出怜悯抚恤之心。

德艺双馨的医生，常要澄净心神、心胸宽广，如大海一样容纳万物。诊病时，须专注、详细地审察病人的形体状况，进而判定下处方或用针灸，一点儿差错也不能出。速效治病虽好，也须就事而论，须周密审察和深入思考，不能在病人的性命上掉以轻心，更不能以此博取名誉！另外，到了病人家里，不左右顾盼满目的绮罗；不痴迷所喜好的音乐；不一味只顾吃美食；不只盯着陈列的美酒。医生治病时，不能调笑，不能戏谑喧哗。因为病人时时刻刻在遭受痛苦，满屋子的人都可能因此而快乐不起来。若医生安然享乐、悠然自得，偶然治愈了一个病人，就摆出一副自以为是的样子，自我吹嘘。这是非常耻辱的事，高尚品德的医者决不能这样做。

老子说：不管阳世还是阴间，都是善有善报、恶有恶报。所以医生想在一生中多福多寿，就应当有救苦之心，而不能一心只为挣取钱财。不能因为病人家里富裕，就开珍稀的药材，使他难以求到，以此来自我炫耀才能，这不符合忠诚宽厚的道德。我心里想着救人济物，所以论述得有些繁琐，希望学医的人，不要因为我言语的粗俗而感到耻辱。

治病略例第三

五行配象图

古人用五行来解释宇宙间一切问题，用五脏与五行、五色、五味、五音等对应，来解释疾病产生的原因，判断在外界因素的影响下，五脏六腑所出现的变化。

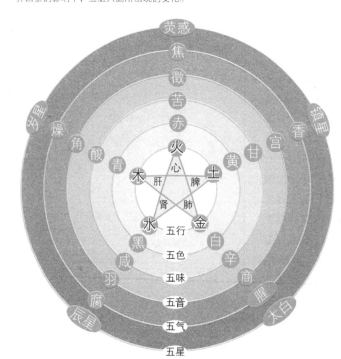

名词解释

长夏

指从立秋到秋分的时段，属于中医学范畴。

五行生万物，人的五脏又禀承五行的特性；经络与腧穴，是阴阳会通之处，阴阳二气的玄妙变化难以穷尽。现在的医生，却各自承袭家传技艺，因循守旧，想只凭一点浅陋的知识来判别病人的死生。察病问疾时，只注重自己口才的灵活，与病人面对面一会儿，就开处方下药；摸脉经常不全，浅尝辄止而又不详加探究，以至既不能判定出潜伏的病证，也不能判断出病人离死期的长短；对于明堂、阙庭也如管中窥豹略知一二，这都是医家的大戒。自古以来同业的医生们都互相嫉妒甚至加害，扁鹊被秦国的太医令李醯所害就是实例。这样的例子不胜枚举，所以有时病人宁愿顺应自然的发展，也不能让愚医互相嫉妒，害人性命。

各种疾病的病根，有中恶霍乱、大腹水肿、中风伤寒、寒热温疟、贲豚上气、咳逆呕吐、黄疸消渴、肠澼下痢、大小便不通、积食不化、恶性流行传染病、喉痹齿痛、惊邪癫痫、鬼疰、耳聋目盲、痈肿恶疮、金疮踒折、痔瘘瘤瘿，女子带下崩中、血闭阴蚀，男子五劳七伤、虚乏羸瘦，以及虫蛇蛊毒所伤。除了这些大略的宗兆，还要关注其间的细微性的变动。有惊悸恐惧、忧患怵惕、冷热劳损、伤饱房劳；还有产乳堕胎、堕下瘀血，又有贪服五石药物以求房事快乐的。这些都是疾病的根源，可以生发出各种枝叶性的症状，因此要知道病的本与末。男人由各种阳气汇聚而成，如果强力施行交泄，就会出现劳损类的疾病，而且名目很多，但与女人比起来，则容易治疗10倍。多数女人14岁以后就有月经，月经来时，如果遇到风、冷、湿、热四季之病相交缠，医生都应问清楚，防止使用与治疗相违的药物而增加困扰。用药也要与其生长环境相适宜，对江南岭外的人用药宜轻宜少，因其暑热多湿，人的肌肤脆薄，腠理开疏；而对关中河北的人用药宜重宜多，因其土地刚硬干燥，人的皮肤坚硬，腠理闭塞。现在有年少体壮的人，不避风湿禁忌，暴竭精液，即使患小病，也不能轻易使用猛药下泻，一旦过度致其精液枯竭，就会导致气血壅滞而卧床不起，须经年累月才能痊愈。凡是年龄较大又有宿疾的，不须服完整剂药，只要服有通利作用的汤药，通利的作用达到就停止，病源等以后再与其他病一起治；稍有气力能服完整剂时可区别对待。对于病源须服通利的汤药才能去除的，服汤药之后，适合经常用丸散药来辅助康复。

凡是服通利的汤药而治愈的病，以后就不宜服进补的汤药，容易导致病情复发。重复治疗，就会伤害病人。病刚愈气力还未恢复的，只要削减其病的滋长即可。需要服药的，应当用性味平和的药物来冲和。长期患病能行走、气力不衰的人，想要用丸散药来滋补身体的，可先服通利的汤药，泻除胸腹中壅积的痰实。那些极度虚劳而应服进补汤药的，最多不超过三剂。所以说：若是虚证，用补益；若是实证，则泻下。

人是天地之内、阴阳之中最为高贵的。人刚刚生成时，真精最早生成，从而脑髓生成；人的头是圆的，效法于天；足是方的，效法于地；六腑与六律相应；五脏与五星相应，而以心为中极。双

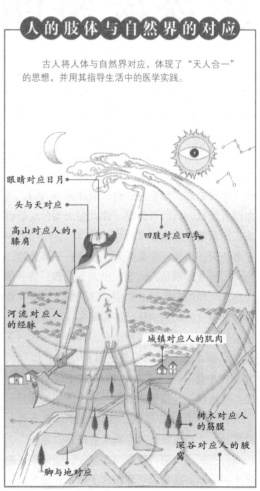

人的肢体与自然界的对应

古人将人体与自然界对应，体现了"天人合一"的思想，并用其指导生活中的医学实践。

眼睛对应日月

头与天对应

高山对应人的膝肩

河流对应人的经脉

四肢对应四季

城镇对应人的肌肉

树木对应人的筋膜

深谷对应人的腋窝

脚与地对应

眼与日月对应，大肠长一丈二尺，与十二时辰相应；小肠长二丈四尺，与二十四节气相应；全身有三百六十五条经络，与一年相应；人有九窍，与九州相应。自然规律有刑罚与奖励，人有爱与憎；自然规律有寒暑季节，人有虚证实证；月份有大小，人有高矮。自然界有阴与阳，人有男女；所以如果食用五谷不能适宜，冷热咸苦更相触犯，一起来攻击人身，久而成疾。张仲景说："如果想要运用汤药与针灸的治法，十二经脉、三百六十孔穴、营卫之气的运行规律、病位的所在、适宜的治病方法等，都必须精通。

在古代，最高明的医生，通过观察病人的面色来诊病，色脉与形体须调和，如果是赤色侵凌青色则病人能够回生，反之则会死亡。中等的医生，通过听病人的声音来诊病，声音与宫、商、角、徵、羽五音相合。如果从心脏听到水声，则是惊悸烦闷的病；从肝脏听到金声，恐怕金会来克木；脾属土，全身四肢所需的食物养分都靠脾摄取，但是只有人死时土音才归于脾，健康的人没有。五音不及，则九窍不通；五音太过，则四肢不举。古代下等的医生，通过诊察病人的脉象知道病的缘由与转移变化，掌握与四季气候的顺与逆，及其相生相害关系，由此来审知脏腑的精微。

诊候第四

治病第一要找病根，诊察病的关键和原理。如果五脏六腑没有衰竭，血脉精神没有散乱，服药后必定能活；如果病已生成，服药后可治愈一半；如果病势已危，服药也难以保全性命。

诊病最好在天刚亮时，精细地审察病人的脉象，就可知道病状的逆与顺。因为此时阴气未动，阳气未散，没有进饮食，络脉调和均匀，气血没有错乱，此时可深察三部九候而明白地告诉病人。所谓三部指寸口的寸、关、尺，也可以说上部为天，指肺；中部为人，指脾；下部为地，指肾。而九候则是人体上、中、下三部，每一部天地人三候的合称。上部中，"天候"，指主管头角部位气的两额动脉，即太阳穴；"地候"，指主管口齿部位气的两颊动脉，即地仓穴；"人候"，指主管耳目部位气的耳前动脉，即耳门穴。在中部，"天候"，指属肺气的手太阴肺经；"地候"，指属胸中之气的手阳明大肠经；"人候"，指属心气的手少阴心经。于下部，"天候"，指属肝气的足厥阴肝经；"地候"，指属肾气的足少阴肾经；"人候"，指属脾气的足太阴脾经。这里的三部包含了以下几种含义：

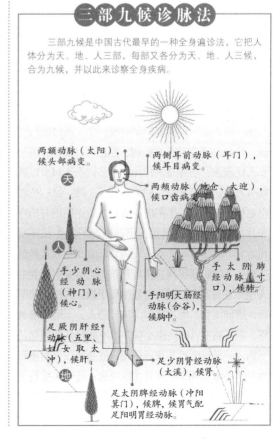

三部九候诊脉法

三部九候是中国古代最早的一种全身遍诊法，它把人体分为天、地、人三部，每部又各分为天、地、人三候，合为九候，并以此来诊察全身疾病。

两额动脉（太阳），候头部病变。

两侧耳前动脉（耳门），候耳目病变。

两颊动脉（地仓、大迎），候口齿病变。

手少阴心经动脉（神门），候心。

手太阴肺经动脉（寸口），候肺。

手阳明大肠经动脉（合谷），候胸中。

足厥阴肝经动脉（五里，妇女取太冲），候肝。

足少阴肾经动脉（太溪），候肾。

足太阴脾经动脉（冲阳、箕门），候脾，候胃气配足阳明胃经动脉。

邪气侵犯人体不同部位造成的不同梦境

人体各脏腑器官属性和特点不同，所以邪气入侵不同的部位时，所见的梦境也不同。

胆刚直，邪气侵胆，则梦见与热争斗。

心属火，邪气侵心，则梦见烟火。

胃为食府，邪气侵胃，则梦见食物。

肝属木，邪气侵肝，则梦见树木。

小肠狭窄，邪气侵小肠，则梦见交通拥挤。

脾属湿土，邪气侵脾，则梦见风雨湖泽。

大肠宽阔，邪气侵大肠，则梦见身处野外。

肺属金，邪气侵肺，则梦见金属。

口　心　胆　肝　胃　脾　心　小肠　肾　膀胱　大肠　肺　尿道　肛门

膀胱藏津液，邪气侵膀胱，则梦见游荡。

肾属水，邪气侵肾，则梦见身浸水中。

脏部、上部、下部；身体之上、中、下；面部之上、中、下；手脉之寸、关、尺。那些形体亢盛而脉象细微，吸入的气稀少而供应不足的病人，会死亡；形体瘦弱而脉象大、胸中多气的也会死亡。形体与气息相合的病人能够存活，错杂无绪不协调的会生病，三部九候脉象都错乱的会死亡。那些庸医不能通晓三部九候及四季的规律，有的用错了汤药，针灸不合乎法度，只依照古方治病，更加增多了其他疾病，以至于病人死亡。想起这些，真是悲哀啊！他们一半是冤枉死的，这就是因为世上没有良医为他们解除痛苦。经书上说：地、水、火、风，和合而成人。凡是人的火气不调，则全身蒸热；风气不调，则全身僵直，所有的毛孔都闭塞；水气不调，则身体浮肿，气满喘粗；土气不调，则四肢僵硬，说话时发不出音。没有火气，身体就发冷；风气停止，人的呼吸就会断绝；水气枯竭，就没有血；土气散失，则身体分裂。但是庸医不深思脉理，违反脉理来治病，使五脏中的五行互相克制削

弱，简直就像往炽燃的火焰上重重地加油，这不能不谨慎。凡是地、水、火、风四气合德，则四神安详平和；其中一气不调，则会生病；四神一起妄动，则会百病齐生。只有一神妄动引起的病萌发时，可不治自愈；两神妄动引起的病同时发作时，须经过治疗而后能痊愈；三神妄动引起的病，即使治疗也难以痊愈；四神妄动引起的病，就只有死亡而难以救治了。

张仲景说：在治疗各种疾病之前，应当先用汤药荡涤五脏六腑，使百脉疏通，阴阳有序，枯焦的部位得到润泽，皮肤悦泽，气血增益；因为水能净化万物，所以用汤药。如果四肢已经得病很久，再次因风冷而发作，则应当用散药，因为散药能驱逐邪气。对于风气湿痹在表里移走，居无定处者，也应当用散药来平定它。其次应当用丸药，因为丸药能驱逐风冷，破除积聚，消释各种坚癖，增进饮食，调和营卫。如果能综合汤、丸、散而用，可以称得上是高明的医生。所以说：行医，就在于用心。不须出汗而强迫病人发

汗的，病人丧失了津液，就会因津液枯竭而死；需要发汗而不让病人出汗的，使周身毛孔闭塞，也会使病人闷绝而死；不须下泻而强迫病人下泻的，会使病人开肠洞泄，无法止住而死；需要下泻而不让病人下泻的，会使病人胀满烦乱，浮肿而死；须灸灼的而不给病人灸灼，会使病人冷结重凝，时间一久则更加密固，当其气上逆冲心，而没有消散的地方，就会病笃而死。

黄帝问道："淫邪之气流散充溢怎么办？"岐伯回答说："各种有害身心健康的因素，从外入内，而没有固定的处所，就流散到五脏，与营卫同行与魂魄一齐飞扬，使人睡卧不得安宁而多梦。凡是邪气侵蚀到六腑，就有外有余而内不足；凡是邪气侵蚀到五脏，就有内有余而外不足。"黄帝问道："这有余与不足各有什么表现呢？"岐伯回答说："阳气盛，就会梦见赴大火之中而被焚烧；阴气盛，就会梦见涉渡大水，惊恐万状；阴气阳气都旺盛，就会梦见互相厮杀。下部气盛，就会梦见向下坠落；上部气盛，就会梦见向上飞扬。心气盛就会梦见喜笑；肝气盛就会梦见自己发怒；脾气盛就会梦见唱歌欢乐；肺气盛就会梦见自己哭泣；肾气盛就会梦见腰脊向

两边分开。凡是这十二盛发生时采取泻下的治法，立即就能治愈。若其气逆行，侵驻于心，就会梦见烟火；气逆侵驻于肺，就会梦见向上飞扬；气逆侵驻于肝，就会梦见山林树木；气逆侵驻于脾，就梦见丘陵深潭，以及在风雨中倒塌的墙壁；气逆侵驻于肾，就会梦见没入水中；气逆侵驻于胃，就会梦见饮食；气逆侵驻于大肠，就会梦见田野；气逆侵驻于小肠，就会梦见聚集的街道；气逆侵驻于胆，就会梦见与人相打斗；气逆侵驻于生殖器，就会梦见交合；气逆侵驻于颈项，就会梦见斩首；气逆侵驻于胯，就会梦见行走而不能前进；气逆侵驻于大腿，就会梦见跪拜；气逆侵驻于膀胱，就会梦见小便。凡是这十五种不足的情况发生时，就采取补益的治法，立即就能治愈。医者必须铭记于心。"

《史记》记载：有六种病人是无法救治的：骄纵恣肆不讲道理；轻视身体而看重钱财；吃饭穿衣都不能协调；阴阳混杂，五脏之气不能定位；身体羸瘦不能服药；信任巫婆而不信医生。只要脉候还存在，身体与面色还没有发生大的改变，病邪还没有进入腠理，这时如能及时用针用药，能好好地自己将息调理，那么病就一定有治愈的可能。

🌀 处方第五

在治疗时，热证用寒药，寒证用热药，风湿用祛风湿药，不消化用吐下药，痈肿疮瘤用消疮瘤药，鬼疰蛊毒之类传染病用蛊毒药，风、劳、气、冷等病证，都应对症下药。雷公说：药有三个等级，在质地与性味上有甘、苦、轻、重的区别；病分三个阶段，证候有新、久、寒、温的差异。风证的治法在于重、热、腻、滑、咸、酸、石药、饮食等；热证的治法则是轻、冷、粗、涩、甘、苦、草药、饮食等。而寒证的治法是轻、热、辛、苦、淡、木药、饮食等。这个大纲只简略地显现出其源流，其余的还要针对具体病情，通过察视症状灵活

运用，而这也是用药的概要。

《药对》说：许多疾病的积聚，都因虚亏而起，身体一旦虚亏则百病滋生。积，指五脏病理产物蓄积；聚，指六腑病理产物聚集。对于虚亏的病人，医生不应遵从旧方，而应该视病情而在旧方基础上灵活增减。古代的良医自己采药，仔细审察药物的药性及其分类，按照时节早晚取用，如果采早了则药势尚未生成，采晚了则其盛势已经衰竭。现在的医生不仅肤浅糊涂，不亲自采药，即使采药也不顺应节气，不顾药性的差别，徒有治病之心却达不到治愈的效果。

根据药物的寒热属性，再来说一下旧方增损所针对的疾病。对病人而言，虚劳头痛发热的，加葳蕤、枸杞；虚而想吐或不安的，都加人参；虚而劳损的，加钟乳、棘刺、肉苁蓉、巴戟天；虚而大热的，加黄芩、天门冬；虚而健忘的，加茯神、远志；虚而多梦的，加龙骨；虚而多热的，加地黄、牡蛎、地肤子、甘草；虚而发冷的，加当归、川芎、干姜；虚而惊悸不安的，加龙齿、紫石英、沙参、小草，发冷就用紫石英与小草，有热邪侵入就用沙参与龙齿，不冷不热则不用；虚而小肠不泄利的，加茯苓、泽泻；虚而小便呈白色的，加厚朴；虚而多冷的，加桂心、吴茱萸、附子、乌头；虚而小便呈赤色的，加黄芩；虚而有热邪侵入的，加地骨皮、白水黄芪；虚而口干的，加麦门冬、知母；虚而气息缓弱的，加胡麻、覆盆子、柏子仁；虚而多气兼微咳的，加五味子、大枣；虚而身体僵直、腰中部不灵活的，加磁石、杜仲；虚而发冷的病人，用陇西黄芪；虚而生痰、复有气的，加生姜、半夏、枳实；虚而小肠泻痢的，加桑螵蛸、龙骨、鸡肶胵；以上药物我并没有一一亲自使用过，只是对应病情再根据药物的分类与冷热属性，暂时添加在这里，医生应当依此用药入处方。

用药第六

上等药物有一百二十种，为君药，主要功用是养命，以顺应天德，无毒，多服或久服不伤人，能让身体轻快，增益和气，长生不老延长寿命；中等药物有一百二十种，为臣药，主要功用是养性，以顺应人德，分有毒与无毒，须斟酌使用，能够抑制住病势的发展以及补虚羸；下等药物有一百二十五种，为佐使药，主要功能是治病，以顺应地德，多有毒，不可长期服，能够祛除寒热邪气以及破除积聚而治愈疾病。三等药物共有三百六十五种，效法三百六十五度，每一度与一天对应，而成为一年，其倍数为七百三十。

药物之间有君、臣、佐、使的关系，以相互宣散与收摄，合用的宜用一君二臣三佐五使、一君三臣九佐使等。用药又分阴阳配合，子、母、兄、弟，根、茎、花、实，草、石、骨、肉互相配合。药物有单行的，有相畏的，有相恶的，有相须的，有相使的，有相反的，有相杀的，这七种关系，在合用药物时须审视慎用。需要相须相使就不能用相恶相反的药物。如果有毒需要制约，可用相畏相杀的药物。药物有酸、咸、甘、

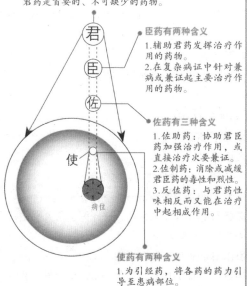

药物的君臣佐使

君、臣、佐、使是《内经》提出的中医药处方原则，是对处方用药规律的高度概括，是从众多方剂的用药方法、主次配伍关系等因素中总结出来的带有普遍意义的处方指南。

君药就是在治疗疾病时起主要作用的药。其药力居方中之首，用量也较多。在一个方剂中，君药是首要的，不可缺少的药物。

君
臣
佐
使
病位

●臣药有两种含义
1.辅助君药发挥治疗作用的药物。
2.在复杂病证中针对兼病或兼证起主要治疗作用的药物。

●佐药有三种含义
1.佐助药：协助君臣药加强治疗作用，或直接治疗次要兼证。
2.佐制药：消除或减缓君臣药的毒性和烈性。
3.反佐药：与君药性味相反而又能在治疗中起相成作用。

使药有两种含义
1.为引经药，将各药的药力引导至患病部位。
2.为调和药，调和各药的作用。

苦、辛五味，又有寒、热、温、凉四气以及有毒与无毒，阴干与暴干，采造时月，生、熟土地所出，真与伪、陈与新的区别，都应按照一定的方法使用。现将药物的相畏、相使等七种情况排列如下，开处方时应加以审辨：

玉石上部

玉泉 畏款冬花

玉屑 恶鹿角

云母 以泽泻为使药，畏龟甲及流水，恶徐长卿

钟乳 以菟丝子、蛇床子为使药，恶牡丹、牡蒙、玄石，畏紫石英、蘘草

朴硝 畏麦句姜

丹砂 恶磁石，畏咸水

曾青 畏菟丝子

石胆 以水英为使药，畏牡桂、芫花、菌桂、白薇、辛夷

硝石 以火为使药，恶苦参、苦菜，畏女菀

赤石脂 恶大黄，畏芫花

黄石脂 以曾青为使药，恶细辛，畏蜚蠊、扁青、附子

白石脂 以燕粪为使药，恶松脂，畏黄芩

芒硝 以石韦为使药，恶麦句姜

矾石 以甘草为使药，恶牡蛎

滑石 以石韦为使药，恶曾青

紫石英 以长石为使药，畏扁青、附子，不欲恶龟甲、麦句姜、黄连

白石英 恶马目毒公

太一余粮 以杜仲为使药，畏铁落、贝母、菖蒲

玉石中部

水银 畏磁石

殷孽 恶防己，畏术

孔公孽 以木兰为使药，恶细辛

石膏 以鸡蛋为使药，恶莽草毒公

阳起石 以桑螵蛸为使药，恶泽泻、雷丸、菌桂、蛇蜕皮，畏菟丝子

凝水石 畏地榆，解巴豆毒

磁石 以柴胡为使药，畏黄石脂，恶牡丹、莽草

玄石 恶松脂、柏子仁、菌桂

理石 以滑石为使药，畏麻黄

玉石下部

青琅玕 得水银效果更好，畏鸡骨，杀锡毒

方解石 恶巴豆

代赭 畏天雄

礜石 得火效果更好，以棘针为使药，恶虎掌、鹜屎、毒公、细辛，畏水

大盐 以漏芦为使药

草药上部

六芝 以薯蓣为使药，得头发效果更好，恶恒山，畏扁青、茵陈

天门冬 以垣衣、地黄为使药，畏曾青

麦门冬 以地黄、车前为使药，恶款冬、苦瓠，畏青蘘、苦参

菖蒲 以秦艽、秦皮为使药，恶地胆、麻黄

远志 得茯苓、龙骨、冬葵子效果更好，杀天雄附子毒，畏珍珠、藜芦、蜚蠊、齐蛤

泽泻 畏海蛤、文蛤

白术 以防风、地榆为使药

女萎、葳蕤 畏卤咸

干地黄 得麦门冬、清酒效果更好，恶贝母，畏芜荑

薯蓣 以紫芝为使药，恶甘遂

石斛 以陆英为使药，恶凝水石、巴豆，畏白僵蚕、雷丸

牛膝 恶萤火、龟甲、陆英，畏车前

菊花 以白术、桑根白皮、枸杞根为使药

甘草 以白术、干漆、苦参为使药，恶远志，反甘遂、芫花、大戟、海藻

人参 以茯苓为使药，恶溲疏，反藜芦

细辛 以曾青、枣根为使药，恶狼毒、黄芪、山茱萸，畏滑石、硝石，反藜芦

独活 以蠡实为使药

柴胡 以半夏为使药，恶皂荚，畏女菀、藜芦

菟丝子 得酒效果更好，以薯蓣、松脂为使药，恶蘿菌

巴戟天 以覆盆子为使药，恶雷丸、朝生、丹参

蒺藜子 以乌头为使药

菴茴子 以荆子、薏苡仁为使药，恶干姜、细辛

蒺蓂子 得荆子、细辛效果更好，恶苦参、干姜

龙胆 以贯众为使药，恶防葵、地黄

黄连 以黄芩、龙骨、理石为使药，恶菊花、芫花、玄参、白鲜皮，畏款冬，胜乌头，解巴豆毒

防风 恶干姜、白蔹、藜芦、芫花，杀附子毒

络石 以牡丹、杜仲为使药，恶铁落，畏菖蒲、贝母

沙参 恶防己，反藜芦

丹参 畏咸水，反藜芦

天名精 以垣衣为使药

决明子 以蓍实为使药，恶大麻子

杜若 得辛夷、细辛效果更好，恶柴胡、前胡

蛇床子 恶巴豆、牡丹、贝母

川芎 以白芷为使药

续断 以地黄为使药，恶雷丸

飞廉 得乌头效果更好，恶麻黄

黄芪 恶龟甲

茜根 畏鼠姑

薇衔 得秦皮效果更好

五味子 以苁蓉为使药，恶葳蕤，胜乌头

草药中部

当归 恶茴茹，畏海藻、菖蒲、牡蒙

秦艽 以菖蒲为使药

黄芩 以山茱萸、龙骨为使药，恶葱实，畏牡丹、丹砂、藜芦

藁本 恶茴茹

麻黄 以厚朴为使药，恶辛夷、石韦

芍药 以雷丸为使药，恶石斛、芒硝，畏鳖甲、硝石、小蓟，反藜芦

干姜 以秦椒为使药，恶黄芩、黄连、天鼠粪，杀半夏、莨菪毒

葛根 杀野葛、巴豆、百药毒

前胡 以半夏为使药，恶皂角，畏藜芦

贝母 以厚朴、白薇为使药，恶干姜，畏干漆、牛膝，反乌头

瓜蒌 以枸杞为使药，恶干姜，畏干漆、牛膝，反乌头

石韦 以滑石、杏仁为使药，得菖蒲效果更好

狗脊 以草薢为使药，恶败酱

玄参 恶黄芪、大枣、干姜、山茱萸，反藜芦

苦参 以玄参为使药，恶漏芦、贝母、菟丝子，反藜芦

石龙芮 以大戟为使药，畏蛇蜕皮、吴茱萸

草薢 以薏苡为使药，畏大黄、葵根、牡蛎、柴胡、前胡

瞿麦 以蘘草、牡丹为使药，恶桑螵蛸

白芷 以当归为使药，恶旋覆花

紫参 畏辛夷

仙灵脾 以薯蓣为使药

款冬花 以杏仁为使药，得紫菀效果更好，恶硝石、皂荚、玄参，畏辛荑、贝母、麻黄、黄芪、黄芩、黄连、青葙

紫菀 以款冬为使药，恶瞿麦、雷丸、天雄、远志，畏茵陈

白鲜皮 恶茯苓、桑螵蛸、桔梗、草薢

白薇 恶大黄、黄芪、干姜、大戟、大枣、干漆、山茱萸

牡丹 畏菟丝子

防己 以殷蘖为使药，恶细辛，畏草薢，杀雄黄毒

女菀 畏卤咸

泽兰 以防己为使药

地榆 得头发效果更好，恶麦门冬

海藻 反甘草

草药下部

大黄 以黄芩为使药

桔梗 以节皮为使药，畏龙胆、白及、龙眼

泽漆 以小豆为使药，恶薯蓣

甘遂 以瓜蒂为使药，恶远志，反甘草

葶苈 以榆皮为使药，得酒效果更好，恶僵蚕、石龙芮

芫花 以决明为使药，反甘草

大戟 反甘草

钩吻 以半夏为使药，恶黄芩

藜芦 以黄连为使药，反芍药、细辛、五参，恶大黄

贯众 以藋菌为使药

半夏 以射干为使药，恶皂荚，畏秦皮、雄黄、生

姜、干姜、龟甲，反乌头

乌头、乌喙 以莽草为使药，反贝母、瓜蒌、半夏、白蔹、白及、恶藜芦

天雄 以远志为使药，恶腐婢

附子 以地胆为使药，恶蜈蚣，畏甘草、防风、乌韭、黄芪、人参、大豆

虎掌 以蜀漆为使药，畏莽草

蜀漆 以瓜蒌为使药，恶贯众

藋菌 得酒效果更好，畏鸡卵

茼茹 以甘草为使药，恶麦门冬

荩草 畏鼠妇

恒山 畏玉札

狼牙 以芜荑为使药，恶地榆、秦艽

白蔹 以代赭为使药，反乌头

白及 以紫石英为使，恶李核仁、理石、杏仁

夏枯草 以土瓜为使药

狼毒 以大豆为使药，恶麦句姜

鬼臼 畏垣衣

木药上部

茯苓、茯神 以马茼为使药，恶白蔹、地榆，畏牡蒙、秦艽、雄黄、龟甲

柏子仁 以牡蒙、桂心、瓜子为使药，畏诸石、菊花、羊蹄、面曲

牡荆实 以防风为使药，恶石膏

五加皮 以远志为使药，畏玄参、蛇蜕

黄柏 恶干漆

杜仲 恶蛇蜕、玄参

干漆 以半夏为使药，畏鸡蛋

蔓荆子 恶石膏、乌头

辛夷 以川芎为使药，恶五石脂，畏黄连、菖蒲、石膏、蒲黄、黄环

酸枣仁 恶防己

槐子 以景天、天雄为使药

木药中部

厚朴 以干姜为使药，恶寒水石、泽泻、硝石

山茱萸 以蓼实为使药，恶防风、桔梗、防己

占斯 解狼毒毒

栀子 解踯躅毒

秦椒 恶瓜蒌、防葵，畏雌黄

秦皮 以大戟为使药，恶吴茱萸

吴茱萸 以蓼实为使药，恶硝石、丹参、白垩，畏紫石英

桑根白皮 以桂子、续断、麻子为使药

木药下部

黄环 以鸢尾为使药，恶茯苓、防己

石南 以五加皮为使药

雷丸 以厚朴、荔实为使药，恶葛根

溲疏 以漏芦为使药

巴豆 以芫花为使药，恶蘘草，畏黄连、大黄、藜芦，杀斑蝥毒

蜀椒 以杏仁为使药，畏款冬

栾华 以决明为使药

皂荚 以柏子为使药，恶麦门冬，畏人参、空青、苦参

兽上部

龙骨 得牛黄、人参效果更好，畏石膏

牛黄 以人参为使药，恶地黄、龙骨、蜚蠊、龙胆，畏牛膝

龙角 畏蜀椒、干漆、理石

白胶 得火效果更好，畏大黄

阿胶 得火效果更好，畏大黄

兽中部

犀角 以松脂为使药，恶雷丸、藋菌

鹿茸 以麻勃为使药

羖羊角 以菟丝子为使药

鹿角 以杜仲为使药

兽下部

麋脂 畏大黄，恶甘草

虫鱼上部

蜜蜡 恶齐蛤、芫花

蜂子 畏芍药、黄芩、牡蛎

海蛤 以蜀漆为使药，畏甘遂、狗胆、芫花

牡蛎 以贝母为使药，得牛膝、甘草、远志、蛇床

效果更好，恶吴茱萸、麻黄、辛夷

桑螵蛸 畏旋覆花

龟甲 恶菫蘼、沙参

虫鱼中部

伏翼 以云实、苋实为使药

猬皮 得酒效果更好，畏麦门冬、桔梗

蜣螂 以菫虫为使药，恶附子

鳖甲 恶石矾

鮀鱼甲 以蜀漆为使药，畏狗胆、甘遂、芫花

蜥蜴 恶斑蝥、硫黄、芜荑

露蜂房 恶黄芩、干姜、丹参、芍药、牡蛎

䗪虫 畏菖蒲、皂荚

乌贼鱼骨 恶白及、白敛

蟹 杀莨菪毒、漆毒

天鼠粪 恶白薇、白敛

虫鱼下部

蛇蜕 畏磁石及酒

斑蝥 以马刀为使药，畏丹参、巴豆、空青，恶肤青

地胆 恶甘草

蜣螂 畏石膏、羊角

马刀 得水效果更好

果上部

大枣 杀乌头毒

果下部

杏仁 得火效果更好，恶黄芩、黄芪、葛根，解锡、胡粉毒，畏蘘草

菜上部

冬葵子 以黄芩为使药

菜中部

葱实 解藜芦毒

米上部

麻黄、麻子 畏白薇、牡蛎，恶茯苓

米中部

大豆、黄卷 恶龙胆、五参，得杏仁、前胡、乌喙、牡蛎效果更好，杀乌头毒

大麦 以食蜜为使药

酱 杀药毒、火毒

以上是有相制相使关系的一百九十七种药物，其余都没有，所以不再赘述。

有人问："古人用药少且份量也轻，治愈的病却极多。而现在的处方，药多、份量重，但治愈的病却不及古人，原因是什么呢？"回答说："古时的药物在自然环境里生长，充分接受日月光照耀，且生长期长，自然气味真实；而且百姓禀气中和又欲望少，感染疾病也就轻微，所以容易治愈；现在的药物生长时间短，受日月光照耀少，药力自然轻虚；如今的人又都变得十分巧诈，疾病感染厚重难治愈。"行医的基本因素：病轻则用药少，病重则用药多。古代医生自己采药，遵从法度来操作其阴干与暴干，因人、因地制宜而用药，所以十有八九能治愈；现在的医生只知诊脉开处方，采药不知时节，用药不知出处、新陈、虚实等，所以十之五六不能治愈。开处方的人不能一味效法古人现成的处方，在取用药材时，一定要反复斟酌多用心，才能发挥药效，希望后来人熟知这个道理。凡是白石英、紫石英、雄黄、朱砂、硫黄等，都须光明映澈，颜色纹理洁净鲜明的为好，如不是，则会使人身体干燥，发热口干而死。凡是石药、草药，都须生长的土地坚实、气味浓烈的，如不是，用来治病也难见效。凡是橘皮、狼毒、枳实、麻黄、半夏、吴茱萸，最好是陈久的。其余的药物则最好是新鲜的。

合和第七

有人问："合和汤药时，治各种虫、草、石、兽药时，用水的升数及其消杀法则是怎么样的呢？"回答说："有根、茎、枝、叶、骨、皮、花、果实的草药，有毛、翅、甲、皮、头、足、尾、骨的虫药，须烧炼炮炙，掌握生熟限度，依照以下方法趋利避害。有的去肉要皮，有的要肉去皮，有的要根茎，有的要花与果实，不得有半点差错，都要依照处方炼治，使它清洁干净，最后升合秤两。药物之间的药力有强有弱，也有相生相杀的关系，须使其君、臣、佐、使相互扶助。须精通各种医家经典著作，才能知晓药物之间的好恶关系。如果调和得当，即使没有达到治病的目的，也能使五脏安和通利，不会加剧病情。但有的医生不遵从处方上的分量任意加减，使各种草石药物强弱相欺，病人服入后不但不能治病，反而加重病情，如果草石药性相反，甚至会使人迷乱。"比如说：各种经书上的处方用药，在熬炼节度上都加有注脚。现在的处方则没有，所以我在这一篇详细地列出它们。

凡是钟乳等各种石药，用玉槌加水研细、水飞三日三夜，务必使其极细。

凡是银屑，用水银调和成泥状。

凡是药物，需先经过选择、煎炒、炮制完毕，然后才能用来作为药物称其重量，不能生称。

凡是朴硝、矾石，都要烧之使其汁尽，才能加入丸散药中。朴硝、芒硝都要绞汁后，放入汤中，再放到火上煎两三沸，熔化尽后才能服用。

凡是汤药中用雄黄、丹砂的，其熟末须如粉，临服用时纳入汤药中，搅拌使其调和后服用。

凡是用石药及玉，都须使其碎如米粒，然后用棉布裹住纳入酒药或汤药中。

凡是礜石，先用赤泥裹住，放入火中半日，熟后就可使用，但不可过度。如果生用入药，会使病人心肝涣散。

凡是汤药中用整个的药物，都须剖开，如栀子、干枣之类。用细核物，也须打碎，如五味子、山茱萸、决明子、蕤核之类。用细花子物，整个地用，如菊花、地肤子、旋覆花、葵子之类。麦、米、豆类，也可整个地用。

凡是生姜、麦门冬加入汤药时都须切开，反复地捣绞多次取汁，在汤药已成、去渣后才加入，煮五六沸，而取得处方上要求的汤药升数，不可与药一起煮。另一种方法是切成薄片使用。

凡是吴茱萸、橘皮、椒等，加入汤药时不用碎成小块。

凡是各种果仁、果实都须去掉尖，以及双仁，用热水浸泡使其柔软，拍打去皮，仍然切开。用栀子时去皮，用蒲黄须待汤药已成后再加入。凡是麦门冬，都须微微润湿后抽去心。

凡是石斛、牛膝等加入汤药或酒中时，须拍碎使用；石斛加入丸药、散药中时，先用石槌极力槌打使之破碎，然后入臼，不然就捣不熟。加入酒时也应这样做。

凡是厚朴、桂、秦皮、杜仲、木兰之类，都须削去虚软、粗糙的表皮，取里面有味的来称。对葱白、薤白，除尽其青色部分。对茵芋、莽草、石南、泽兰，剔取叶及嫩茎，除去大枝。茯苓、猪苓，须削除黑皮。远志、牡丹、巴戟天、野葛等，都须槌破去心，对紫菀先洗去泥土，暴干后再称。对鬼臼、黄连，都除去根毛。石韦、辛夷，拭擦掉其毛，辛夷另外去心。对蜀椒，除去闭口者及目。用大枣、乌梅，都除去核。用鬼箭，削取羽皮。

凡是麻黄，须去节，先单独熬两三沸，掠去泡沫，然后加水还复到原来的升数，再加入其他药。不经过这样制作而入药的，会使人烦懑。斩成每段一寸，瞿麦、小草斩成每段五分，白前、细辛斩成每段三分，用于膏药中时要细锉。凡是茯苓、芍药，如果用做补药，需要白色的；用做泻药，则只用红色的。

凡是菟丝子，用热水淘去泥沙，漉干，再用温酒浸泡一晚，漉出，暴晒干使其微白，捣碎。如捣不尽，就再用酒浸泡三五天，取出晒得微干，再捣，一会儿就全都捣尽了，非常容易碎。

凡是用枳实、甘草、厚朴、藜芦、石南、茵芋、皂荚之类，都须炙烤。枳实须除去瓤，藜芦须除去头，皂荚须除去皮与子实。

凡是半夏，用热水洗去表皮上的滑腻，一种说法是洗十次破作四片，再称，用来加入汤药中。如果加入丸、膏、酒、散中，则都用煻灰炮制。

凡是巴豆，须除去皮、心、膜，炒成紫色。葶苈、桃仁、杏仁、胡麻等各种有脂膏的药，都炒成黄黑色。单独捣成膏状，用指头击之，击到看上去模样紊乱后，才将以前制好的散药稍稍加入臼中，一起研捣使其消散，再全都用轻绢筛尽，又纳入臼中，依法捣几百杵。汤药膏药中即使有生用的，也要一起捣破。

凡是用椒实，须微炒，使其出汗，则有药势药力。

凡是丸、汤、散药中用乌头、天雄、乌喙、附子、侧子，都须经过煻灰炮制，使其微微裂开，削去黑皮，然后再称。只有在姜附汤及膏酒中才生用，也削去皮再称，沿着直条纹理，破成七八片。

凡是用斑蝥等各种虫，都除去足、翅，微炒。用桑螵蛸，从中剖开，炙。用牡蛎，炒成黄色。用僵蚕、蜂房，都微炒。

凡是汤药中用麝香、羚羊角、犀角、鹿角、牛黄，须研成粉末，临服用时再加入汤药中搅拌，使其调和，然后服用。

凡是大豆、麦芽、曲末、泽兰、黄卷、芜荑，都微炒。干漆须炒到无烟的程度。用乌梅加入丸药散药的须煎，用熟艾时先炒再擘细，

与各种药一起捣细成散，不可筛的，纳入散药中和匀。

凡是用各种毛、羽、齿、牙、蹄、甲，以及鲮鱼、鲤鱼、龟、鳖等的甲、皮、肉、骨、筋、角，以及鹿茸等，都须炙。蛇蜕皮微炙。

凡是丸、散药剂中用胶，先炙，使其通体沸起，干燥后，才能捣。有不沸起的部位，再炙烤。在断下汤中直接用，不炙。各种汤药中用阿胶，都是待汤药成后，加入汁中，再放到火上经两三沸，使其溶化。

凡是丸药中用蜡，熔化后投入少许蜜，搅拌调匀用来和药。

凡是用蜜，先用火熬，掠去泡沫，使其颜色微黄，那么丸药就能经久不坏。至于掠去泡沫的多少，应随蜜的精细程度而定，直到很浓稠时，制成的丸药才更好。

凡是汤药中用饴糖，都在汤药已成后再加入。各种汤药中用酒的，都宜在临熟时加入。

各种药物有宜于制成汤药的，宜于制成丸药的，宜于用酒浸泡的，宜于制成散药的，宜于熬成膏状的；也有同一种药物适宜制成以上多种形态的，也有不能加入汤药与酒中的，都各随其药性，不能违背。现将不宜加入汤药或酒中的药物列出如下：

以下石类一十七种。

朱砂（熟入汤）；雌黄、云母、阳起石（入酒）；钟乳（入酒）；矾石（入酒）；硫黄（入酒）；银屑、白垩、铜镜鼻、胡粉、铅丹、卤咸（入酒）；孔公孽（入酒）；石灰（入酒）；藜灰、礜石（入酒）。

以下草木之类四十八种。

野葛、鬼臼、莽草、狼毒、毒公、萹蓄（入酒）；雚菌、藜芦、菵茹、贯众（入酒）；巴豆、踯躅（入酒）；皂荚（入酒）；雷丸、狼牙、芫花、鸢尾、蒺藜（入酒）；薇衔（入酒）；白及、牡蒙、飞廉、蛇衔、占斯、辛夷、石南（入酒）；女菀、菜耳、紫葳（入酒）；楝实、虎杖（入酒，单独浸渍）；虎掌、蓄根、羊桃（入酒）；麻勃、瓜蒂、陟厘、苦瓠、狼跋子（入酒）；地肤子、蛇床子

15

（入酒）；云实、槐子（入酒）；青葙子、王不留行、菥蓂子、茺蔚子、菟丝子（入酒）。

以下虫兽之类二十九种。

蜂子、狗阴、蜜蜡、雀卵、鸡蛋、白马茎、雄鹊、伏翼、鼠妇、樗鸡、萤火、蠮螉、僵蚕、蜈蚣、蜥蜴、斑蝥、蛇虫、蜚蠊、蝼蛄、芜菁、亭长、蛇胆、赭魁、蛤蟆、马刀、猬皮、生鼠、生龟（入酒）；蜗牛、各种鸟兽入酒；各种虫鱼的油脂、骨、髓、胆、血、屎、溺入酒。

古代的秤只有铢和两，而没有分之名，神农氏时的称法则以十黍为一铢，以六铢为一分，以四分为一两，以十六两为一斤。吴时的人以二两为一两，隋时的人以三两为一两，现在则约定按照四分为一两。处方家凡是说等份的，都是指丸、散药，按照病情的轻重所需，并不限定其铢两的多少，在以上三种和五种铢两制的情况下都是分两相等。

凡是丸、散药方说若干分两的，不一定就限定只是这若干分两，而是指这一处方里的各种药的宜多宜少的分两比例。假如说处方上规定一天服三方寸匕，直到病愈为止，这是指三五两药。所谓"方寸匕"，是指做一个正方一寸的匕来抄取散药，以散药不往下落为准则。凡是散药处方上有说刀圭的，是指十分方寸匕之一，其标准是如梧桐子大。所谓"钱匕"，就是用一个大钱抄满散药。如果说半钱匕，则是用一个大钱的一半来抄取散药，这里说的钱都是用五铢钱。"钱五匕"，指以五铢钱边的五字位置来抄取散药，也以散药不往下落为准则。说"一撮"，指四刀圭。十撮为一勺，两勺为一合。药有虚实之别，其用量的轻重不能以斤、两来衡量，就用"升"来做准则分药，现代人已不用它。药升作为度量衡其规格是方形的，下径六分、上径一寸，深八分，装散药不要按压，放置端正，微微摆动，调平即可。凡是丸药有说如麻子的，即指现在的大麻子，其标准是三个细麻子般大。说如细麻大的，即指胡麻，不必将丸药制成扁扁的形状，只要使它与胡麻的大小略微相等就是了。说如黍粟的，也同这个道理一样，以十六黍为一大豆。说

如胡豆的，即指现在的青斑豆，其标准是两个大麻子般大。说如大豆的，其标准是两个赤小豆般大。说如梧桐子的，其标准是两个大豆般大。说如小豆的，即指现在的赤小豆，赤小豆粒有大有小，这里的标准是三个大麻子般大。规则是一方寸匕散药，加上蜜调和，应得十丸如梧桐子大的药丸。十个梧桐子般大就是说如弹丸及如鸡子黄的。

凡是药方上说附子、乌头若干枚的，去除皮之后，以一枚重半两为标准。说巴豆若干枚的，不论颗粒大小，应当先除去皮和心，再秤，以十六枚重一分为标准。说枳实若干枚的，去瓤后，以二枚重一分为标准。枣有大有小，以三枚重一两为标准。橘皮以三枚重一分为标准。说"干姜一累"的，以半两为标准，《本草》说：以一两为标准。凡是药方上说半夏一升的，洗后，以称其重量得五两为标准。说吴茱萸一升，以五两为标准。说椒一升，以三两为标准。说菟丝子一升，以九两为标准。说蛇床子一升，以三两半为标准。说地肤子一升，以四两为标准。说菴蕳子一升，以四两为标准。说某某子一升的，因其有虚实的差别，所以用量的轻重都以平升为标准，不能全都以秤来衡量。

凡是酒、汤、膏药，旧方都说"㕮咀"，其法是称完后捣成如大豆一般，又吹去细末，事实上是不恰当的。有的药物难碎，有的药物易碎，有的细末少，有的细末多，秤两就不再平均。现在全都研细，使它比较起来大约就像"㕮咀"的，这样就可以没有细末而以粒或片调和。凡是药方上说研成细末的，指按照法则捣和筛。

凡是药方上说甘草一尺的，以重二两为标准。说某某草一束，以重三两为标准。说桂一尺的，削去皮之后，以称其重量得半两为标准。说一把的，以重二两为标准。

凡是药方上说猪油一斤的，有一升二合。说蜜一斤的，有七合。

凡是筛丸药，用双层致密的绢来筛，使其极细，这样，蜜丸就容易熟。石药也用细绢筛，使

其像药丸一样。如果筛散、草药，用细绢，置入酒中服用时就不泥。

凡是筛丸、散药完毕后，都再合于白中，用杵捣几百遍，看它的纹理与颜色已混合一体才为好。

凡是丸药散药，先将药材研细，暴晒使其燥热，然后捣。全都按照处方上所说的去办，有合捣的，有分别捣的。那些润湿药如干地黄、天门冬之类，都先研细暴晒干，单独捣得特别碎，再取出细细地剖分，再暴晒干。如果遇到阴雨天，可用微火烘烤，烤到干燥后，稍停，冷却后再捣。凡是湿药，干燥后消耗很大，都应当事先增加分量，须以得到细屑后再称为标准；汤药与酒则不需如此。

凡是浸泡药酒，药物用生绢袋盛装都须研细，再加入酒中密封，随寒暑季节来确定浸泡的天数，看到它浓烈时就可漉出，不必等到酒尽。药渣可以暴晒使其干燥后微捣，再浸泡来饮用，也可制成散药来服用。

凡是建中肾沥等各种滋补的汤药的药渣，先暴晒使其干燥，然后将两剂药渣一起加水煮至干，饮用后也能抵一剂新药，贫穷人家应当依照这个方法取用。

凡是熬汤药都用微火，使其稍稍沸腾，其水的多少依照处方上的规定。标准是大约二十两药用一斗水来熬取四升。都绞去渣滓，然后斟酌用量。然而进补的汤药欲得熟用，就多加水而少取汁，因为其病证需要补益的缘故；通利的汤药欲得生用，就少加水而多取汁，因为其病证需要很快地通利的缘故。须仔细地视察，水不宜过多或过少。汤药熟后，两个人用新布和尺木来绞，澄去渣滓。如果分为二服三服的，第二、第三服用纸覆盖严密，不要让它泄气。要服用时，用铜器在热水中温暖它，避免铜器中有水气。

凡是膏中有朱砂、雄黄之类，都先单独捣碎研细如面粉一样，等绞膏完毕后再投入其中，为避免它沉聚在下面不得调匀，需用一个物件急速搅动，直到凝固僵硬。有水银或胡粉的，在凝膏中研，使它消散。

凡是制膏剂，先用苦酒（即醋），全部淹住浸泡，用不着太多的汁，严密覆盖，不要使其泄气。说"日卒时"即二十四小时之意，从今天早上至明天早上，也有只浸泡一晚上的。熬膏时应当掌握火候使其沸腾三次，以泄散其热势，使药味得以出来，沸腾而上时使其周遭都沸腾，然后降下来，取其沸腾后静止一段时间才停止，宁愿让它稍微有点儿生。其中有附子、白芷的，也使其稍有黄色为准则；有薤白的，以两头微焦黄为征象。猪脂都不要使其沾水，腊月的更好。绞膏时也用新布来绞。若是可以外用的膏，其渣则宜用来敷在病位上。如果是可以服用的膏，也可用酒熬其渣来饮用，完全地用尽其药力。

凡是合制肾气薯蓣及各种大补五石、金牙散、大酒煎膏、大麝香丸等，合与熬时须谨慎，都忌讳让妇女、产妇、小孩、丧孝期的人或有旧病的、以及六根"眼耳鼻舌身意"不全的人以及犬、鸡、六畜等接近或看见。至于麻黄、续命汤等各种小汤药，不在禁忌之列。以前那些农家或街坊人家，从市场上买药回来后，随便从市场上雇佣一个人来捣合，不只没有遵照各种法例，而且石斛、菟丝子等捣时很费功夫气力的药，被雇来捣药的人全部偷偷地抛弃了。甚至捣药时尘埃秽气进入药中，筛药时用粗布马虎了事，药末随风飘扬，或众鼻来嗅，众口来尝，则药的一切精气都消尽了，与朽坏的木头毫无区别。再加上服药时不能全按照方法，药物服尽之后，反而更加虚损，于是就诽谤医生的处方没有效果。所以说有些难以治愈的病都因自己用心太差，而不是医生的过失，应该深沉地反思。

凡是捣药的方法，先烧香、洒扫，让器具与屋子洁净；捣药时不能杂语喧呼，应当让儿童来捣，务必使药细熟。杵数可捣至千万杵，越多越好。

服饵第八

如果用毒药治病，开始只能用黍粟那么少一点，病一除去就停止用药；如果没有除去病邪，就加倍用药，仍然没有除去的就十倍用药，以除去病邪为限。病在心腹以下的，先服药而后吃饭；病在胸膈以上部位的，先吃饭而后服药；病在骨髓的，宜在夜间饱食后服药；病在四肢血脉的，宜在早晨空腹服药。

凡是服汤药，因为汤药忌酒的缘故，要保持3天之内忌酒。凡是服治疗风证的汤药，第一服之后要盖上厚厚的被子来发汗。如果出汗后，就须减薄被子，避免过度出汗。服药中间也须以饮食来间隔，不然会使人变得更加虚弱。

凡是服丸药、散药，本来处方就是这样，没有说用酒或水吞服的，可以通用。

凡是服通利的汤药，在凌晨为好。凡是服汤药，稍热后再服，就容易消下不吐。如果太热，就会破人咽喉；如果冰冷，就会吐呕不下，务必

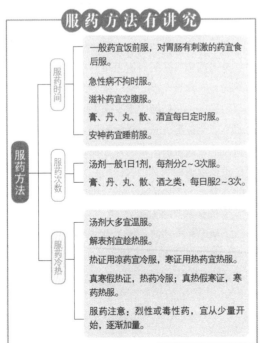

服药方法有讲究

服药方法

服药时间
- 一般药宜饭前服，对胃肠有刺激的药宜食后服。
- 急性病不拘时服。
- 滋补药宜空腹服。
- 膏、丹、丸、散、酒宜每日定时服。
- 安神药宜睡前服。

服药次数
- 汤剂一般1日1剂，每剂分2～3次服。
- 膏、丹、丸、散、酒之类，每日服2～3次。

服药冷热
- 汤剂大多宜温服。
- 解表剂宜趁热服。
- 热证用凉药宜冷服，寒证用热药宜热服。
- 真寒假热证，热药冷服；真热假寒证，寒药热服。
- 服药注意：烈性或毒性药，宜从少量开始，逐渐加量。

要用心留意。汤药必须澄清，如果混浊，服后会使病人心闷不解。服药间隔如步行十里路那么长的时间再服，也即是等到病人腹中的药已经消散后，如果在太短的时间内服多次药，前面的汤药还没有消化，后面的汤药又来冲击，就必定会发生吐逆。

凡是服治痔漏、蜃疬等药的期间，都要注意禁忌鱼肉、猪肉、鸡肉、油等，直至病愈。

凡是服汤药的方法，大约都分为三服，取三升，然后乘病人饮食之气充盛后再服药。第一服最须多，第二服渐少，最末一服最须少，因为病人在后来气力渐渐衰微，所以汤药要逐渐减少，像这样服法就很安稳。凡是服汤药，不能太慢也不能太急。又须左右仰覆而卧各一顿饭的时间，汤药的药势就行遍腹中。凡是服进补的汤药，可服三升半，白天三次夜间一次，中间隔以饮食，那么汤药之气就能灌溉百脉，而易得药力。也可在屋中行走，以上几种情况下，都可走一百步左右，整天不外出最好。

凡是服泻药，以不超过通利效果为限度，千万不要服得过多，如果过多，会特别损害人，使人没有节制地下利。

凡是丸药，都像梧桐子一般大，滋补的丸药第一服从十丸起始，渐渐增加，不超过四十丸，太多对人有损。说一天服三次，是想让药力贯透整天，药气渐渐浸渍，熏蒸五脏，中间不断缺，积久为好。不必为早点服完而猛快地服，这样只会白白地浪费药材，而没有好处。凡是40岁以下的人，有病不是很需要服补药，可服泻药，当然确实受损的不在此限。40岁以上则须服补药而不可服泻药。50岁以上，则一年四季都不要缺补药，这样才可以延年益寿。补药的处方全在第二十七卷中。《素问》说："若是虚证就用补法，若是实证就用泻法，既不是虚证也不是实证

就通过经脉来调治，这是大概的治法。"凡是有虚损，不管年幼年长，须补就补；凡是脏腑有积聚的，不论年少或年长，须泻就泻，通过用心衡量后采用不同的治法。

凡是服汤药期间，其食粥、菜、肉都必须完全煮熟。如果生食就难以消化，更会损减药力，而熟食容易消化，与药相宜。还须少吃菜及硬的食物，有利于药生效。也要少吃盐、醋才好，并且不能苦心用力以及房事与喜怒。所以治病所用的药力，只有在饮食管理上将息以得其大半药力，对用药才有好处。所以病人务要节制、将息、慎重，将节制与慎重做到最佳程度，就可以延年益寿。

凡是服药酒，要使酒气相连不断，如果酒气间断就得不到药力了。药酒的多或少都以有感觉为限度，不要喝到醉与吐，否则会对人有严重损伤。

凡是各种恶疮，为防复发，病愈后都要谨慎地忌一百天的口。

凡是服药期间，都要断绝生冷食物以及滑、酸食物，犬肉、猪肉、鱼肉、鸡肉、面、油、蒜及果实等。其大补丸散，切忌陈臭宿滞的食物，天门冬忌鲤鱼，有空青忌食生血物，白术忌桃李及大蒜、雀肉、胡荽、青鱼鲊等食物，甘草忌菘菜、海藻，牛膝忌牛肉，地黄忌芜荑，细辛忌生菜，菟丝子忌兔肉，牡丹忌胡荽，黄连、桔梗忌猪肉，藜芦忌狸肉，半夏、菖蒲忌饴糖及羊肉，巴豆忌芦笋羹及猪肉，商陆忌犬肉，茯苓忌醋物，恒山、桂心忌生葱、生菜，柏子仁忌湿面，鳖甲忌苋菜。

凡是服药期间，忌愤怒忧劳，并忌见到死尸及接触产妇秽污。

凡是服泻痢的汤药以及各种散、丸、酒药等，到了吃饭的时间想要吃饭的，都可先给病人一口冷醋饭，隔一会儿后再进食才好。

凡是患风证后服汤药的，必得大汗，否则其风证不会消除，所以各种治疗风证的处方中，都有麻黄。以至于像越婢汤中用六两；西州续命汤中，就用八两；大、小续命汤中有的用一两，有的用三两，有的用四两，因此知道不得大汗就不能病愈。所以治风病，若不是在密室中，就不能

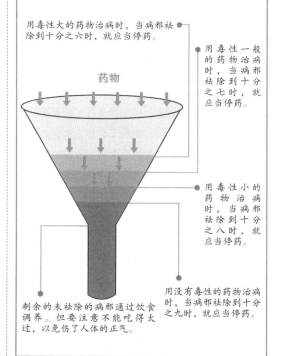

药可以用来治病，但要适可而止，对于不同毒性的药物，要在适当的时候及时停药，否则，就会对人体造成伤害。

用毒性大的药物治病时，当病邪祛除到十分之六时，就应当停药。

用毒性一般的药物治病时，当病邪祛除到十分之七时，就应当停药。

药物

用毒性小的药物治病时，当病邪祛除到十分之八时，就应当停药。

剩余的未祛除的病邪通过饮食调养。但要注意不能吃得太过，以免伤了人体的正气。

用没有毒性的药物治病时，当病邪祛除到十分之九时，就应当停药。

服汤药，否则只会使病情变得更加严重。

凡是人有忽然遇到风病发作，不能说话，或身心顿恶，有像这样的病人，应当服大、小续命汤及排风越婢、西州续命等汤药，一天一夜服四五次药，在无风的密室之中安居，不计剂数的多少，也不怕其虚弱，常使病人头、脸、手、足、腹、背汗出不绝才好。服汤药的时间，粥消化后就服汤药，汤药消化后就食粥，也可稍微给一些羊肉做成的肉羹来进补。如果病人的风证比较严重，须连续五天五夜不断地服汤药，接着停汤药两天，用羊肉羹来进补，将息四肢。如果稍有好转，就应该停药，慢慢调养；如果仍不见好转，应当再服汤药来攻击，以病愈为准则。

凡是人在50岁以上身体特别虚弱的，服三石即得再生，千万不要用五石。四季中常在凌晨服一二升，暖饮，终身不断，以及服药时不吃油、蒜、鱼肉、猪肉、鸡肉、鹅肉、鸭肉、马肉、牛肉等，就没病了。

药藏第九

大圣贤的最高教导：安居乐业时不要忘记了流离失所时，有所积存时不要忘记了一无所有时；仁慈贤人的用心：体恤民众的情感，解救民众的疾苦。作预备的方法很多：比如神农氏汇集百药，黄帝编纂著作《针经》等。疾病不会事先和你约定，当它突然而至，我们该如何应对呢？所以需要贮藏一些药物，以备不时之需，即所谓起心很微，而所救很广。那些善于养马的大富人家里，往往贮存几十斤马药，却没准备一锱铢人药，以畜为贵而以身为贱，真是非常不应该啊。有的人因公私任务而远行边疆，那种不毛之地，不出产药物，如果平常没有做好贮备，忽然遇到瘴疠，就只有拱手待毙，以至于夭折死亡，这也是咎由自取。以防患于未然，所以编一章药藏法，用来防备患疾的危险。

以下这些药物合制时所需的器具，应当极力预备蓄积。

秤、升、斗、合，铁臼、木臼，纱罗、绢罗、马尾罗，刀、槌、砧、玉、瓷、钵，大小铜、釜、铫、铛、铜、铁匙等。

以下各物按照时序收采，用来贮藏，虫类小动物用来做药的不收采。

水药、石药、灰土药、根药、茎药、叶药、皮药、花药、果实药、五果、五谷、五菜，各种兽的齿、牙、骨、甲、角、蹄、毛、皮、尿、屎等药，酥、乳、髓、酪、醍醐、砂糖、石蜜、饴糖、酒、蘖、醋、胶、曲、豉等药。

各种药物不是立刻要使用的，在晴好的天气里暴晒，使其特别干燥，用新瓦器贮藏，外用泥密封，用时开取，用后立即封上，不要让风湿之气沾染它，即使存放了若干年，也会像新的一样。要保持丸、散药30年不变质，就需用瓷器贮藏，用密蜡来封住防止泄气。但凡是药物，都不要太多地暴晒，多见了风与阳光，药气药力就容易损耗。各种杏仁以及种仁等药，用瓦器来贮存，防止老鼠侵害。凡是贮药的方法，都须离地三四尺，避免土湿之气侵害。

【卷二】

妇人方上

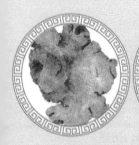

川芎

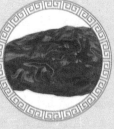

大枣

独活

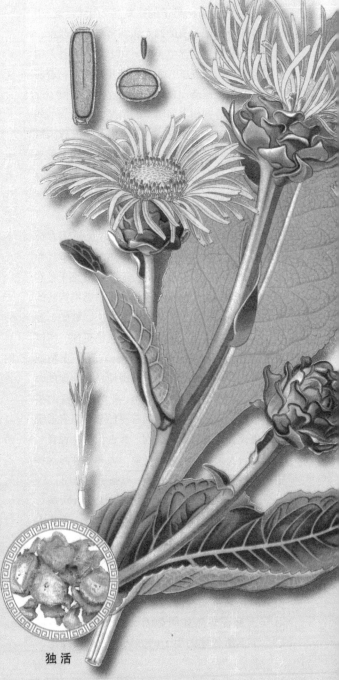

求子第一

因为妇女有胎妊、生产和经带这些与男子不同的特殊情况，所以妇女与男子用药也不同，而且妇女的疾病比男子的疾病难治十倍。经中说：众阴会聚于一身的妇女，常常与湿相联系，14岁以后，阴气就浮溢于外，加上百般烦心，则外损容颜，内伤五脏，而且月经开始去留，若前后时间交错，还会出现瘀血凝结、停顿，使中道断绝，其中受到伤害而堕下的情况，不能一一列举。然而，五脏虚实交错，恶血内漏，气脉因损伤而枯竭，加上有时饮食没有节制，受到多种损伤；有时在悬厕上大小便，风从阴部吹入；有时疮痍未痊愈而又行房事，于是就形成了十二种痼疾，所以妇女应有另外的处方。

如果怀孕时患的病，就应该避免使用有损胎气的药了。如果是由于虚实冷热、四时节气而形成的杂病，则与男性相同，这些病散见于各卷之中。然而，女人的嗜欲比男人多，感染疾病的机会也就更多，加上根深蒂固的慈恋、嫉妒、爱憎、忧愤这些情绪，形成疾病的病根更深，所以较难治愈。因此善于养生的人，需让子女精通明白这三卷《妇人方》，这样即使是在仓促的时刻，也不必忧虑害怕。四德，是女子立身的根本。生育，是妇女生命中的首要任务。只有通晓这些道理，才能够免除夭亡。像古代那些保育、辅导富贵人家子女的老妇老翁，大多也学习这些道理。抄写一本，随身携带，以备不测之用。

人的本性都希望自己贤能而且没有疾病，但对于学问往往随性逐物，虚度光阴，不肯专心一致地探求至理，在事业上堕落。圣人的教义讲解得很完备，结婚生子，本是人伦的根本，国家教化的基础。但如今那些希望自己贤能并且疾病不沾身的人都不明白，事情来临的时候，都昏昏然如同愚人，只是徒有虚名而已。下面所叙述的生子的方法，后人要谨记，尤其是有上述情况的人，以备所需。

◎ 白薇丸

和冲助孕方

以下三十二味药研为末，用蜜调和成梧桐子大小的丸，每天两次，每次用酒送服下十五丸，渐渐加到三十丸，至泻下恶物，稍微感到有异样即停服。

白薇、防风、人参、细辛、秦椒、白蔹（一说白芷）、牛膝、秦芄、桂心、沙参、芍药、芜荑、五味子、白僵蚕、牡丹、蛴螬各一两，柏子仁、干姜、干漆、卷柏、附子、川芎各二十铢，紫石英、桃仁各一两半，干地黄、钟乳、白石英各二两，鼠妇半两，水蛭、虻虫各十五枚，吴茱萸十八铢，麻布叩复头一尺，烧。

◎ 吉祥丸

主治妇女多年不孕

以下十四味药研为粉末，用蜜调和成豆大的丸，每次空腹用酒送服下五丸，中午和晚上各一服。

天麻一两，覆盆子一升，五味子二两，桃花二两，白术二两，柳絮一两，川芎二两，牡丹一两，菟丝子一升，楮实子一升，桃仁一百枚，茯苓一两，干地黄一两，桂心一两。

妇人绝子

灸然谷穴五十壮，此穴在足内侧缘，足舟骨粗隆下方，赤白肉际。

妇女绝嗣后不能生育

灸气门穴，此穴在关元穴旁三寸处，灸一百壮。

妇女子宫闭塞，不能受精，疼痛

灸胞门穴五十壮。

妇人绝后不生育，胞门闭塞

灸关元穴三十壮，重复灸。

妇女绝嗣不能生育，漏赤白带

灸泉门（即泉阴穴）十壮，重复三次，此穴位在横骨当阴上际。

妇人怀孕而不成功，如果腹痛、堕落、漏见红

灸胞门穴五十壮，胞门穴在关元穴左边二寸的地方，右边二寸的地方叫子户。

◎ 大黄丸

主治各种带下病导致的无子，服药十天后就会使人下血，二十天就会泄下长虫及阴部流出清黄汁，三十天就会除去疾病，五十天就使人长得肥白

以下七味药研为粉末，用蜜调和成如梧桐子大的药丸。饭前用米汤送服七丸，逐渐增加到十丸，直至显药效为止，五天就会稍有好转。

大黄破如米豆（熬黑），柴胡、朴硝各一升，川芎五两，蜀椒二两，干姜一升，茯苓如鸡子大，一枚。

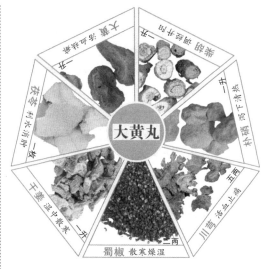

大黄丸

茯苓 利水消肿 一枚

柴胡 沥下清热 一升

朴硝 泻下清热 一升

川芎 活血止痛 五两

蜀椒 散寒燥湿 二两

干姜 温中散寒 一升

煎药方法

上药研成粉末，用蜜调成梧桐子大的丸，饭前用米汤服七丸。

服药时间	服药次数	服药温度
饭前	一日三次	常温

主治功效

主治带下病所致的无子，服药后会使人下血，三十天能治愈。

妊娠恶阻第二

从妇人平而虚的脉象，即可辨明是否有妊娠。经中说：血气调和，男女精气相结合。尺部脉搏动在指下，大于寸口脉，阴阳两部位的脉有显著差别，是妇人受孕的脉象，因而叫有子。少阴脉属心，心主血脉。妊娠的征象即诊得妇人的手少阴脉搏动很剧烈。

肾又叫做胞门子户，胞门是子宫颈口；子户是妇女前阴部，从尺部可切得肾脉。若尺部的脉象按起来没有断绝；三部脉沉浮相等，按起来没有断绝的，都是妊娠的脉象。妊娠刚开始时，寸部脉象微而小，一次呼吸心跳五次；妊娠三个月时，尺部脉象数；妊娠四个月时，想知道怀的是女孩还是男孩，右手脉象疾的是女孩，左手脉象疾的是男孩，左、右手脉象都疾的则要生双胞胎。其他辨别方法：右手脉象浮而大的是女孩，左手脉象沉而实的是男孩，左、右手脉象都沉而实的则是双胞胎男孩，反之都浮而大的，就是双胞胎女孩。右手脉象偏大的是女孩，尺部如果左手脉象偏大的是男孩，左、右手脉象都大的，则是双胞胎孩子，与脉象实的状况一样。除此以外，右手尺部脉象沉而细的是女孩，左手尺部脉象浮而大的是男孩，如果脉来而又断绝的，是月经不调；左、右手尺部脉象都浮的会生两个男孩儿；左、右手脉象都沉的会生两个女孩儿。又有一种辨别方法，相反诊得太阳脉的是女孩儿，能够诊得太阴脉的是男孩儿；太阳脉的脉象浮，太阴脉的脉象沉。还可以让孕妇面向南而行，在她背后远处喊她，如果她从右边回过头来，怀的是女孩，从左边回过头来，怀的是男孩……另外，妇女有妊娠时，

如果她的丈夫右边乳房有核的，怀的是女孩儿；左边乳房有核的则是男孩儿。妊娠即将临产时，脉象若只是与平时不一样，是一切正常；若表现为浮脉，引起腰脊疼痛，可能在当天就生产。又说，孕妇的脉象与平时表现得不一样，若半夜时觉得腹痛，则第二天就会出生。

大凡身体虚羸瘦，肾气虚弱，血气又不足，或者饮用冷水太多、当风，心下有痰饮的妇女，若将怀孕必易患阻病。所谓将有妊娠，是说妇人的月经仍然在来，颜色肌肤并无异样，不思饮食，只是全身沉重、昏闷，脉理顺时平和，又不知病患之所在。像这样月经在两个月后便会停掉，开始结胎。得阻病即是说患者心中烦乱不安，头重眼花，四肢沉重，软弱得不能抬举，恶食而不喜欢闻到饮食的气味，只想吃酸、咸的果子，少起多睡，往往达三四个月甚至以上，剧烈呕逆，不能做任何事情。原因在于经血闭塞，水积于五脏，使脏气不能宣通，因此心中烦闷不安，气逆而形成呕吐。经络阻塞不畅，血脉不通，就会四肢沉重无力，若同时受了风邪就会头昏目眩。一旦出现这种症状，适宜服半夏茯苓汤，数剂后服用茯苓丸，消除痰饮，就可以饮食了。能够饮食，使气盛体强，足够养胎，母体就健康。古今有数十种治疗恶阻病的处方，大多不问冷、热、虚、实、年少、年长，差点病死的人多被这服处方救活。

◎ 半夏茯苓汤

治疗妊娠恶阻，心中昏闷，空烦呕吐，恶闻饮食的气味，四肢和全身关节疼痛沉重，头昏重，少起多睡，恶寒，出汗，极度黄瘦、疲倦

干地黄、茯苓各十八铢，半夏三十铢，人参、芍药、橘皮、细辛、川芎、旋覆花、桔梗、甘草各十二铢，生姜三十铢。

以上十二味药分别捣碎，加一斗水熬成三升药液，分成三次服。如果患恶阻病，积有一月多未治愈，以及服药冷热失候，客热烦渴等病变，口中生疮的，去橘皮、细辛，加前胡、知母各十二铢；如遇冷下痢的，去干地黄，加入桂心十二铢，如果食量减小，胃中虚羸，生热，大便不通，小便赤少的，适宜加大黄十八铢，去地黄，加黄芩六铢。其余的依方服一剂，取下后，根据气力及冷热情况减少或增加，处方调定，再服一剂，紧接着服茯苓丸，使患者能够饮食，身体便能够强健。忌滑物、油腻、生冷、菘菜、醋、海藻等物。

治疗妊娠恶阻，呕吐，不下食

半夏三十铢，青竹茹、橘皮各十八铢，茯苓、生姜各一两。

以上五味药分别研细，用六升水煮取二升半，分成三次服，不愈再频频饮用。

❀ 养胎第三

旧时说大凡怀孕三个月，因为胎儿禀质尚未确定，所以会随事物变化，去观看犀牛、大象、猛兽、珠玉、宝物等，就会有一个刚猛的孩子。想要一个盛德大师、贤人君子一样的孩子，就去观看钟鼓、礼乐、俎豆、古代朝聘、宴客、祭祀用的礼器、军旅等陈设，口中朗诵古今箴言以及诗书，焚烧名香，居处在安静、简朴的地方，不吃割得不正的肉，不坐摆得不正的席，弹琴瑟，调节心神，平和性情；节制嗜欲，凡事清净，这样就会生下很好的孩子，能够长寿，没有疾病而且仁义聪慧、忠诚孝顺，这大概就是文王胎教吧。

从刚刚怀孕到即将生产，饮食起居都应有所禁忌，因为孩子在胎儿期间，阴阳还未具备，日月尚未满，骨节及五脏六腑都未形成。所以在妊娠期间，吃骡肉，会造成孕妇难产；吃兔肉、狗肉，会使孩子无声音、耳聋并成缺嘴；吃羊肝会使孩子多厄运；吃山羊肉，会使孩子多病；吃驴马肉，孩子会延长月份娩出；吃雀肉和豆酱，会使孩子满脸多斑点黑子；吃雀肉饮酒，会使孩子心性淫乱，不顾羞耻；吃鸡蛋及干鲤鱼，会使孩子多疮；吃鸡肉、糯米，会使孩子长寸白虫；吃桑葚及鸭子，会使孩子倒出、心寒；吃鳖，使孩子颈项短；吃冰浆，会造成绝胎。

◎ 徐之才逐月养胎方

始胚指妊娠一月，要饮正，也就是这时孕妇的饮食应当精熟，控制酸味的美食，不要吃腥味、辛辣的东西，适宜吃大麦。妊娠一月时，由足厥阴脉滋养，足厥阴经内属于肝，肝主筋及血，不能够针灸这条经脉。而且此时血液流行不顺畅，不想从事用力较重的事，不能

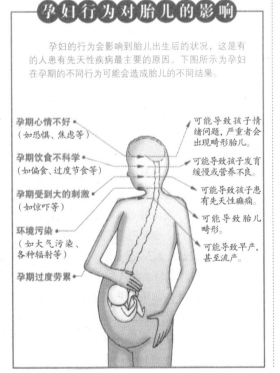

孕妇行为对胎儿的影响

孕妇的行为会影响到胎儿出生后的状况，这是有的人患有先天性疾病最主要的原因。下图所示为孕妇在孕期的不同行为可能会造成胎儿的不同结果。

孕期心情不好
（如恐惧、焦虑等）

孕期饮食不科学
（如偏食、过度节食等）

孕期受到大的刺激
（如惊吓等）

环境污染
（如大气污染、各种辐射等）

孕期过度劳累

可能导致孩子情绪问题，严重者会出现畸形胎儿。

可能导致孩子发育缓慢或营养不良。

可能导致孩子患有先天性癫痫。

可能导致胎儿畸形。

可能导致早产，甚至流产。

让她感到恐惧害怕，睡觉之处必须安静。妊娠第一个月，阴阳刚刚结合而形成胎，热多会忽然惊悸，寒多会引起疼痛，拿举重物易使孕妇腰痛腹胀，会忽然有下坠感，应当预防而安胎，宜服用乌雌鸡汤方。

◎ 乌雌鸡汤

乌雌鸡一只，方法如平时吃法，吴茱萸一升，茯苓二两，芍药、白术各三两，阿胶二两，甘草一两，麦门冬五合，人参三两，生姜一两。

以上十味药分别研细，用一斗二升水煮鸡，取汁六升，去除鸡后下药煎取三升，加入三升酒，并将阿胶烊化尽，取三升，放温，每天三次，每天服一升。

如果妊娠一月时受到了伤害，应当预服补胎汤。

◎ 补胎汤

干地黄、白术各三两，细辛一两，生姜四两，乌梅一升，大麦、吴茱萸各五合，防风二两。

以上八味药分别研细，用七升水，煮取二升半，饭前分成三次服。热多口渴的人，去除细辛、吴茱萸，加天花粉二两；体内寒多的人，细辛、茱萸加倍用；患者心绪不宁，去除大麦，加入柏子仁三合。一方有人参一两。

妊娠两个月时称作始膏，因为胎儿刚刚结成，此时忌食腥味、辛辣，不宜与丈夫同房，要居住在安静的地方，否则会使全身关节疼痛。妊娠两个月，由足少阳脉滋养，足少阳经内属于胆，主精，不能够针灸这条经脉。此时孩子的精在胞里形成，应当谨慎养护不要让他受到惊吓。

妊娠第二个月，阴阳开始形成经脉，有热多就会使胎儿枯萎、憔悴，有寒多的影响不大，受了风寒后会使胎动不安，心胀满，腰背强痛，脐下悬急，时寒时热，好像突然有下坠感，艾叶汤主治。

◎ 艾叶汤

艾叶、麻黄、丹参、当归各二两，甘草一两，

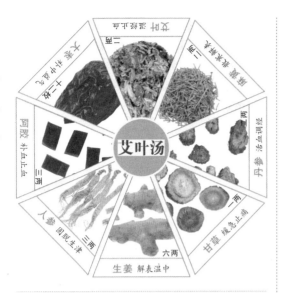

艾叶汤

大枣 调和诸药 十二枚

当归 养血活血 三两

阿胶 补血止血 三两

丹参 活血调经 二两

甘草 缓急止痛 一两

生姜 解表温中 六两

人参 固脱生津 二两

煎药方法		
上药研细加三升酒、一斗水，阿胶后下，煎至三升。		
服药时间	服药次数	服药温度
饭后	一日三次	温
主治功效		
具有安胎养胎之功效，尤宜受风寒后服用。		

生姜六两，人参、阿胶各三两，大枣十二枚。

以上九味药分别研细，加三升酒、一斗水煮到一半，去渣后加入阿胶，煎取三升分三次服。一方用一只肥乌雌鸡，先割头取血，加入三升酒和匀。再加水一斗二升煮鸡取汁，去除鸡后加入药煎取三升，加入血酒和阿胶煎取三升，分三次温服。

如果怀孕两个月时受到伤害的，应当预服黄连汤方。

◎ 黄连汤

黄连、人参各一两，生姜三两，吴茱萸五合，生地黄五两。一方用阿胶。

以上五味药分别研细，加七升酢浆煮取三升，分四次服，白天三次夜间一次，十天一换。如果感到内心很不安，加乌梅一升。加乌梅的药，就直接用水不用浆。一方可用当归半两。

妊娠三个月时称做始胞。在这时候，胎儿容貌还未定型，见物而化，可以感应外物。想生女孩儿的，可拨弄珠玑；想要生男孩儿的，可以操持弓箭；多看璧玉则孩子容貌娇美；清

虚静坐则孩子贤良。妊娠三个月，由手心主脉滋养，不可以针灸这个经脉。此时不要有悲哀、思虑，因为手心主脉内属于心，以免惊动胎儿。

妊娠第三个月为胎儿定形之时，有寒的人大便是青色的，有热的人小便艰难，不是黄就是赤，忽然忧愁、惊恐、发怒，容易困顿跌倒，惊动经脉，脐周疼痛，或腰背疼，腹胀满，忽有下坠感，服用雄鸡汤方。

◎ 雄鸡汤

雄鸡一只，处理方法如平常吃法，黄芩、白术各一两，人参、茯苓、甘草、阿胶各二两，大枣十二枚，麦门冬五合，芍药四两，生姜一两。

以上十一味药分别研细，用一斗五升水煮鸡，煮到水减半，取出鸡加入药再煮取一半，加入清酒三升和阿胶，煎到三升，一日分三次服完，睡在温暖之处。一方不用黄芩、生姜，改用当归、川芎各二两。

如果在妊娠三个月时受到伤害的，应当预服茯神汤方。

◎ 茯神汤

茯神、龙骨、升参各一两，当归、甘草、阿胶、人参各二两，大枣二十一枚，赤小豆二十一颗。

以上九味药分别研细，加一斗酢浆煮取三升，在饭前分成四次服，七天后服一剂。腰疼痛的，加桑寄生二两。《深师方》有麻子一升，薤白二两。

胎儿在妊娠四个月时开始接受水精而形成血脉。适宜饮用鱼雁汤，吃粳稻，从而强盛血气以顺行经络、通灵耳目。妊娠四个月时，由手少阳脉滋养，手少阳脉内与三焦相连，不可以针灸这条经脉。此时孩子的六腑逐渐形成，应当静养形体，节制饮食，平和心志。

妊娠四个月，如果有热，就会小便艰难、频数如淋沥状，脐下苦急；如果体内有寒，就会心中昏闷幻想呕吐，不思饮食，胸膈胀满；如果忽然感受了风寒，会使颈项强痛，寒热；或

者受了惊动，身体腰背腹痛，往来有时，胎上迫于胸，心中烦乱不安，忽然有下坠感，用菊花汤方。

◎ 菊花汤

菊花如鸡子大一枚，麦门冬一升，人参一两半，麻黄、阿胶各三两，甘草、当归各二两，大枣十二枚，半夏四两，生姜四两。

以上九味药分别研细，加八升水煮到一半，加入三升清酒和阿胶，煎取三升分三次服，睡在温暖处，汗出时用爽身粉擦身，避四五天风寒。一方可用乌雌鸡一只煮水煎药。

如果在妊娠四个月时受到了伤害，应当预服调中汤方。

◎ 调中汤

白芍药四两，白术、柴胡各三两，当归一两半，生姜四两，川芎、续断、甘草各一两，乌梅一升，枳实、厚朴、生李根白皮各三两。

以上十二味药分别研细，加一斗水煮取三升，白天三次夜间一次，分成四次服，八天后再服用一剂。

胎儿在妊娠五个月时开始接受火精而形成气，这时孕妇要晚一些起床，沐浴洗衣，穿较厚的衣裳，深居简出，早晨接纳自然的阳光以避免寒气的祸害，饮食适宜吃稻麦，喝加茱萸、用五味调配的牛、羊肉汤，以养气来定五脏。妊娠第五个月时，由足太阴脉滋养，足太阴脉内输于脾，这时不能针灸这条经脉。此时胎儿的四肢都已形成，孕妇不能太劳累，不能太饱食，也不能太饥饿，不能吃干燥和炙热的饮食。

妊娠第五个月，如果体内有热就会出现头眩昏，心烦乱呕吐；如果体内有寒，就会出现腹胀痛，小便次数多，突然有恐怖感，四肢疼痛，腹痛，胎动异常，时寒时热，忽有下坠感，闷得想倒下，宜用阿胶汤。

◎ 阿胶汤

阿胶四两，人参一两，旋覆花二合，麦门

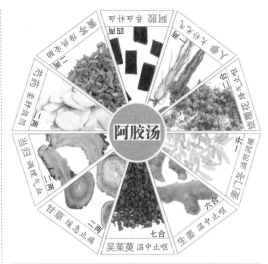

阿胶汤

煎药方法		
阿胶后下，先加三升清酒煎其余九药，后放阿胶煎至三升半。		
服药时间	服药次数	服药温度
饭前及夜间	一日四次	温
主治功效		
有安胎功效，主治胎动异常及产妇时寒时热。		

冬一升，生姜六合，吴茱萸七合，甘草、当归、芍药、黄芩各二两。

以上十味药分别研细，用九升水煮药到一半时，加入三升清酒和阿胶，用微火煎取三升半，白天三次夜间一次，分成四次饭前服，如果不愈再服。一方用乌雌鸡一只，割断咽喉取鸡血倒入酒中，用水煮鸡，用鸡汤煎药到一半，加入血酒和阿胶，煎到三升半，分成四次服。

如在妊娠五个月时受到伤害的，应当预服安中汤方。

◎ 安中汤

黄芩一两，甘草、芍药各三两，生姜六两，川芎、人参、当归、干地黄各二两，麦门冬一升，大枣三十五枚，五味子、大麻仁各五合。

以上十二味药分别研细，用水七升、清酒五升煮取三升半，白天三服夜间一服，共四服，七天后再服一剂。

胎儿在妊娠六个月时开始接受金精以形成筋。孕妇不要一直在安静处，可以轻微运动，如野外漫步，观看跑动的狗、马，饮食适宜吃凶猛的鸟、兽肉，即调养腠理坚韧筋骨来培养孩子的力量，坚硬孩子的背脊。此时由足阳明脉滋养，足阳明脉内属于胃，主管人的口、目，不可针灸这条经脉。妊娠六个月时，孩子的口目都已形成，孕妇不能吃得太饱，应调节五味，饮食甘美的食物。

妊娠六个月时，忽然胎动不安，腹内胀满，身体沉重，寒热往来，惊悸恐怖，手足烦痛，忽有下坠感，腹痛得像快要生产，适宜服用麦门冬汤方。

◎ 麦门冬汤

麦门冬一升，阿胶四两，生姜六两，甘草、人参、黄芩各二两，干地黄三两，大枣十五枚。

以上八味药分别研细，加七升水煮取一半，加入清酒二升和阿胶，煎取三升分三次服，中间进食一些稀粥。一方用乌雌鸡一只煮水，用汁来煎药。

如果曾经在妊娠第六个月时受到伤害，应当预服柴胡汤方。

◎ 柴胡汤

柴胡四两，白术、芍药（一方作紫葳）、川芎、甘草、麦门冬各二两，苁蓉一两，生姜六两，干地黄五两，大枣三十枚。

以上十味药分别研细，加一斗水煮取三升，白天三次夜间一次，分四次服，中间不要吃生冷及坚硬的食物，进食一些稀粥，七天后再服一剂。

妊娠七个月时，胎儿开始接受木精以形成骨。孕妇不要安坐不动，应当活动四肢，自如地伸屈运动，以运畅血气，居住的地方必须干燥，常吃粳稻，饮食应当避免寒冷，使腠理密实，即滋养骨骼，坚固牙齿。妊娠七个月时，由手太阴脉滋养，手太阴脉内属于肺，主皮毛，不可以针灸这条经脉。妊娠七个月的时候，孩子的皮毛已经形成，不要号哭、大声言论、洗浴、穿薄衣服和饮用寒冷的茶水。

妊娠第七个月，孕妇忽然有下坠感，手足厥冷，脉象如同伤寒之脉（即脉浮紧），就会烦热，气短，腹中胀满，常常出现颈项及腰背强痛，用葱白汤方。

◎ 葱白汤

葱白长三四寸、十四茎，生姜八两，半夏一升，麦门冬一升，当归、甘草、黄芪各三两，阿胶四两，黄芩一两，人参一两半，旋覆花一合。

以上十一味药分别研细，用八升水煮到一半后，加入三升清酒和阿胶，煎到四升，白天三次夜间一次，每次服一升，睡在温暖处，会出汗。如果不出汗的，加麻黄二两，如以前的方法煮服，如果是秋天以后，就不要强行发汗。一方用黄雌鸡一只，割断咽喉取鸡血，倒入酒中，用煮鸡的汁煎药。

如果在妊娠七个月时受到伤害的，应当预服杏仁汤方。

◎ 杏仁汤

杏仁、甘草各二两，五味子五合，麦门冬、吴茱萸各一升，钟乳、干姜各二两，粳米五合，紫菀一两。

以上九味药分别研细，用水八升煮取三升半，白天三次夜间一次，分成四次服，中间进食，七天服用一剂。一方可用白鸡一只，煮汁煎药。

胎儿在妊娠八个月时开始接受土精以形成皮肤。此时，孕妇应当安静调息，平和心气，不要使气出尽，即使脸色有光泽，使腠理密实。妊娠八个月时，由手阳明脉滋养，手阳明脉内属于大肠，主九窍，不可针灸刺这条经脉。妊娠第八个月的时候，孩子的九窍都已经形成，不要吃热性的食物、动辄饮食失节和强忍大便。

妊娠第八个月，受了风寒，有所犯触，就会全身疼痛，胎动不安，时寒时热，常常头眩昏、疼痛，脐周以下寒冷，时时小便白如米汁，或小便青、黄，或者使人打寒战，腰背冷而痛，目不明，用芍药汤方。

◎ 芍药汤

芍药、生姜各四两，白术、甘草、当归、人

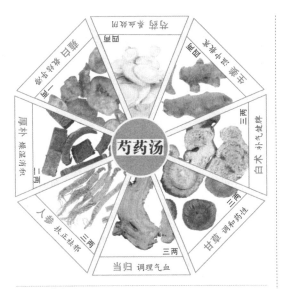

芍药汤

煎药方法		
加四升清酒、五升水煎煮诸药至三升。		
服药时间	服药次数	服药温度
饭后	一日三次	温
主治功效		
有散寒、安胎、缓痛之功效，主治孕妇胎动不安、时寒时热。		

参各三两，厚朴二两，薤白一两。

以上八味药分别研细，加四升清酒、五升水合煮成三升，白天两次夜间一次分成三次服。一方用乌雌鸡煮汁来煎药。

如果在妊娠八个月时受到伤害的，应当预服葵子汤方。

◎ 葵子汤

葵子二升，甘草二两，芍药四两，生姜六两，大枣二十枚，白术、柴胡各三两，厚朴二两。

以上八味药分别研细，用水九升煮取三升，分成三次在白天服，十天再服一剂。一方用乌雌鸡一只，用水煮取汁煎药。

妊娠第九个月，胎儿开始接受石精以形成皮毛，六腑及全身骨节没有不完备的。这时孕妇宜吃甘甜的食物、饮用甜酒，从容自如地等待生产，即滋养毛发，蓄养气力。妊娠九个月时，由足少阴脉滋养，足少阴脉内属于肾，肾主生殖器官，不可针灸这条经脉。妊娠九个月时，孩子的脉络及生殖器官都已形成，此时孕妇不要穿烤热的衣服，不要处在湿冷的地方。

妊娠九个月，如果忽然患下痢，腹胀满悬急，胎向上冲心，气短，腰背痛得不能转侧，服用半夏汤方。

◎ 半夏汤

半夏、麦门冬各五两，干姜一两，当归、吴茱萸、阿胶各三两，大枣十二枚。

以上七味药分别研细，用水九升煮取三升，去渣，加入白蜜八合，在微火上加至温热，分成四次服，下痢即停止。一方用乌雌鸡一只，煮汁来煎药。

如果在妊娠九个月时受到伤害，应当预服猪肾汤方。

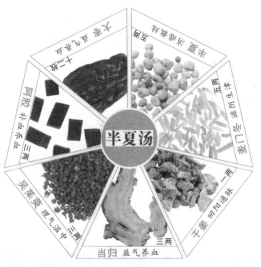

半夏汤

煎药方法		
诸药同放入锅中加水九升，煮至三升，调白蜜服。		
服药时间	服药次数	服药温度
饭后	一日四次	温
主治功效		
能补益气血、散结止痛，主治妊娠妇女气短、背痛。		

◎ 猪肾汤

猪肾一具，麦门冬一升，白术四两，茯苓、干姜、干地黄、桑寄生、川芎各三两，附子中者一枚，大豆三合。

以上十味药分别研细，用一斗水将肾煮熟，取出肾，加入其他的药，煎取三升半，白天三次夜间一次，分成四次服，十天更换一剂。

妊娠第十个月，五脏都已具备，六腑完全通畅，集纳天地之气于丹田中，所以关节、人神都完备，只是等待生产时间。

妊娠一个月时称做始胚，二个月时称做始膏，三个月时称做始胞，四个月时开始形成形体，五个月时就能够活动，六个月时筋骨形成，七个月时生出了毛发，八个月时已具备了脏腑，九个月时谷气进入胃中，十个月时诸多神气都具备，日期满了就生产。刚进入十个月就适宜服用滑胎药。养胎临月时服，使胎滑容易生产，用丹参膏方。

◎ 丹参膏

丹参半斤，当归、川芎各三两，蜀椒五合，有热的患者用五合大麻仁代替。

以上四味药分别研细，用清酒浸湿放一夜，把已煎成的四升猪膏放在微火上煎，到颜色变红如血时为止，用新布绞去渣。每天在酒中放如枣子大的一枚服下，到临月时才可以服，不能事先服用。旧时用常常应验。

◎ 甘草散

使母亲没有疾病，孩子容易出生，在生产前一个月预先服，过了三十天行走动作仍如原来一样，孩子生下来产妇都没有异样感觉的处方。

甘草二两，大豆黄卷、黄芩（一方作茯苓）、桂心、麻子仁、干姜、大麦蘖（一方用粳米）、吴茱萸各三两。

以上八味药治择捣筛后制成散药。每天用酒或温水送服，一日三次。

治妊娠养胎，使胎儿容易生产，用大黄丸方。

◎ 大黄丸

大黄三十铢，蒸，枳实、白术、川芎、杏仁各十八铢，吴茱萸一两，干姜、芍药、厚朴各十二铢。

以上九味药研为末，用蜜调和成如梧桐子大的丸，每天三次，空腹用酒送下两丸，药效不明显稍稍增加。

滑胎令易产的处方

阿胶八两，车前子一升，滑石二两。

以上三味药治择捣筛后制成散药。每天服方寸匕两次。到孩子出生时的该月服用，此药不能事先服用，可以通利九窍。

🌀 妊娠诸病第四

胎动及数堕胎第一

治疗妊娠从二三个月到八九个月，腰痛，胎动不安，症状已有所表现

阿胶、艾叶、川芎（《肘后》不用）、当归各三两，甘草一两。

以上五味药分别研细，加水八升煮取三升，去渣，使阿胶完全融溶，分成三次服，每天三次。

治疗妊娠胎动，口噤唇闭，昼夜呼叫，以及下重痢不停

将艾叶研细，用五升好酒煮取四升，去渣，再煎取一升服下。口紧闭的，把嘴巴撬开，将药灌下后就痊愈了。也可以治妊娠腰痛及发热的病，还可治妊娠忽然下血。

治妊娠六七个月，胎动不安，常服旋覆花汤方。

◎ 旋覆花汤

旋覆花一两，芍药、半夏、生姜各二两，白术、黄芩、厚朴、茯苓、枳实各三两。

以上九味药分别研细，用水一斗煮取二升半，白天三次饭前服，夜间两次共五次。

治妊娠数次堕胎方：取赤小豆研末，每天

两次用酒送服方寸匕。也治妊娠已有数月，而月经仍然再来的。在妊娠三个月时，又有一种方法，灸膝下一寸处，七壮。

漏胞第二

治疗妊娠后月经仍然如平常一样来，这叫漏胞，胞干便会死。用药方

生地黄半斤研细，用清酒二升煮三沸，绞去渣，能够多服最好，不定时服用。姚大夫加一只黄雌鸡，如平常吃法治。崔氏取鸡血和在药中服下。

子烦第三

子烦即治妊娠期间常常觉得烦闷，用竹沥汤方。

◎ 竹沥汤

竹沥一升，茯苓四两，黄芩、防己、麦门冬各三两。

以上五味药分别研细，用四升水合竹沥煮到二升，分三次服，不愈再作一剂。

心腹腰痛及胀满第四

治疗妊娠期间腹中疼痛的处方

生地黄三斤，捣碎绞取汁，用清酒一升合在一起煎到一半，一次服下。

治疗妊娠忽然觉得心腹疼痛

将盐炒至极热，用三指取一撮用酒送服下，病即痊愈。

治疗妊娠中恶阻，心腹疼痛

新生鸡蛋二枚，弄破后放在杯中，用糯米粉调和成粥状，一次服下。也可治妊娠胎动不安，或胎转抢心，或只是腰痛，或者流血不止。

治疗妊娠时心痛

青竹皮一升，用二升酒煮两三沸，一顿服下。

治疗妊娠期间腹中胀满疼痛、恶心，不能饮食

芍药四两，白术六两，黄芩三两。

以上三味药分别研细，用六升水煮取三升，半天内分三次将药服完，微微下水，使孩子容易出生，一月饮一剂为好。

治疗妊娠腰痛

大豆二升，用三升酒煮至二升，一次服下。也可治平常人忽然腰痛。

伤寒第五

治疗妊娠期间伤寒，发热，头痛，肢节烦疼

石膏八两，大青、黄芩各三两，栀子仁、前胡、知母各四两，葱白切、一升。

将以上七味药分别研细，用七升水煮取二升半，去渣，分成五次服，共服两帖，每次间隔如人走了七八里路的时间。

治疗妊娠期间患伤寒

葱白十茎，生姜二两，切。

以上两味药，加三升水煮取一升半，一次服下取汗。

治疗妊娠期间壮热，头痛，心中烦乱、呕吐，不能下食

青竹茹三两，生芦根一升，知母四两，粳米五合。

以上四味药分别研细，用水五升煮取二升半，慢慢饮下，饮完再作直到病愈为止。

治疗妊娠期间发热

豆豉二升，葱白五两。

以上二味药，用六升水煮取二升分两次服，

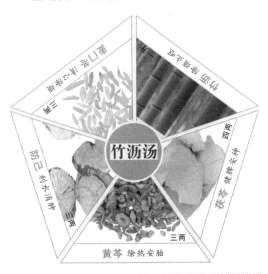

竹沥汤

麦门冬 养阴清心
竹沥 四两
茯苓 健脾安神
防己 利水消肿 二两
黄芩 除热安胎 三两

煎药方法

将上药放入四升水中煎煮，煮至二升即可。

服药时间	服药次数	服药温度
饭后	一日三次	温

主治功效

本方具有安神除烦、安胎镇惊的作用，主治妊娠心烦。

再取汗。

治疗妊娠期间受风，寒热发作，腹中绞痛，不可以用针灸

鲫鱼一头，烧成灰，捣为末，用酒送服方寸匕，取汗为宜。

治大热烦闷

葛根汁二升，分三次服。每次相隔如人走五里路的时间。

疟疾第六
治疗妊娠期间患疟疾

黄芩三两，恒山二两，甘草一两，石膏八两，乌梅十四枚。

以上五味药分别研细，用水、酒各一升半合浸药一夜后，煮药三四沸，去渣，分别以六合、四合、二合，分三次服用。

下血第七
治疗妊娠期间忽然下血数升，胎燥不动

干地黄四两，榆白皮二两，当归、生姜各二两，葵子一升（《肘后》不用）。

以上五味药分别研细，用五升水煮取二升半分三次服，不愈再作一剂服下，效果更好。

治妊娠从二三个月到七八个月，孕妇忽然失去依靠而跌倒，孕妇受到损伤，胎动不安，腰腹疼痛得快要死了，以及胎儿向上顶撞心下，气短，这种情况用胶艾汤方。

◎ 胶艾汤

阿胶二两，艾叶三两，干地黄四两，芍药、甘草、川芎、当归各二两。

以上七味药分别研细，用三升酒、五升水合煮取三升，去渣后加入阿胶，使阿胶烊化尽，每天三次服用，不愈再作一剂。

治妊娠期间忽然从高处堕下，或受惊奔跑，忽然出血数升，用马通汤方。

◎ 马通汤

马通汁一升，当归三两，阿胶四两，干地黄四两，艾叶三两。

以上五味药分别研细，先加五升水煮取二升

半，去渣，再加入马通汁和阿胶，使阿胶烊化，分成三次服，不愈再重新作一剂。

治妊娠期间忽然失去依靠而倒下，胎动向上顶撞心下，情况严重时血流下一斗五升，胎儿没有产出，或者胎会从口中流出，吐逆不止；如果孩子死了就会发寒，可用药熨患者的腹部，患者情况紧急得如生产一样，困顿得像要死了一样，虚乏少气，且烦闷反复发作，服药后血就可以停止，母亲也可以得到安宁，如果应当生产的就会立即产下，可服蟹爪汤方。

◎ 蟹爪汤

蟹爪一升，阿胶二两，甘草、桂心各二尺。

以上四味药分别研细，用东流水一斗煮取三升，去渣，加入阿胶使其烊化尽，最好一次服下。如一次不能服完的，饭后一会儿再服。口急不能饮下的，掰开嘴巴灌下，药下后胎儿便会与母亲一起生存下来；如果胎儿已经死了，只有母亲会活下来。如果不是仆倒损伤，妊娠平安无其他原因而流血，母亲服用了这个处方血就会立即停止。有人说桂心不能安胎，其实也未必。

治半产血流不尽，烦闷胀满得要死，用香豉汤方。

◎ 香豉汤

取香豉一升半，用三升水煮三沸，滤去渣，加入研成末的鹿角一方寸匕，一次服下，一会儿后血自然流下。鹿角烧后用也可以。

治疗妊娠期间胎儿堕下，血流不止

丹参十二两研细，用五升清酒煮取三升，温服一升，每天三次。

小便病第八
治疗妊娠期间小便不利

葵子一升，榆白皮一把、切碎。

以上二味药，用五升水煮五沸，每天三次，每次一升。

治疗妇人无缘无故地尿中带血

大豆黄卷、鹿角屑、桂心各一两。

以上三味药治择捣筛后制成散药。每天三次用酒送服下方寸匕。

治疗妇人遗尿，不知尿是什么时候流出

芍药、白薇各一两。

以上二味药治择捣筛后制成散药。每天三次用酒送服方寸匕。

治妊娠期间小便淋沥

取葵子一升，用三升水煮取二升分两次服。

治妊娠期间尿中带血

取黍穰烧成灰，用酒送服方寸匕，每天三次。

下痢第九

治疗妊娠下痢方

黄芩、酸石榴皮、人参各三两，粳米三合，檗皮四两。

以上五味药分别研细，用七升水煮取二升半分三次服。

治妊娠期间及产后下痢、寒热

栀子二十枚，黄连一升，黄柏一斤。

以上三味药分别研细，用五升水浸药一夜，煮三沸，服一升，一天一夜服完。如出现呕吐症状，可加生姜二两、橘皮一两。也可以治男子平常的痢疾。

妇人患水泻痢

灸气海穴百壮，重复三次。

治妊娠期间下痢

取白杨皮一斤，研细，用一大升水煮取为二小升，分三次服。

治疗妊娠期间淋沥不止

艾叶、阿胶、酸石榴皮各二两。

以上三味药分别研细，用七升水煮取二升，去渣，加入阿胶使其烊化，分成三次服。

水肿第十

治疗妊娠期间手脚浮肿挛急

赤小豆五升，商陆根一斤、切。

以上二味药，用水三斗，煮取一斗慢慢饮下，饮完再作一剂。一方加泽漆一斤。

治疗妊娠期间浮肿，心腹急满

白术（崔氏无术）、茯苓各四两，旋覆花二两，黄芩三两，杏仁三两。

以上五味药分别研细，用六升水煮取二升半，分三次服。

治妊娠期间腹部肿大，胎儿浮肿，用鲤鱼汤方。

◎ 鲤鱼汤

鲤鱼一条、重二斤，生姜三两，芍药、当归各三两，白术五两，茯苓四两。

以上六味药分别研细，用一斗二升水先将鱼煮熟，澄清后取八升，加入其他的药煎为三升，分五次服。

治疗妊娠毒肿

取芜菁根洗去皮，捣烂，不要有汁，用酢和如薄泥，用猛火煮二沸，适性薄薄地盖在肿处，用帛急忙包裹住，一天换两次，寒冷时用温暖的被子盖上。没有芜菁根时，用芜菁子。如果肿在咽中，取汁含在口中慢慢咽下。

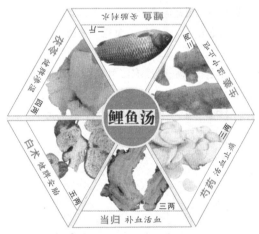

鲤鱼汤

煎药方法		
先煮鲤鱼，煮汤至八升，加其余药煎至三升即可。		
服药时间	服药次数	服药温度
空腹或饭后	一日五次	温
主治功效		
能安胎益气、利水消肿，对孕妇腹部肿大、胎儿浮肿有妙效。		

产难第五

产妇虽然秽恶，但是在产前疼痛发作、未生产或正在生产的时候，都不能够让家中有污秽、死丧的人来看，否则会引起难产，而且如果产妇正在生产，会伤害到婴儿。妇人生产时，最好只有两三人在旁边侍候，产完后再告诉其他人。忌多人围观，容易导致难产。为避免难产，产妇不要急迫、紧张，旁边的人也极须平静仔细，不要催促、预缓、预急、忧愁和郁闷。如果腹中疼痛，眼冒金星，这是胎儿在肚中回转，不是要出生。孩子刚刚落地，不要让母亲看见这些污秽之物，塞给他暖而烫的东西，让他吞下五口新汲水。产妇饮食的温度应当与人的肌肤温度差不多，慎吃热药热面。

治疗妇人难产，或者半生，或子死腹中，或胎衣不下，或附着在脊背上，几天都产不下来，血气上抢心下，母亲脸无血色，气欲断绝

白蜜一升，成煎猪膏一升，醇酒二升。

以上三味一起煎取二升，分两次服，两次服不完的，可以随其所能而服下。治产后恶血不除，上抢心痛、烦急的，用地黄汁代替醇酒。

治疗难产方

瞿麦、通草各五两，牛膝四两，槐枝切、二升，榆白皮切、大麻仁各一升。

以上六味药分别研细，用一斗二升水煮取三升半，分五次服。

治疗难产，以及日月不足而将生产

取知母一两研为末，用蜜调和成如兔屎一样大的丸，服一丸，如果痛未停止，再服一丸。

治疗难产

吞下皂荚子二枚。

难产

针刺两肩井穴，针入一寸，泻后，一会儿就会分娩。

治难产多日，气力用尽而仍然不能产下，这是原先就有疾病，用药方

阿胶二两，赤小豆二升。

以上二味，先用水九升煮到赤小豆熟后去渣，加入阿胶烊化，一服五合，没有感觉则再服，不超过三服胎儿即可娩出。

治疗产后血晕

取半夏一两，捣细过筛后制成散药。和成如大豆一样大的药丸，纳入鼻孔中即愈。这是扁鹊的治疗方法。

子死腹中第六

凡是妇人难产，判断生死的证候：母亲嘴唇发青、嘴唇两边有唾沫流出的，母子都会死亡；母亲舌头发青、脸色发红的，是孩子将死母亲能救活；母亲舌头发红、脸色发青、口中有唾沫流出的，是母亲将死而孩子能救活。

治疗妊娠没有足月，胎忽然死亡而不能娩出，母亲被弄得快死的处方

用苦酒浓煮大豆，饮浓汁一次一升，死胎立即娩出，不能一次服下的，可分两次服。一方用醇酒煮大豆，也可以治积聚成瘕的病。

治疗妊娠时胎死腹中，死胎已娩出而胞衣不能产出，腹中疼痛引起腰背疼痛

筒桂四寸，香豉二升，甘草一尺，蒲黄二合，鸡蛋一枚。

以上五味药，用六升水煮取一升，一次服完，胎胞秽恶之物都能尽除。

治疗胎死在腹中，变得干燥并靠着母亲背部的处方

阿胶五两，葵子一两。

以上二味药，用五升水煮取二升，一次服下，如果未出再服。

治疗胎动以及生产困难，孩子死在腹中，并且怀了一死一生的双胞胎。让活胎平安，死胎产出，可用神验方

甘草二尺，蟹爪一升，阿胶三两。

以上三味药，用一斗东流水煮前二药，煮取三升去渣，加入阿胶使其烊化后一次服下。如果一次不能服下，分成两次服。如果人太困倦，掰开嘴巴把药灌下，药入后即可救活。

治疗难产，子死腹中

瞿麦一斤，用八升水煮取一升，一次服完，如果死胎不出再服。

治疗妊娠期间患病，须除去胎儿的处方

用鸡蛋一枚，盐三指撮，一起调和后服下，胎儿立即堕下。

逆生第七

凡是生产困难、婴儿侧生、横生、手足先出的，可以用针刺婴儿的手足，针入一二分，婴儿受到刺痛即会收缩，自然就回顺了。

治产时胎儿不顺，胎位异常，头趋向肛门、直肠的处方

将盐熬热用来熨贴母亲的腹部，胎位自然端正。

治逆生方

用盐涂在婴儿足底和产妇的腹上，也可以急搔胎儿足底，即可。

治疗纵横生不能产出

菟丝子研为末，用米汁或者酒送服方寸匕，即生。车前子也好，服法如上。

治疗逆生及横生，手足先出，婴儿不出

取蝉壳二枚研为末，用三指拈一撮，用温酒送服。

胞衣不出第八

治疗胎死腹中，如果母病欲下 取榆白皮研细，煮汁三升，服后即下，也可治难产。

治疗产难胞衣不出、横倒的，以及胎死腹中，因此气欲断绝

白蔹、半夏各二两。

以上二味药，治择捣筛后制成散药。送服方寸匕，稍稍难产的服一次、横生的服两次、倒生的服三次、胎儿死的服四次。也可以加入瞿麦、代赭各二两。

治疗胞衣不出

取小麦和小豆，煮成浓汤，饮汁，胞衣立即娩出。也可治逆生、横生。

治疗孕妇产出胎儿后胞衣不出，让胞衣破烂的牛膝汤方

牛膝、瞿麦各一两，通草一两半，当归一两

半，滑石二两，一方用桂心一两，葵子半斤。

以上六味药分别研细，用九升水煮取三升，分三次服。

下乳第九

下乳汁，可用鲫鱼汤方

鲫鱼长七寸，漏芦八两，猪肪半斤，石钟乳八两。

以上四味药分别研细，鱼、猪肪不需要洗，用一斗二升清酒一起煮，鱼熟后去渣药即成，温度适宜时分成五次送服，乳汁即下。饮药后间隔一会儿还可饮一次，使药力相连。

治乳中无汁方

石钟乳四两，漏芦三两，通草五两，甘草二两、一方不用，天花粉五两。

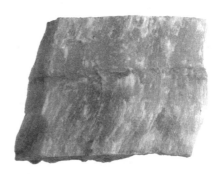

石膏

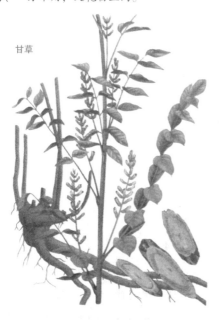

甘草

以上五味药分别研细，用一斗水煮取三升，分三次服。一说用瓜蒌实一枚。

治产妇没有乳汁，漏芦汤方

漏芦、通草各二两，黍米一升，石钟乳一两。

以上四味药分别研细，用米泔浸一夜，打碎磨细取汁三升，煮药三沸后去渣，慢慢服下，一天三次。

治妇人无乳汁，单用石膏汤方

石膏四两研为末，用二升水煮三沸，慢慢服，一天服完。

【卷三】

妇人方中

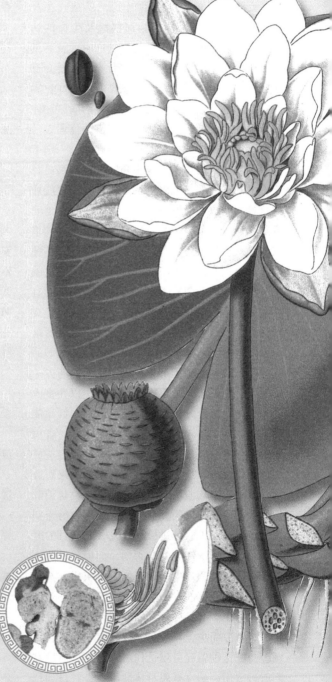

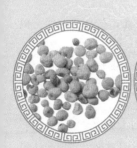

半夏

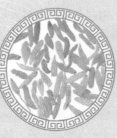

麦门冬

白术

虚损第一

女性，不论在怀孕的时候，还是到了产后都应当小心谨慎，因为那些危及生命的病证，常在此时侵入人体。特别是产时，就算没有不适，也不能纵心肆意，无所不犯。要知道冲犯的时候虽然微如秋毫，感染的病患却比嵩山、泰山还要严重。因为产后遗留的病，往往难以根除。女性生产以后，五脏十分虚弱，一定要适度地进补。如果此刻产妇有病，一定不能用药性猛烈的泻药。因为药性猛烈的泻药，会虚上加虚，致使五脏更加虚弱，而且可能加重病情，所以妇女产后百日，一定要对其关爱有加，避免忧郁恐惧，不要立即行房事。如果在此期间有所疏忽，身体必强直，强直就是颈项、肢体挺直活动不便，这就叫做蓐风，也就是冲犯的证候。假若不小心因为轻微小事而有所冲犯，嬉笑致病，这就会给自己带来不必要的痛苦。就算付以重金，遍求良医，这时所落下的病一般都很难根治。学医的人对于产妇的药方，务必精熟地了解，不能像平常的药方一样对待。产妇千万不要上厕所便溺，以在室内盆中便溺为好。凡是产后满了百日，夫妇才能行房事。否则，产妇将会百病滋生，终身虚弱，难以痊愈！如果产后过早行房，必会造成妇女脐下虚冷，风气。产后七天内，如果恶血未尽，一定不能服汤，只有等到脐下块状消散后，才能进食羊肉汤。痛得厉害的可以另当别论。产后三两天，可进服泽兰丸。到满月的时候，可以停止吃泽兰丸，否则，虚损就不能恢复。身体极度消瘦虚弱的产妇，可服用五石泽兰丸。未满月期间，必须服用泽兰丸来补益，而且须在生产七日以后开始服用。妇女在夏季生产，着凉而患上风冷病，以致腹中积聚，百病缠身，这种情况可用桃仁煎来治疗，产后月满就可服用。妇女要想身体健康，最好每到秋冬季节，就服上一两剂。

◎ 四顺理中丸

人参一两，白术一两，甘草二两，干姜一两。

将以上四味药磨成粉末，加蜜制成像梧桐子一般大小的药丸，每天服食十丸，以后逐步地增加到二十丸。此药丸可以滋养产妇的脏气。

◎ 桃仁煎

治疗妇女产后百病，泽悦容颜，补益诸气

将一千二百枚桃仁捣成粉末，用烧酒一斗五升研滤三四遍，装入长颈瓷瓶中，用麦面封实瓶口，隔水慢煮二十四小时。火不能太猛，不要让瓶口淹在水中，要将瓶口一直露在水面。煮熟后将药取出，用温酒送服一合，一日两次，男性也可服用。

◎ 地黄羊脂煎

调理产妇产后的饮食，可用地黄羊脂煎

羊脂二斤，生姜汁五升，生地黄汁一斗，白蜜五升。

先将生地黄汁煎至五升，接着放入羊脂合煎减去一半，加入姜汁再次煎减一次，与白蜜一道放入铜器中，煎成饴糖状即成。每次取鸡蛋大小一枚，投入热酒中服用，一日三次。

◎ 羊肉汤

治疗产后虚弱喘乏，腹中绞痛，自汗，用羊肉汤

肥羊肉三斤（去脂），当归一两，桂心二两，甘草二两，芍药四两，川芎三两，干地黄五两，生姜四两。

将八味药咀细。加一斗半水煮羊肉，取汤七升，去掉羊肉后，放入其余几味药，煮取药汁三

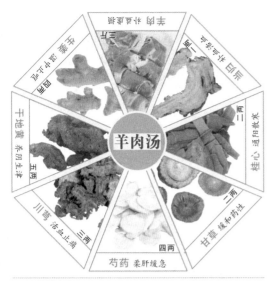

煎药方法		
先加七升水煮羊肉，后用肉汤煎其余药物至三升即可。		

服药时间	服药次数	服药温度
饭后	一日三次	温

主治功效		
有温中补虚之功效，对妇女产后虚乏有补益作用。		

升，去掉药渣。分三次服，病未痊愈重做再服。

◎ 地黄酒

治疗产后百病，在产前一个月就应当预先酿制，在产后坐褥期内服用。

地黄汁一升，好曲一斗，好米二升。

先将地黄汁浸湿曲子并让它发酵，依照家庭制酒的方法将它酝酿成熟，密封七天，取食清酒。应常保持酒气相接，不让它中途断绝。忌吃蒜以及生冷酸滑食物，还有猪、鸡、鱼肉。所有的妇女都须服用。但应注意夏季三月天气炎热不可交合，春、秋、冬交合并服药可相互促进药性的发挥和吸收。将地黄以及药物残渣放入米中一同煮饭食用，一石至十石米都以加一升为标准，先服用羊肉当归汤三剂，再服食效果会更好。

◎ 猪膏煎

治疗产后体虚、寒热、自汗

猪膏一升，清酒五合，生姜汁一升，白蜜一升。

将以上四味煎至调和，沸腾五次后药膏制成。以酒随意送服一方寸匕，服时应放在炭火上熬煎。

◎ 羊肉黄芪汤

治疗产后虚乏，补益身体

羊肉三斤，黄芪三两，大枣三十枚，茯苓、甘草、当归、桂心、芍药、麦门冬、干地黄各一两。

将以上十味药咀细，加二斗水煮羊肉，得汤汁一斗，去掉羊肉，加入其余药物，煎取汁水三升，去渣。分作三次服用，一日三次。

◎ 猪肾汤

治疗产后虚弱喘乏，忽寒忽热，类似疟疾的症状，叫蓐劳，用猪肾汤

猪肾一只，去脂，破成四块，若无猪肾可用羊肾代替；粳米一斗，香豉锦包裹；白葱白一斗。

将以上四味放入三斗水中煮取汁水五升，去掉渣，随意服用，不愈重制再服。

◎ 当归芍药汤

治疗产后虚损，逆害饮食

当归一两半，芍药、人参、桂心、生姜、甘草各一两，大枣二十枚，干地黄一两。

将八味药研细，注入七升水煮至三升，去渣。分三次服，一日三次。

◎ 杏仁汤

治疗产后气虚，用杏仁汤

杏仁、白前、橘皮、人参各三两，苏叶一升，麦门冬一两，桂心四两，半夏一升，生姜十两。

将以上九味药研细，加入一斗二升水煮取三升半药汤，去渣，分五次服下。

◎ 桂枝加附子汤

治疗产后风虚，汗出不止，小便困难，四肢微急难以屈伸

大枣十二枚，桂枝、芍药各三两，附子两枚，甘草一两半，生姜三两。

将以上六味药研细，注入七升水煎取汁水

三升，分三次服下。

◎ 鲤鱼汤

主治妇女体虚，经常盗汗，或流汗不止

鲤鱼二斤，干姜二两，葱白，切，一升，桂

心二两，豆豉一升。

将五味中的后四味研细，以一斗水煮鱼，取六升鱼汁，去鱼，放进药物，用微火煮取药汁二升，去渣，分两次服用，微汗发出病就自然痊愈。

☁ 虚烦第二

◎ 竹根汤

治疗产后虚烦

甘竹根研细，取一斗五升，加入二斗水煮取汁水七升，去渣后放入小麦二升，大枣二十枚，直到煮熟小麦。水滚过三四遍后，再加入麦门冬一升，甘草一两，汤成之后去渣。每次服五合，不愈再服直到病愈。气短也可服用。

◎ 薤白汤

主治产后胸中烦热逆气

薤白、甘草、人参、半夏、知母各二两，瓜蒌根三两，石膏四两，麦门冬半升。

将以上八味研细，加入一斗三升水煮取汁水四升后去渣。白天三次晚上两次，分五次服。如果热得厉害，再加石膏、知母各一两。

◎ 蜀漆汤

治疗产后虚热往来，骨节疼痛，心胸烦满，头痛壮热（发热时热势壮盛，类似疟疾症状，申时尤其厉害）

蜀漆叶一两，甘草、桂心、黄芩各一两，黄芪五两，生地黄一斤，知母、芍药各二两。

以上八味切后加水一斗煮取药汁三升，分三次服，能治寒邪热疾，不伤人。

◎ 芍药汤

治疗产后头痛虚热

白芍药、牡蛎、干地黄各五两，桂心三两。

将以上四味药咀细后加水一斗煮取汁水二升半，去渣之后一日内分三次服下。此汤药无毒不伤人，还能治疗腹中拘急疼痛。如果通体发热另加黄芩二两。

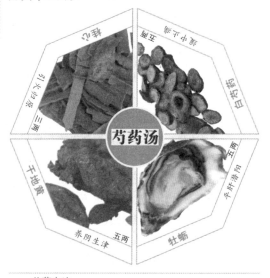

芍药汤

煎药方法		
将上述药放入锅中，加一斗水煮至二升半去渣即可。		
服药时间	服药次数	服药温度
饭后	一日三次	温
主治功效		
本方能祛热止痛，主治妇女产后头痛及虚热。		

中风第三

凡是产后各种风证，以及身体像角弓反张，用的药物忌药性毒，只适宜单独进食一两味，不能大发汗，尤其忌转用泻药、下痢的药，否则病人必死无疑。

◎ 大豆紫汤

产后服用效果非常好，能治产后百病、外感风邪、背部强直、口不能言、滋生痹痉、烦热苦渴、身体发痒、头身沉重、严重的呕逆直视等。这些都是虚风冷湿侵染身体或者劳伤造成的。

大豆五升，清酒一斗。

用铁锅猛火炒熟大豆，待焦烟冒出时用清酒浇豆，去渣取汁。昼夜几次，每次服一升，全部服完。如有其他症状，情况严重的，可配合独活汤消风去血，只需十剂，微汗流出即可痊愈。此药一则可以去风，二则可消除滞血。如果妊娠伤折，胎死腹中三日，服用此酒即可愈。

◎ 甘草汤

治疗在蓐中风，背部强硬僵直而不能转动，名风痉

甘草、麦门冬、干地黄、麻黄各二两，杏仁五十枚、黄芩、川芎、瓜蒌根各三两，葛根半斤。

将以上九味药研细后用一斗五升水、五升酒合煮葛根，去渣取汁水八升，放入其余药物后煮取药汁三升，去渣分两次服用。一剂不愈，再服一剂更好。

◎ 独活汤

治疗产后外感风邪，口噤不能言语

独活五两，防风、白术、甘草、秦艽、桂心、当归、附子各二两，生姜五两，葛根三两，防己一两。

将上十一味药研细，加水一斗二升煮取药汁三升，去渣后分三次服。

◎ 防风汤

治疗产后外感风邪，背急短气

防风五两，葛根、独活各五两，人参、甘草、当归、芍药、干姜各二两。

将以上八味药研细，加水九升后煮取药汁三升，去渣分三次服，一日三次。

◎ 独活酒

治疗产后外感风邪

独活一斤，秦艽五两，桂心三两。

将以上三味药研细后加酒一斗半浸泡三天，最先饮用五合，渐渐加至一升，随性服用，不可多喝。

◎ 大豆汤

主治产后突然外感风邪、妊娠挟风，病发时心下闷或不省人事，兼治产后各种疾病

大豆五升、炒至微焦，防己六两，独活、葛根各八两。

将以上四味药研细后加酒一斗二升煮大豆，取八升酒汁，去渣后再放入其余药物，煮取四升药汁，去渣，白天四次晚上两次，分六次服。

◎ 小柴胡汤

柴胡半斤，生姜二两，大枣十二枚，人参、黄芩、甘草各三两，半夏半升。

将以上七味药研细，加水一斗二升煮取汁水六升去渣。一日三次，每次服一升。

治疗妇人在蓐受风，四肢燥热、烦闷不安，如果头痛则服小柴胡汤，头不痛，只是烦热，服

三物黄芩汤。

◎ 三物黄芩汤

黄芩、苦参各二两，干地黄四两。

将以上三味研细，加入八升水，煮取药汁二升后去渣。等温度适宜后进服一升，一日两次，吃后多会下虫或吐。

◎ 羊肉汤

治疗产后外感风邪、长期不育、月经不利、乍赤乍白以及男子虚劳冷盛

羊肉二斤，香豉三升，成择大蒜去皮、切，三升。

以上三味，加水一斗三升煮取汁水五升，去渣后放入一升蜜酥，再煮取三升汁水，分三次温服。

◎ 葛根汤

治疗产后中风、麻木不仁、气息迫急、口不能言、痉挛、眩晕困顿以及产后各种疾病

葛根、生姜各六两，当归三两、独活四两，甘草、茯苓、川芎、石膏、桂心、人参、白术、防风各二两。

以上十二味研细，加水一斗二升煮取三升药汁，去渣后一天分三次服。

◎ 防风酒

治疗产后中风

防风、独活各一斤，茵芋一两，桂心、女萎各二两，石斛五两。

将以上六味药研细后用二斗酒浸泡三晚。一日三次，最初喝一合，以后稍加至三四合。

心腹痛第四

◎ 蜀椒汤

治疗由于过度寒冷造成的产后心痛

蜀椒二合，甘草、桂心、当归、半夏、人参、茯苓各二两，蜜一升，芍药一两，生姜汁五合。

以上十味药研细，先加九升水煮蜀椒，煮沸后放入除蜜、姜汁外的其余七味药，取药汁二升半去渣，然后倒入姜汁和蜜煎取三升。禁吃冷食，一次服五合，后渐渐加至六合。

◎ 当归汤

治疗妇女寒疝

症见腹中拘急疼痛，恶寒肢冷，出冷汗，甚至手足麻木、遍体疼痛、虚劳不足，类似产后腹绞痛。

当归二两，羊肉一斤，芍药二两，生姜五两。

以上四味，研细后加八升水煮熟羊肉，用汁煎药取药汁二升，温度适宜进服七合，每天三次。

◎ 芍药汤

治疗产后小腹疼痛难忍

芍药六两，甘草二两，胶饴八两，桂心三两，大枣十二枚，生姜三两。

以上六味研细，加七升水煮取四升汁水，去渣后放进胶饴并让其烊化，一天分三次服。

◎ 大岩蜜汤

治疗产后心痛

干地黄、独活、甘草、细辛、当归、桂心、芍药、小草各二两，干姜三两，吴茱萸一升。

以上十味药研细，加水九升煮取三升汁水，再放入五合蜂蜜重煮，一日分三次服。

◎ 干地黄汤

治疗产后两胁满痛，也兼治百病

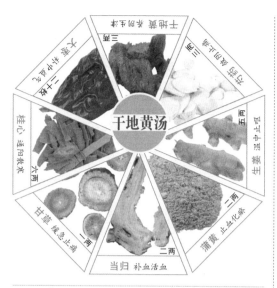

干地黄汤

（图中标注，逆时针/各方位）
大枣 补中益气 二十枚
芍药 缓中止痛 三两
生姜 温中止呕 五两
蒲黄 止血化瘀 二两
当归 补血活血 二两
甘草 缓急止痛 一两
桂心 通用散寒 六两
干地黄 清热凉血 三两

煎药方法

将诸药放入锅中，加水一斗煮至二升半药汁，滤渣即可。

服药时间	服药次数	服药温度
饭后	一日三次	温

主治功效

本方具有缓中止痛、祛热滋阴的作用，主治产后胁肋疼痛。

干地黄、芍药各三两，生姜五两，蒲黄、当归各二两，甘草一两，桂心六两，大枣二十枚。

以上八味药研细，加水一斗煮取二升半药汁，去渣后一日三次分服。

◎ 羊肉汤

治疗产后伤寒，上气，身体大虚，腹痛兼稍感风邪

肥羊肉两斤（也可用獐鹿肉），生地黄五两、黄芪、茯苓、干姜各三两，独活、桂心、甘草、人参各二两，大枣十二枚，麦门冬七合。

以上十二味研细，加二斗水煮肉取一斗肉汁，去肉后放入余药，煮取三升半药汁，去渣。白天三次晚上一次，分四次服用。

◎ 桃仁芍药汤

治疗产后腹中疾痛

桃仁半斤，芍药、当归、干漆、桂心、川芎、甘草各二两。

将以上七味药研细，加八升水煮取三升药汁，分三次服。

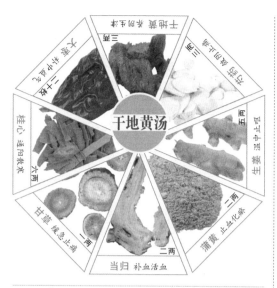

◎ 内补当归建中汤

治疗产后虚弱不足，胸中气少，呼吸不继，腹中绞痛不止，或者苦于小腹拘急，疼痛牵引腰背，不能饮食。产后一个月每天服四五剂，可使人强壮

当归四两，生姜六两，桂心三两，甘草二两，芍药六两，大枣十枚。

将以上六味研细，加一斗水煮取三升药汁后去渣。一天分三次服下。如果身体太虚，等药汤煮成后加饴糖六两继续煮，饴糖便可溶解。生姜，也可用干姜三两代替；如病人崩伤内竭血流不止，失血过多，加阿胶二两、地黄六两（共八种药），药汤制成后去渣，放入阿胶；当归可用川芎代替。

◎ 吴茱萸汤

治疗妇女先有寒冷，呕吐或饭量小、心腹刺痛、胸中满痛、发肿、发冷或下痢、呼吸软弱欲绝，产后更加严重等

吴茱萸二两，干地黄十八铢，防风、甘草、细辛、干姜、桔梗、当归各十二铢。

将上八味药研细，加四升水煮取一升半药汁，去渣后分两次服。

◎ 蒲黄汤

治疗产后杂病：头疼、胸中少气、余血未尽、腹痛以及腹中极度胀满

蒲黄五两，芒硝一两，川芎、桂心各一两，生姜、生地黄各五两，桃仁二十枚，大枣十五枚。

将以上八味研细，加九升水煮取二升半汁水，去渣再放入芒硝。一天分三次服用，效果良好。

◎ 桂心酒

治疗产后疼痛、突发心腹疼痛。取三两桂心，用三升酒煮取二升，去渣后一天分三次服。

◎ 生牛膝酒

治疗产后腹中苦痛。取五两生牛膝，加酒五升煮取二升，去渣后分两次服。如果用干牛膝根，用酒浸泡一晚再煮。

◎ 内补川芎汤

治疗妇女产后虚弱、腹中绞痛、崩伤过多、身体虚竭

川芎、干地黄各四两，甘草、干姜各三两，桂心二两，芍药五两，大枣四十枚。

将七味药研细，加一斗二升水煮取三升药汁，去渣后一天分三次服用，不愈可再服一二剂。如果体内有寒，有微泻，再加附子三两。治疗妇女虚弱，腹中拘急痛，面目无色，少气伤绝，崩伤虚竭，以及吐血，效果极佳。

恶露第五

◎ 甘草汤

治疗产乳期余血不尽，手脚逆冷，逆抢心胸，腹胀，唇干，气短力弱

甘草、桂心、芍药、阿胶各三两，大黄四两。

上述五味研细，用一斗东流水煮取三升药汁，去渣再放入阿胶并烊化，分三次服。首次服下后，脸立即变得红润。一天一夜吃完三升药，即会下一二升恶血，病可痊愈。妇女应像刚刚生产那样调养。

◎ 蒲黄汤

治疗产后杂病：积血不尽、气上冲胸胁、腹大气短、饮食不良、时时烦闷、手足骨节疼痛、恍惚、逆满、胃中结热等

蒲黄半两，大枣三十枚，甘草、大黄、芒硝、黄芩各一两。

以上六味研细，加五升水煮取一升药汁，早晨饮服到中午。如不下积血，喝少量热汤即下。如血还不止，进食半盏冷粥即止。身体虚弱的，须减半服此药。

◎ 泽兰汤

治疗产后恶露不尽，小腹急痛，腹痛不除，少气力，疼痛牵引至腰背

泽兰、生地黄、当归各二两，生姜三两，芍药一两，甘草一两半，大枣十枚。

以上七味研细，加九升水煮取三升药汁，去

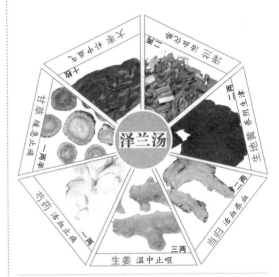

泽兰汤

大黄 泻下通畅 一两半
生地黄 养阴生津 二两
当归 活血养血 二两
生姜 温中止呕 三两
芍药 活血止痛 一两
甘草 缓急止痛 一两半

煎药方法		
将七药研细放入锅中，加九升水煮至三升药汁，滤渣即可。		
服药时间	服药次数	服药温度
饭后	一日三次	温
主治功效		
本方有活血止痛的作用，对于产后恶露不尽及腹痛颇具疗效。		

渣后一天分三次服。也可治愈下坠不堪。

◎ 大黄汤

治疗产后恶露不尽

大黄、生姜、甘草、牡丹、当归、芍药各三两，吴茱萸一升。

上述七味研细，加一斗水熬煮至四升，去渣后一天分四次服尽。加入二两人参，即是人参大黄汤。

◎ 柴胡汤

治疗产后恶露不尽，时冷时热

柴胡八两，黄芪、当归、芍药各三两，桃仁五十枚，生姜八两，吴茱萸二升。

以上七味研细，加一斗三升水煮取药汁三升，去渣后一天服三次，饭前进服一升。

◎ 干地黄汤

治疗产后恶露不尽，可补益不足，祛除多种疾病

干地黄三两，人参、茯苓、芍药、细辛、防风、甘草各一两，桂心、川芎、黄芪、当归各二两。

以上十一味药研细，加一斗水煮取三升药汁，去渣后白天两次晚上一次分三次服，饭前服。

◎ 大黄干漆汤

治疗产后有血，腹中切痛

大黄、干漆、桂心、干地黄、干姜各二两。

共五味研细，加五升清酒、三升水煮取三升药汁，去渣后温服一升，血立即下。不愈则第二天早晨再服一升，吃满三服肯定痊愈。

◎ 桃仁汤

治疗产后恶露不尽，时寒时热

桃仁五两，醍醐、百炼酥、生姜、柴胡各八两，吴茱萸二升，当归、黄芪、芍药各三两。

以上八味研细，加一斗酒、二升水合煮取汁三升，去渣等冷热适中时，一日分三次饭前服用。

下痢第六

◎ 生地黄汤

治疗产后忽然感受寒热邪，下痢

生地黄五两，淡竹叶二升（一作竹皮），大枣二十枚，黄连、甘草、桂心各一两，赤石脂二两。

以上七味研细，加一斗水煮竹叶，取七升汁水，去渣并放入余药后煮取二升半。一天分三次服。

治疗产后下赤白痢，心腹刺痛方

当归二两，酸石榴皮三两，地榆四两，薤白一两，粳米五合。

以上五味研细，加六升水煮取药汁二升半，去渣后分三次服下。

◎ 当归汤

治疗产后下赤白痢，腹中疼痛

当归三两，熟白艾、甘草、附子各一两，干姜、白术各二两，川芎二两半，龙骨三两。

以上八味研细，加六升水煮取二升药汁，去渣后一天分三次服下。

◎ 白头翁汤

治疗产后下痢、身体极虚

白头翁二两，黄柏三两，黄连、阿胶、秦皮、甘草各二两。

以上六味研细，加七升水煮取二升半汁水，去渣后放入阿胶化，一天分三次服下。

◎ 桂蜜汤

治疗产后余寒下痢，一天数十次便赤血脓血，腹中时时疼痛下血

桂心二两，蜜一升，干姜、甘草各二两，附子一两，当归二两，赤石脂十两。

以上七味研细，加六升水煮取三升药汁，去渣后再放入蜂蜜煎一两沸。一天分三次服。

淋渴第七

◎ 鸡肶胫汤

治疗产后小便次数多

鸡肶胫二十只，鸡肠三具、洗净，生姜五两，当归、干地黄、甘草各二两，厚朴、人参各三两，麻黄四两，大枣二十枚。

以上十味研细，加一斗水煮鸡肶胫、鸡肠和大枣，取七升汁水，去渣后再放入余药，煎取三升半药汁，分三次服。

◎ 瓜蒌汤

治疗产后口渴兼小便次多

天花粉、黄连各二两，甘草二两，麦门冬二两，桑螵蛸二十枚，人参三两，大枣十五枚，生姜三两。

以上八味研细，加七升水煮取二升半药汁，分三次服下。

◎ 石韦汤

治疗产后猝然生淋，如气淋、血淋、石淋

石韦二两，黄芩二两，大枣三十枚，榆皮五两，甘草二两，葵子二升，通草二两，白术、生姜各三两。

以上九味研细，加八升水煮取二升半汁水，分三次服。

◎ 滑石散

治疗妇女结气成淋，小便痛上小腹，或时有溺血，或状如胶饴、色如豆汁，每次发作人几死去，面目萎黄，饮食不长肌肉，医生不能治的药方

贝齿四枚、烧成末，滑石二两、研末，葵子一升，石膏五两、碎。

以上四味，先加水七升煮石膏、葵子，取二升汁水，去渣后再加入余药以及一合猪油，煎三

沸。一天分三次服下，不愈再服。

治疗产后淋证

滑石五两，车前子、通草、葵子各四两。

以上四味，捣制过筛取末。酢浆水送服一方寸匕，后稍加至二匕。

◎ 竹叶汤

治疗产后虚渴，少气力

竹叶三升，小麦五合，大枣十四枚，生姜三两，茯苓、甘草、人参各一两，半夏三两，麦门冬五两。

以上九味研细，先加九升水煮竹叶和小麦，取七升汁水，去渣后再放入余药，煎取二升半药汁，白天三次晚上一次，一次服五合。

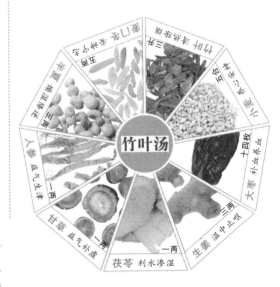

煎药方法		
竹叶和小麦先煎，煎出七升汁水后再放其他药物，煮至二升半		
服药时间	服药次数	服药温度
饭后及晚上	一日四次	温
主治功效		
诸药配伍可有安神养心、补益气血之功效，对产后虚弱有疗效。		

杂治第八

◎ 竹茹汤

治疗妇女汗血、尿血、吐血、下血

竹茹二升，芍药、人参、当归、甘草、桔梗、川芎、桂心各一两，干地黄四两。

以上九味研细，加一斗水煮取三升，分三次服。

治疗妇女食气、劳气、头重结痛、胃满吐逆、小便赤黄、下大气

半夏三两，大黄八两，黄芩、乌头、巴豆各半两，桂心、䗪虫、苦参各十八铢，戎盐一两半，人参、硝石各一两。

以上十一味捣成末，用蜂蜜、青牛胆汁拌和，捣三万下后制成梧桐子大小的药丸。晚上空腹用酒送服五丸，安卧片刻即泻下。青如粥汁，膈上中邪气；下黄的，腹中有积聚；青的，疝病；像水的，有留饮；白的，内中风邪；下血如腐肉的，体内受伤；如虫刺，则有伏虫；赤如血的，产乳杂疾。泻下后人必生渴，则喝粥，饿了吃酥糜，三天后应吃温热食物、肥浓食品，三十天后康复。又名破积乌头丸，主治心腹积聚气闷胀，内伤瘀血，疝瘕，产乳余疾和各种不足。

治疗妇女服食硫黄丸后，忽然患头痛项冷，冷后又眉骨眼角痒痛，有时生疮，心胸烦热，四体痛痒，喉中干燥

大黄二两，土瓜根八两，麦门冬、瓜蒌根、龙胆各三两，杏仁二升。

以上六味制成药末，加蜜制成药丸。一日三次，每次饮服如梧桐子大小十丸，逐渐数量增加。

治疗妇女从小患有风寒、头眩眼疼

石南（一用石韦）、天雄、细辛、茵芋各二两，干姜、山茱萸各三两，独活、防风、薯蓣、贯众、藁芜各四两。

以上十一味研细，用三斗酒浸泡五天。一日三次，最初饮二合，以后可稍增加药量。

治疗妇女癖病

由寒痰凝聚，饮食不节，气血瘀阻所致病证：痞块生两胁，时痛时止；痞块平时隐伏，痛时可触摸，摸时如有三五个并有水响，心常烦闷，寝食不得的药方：取三升牵牛子捣制、过筛、取末。一日一次，饮服一方寸匕。

◎ 温经汤

治疗妇女小腹疼痛

薏苡仁半斤，芍药三两，茯苓六两，土瓜根三两。

以上四味研细，用三升酒浸泡一晚，早上加七升水煎取二升药汁，分两次服。

◎ 半夏厚朴汤

治疗妇女胸满，心下坚，咽中如有肉块，吐之不出，吞之不下

半夏一升，厚朴三两，生姜五两，茯苓四两，苏叶二两。

以上五味研细，加七升水煮取四升药汁。白天三次，晚上一次，分四次服，不愈可频服用。另一方中没有生姜、苏叶两味。

治疗妇女无故忧愤，胸中迫塞，气不得下

黄连、芍药、石膏、前胡、滑石、山茱萸各一两六铢，半夏十八铢，桂心半两，生姜一两，细辛、大黄、麦门冬各一两。

以上十二味捣制成末，加蜜和成如梧桐子大小的药丸。一日三次，每次用酒送服二十丸，后加至三十丸。

治疗劳损产后无子、阴中冷物溢出、子宫关闭、多年不愈、体冷

厚朴、半夏、丹参、干姜、紫菀、菖蒲、杜

蕲各十八铢，桔梗三十铢，防风一两半，人参一两，白蔹、牛膝、秦艽、沙参各半两。

以上十四味制成药末，加白蜜制成如小豆般大小的药丸。一日三次，每次饭后服十五丸。如无感觉，增加至二十丸，怀孕即停药。服药七天后才可行房事。丈夫在家才能服用。

◎ 硫黄散

治疗妇女阴脱

乌贼鱼骨、硫黄各半两，五味子三铢。

以上三味捣制过筛，一日三次，将药末抹在患处。

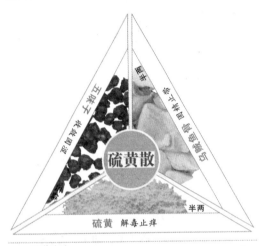

硫黄散

硫黄 解毒止痒

半两

煎药方法

将上述药物研磨、过滤成细末即可。

服药时间	服药次数	服药温度
自由掌握	一日三次	常温

主治功效

本方收敛固涩作用卓越，对于女性阴脱具有明显疗效。

治疗产后阴户肿痛

捣熟桃仁敷在上面，一日三次，效果很好。

治疗男女阴疮膏药方

米粉一酒杯，牡蛎、附子、芍药、黄芩、白芷各十八铢。

以上六味研细，放入未沾水的一斤猪油中，用微火熬煎，沸过三次后白芷变黄膏即成，去渣再放入白米粉，调和均匀敷在疮上。也治口疮。

治疗阴道疼痛及生疮

羊脂一斤，杏仁一升，川芎、当归、白芷各一两。

后四味制成末后放入羊脂中调和均匀，装进钵内然后在甑子中蒸，三升米蒸熟后药即制成。取出大豆大小的药丸，放锦囊内再塞进阴道中，一天更换一次。

治疗妇女产后阴下脱

皂荚半两，大黄、半夏、细辛各十八铢，蛇床子三十铢。

以上五味捣制过筛，用薄绢袋装上大小如手指的药末后放入阴道中，一天更换两次，即可很快痊愈。

治疗妇女阴挺

乌头、蜀椒、白及各半两。

以上三味制成药末，在锦囊里装一方寸匕放入阴道中约三寸处，腹中觉热即可更换，每天一次。第二天早上再次放入，七天即可痊愈。

治疗男女阴中生疮、湿痒

蛇床子二两，甘草、黄连、栀子、黄柏各一两。

以上五味治后过筛，在疮上扑药末，若不湿润，可用猪油调和。一日两次，疮深的可用锦裹药放在疮中。

治疗阴疮

芫荑、雄黄、黄芩、甘草、附子、白芷、川芎、矾石、黄连各等份。

以上九味各取六铢并研细，放入四两猪油合煎后敷疮。

治疗阴道奇痒困乏

玄参、丹参各十八铢，黄芩、大黄、黄芪各一两，芍药半两，吴茱萸三十铢。

以上七味治后过筛，一日三次取末用酒送服一方寸匕。

治疗妇女被丈夫所伤，四体沉重，嘘吸头痛

香豉一升，芍药五两，葱白一升，生姜四两，生地黄八两，甘草二两。

以上六味研细，加七升水煮取二升半药汁，分三次服。慎房事。不愈再服。

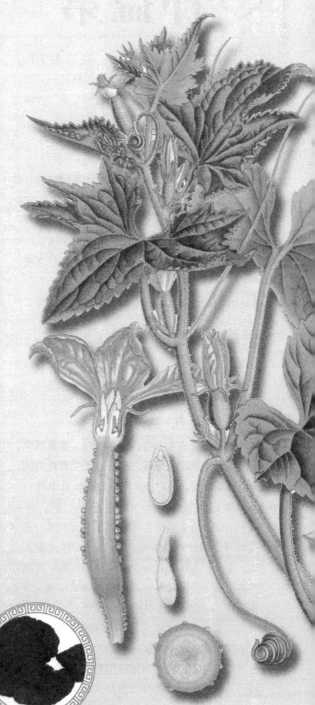

妇人方下

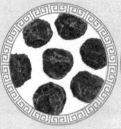

乌梅

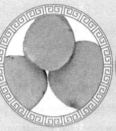

泽泻

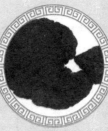

地黄

☁ 补益第一

妇女都希望容貌美丽，白皙、丰腴无比，七十老妇也像十七少女一样。要达到这一目的，可服用钟乳泽兰丸，而且不要加紫石英，否则会使人肤色变黑。

◎ 钟乳泽兰丸

治疗妇人久虚羸瘦，脐下有冰冷的硬块，四肢及全身关节烦疼，面目瘀黑，忧郁不乐，不能饮食等

钟乳三两，泽兰三两六铢、芜荑半两，防风四十二铢，川芎、山茱萸、白芷、牛膝、薯蓣、甘草、当归、藁本各三十铢，麦门冬、柏子仁、干地黄、人参、石膏、石斛各一两半，细辛、桂心各一两，艾叶十八铢。

以上二十一味研成末，加蜜调和如梧桐子大的丸。每天两次，每次用酒送服二十丸，逐渐加至四十丸。

◎ 柏子仁丸

治疗妇女五劳七伤，面色㿠白、食量减少、消瘦羸弱、皮肤无光泽，产后再无生育能力的，可以长期服用，同时使人肥白，有补益作用

柏子仁二两，桂心、厚朴各一两，甘草四十二铢，川芎四十二铢，泽兰二两六铢，蜀椒一两半，杜仲四十二铢，芜荑十八铢，黄芪二两，白术、五味子、细辛、独活、人参、白芷、芍药、石斛、桔梗各一两，当归四十二铢，白石英、钟乳、紫石英各二两，干姜二两，藁本十八铢，苁蓉一两，防风、乌头（一方作牛膝）、干地黄各三十铢，赤石脂一两。

以上三十味药锉为末后用蜜调和成如梧桐子般的丸，一次用酒送服二十丸，如药效不明显，加至三十丸。《千金翼方》无乌头，有防葵、茯苓、龙骨、秦艽各半两，共三十三味。也可治产后半身枯悴。

◎ 大平胃泽兰丸

治疗男女由五劳七伤引起的多种不适，除烦解闷，安心定志，手足虚冷，羸瘦，以及身体不灵便，月经不调等病

泽兰、黄芪、细辛、钟乳各三两，柏子仁、干地黄各二两半，前胡、远志、大黄、紫石英各二两，白术、川芎、蜀椒各一两半，附子六两，丹参、白芷、栀子、芍药、枳实、桔梗、厚朴、石斛、秦艽、沙参、桂心、麦门冬、苦参、人参、干姜各一两，陈曲一升，吴茱萸、麦蘖各五合，枣五十枚，作膏。

以上三十三味研成细末，加蜜调和梧桐子大小的丸药。每次用酒送服二十丸，逐渐加至三十丸，让人健康丰腴。一方中有当归三两而无干姜。

◎ 小五石泽兰丸

治疗妇人饮食减少，面无光泽、血色，劳冷虚损，腹中发冷、疼痛，呼吸少气、无力，经期不调，补益温中

紫石英、钟乳、矾石各一两半，当归、甘草各四十二铢，白石英、赤石脂各四十二铢，石膏、阳起石各二两，龙骨、苁蓉、桂心各二两半，藁本、柏子仁各一两，泽兰二两六铢，干姜二两，白术、人参、蜀椒、芍药、厚朴、山茱萸各三十铢，芜荑十八铢。

以上二十三味研成末，用蜜调成梧桐子大小的丸。每天三次，每次用酒送服二十丸，逐渐加至三十丸。

◎ 白芷丸

治疗产后流血过多，面目脱色，崩中伤损，虚竭少气，腹中疼痛

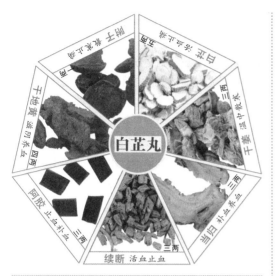

白芷丸

煎药方法		
将上述药物加蜜制成梧桐子大的丸，每次用酒送服。		
服药时间	服药次数	服药温度
饭后	一日四五次	常温
主治功效		
本方具有温中散寒、止血补血的作用，主治产后腹痛及失血过多。		

白芷五两，干姜、当归、续断、阿胶各三两，干地黄四两，附子一两。

以上七味研成末，加蜜调成如梧桐子大的丸，每天四五次，每次用酒送服二十丸。当归可用川芎代替；加蒲黄一两，效果奇妙；续断，可用大蓟根代替。

◎ 增损泽兰丸

治疗产后百病，补益虚劳，调理血气

泽兰、当归、甘草、川芎各四十二铢，干地黄、柏子仁、石斛各三十六铢，白术、桂心、白芷、附子、干姜、细辛各一两，藁本、厚朴、芜荑各半两，人参、防风、牛膝各三十铢，麦门冬二两。

以上二十味研成末，加蜜调成如梧桐子大的丸。空腹用酒服下十五丸至二十丸。

◎ 大五石泽兰丸

治疗妇人因风寒而致中焦虚，腹中响如打雷，急风、缓风引起寒热头痛，月经不调，脐周边隐隐作痛，或者心腹有坚硬的痞走动，饮食上逆，多梦，手足常常冰冷，身体麻痹疼痛、虚弱不能走动，营卫不和，以及产后虚损

钟乳、禹余粮各六分，泽兰二两六铢，白石英、石膏各二两，紫石英二两半，人参、石斛、白术、防风、远志、续断、乌头各三十铢，蜀椒、干姜各二两，当归、厚朴、柏子仁、桂心、细辛、茯苓、五味子、川芎、干地黄、龙骨各一两半，山茱萸、紫菀各一两，甘草、黄芪各二两半，藁本、白芷、芜荑各十八铢。

以上三十二味药锉成末，用蜜调如梧桐子大的丸。一次用酒送服二十丸，渐渐加到三十丸。

❁ 月水不通第二

◎ 干漆汤

治疗小腹坚硬，闭经，痛得不能接近

干漆、芍药、细辛、藏蕤、甘草、附子各一两，大黄三两，桂心、芒硝、当归、黄芩各二两，吴茱萸一升。

以上十二味分别研细，用一斗清酒浸一夜，熬取三升汁水，去渣后加入芒硝完全烊化。每次相隔煮一顿饭的工夫，分成三次服。

◎ 干姜丸

治疗妇女寒热羸瘦，四肢酸痛怠惰，肩背脊沉重痛楚，腹中有积聚、坚硬胀满，胸中支撑胀满，或疼痛不可忍受，引起腰、小腹疼痛，手足厥逆寒至肘膝，四肢烦疼，或烦闷，时时想浸泡在水中，手足虚热，时寒时热，全身关节疼，心下常悬急疼痛，恶心，流出涎唾，每当吃咸、甜、酸、苦的食物时，身体就起鸡皮，大小便艰

涩，月经不通，食后不长肉

干姜、茯苓、川芎、水蛭、虻虫、桃仁、硝石、杏仁、蛴螬、䗪虫各一两，人参、柴胡、芍药、蜀椒、大黄、当归各二两。

以上十六味研成末，加蜜调成如梧桐子大的丸。空腹送服三丸，如药效不明显，加至十丸。《千金翼方》以此治疗妇人瘕结胁肋下疾。

◎ 桃仁汤

治疗闭经

桃仁一升，大黄、当归、水蛭、虻虫、土瓜根、芒硝各二两，麻子仁、牛膝、桂心各三两。

以上十味分别研细，用水九升煮取三升半汁水，去渣再加入芒硝使其完全烊化，分三次服。《肘后》无麻子仁、当归，用黄芩、芍药、牡丹、射干、柴胡各三两，共十三味。《千金翼方》无虻虫。

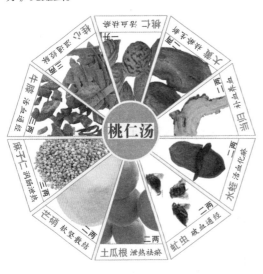

桃仁汤

煎药方法		
先下除芒硝外的九味药，加水煮至三升半药汁，后加入芒硝煮化即可。		
服药时间	服药次数	服药温度
饭后	一日三次	温
主治功效		
本方活血化瘀功效较强，对于女性月经不通有破血除瘀之功效。		

◎ 芒硝汤

治疗月经不通

芒硝、芍药、当归、土瓜根、丹砂末、水蛭

各二两，大黄三两，桃仁一升。

以上八味分别研细，用水九升熬取三升，去渣后加入丹砂、芒硝，分三次服。

治疗心腹绞痛欲死，月经不通，通血止痛

大黄、当归、芍药各三两，栀子十四枚，干地黄、吴茱萸、川芎、虻虫、干姜、水蛭各二两，甘草、细辛、桂心各一两，桃仁一升。

以上十四味分别研细，用水一斗五升熬取五升汁水，分五次服。一方中另有麻子仁、牛膝各三两。

◎ 黄芩牡丹汤

治疗女人从小至大月经未来过，气力衰少，脸色萎黄，饮食无味

黄芩、桃仁、瞿麦、牡丹、川芎各二两，芍药、射干、海藻、枳实、大黄各三两，水蛭五十枚，虻虫七十枚，蛴螬十枚。

以上十三味分别研细，用水一斗煮取三升，分三次服。服下两剂后，灸乳下一寸黑圆际各五十壮。

治疗月经不通

取一升葶苈研为末，加蜜调和如弹子大的丸，用棉布包裹后塞入阴道三寸之处。每丸一夜，次日再换，至有汁流出为止。

◎ 干漆丸

治疗月经不通，百疗不愈

干漆、射干、土瓜根、芍药各一两半，桃仁、鳖甲各二两，牡丹、桂心、吴茱萸、牛膝、黄芩、大黄、柴胡各一两六铢，水蛭、虻虫各七枚，䗪虫、蛴螬各四十枚，大麻仁四合，蓬蘽子二合，乱发鸡子大二枚，烧。

以上二十味研成末，加蜜调成如梧桐子大的丸。每天三次，每次用酒送服十五丸，渐加到三十丸。再用时，用来浸酒送服前面的丸药。

牡丹三两，虻虫、水蛭各五十枚，桃仁、当归、芍药、玄参、桂心各二两，蛴螬二十枚，川芎、瞿麦、海藻各一两。

以上十二味研成末，加蜜调成如梧桐子大

的丸。用酒送下十五丸，渐加到二十丸。血盛的人，把药作成散，服方寸匕，腹中如沸水转动，血自然化成水除去。如果小便赤少，用地肤子一两代替桂心。

◎ 干地黄当归丸

治疗月经不通，有时一个月来两次；有时隔月不来，来时或少或多；有时淋沥不断；有时来后腰腹刺痛难受，心腹坚胀作痛，四体嘘吸不思饮食，有黄、青或黑色的月经流下；有时就像清水一样，身体沉重，虚乏黄瘦，只想睡觉不想动，想吃酸食物

干地黄三两，当归、甘草各一两半，川芎一两十八铢，泽兰、干姜、人参、牛膝、芍药、牡丹各一两六铢，水蛭、蛀虫各七十枚，丹参、黄芩、桑耳、蜀椒、白芷、桂心各一两，桃仁二两，蟅虫四十枚，蒲黄二合。

以上二十一味研成末，加蜜调成如梧桐子大的丸，每日空腹用酒送服十五丸，渐加至三十丸，以有效为度。

◎ 当归丸

治疗女人脐下有癥结，刺痛得像虫在啃啮，或用锥刀在刺，赤白带下，腰背疼痛，十二种痼疾，月经或在月前或在月后

当归、吴茱萸、莘苈、附子、大黄各二两，柴胡、细辛、秦椒、厚朴各一两六铢，黄芩、干姜、牡丹、桂心、川芎各一两半，牡蒙一方无、甘草各一两，蛀虫、水蛭各五十枚。

以上十八味研末，加蜜调成如梧桐子大的丸。每天两次空腹用酒送下十五丸。有胎者禁服。

◎ 禹余粮丸

治疗妇人产后积冷坚癖

禹余粮、桂心、乌贼骨、吴茱萸、蜀椒各二两半，干姜三两，矾石六铢，细辛、干地黄、当归、白术、人参、川芎、芍药、前胡各一两六铢，紫菀、白薇、黄芩各十八铢，蟅虫一两。

以上十九味研末，加蜜调成如梧桐子大的丸。每天两次，空腹用酒送下二十丸，药效不明显可酌情加量。

◎ 鳖甲丸

治疗女人小腹中有积聚，像七八寸的盘面大，上下移动，咳嗽、嗳气有腥臭味，手足逆冷，疼痛得难受，两胁热得像火在炙烤，玉门冷如风吹，月经不通，月前或月后，服此药三十日即会痊愈，且会受孕。此是河内太守魏夫人传下的处方

鳖甲炙、桂心各一两半，蜂房半两、玄参、人参、苦参、蜀椒、细辛、丹参、沙参、吴茱萸各十八铢，蛴螬二十枚，蟅虫、水蛭、芍药、甘草、附子、皂荚、干姜、牡丹、当归、防葵各一两，蛀虫、大黄各一两六铢。

以上二十四味研末，加蜜调成如梧桐子大的丸。每天三次，每次用酒送下七丸，以药效明显为度，可稍加量。

治疗月经不通，结成如石的癥痕，腹大骨立，宜用此破血下癥方

大黄、硝石各六两，代赭、柴胡熬变色，巴豆、蜀椒各一两，丹参、水蛭熬令紫色，土瓜根各三两，川芎、干姜、干漆、蛀虫、茯苓各二两。

以上十四味研末，巴豆另外研，加蜜调成如梧桐子大的丸。每天两服，每次空腹时用酒送服二丸，药效不明显加至五丸。《千金翼方》无丹参、柴胡、水蛭、土瓜根。

◎ 桂心酒

治疗月经不通，结成癥痕

桂心、干漆、土瓜根、牡丹、牛膝、芍药、牡蒙各四两，大黄三两，吴茱萸一升，黄芩二两，蛀虫二百枚，干姜二两，蟅虫、蛴螬、水蛭各七十枚，干地黄六两，僵蚕五十枚，乱发灰、细辛各一两，大麻仁、灶突墨各三升，虎杖根、鳖甲各五两，菴蔄子二升。

以上药分别研细，用四斗酒分成两瓮，浸七日后合成一瓮，搅均匀再分作两瓮。每天二服，刚开始时每次服二合，渐加至三四合。

赤白带下崩中漏下第三

诸方提到过妇人的三十六种疾病，包括三种痼疾不通、五种伤病、七种害病、九种痛证和十二种癥瘕。三种痼疾不通：一是绝产乳，二是羸瘦不生肌肤，三是月经闭塞。五种伤病：一是心痛牵引到脊背痛，二是两胁支撑胀满痛，三是邪恶泄利，四是气郁结不通，五是前后痼寒。七种害病：一是小腹急坚痛，二是感受了寒热痛，三是阴道疼痛不通利，四是月经时多时少，五是子门不端引起背痛，六是脏不仁，七是呕吐不已。九种痛证：一是寒冷痛，二是阴中淋沥痛，三是气满痛，四是阴中伤痛，五是胁下皮肤痛，六是小便作痛，七是带下从阴中流出如有虫啮痛，八是经来时腹中痛，九是腰胯痛。十二种癥瘕：即流下的恶物，一是如膏的形状，二是如凝血，三是如同米泔，四是如赤色的肉，五是如月经时前时后，六是如水一样的清血，七是如葵羹，八是如黑色的血，九是如豆汁，十是如紫色的汁，十一是如脓痂，十二是月经周期不对应。然而，病有异同，要根据具体的情况来治疗。

◎ 白石脂丸

治疗妇人三十六疾，胞中疼痛，漏下赤白

白石脂、禹余粮、乌贼骨、牡蛎各十八铢，赤石脂、芍药、黄连、干姜、龙骨、干地黄、桂心、石韦、黄芩、细辛、钟乳、白蔹、附子、当归、白芷、川芎、蜀椒、甘草各半两。

以上二十二味研末，加蜜调成如梧桐子大的丸。每天两次空腹用酒送服十五丸。一方可有黄柏半两。

治女人腹中十二疾： 一是月经时来时止；二是性欲减退；三是腹痛如刺；四是月经无周期；五是阴道牵掣作痛；六是阴中寒；七是月经如清水；八是月经不通；九是断绝无子；十是月经来时冰冷如葵汁状；十一是生育后没有乳汁；十二是腰部急痛。这十二种病发作时，因躺卧在湿冷的地方，及冷水浴；或与丈夫同床，月经不去，为获得当时的快乐而百病滋生；或衣单席薄，起早劳作，寒从阴部侵入；或疮痍未愈便行房事而致病

蜀椒、当归、桂心、干姜、丹参、白蔹、吴茱萸、防风各一两，半夏、赤石脂各一两六铢，藋芦半两。

以上十一味研末，加蜜调成如梧子大的丸。每日三次，空腹用酒送服十丸，药效不明显则稍增加，以明显为度。

◎ 白垩丸

治疗女人三十六疾

白垩、芍药、龙骨各十八铢，当归、茯苓、瞿麦、白蔹、甘皮、黄连、石韦、黄芩、甘草、牡蛎、细辛、乌贼骨、附子、禹余粮、藁本、白石脂、人参、大黄各半两。

以上二十一味研末，用蜜调和成如梧桐子大的丸。每天两次，每次空腹送下十丸，药效不明显则增加，二十天可见效，服药一个月则百病可除。如是三种痼疾，加倍用人参，另加矾石、赤石脂、巴戟天各半两；如是五种伤病，石韦、大黄、瞿麦加倍；如是七种害病，藁本、细辛、甘皮加倍用，另加茱萸、椒各一两；如是九种痛证，甘草、白蔹、黄连、当归加倍用；如是十二种癥瘕，禹余粮、乌贼骨、白石脂、牡蛎、龙骨加倍用。合药时随病情增减。

少小婴孺方

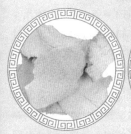

茯苓

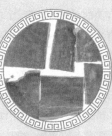

杜仲

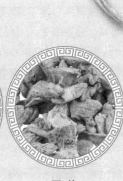

干姜

❀ 序例第一

生民之道，都是由小长大，没有小的，也不可能有大的，所以《诗经》中有厥初生民的故事；《易经》中称：积小可以成大；《左传》中更记载有声子（人名，鲁隐公之母，惠公继室）生隐公。生养少小的大义，即从年少到年长，从细微到显著的圣人之道，也是人之常情的显现。医生想要留心救治，但小孩气势微弱，所以难以显现立竿见影的功效。现在学医的人，多因为婴儿裹在褓褓之中，乳气腥臊，不诚心实意地近距离瞻视，真是令人叹息啊！《小品方》中说：凡人年龄在六岁以上称为小，十六以上称为少，三十以上称为壮，五十以上称为老。但经书从不记载六岁以下的，无以为据，因此乳下婴儿有病难治。中古时期有名医巫妨（人名，古名医，尧的臣子）著有《小儿颅囟经》，用来判断小儿的疾病、生死，占卜小儿的夭寿。由此书开始才有了专门的小儿药方。晋宋时期，在江左（长江下游的以东）地区，传到苏家，然后药方才在人间开始流传。如今学习的人，颇受益于齐国徐王（即徐之才）著的《小儿方》三卷。然而徐氏位高名重，没有闲暇去留心小孩子，很少有值得采用的药方。现在我博采众长加上自己试用过的颇有成效的药方，成就此篇，百姓居家过日子，都可以采用这些药方，避免小孩子横夭的祸患。

大人的病与小孩子的病的差异在于用药的多少。在此卷中，包括客忤、惊痫、骨缝开解、解颅、囟门应合却不合、不行等八九篇，而下痢等余方及药散在其他各篇中，读者可按需获取。

固定的规律是：小孩出生后六十天，长成瞳子，便能笑着与人应和；百天后长成任脉，就能自行翻转身体；一百八十天后长成尻骨，便能独坐；二百一十天后长成掌骨，便能匍匐爬行；三百天后长成膑骨，便能站立；三百六十天后长成膝骨，便能走动了。如果未准时出现，那孩子

的身体发育必有未完全的地方。

小孩出生后三十二天，会出现第一个生理变化：情智变化，发其聪明。伴有脉乱、发热、出汗等现象，不属于病证；六十四天第二变，变会伴随着生理变化"蒸"：蒸其血脉，长其百骸。伴有脉乱、发热、出汗等现象，也属正常；九十六日第三变、一百二十八日第四变、一百六十日第五变、一百九十二日第六变、二百二十四日第七变、二百五十六日第八变、二百八十八日第九变、三百二十日第十变，都伴随着蒸；三百二十日后小蒸完了，再六十四日后出现大蒸，再六十四日又再次大蒸，再一百二十八日后则再次大蒸；小孩自出生后三十二天为一变，两变称为一蒸，十变即五小蒸或三大蒸。五百七十六日后，各种器官脉络完全长成，大小蒸也都完毕。小孩变蒸，就是改善他的五脏，荣华他的血脉，每一变后，都会立即觉得他情态有变化。变就是上气，蒸就是体热，这是变蒸的证候。变蒸轻的，体热伴有微惊，上嘴唇起鱼眼珠子大小的白泡，耳朵臀部发冷，出微汗；而重的，身体高热且脉象乱，汗或出或不出，一吃就吐，不欲食，黑睛微白，眼白微赤。又说证候是眼睛赤黑的轻、白的重，变蒸完毕后，眼睛自然明亮。单独的变较轻微，而变兼蒸，则稍剧烈一些。很平和的蒸，五天即消，长的也就十天，热自然消除。为让大家更好地了解，重新说一说：婴儿往往出生后三十二天一变，在第二十九天先期发热时，依法处理，到了第三十六七天，蒸就完毕了。不要在变蒸的时候惊动孩子，同时避免人多。小孩儿变蒸有早晚，很多都不按时。同时还有初变时发热过甚的、超过正常天数而不停止的等，要计算变蒸的时日，当孩子不时发热并有微惊，只要平静地观察，不要施治；如长时间不退热，可少给一点儿紫丸，热退即停药；变蒸中和不变蒸时患上流行的热病，证候都很相似，只是上嘴唇无白泡，耳朵及臀

部通热罢了，应先服黑散，用来发汗，汗出后再扑上温粉，热便可消退痊愈；如还不能全消退，就喂紫丸；小孩在变蒸时，如再外感寒邪，便会寒热交争，啼哭不止，腰腹屈曲拘急，熨可治疗（熨法见下篇）。变蒸与伤寒、温壮（病名，气机壅塞，胃失调和，体热而致，发热嗜睡，大便黄臭或白酸，食欲减少等）的证候相似，如非变蒸，身体、耳朵、臀部发热的，是患上其他疾病，可作杂病来治；如审定是变蒸，则不能按杂病医治。

还有一法，小孩出生三十二天就开始变，即身体发热；六十四天第二变，并伴着蒸，症状是端正睡卧；九十六天第三变，定者候丹孔出而泄；一百二十八天第四变，伴着蒸，孩子能够咳笑；一百六十天第五变，心机灵性已生成；一百九十二天第六变，伴有蒸，五脏已长成；二百二十四天第七变，能够匍匐前行；二百五十六天第八变，伴着蒸，开始学习说话；二百八十八天第九变，孩子可以站了。二百八十八天有九变四蒸，在变的日子里，不可妄加施治，避免加重病证；变且伴有蒸的，则是小孩的送迎月份。蒸表现为脉象乱且热、出汗，短的五天消，长的八九天就消。在蒸的日子里，不能妄用艾灸针刺治疗。

◎ 紫丸

治疗小孩变蒸，发热不退，且挟有伤寒温壮，汗出后热不消退，肋腹下有积块，以及腹中有痰癖（乳食内积生痰），脾胃不顺，吃乳则吐，哺乳不进，食痫，乳食不节，乳食滞结化痰生热，上扰神明所致，嗳吐酸馊，病发时眼睛上视，四肢抽搐等，先冷后热

赤石脂、代赭石各一两，杏仁五十枚，巴豆三十枚。

以上四味，前两味研末，杏仁和巴豆另研成膏，调匀再捣二千杵。如较硬则加少许蜂蜜同捣，然后收入密闭容器。三十天用少许乳汁给孩子服麻子大一丸，一会儿再喂少量乳汁，至日中热即会消退。如果未能全消，第二天早晨再喂服一丸。如小孩已满百日则服用小豆子大小一丸，其余以此为准增减。夏季气温高，每二三十天服一次，可避免发疹，效果也挺好。无所不治的紫丸，能导下而且不会使人虚弱。

◎ 黑散

治小孩在非变蒸期间患时下流行热病，或在变蒸期间伴有时下流行温病。

大黄六铢，麻黄半两，杏仁半两。

以上三味，先将大黄、麻黄捣成散，再将杏仁研成膏，细细放入散捣至调和，收入密闭容器中。一个月大的小孩用乳汁拌和服下如小豆大一枚，然后抱紧使其出汗，汗出以后扑上温粉，避免见风。根据孩子大小决定药量，如百日大的小孩儿则服枣核量。

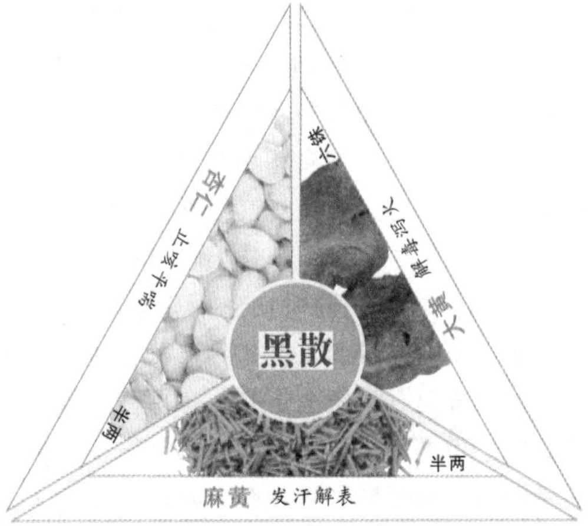

煎药方法

将三药调和成膏状，放入密封容器中即可。

服药时间	服药次数	服药温度
酌情而定	一日两次	常温

主治功效

本方能解毒发汗、散寒凉血，可治小儿流行病。

◎ 择乳母法

乳母的乳汁都由血气生成，五情善恶，也是如此，所以哺乳婴儿，应当慎于喜怒。适合做乳母的特征有很多，不能求全求备，没有狐臭、瘰瘰、瘖癌、潘唇、癞头、瘿瘘、咳嗽、耳聋、疠疡、鼻邕、癫痫等病的妇女，都可以哺育婴儿。有经验的医生看到她身上的灸瘢，就可知她以前疾病的根源。

初生出腹第二

小儿刚生下来，在发啼声之前，赶紧用棉布缠住手指，拭去他口中和舌上如青泥样的恶血，称为玉衡；如不赶紧拭去，等啼声一发，便会吞入腹中而滋生百病。由于难产少气的原因，如果小儿生下来不做声，可在他身上向后捋捋脐带，让气吸入腹内并呵他百多次，或用葱白慢慢鞭打他，便立即会有啼声。

另外也可取热水少量灌进去，一会儿便哭出声来；小儿一生下来应立即举起，否则会使他感受寒邪，以致腹中如雷鸣。同时要先洗，然后才能断脐带。反之如果先断脐带后洗身，脐中会进水即水毒，就会腹痛。小儿要及时断脐，因为如果捋汁不尽，会让暖气慢慢衰微而寒气自生，而患脐风。断脐带须让人隔着单衣咬断，不能用刀子割断，同时向它呵七遍暖气后打结，至于所留脐带的长度，应长六七寸，达到小儿足背即可，过短会伤脏，容易感受寒邪，使其腹中不调而经常下痢；过长会伤肌。小儿脐带断后，应赶紧剔除多有虫的连脐一节，否则，虫进入腹中会滋生疾病。生小儿最好不用新帛布来包裹，生男孩用他父亲的旧衣服包裹，反之则用母亲的旧衣服包裹。婴儿穿绵帛衣物，最忌又厚又热，如果衣物过厚，则会伤及婴儿皮肤和血脉，以致患杂疮发黄；他的肌肤还未生长坚实，如果过暖就会使筋骨缓弱。凡是小儿初生，皆应穿上旧棉衣，时常接受阳光照射和微风吹拂，避免肌肤脆弱和中伤。风和日丽的日子，母亲和孩子到阳光下嬉戏，接受风吹日晒，孩子就会血凝气刚、肌肉坚实，同时不容易生病。反之，如果经常将孩子藏在帏帐之中，穿厚重的衣物，不见风日，则会软脆不堪，不能抵抗风寒的侵袭。

裹脐的方法：关闭窗户，放下帐子，燃起炉火让帐中温暖，然后用半寸厚新棉布或帛布等包在四寸见方、柔和、捶治过的白练上，松紧合适地裹住，因为过紧小儿会呕吐。如果裹脐十多日见小儿怒啼，像衣服中有刺，那或许就是脐带干燥刺在腹上了，此时应当解开，换上衣物另行包裹。冬天寒冷时换衣服要注意保暖防风，再用温粉扑身。小儿生后二十天，便可解开白练看一下脐带，如果脐未痊愈，可烧绛帛灰擦拭。如果过一个月不愈，并且脐处有液状分泌物，应烧蛤蟆灰扑在上面，一天三四次。如果肚脐中水或中冷，小儿腹中绞痛，啼哭不止，屈曲拘急，面目青黑，或大便很清，应当灸粉絮来熨。如果不及时护治而肚脐发肿的，灵活施治：轻的只有液态分泌物流出，脐处肿得不大，时常啼叫的，用捣成末的胡粉和当归敷，天天灸絮熨脐，到第一百天即可痊愈，或以小儿停止啼呼为痊愈标志；重的用艾灸，可灸八九十壮。

小儿洗浴、断脐并且包裹完毕之后，适宜喂些甘草汤，不能喂朱蜜。打碎如一节中指大小的甘草，加二合水煮取甘草汤一合，用棉布蘸取，让小儿连续吮吸，估计吸进一蚬壳便停下，之后小儿会很快吐出心胸之中的恶汁，可使其心神智慧没有疾病；如还未吐出，可估计他有了饥渴感且气息平静时，再喂与甘草汤；吐出，就不必再喂药。喝完一合甘草汤还不吐的，则证明小儿心胸中没有恶汁，就不要再喂了，而可以喂他朱蜜，安定魂魄，镇定心神。小儿初生三日内便喂给朱蜜，但不宜多，多了会使小儿腹胀、脾胃冷、寒邪壅闭经脉，容易患阴痫（四肢偏冷、不抽搐、不叫、脉沉，多由慢惊之后，痰入心包引起，呼吸急促变为噤痉）小儿病，症状有呆不省、背项强直、腰身反张、噤口不语、摇头瘈疭等甚至可导致身亡。

喂朱蜜的方法：用一蚬壳的赤蜜，加如大豆大小的飞炼过的朱砂调和，然后用棉布缠筷子头蘸取，让小儿吮吸，不过吸上三次就应停止，一天吃完即可。不要过量，否则会损伤小儿。另外也可喂上三天，朱砂则需三粒豆子左右。喂完朱蜜后，可喂能祛除热邪、补益肝胆的牛黄，量与朱蜜一样多即可，避恶邪、定精神、止惊悸，祛小儿百病。出生三日后小儿应开肠胃，助谷神，可将米研制成如乳酪一样的厚饮，一日喂三次，每次连吞上如豆子大小的三粒即止。小儿喂食过早，肠胃不胜谷气，头脸身体易生疮，而且疮好后易复发，会滋生百病，使小儿瘦弱难养。如果喂给小儿食物是出生三十天后，可使小儿不生病，而且喂食也不宜多，尤其是不要强行喂他，如果小儿不嗜食，强喂不消化，反倒再生疾病。喂奶不进的小儿，腹中都有痰癖，应该节制喂奶的量，同时用四物紫丸来治疗，几天后可自然病愈。如果小儿微寒发热，应当立刻施以泄泻下痢，即能痊愈。给小儿喂奶的方法：首先不要太饱，否则会使其呕吐，补救方法可用空乳房来喂他，一天四次即可；肚脐未愈时喂奶，不要喂得太饱，否则容易中脐风；母亲有热疾不要喂奶，否则会使小儿不能进食、面黄；母亲发怒时不要喂奶，容易使小儿受惊发疝气，甚至气逆癫狂；夏天要挤去热奶，防止小儿呕逆；冬天挤去寒乳，避免小儿咳嗽下痢；母亲刚行房后不要喂奶，否则会使小儿羸瘦而很久不能行走；不要刚呕吐下痢后喂奶，会使小儿消瘦虚弱；酒醉不要喂奶，会使小儿腹满身热。新生小儿，也可一个月内经常饮用猪乳。喂奶时为避免小儿受哽，乳母应先尽量揉搓，让乳房热气先散去，防止乳汁涌出，而且喂一会儿应夺去乳头，等他气息平定以后再喂，根据小儿饥饱的节度，反复十次五次，也可以固定一天中喂奶的次数，形成规律；晚上给小儿喂奶，如果小儿是卧着，乳母应让乳头与小儿头部齐平，用手臂枕着小儿喂他。如果乳母想睡觉应夺去乳头，防止乳房堵住小儿口鼻。

浴儿法

给小儿洗浴的水，一定要保证冷热调和，否则会使小儿受惊，甚至导致小儿五脏生病。另外无论在冬天还是夏天，小儿都不能久浴，冬天洗浴时间长了容易伤寒，而夏天则会伤热，洗上几次会使背部受冷而发为癫痫。

但是如果不洗，小儿又会毛发脱落。新生儿洗浴，不要用杂水，可取一枚猪胆，将胆汁倒入水中，用此水洗浴后可使小儿终生不患疮疥。小儿生后三天，宜用桃根汤来洗浴，可以驱凶邪，使小儿终身不生疮疥。具体方法：取桃根、梅根、李根各二两（枝条也行）研细，加三斗水煮二十沸，去渣后即成。

母亲在妊娠期间嗜吃糯米，或小儿在胞胎中受到的谷气很旺盛，那么小儿初生就容易有鹅口，舌上有白屑如米粒般大小，严重的鼻子外也有。治疗的方法是，用头发缠筷子头蘸取井花水撩拭，三天后便可脱去。如不能除去，可煮取栗蒲米浓汁，在筷子头上缠棉布蘸取擦拭，如没有栗蒲，可用栗木皮代替。小儿生来有连舌，即舌下有如石榴子般的膜隔在中间且连在舌下，会导致小儿言语不发或言辞不清，可以用手指断。微有血属正常，但如果出血不止，可敷头发灰止血。六七天后，他的血气收敛成肉，口舌喉颊里也就清净了。如果此时喉里舌上还有异物，像芦竹皮盛水或悬痈胀起的样子，可用棉布缠住长针，只留粟米长短的针锋在外，一下刺破它，让气泄出并挤去汁液以及青黄赤血，等它自然消散即可。一天未能消的，可第二天再刺，最多刺三次，就会自然消尽，即使余下很小未消的也应停止，它会自然消散。另舌下有如此异物的重舌、生在颊里以及上腭的重腭以及生在齿龈上的重龈，都应刺破并挤去血汁。

小儿生辄死治之法

当看到小儿口中悬雍及前上腭有血包，应用手指抠出悬雍和血包上部，务必刺破它们让血汁流出，同时千万要谨慎，不要让血进入小儿咽喉，防止恶血入咽有伤小儿。

刚生下来的小儿，骨肉还未收敛，肌肉还仍是血，血经凝固才能坚实，才成为肌肉。口面部拘急挛缩、口中干燥、面目及环鼻口左右全部发黄、啼哭、眼睛紧闭、四肢不能伸缩，这些都是血脉不能收敛的缘故，如果小儿的血脉败坏而不能收敛成肌肉，不容易长大成人。用龙胆汤洗浴，可治疗此类症状。

相儿命长短法

啼声散乱的，不成人。

啼声深的，不成人。

脐中无血的，不成人。

脐小的，不长寿。

小儿刚生下来叫声连绵相连的，长寿。

声音断绝而后又高扬急促的，短寿。

汗中带血的，多厄短寿。

汗流不止，不成人。

通身软弱像没有骨头的，不长寿。

鲜白长大的，长寿。

眼睛自开的，不成人。

目视不正的，不停转动的，长大不佳。

头部四破的，不成人。

常摇手足的，不成人。

小便凝如脂膏的，不成人。

早坐早走，早生齿早说话的，生性邪恶，不是好人。

头上周围不长发的，不成人。

头发稀少的，耳听不明。

额上有旋毛的早贵，妨父母。

小儿初生枕骨未长成的，能说话时便死。

掌骨未长成的，能匍匐爬行时便死。

跟骨未长成的，能行走时便死。

骶骨未长成的，能坐时便死。

膑骨未长成的，能站立时便死。

颔下破的，死。

阴不起的，死。

身体不收敛的，死。

口如鱼口一样的，死。

股间没有生肉的，死。

卵缝全是黑色的，长寿。

阴囊下有白的死，红的也死。

小孩儿在三岁至十岁，他夭寿的大概，看他的气质性情的高下便可知道。小时聪敏过人的，多会夭折，即使长大也多像颜回一样短命。小儿骨法，成就威仪，回转迟舒，稍稍费力，精神细琢的，长寿。那些回旋敏锐迅速，能预知人意的，像杨修、孔融之辈，也会夭折。所以说夭寿的大概是可以知晓的，晚成是长寿的征兆。就像梅花早开，还未见天气寒冷；甘菊晚开，也会完成一年的花事。

🌀 惊痫第三

少小时候有痫病以及痉病，都是由于脏气不平。如果小儿的五脏没有收敛，五脉不流通，骨节未长成，血气不会聚，发育不完全，刚生下来就会有痫病。反之如果在一个月、四十天以上至一周岁生痫病，则是由于感受风邪，血气不和，乳养失调等。所谓痉病是不常醒来，身体强直，像角弓反张。此处要注意"反张"，只要小儿脊下可容得三指的，大人可容得侧手通过，都不可救了。而所谓痫病，指发病时身体发软，时时醒来。通过脉象的沉浮，即可判断病在里还是在表，在阳还是在阴。施治的时候，尤其要注意

脉象的浮沉，还有虚实、迟快、大小、滑涩等症状。发病时先是身冷，既不啼呼也不惊掣，脉象沉的是阴痫，此时病在五脏，内在骨髓，极难救治；而发病时先有身体发热，瘛疭惊叫，脉象浮的是阳痫，此时病在六腑，外在肌肤，容易救治。《神农本草经》中记载：小儿惊痫共有一百二十种，只要证候稍异于常病，都是痫病的证候。刚出生的小儿，因其发育未完全，喂养稍有失宜，就会生病，导致不能按时长大成人。经过变蒸之后小儿如果有病，一般都可放心，最要防止的是突发中风。小儿如果发作痫病，到变蒸

日满了还未消除的，适合用龙胆汤洗浴。小儿有三种痫证：惊痫、风痫和食痫。惊痫应按图艾灸；风痫应喂猪心汤；食痫用紫丸取下就愈。然而惊痫、风痫经常都可能有，但食痫十人之中没有一二，往往先发寒而后发热。小儿衣服穿得过暖而出汗，风邪侵入就会得风痫，刚患时，手指屈节像在计数；得惊痫的，刚发时惊恐大叫，继而发作。惊痫发作较轻的，应立刻抚慰小儿，不要让他再受惊吓，或许可以自然痊愈；食痫指先不吃奶，吐后发热，而后发痫的。为避免虚弱，可用四味紫丸驱逐癖饮，早点下泻就能痊愈。病重的人用赤丸治疗，很快就会痊愈。凡是小儿不能用乳喂养，就应喂以紫丸来泻下。初生小儿生气旺盛，稍有恶邪最好立刻取下，这样既可避免损害，病愈后会有更大好处；反之如取下不及时，则会酿成大病，而且病一旦生成就难治了。而取下恶邪最好用四味紫薇丸，不但不会损人，而且可以祛除疾病；不能泻下的，用赤丸；赤丸不能，用双倍紫丸。如果已经泻下还有余热未尽的，应当稍喂一点儿按方制作的龙胆汤，并且抹上赤膏。风痫用猪心汤取下；惊痫不能猛烈取下，患惊痫的小儿气心不定，取下会导致内虚，导致虚上加虚，所以只能抹生膏及按图艾灸。严重的惊痫特别难治，所以喂养小儿时，不要让他听到大的声音而受惊，抱持时也应当慢慢安放不要使其受到恐惧。打雷时，塞住小儿的耳朵，并要用缓慢细微的声音干扰雷声。

凡是喂养小儿，微惊都可长血脉，但大惊就应该灸惊脉，出生后百天，灸惊脉就会好，但如果在出生五六十天后灸，惊痫会更加严重。初期痫病的症状：小儿有热不想吃奶，屡屡惊悸，卧不安宁，此时服用紫丸即可痊愈，如不愈再喂即可。小儿睡觉时受小惊，一个月就可喂紫丸一粒下惊，让小儿不得痫病，还能减去过盛之气。立夏的时候小儿有病，不能妄肆艾灸和催吐取下，只用除热汤洗浴再扑上除热散、抹上除热赤膏，然后在小儿脐中也涂上赤膏，喂他新鲜水并让他处在凉爽的地方。所谓癖病，即饮食不节，血气瘀阻，寒痰凝集，血气饮食与寒邪相搏而导致的病，是由于小儿

衣服很薄，导致腹中乳食不消化，进而大便酸臭，此时需要紫丸来稍稍消食。可先少吃一点儿，让大便保持清稀，但不要大泻，大便变稀减少且不再醋臭时，停药即可。小儿有病，就要取下，但不能妄肆轻下。冬月取下容易，夏季取下则难痊愈，而取下后其腹中肯定会稍稍胀满，这几天喂奶应当节制。喂养小儿，喂量最好保持一个定数，并随着他的长大而稍稍增加。如果腹中不调、食量减少时，就不要喂他食物而需稍喂些药和奶汁，轻的五六天最多十多天都可痊愈，喂食再恢复即可。如果只想吃奶，不肯吃任何食物，那就是有癖病。病轻时容易痊愈，而且对小儿没有耗损；严重的，需立刻取下，避免寒热或呕吐而发为痫病、下痢，从而难以救治。龙胆汤治疗小儿腹中有伏热，大便发黄发臭；紫丸治疗腹中有宿寒未消除，大便白得像蜡。病轻的可让寒邪内消，少喂一些；病重的小儿稍加药量，稍稍下泻。但无论取下还是内消，为让胃气平和，都要调节几天乳食，防止病情复发而损伤胃气、腹中胀满，因为取下超过两次就伤害身体了。防止痫病，更需关注小儿脉象。小儿有癖病且脉象大，那必定要发为痫病——食痫，但只需取下即可，如不及时，则一旦发作就难以治愈，为避免痫病脉象出现，应经常审察掌中及三指脉象。脉象在掌中还可以早治疗，如果在指上那病势就已加重了。凡小儿腹中有病，就会身体发热发寒，接着会血脉扰动、心不定和容易受惊，而一旦受惊则痫病就会很快发作。

候痫法

痫病，是小儿的恶病，如果医治不及时易导致困厄。然而气发于体内，任何病前期都会有征兆，想要捕捉到，就应经常观察小儿的精神。

痫病的证候有：

眼睛不明，眼睛上视。

口鼻干燥，大小便不利。

手白肉鱼际脉黑的；鱼际脉呈赤色的，受热。脉象青大的，受寒；脉象青细的，为平脉。

身体发热，目视不明。

吐痢不止，厥痛时起。

爱打呵欠，眼睛上视。

身体发热，小便困难。

弄舌摇头。

耳后完骨上青络旺盛，睡卧不安静。针刺青脉，让血流出。

眼睛瞳子猛然放大，黑于平常。

小儿头发上逆，啼哭面暗，脸色不变。

目闭发青，不时小惊。

身体发热，头常出汗。

鼻口发青，不时小惊。

身体发热，呕吐气喘。

嗳气频发，停止就妄自发怒。

卧时猛然发惊，手足振摇。

睡梦发笑，手足摇动。

身体发热，眼睛不时直视。

咽乳不利。

见到以上各种痫病初发时的症状，就用力掐小儿阳脉中那些应当艾灸的地方，包括脚上绝脉，使小儿突然啼哭，同时配合汤药。痫病严重的证候：眼睛直视瞳子转动，角弓反张、脊背强直，腹中胀满转而鸣叫，出汗发热，下血，身体发热，口紧闭不能吃奶，手足抽搐、昏睡不醒、容易惊悸等共八条。如有这些证候应当立刻艾灸，而不再是喂汤药和掐穴位。

医生碰到刚发病的病人，都会有节度有步骤地按次序去祛病救人。但如果病人已经有过杂治，而且不仅未抑制病情反而使证候变异，那医生就弄不明白先前证候的虚实，单纯依照后来的证候施治，病就难痊愈了。当然此时关键在于精心问诊观察，从前面的药方里找寻疾病的踪迹，那就不会有逆。医生按照诊断开了数剂药来治愈病人，但有些着急的病人或家人，往往在一两剂后，如果不见成效，就会说不灵验而另求名医，打乱治疗的顺序。后面的医生就必须探寻前人治疗寒温的次序，例如：如果以前病没有祛、治疗寒温失度或者没有取下，后面的医生应当调治，才能减轻病情；反之如果前面医生已经取下，后面就需平和治疗。只有顺着以前的次序施治才不会有危害，更能避免严重的后果。

◎ 大黄汤

治少小风痫，屈曲腹痛，积聚，二十五痫

大黄、干姜、人参、当归、甘皮、细辛各三铢。

以上六味研细，加一升水煮取四合药汁，一日三次，每次服如枣子大小。

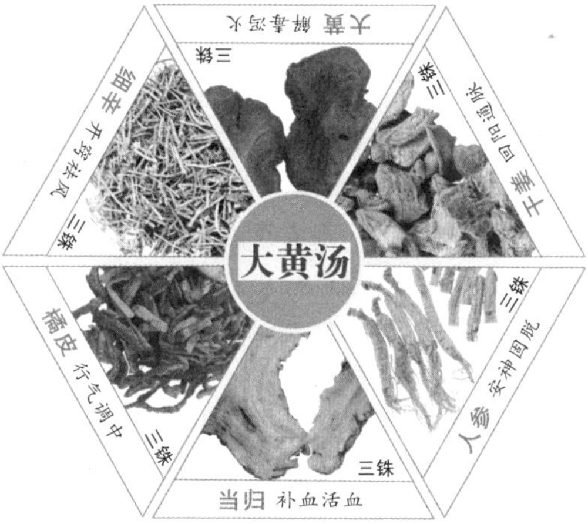

煎药方法		
将上述药物放入锅中加一升水，煮至四合药汁即可。		
服药时间	服药次数	服药温度
饭后	一日三次	温
主治功效		
本方能开窍安神、回阳固脱，适宜治疗小儿风痫。		

◎ 五物甘草生摩膏

治疗新生儿及少小儿中大风，手足惊掣，或因肌肤幼弱，易中风邪，身体壮热

防风、甘草各一两，雷丸二两半，白术二十铢，桔梗二十铢。

以上药研细，将未沾水的一斤猪脂煎成膏，在微火上煎药成稠浊状药膏，去渣后取一枚如弹丸大，炙后再用手抹儿百遍，热者转寒，寒者转热。即使无病的小儿，早起常在手足心及囟上抹上膏并来回摩挲，也能避寒风。

灸法

新生小儿没有疾病，最好不要用针灸，因为如果用针灸，定会惊动小儿的五脉，容易生成痫病。关中及河洛地区，土地多寒易生痉病，小儿初生三日，应该先用针灸来预防，刺破舌下去血，同时灸双颊预防口噤（证候：舌下脉急，牙床筋急）。吴地和蜀地，土地多温，无此疾病。古方虽然得以流传，但如果不了解南北地理气候的差异，生搬硬套药方，多会伤害小儿，所以说任其自然就可以了。小儿睡眠中四肢掣动、变蒸还未消除和惊啼，不能掐穴位或用针灸，否则会惊动百脉而生成痫病，只有口噤、阴痫和痉病适合用掐抓或针灸。用针灸治痫病，应当乘虚灸治，先给小儿取下使其内虚，否则如果体中有实而针灸，前后不通又实气逼迫，严重者可丧人性命。以下是痫病发作时的位置、时间和针灸位置的对应关系：痫病在夜半时发作的，病在足少阴；在夜深人定时发作的，病在足阳明经；在黄昏发作的，病在足太阴；在日中发作的，病在足太阳；在晨朝发作的，病在足厥阴；在早旦发作的，病在足厥阴；在早晨发作的，病在足少阳。

◎ 龙胆汤

治婴儿初生，四肢惊掣，寒热温壮，血脉盛实，大呕吐及发热的；如果已能进食，害食实不消，受客人鬼气中伤，壮热及变蒸不消和各种惊痫。小儿龙胆汤是婴儿的药方，十岁以下皆可服用；年龄稍大的，可参照以下标准：确定是有魁

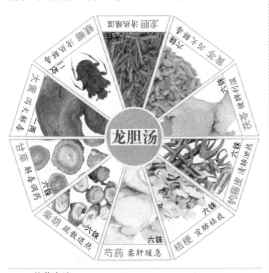

龙胆汤

川芎 活血养血
大黄 二两 大黄泻火解毒
大枣 健脾利湿
茯苓 六铢 茯苓皮 清热利湿
钩藤皮 清热熄风 六铢
桔梗 宣肺祛痰 六铢
芍药 柔肝缓急 六铢
柴胡 疏散退热 六铢
甘草 解毒调药 六铢

煎药方法		
将上述药物研成细末，加一升水煮至五合药汁即可。		
服药时间	服药次数	服药温度
饭后	酌情而定	温
主治功效		
本方能清热解毒、利水退热，主治婴儿热证。		

气和中客忤的，可加入与龙胆一样多少的当归、人参；一百天小儿加三铢，两百天加六铢，一岁加半两，其余的药以此为准。

龙胆、黄芩、茯苓（一方作茯神）、桔梗、钩藤皮、芍药、柴胡、甘草各六铢，大黄一两，蜣螂二枚。

以上十味药研细，加一升水煮取五合药汁。药有虚有实，虚药宜饮足合数的药水。初生一天到七天的小儿，分三次服用一合；初生八天到十五天的小儿，分三次服用一合半；初生十六天到二十天的，分三次服用二合；初生二十天至三十天的，分三次服用三合；初生三十天至四十天的，分三次服用五合；得下就立刻停药。

痫病分六畜之痫和五脏之痫，可在四肢也可在腹内，灸治的时候就应仔细分辨证候，找到病的位置，略灸几次就会痊愈，反之则可能有害。五脏痫病的证候如下。心痫病：面色赤，气息短微，心下有热，巨阙穴（心下第二肋端下陷处）灸几次，再灸手少阴及手心主各三壮。肝痫病：面色青，手脚摇动，眼睛反视，厥阴和足少阳各灸三壮。肺痫病：面目发白且口吐沫，灸肺俞三壮、手太阴及手阳明各二壮。肾痫病：面色黑，眼睛直视不动像尸体，灸心下二寸二分处三壮，再灸肘中动脉、足太阳及少阴各二壮。脾痫病：面黄腹大且易下痢，灸胃管（中脘穴）三壮，再灸胃管两旁、足太阴和足阳明各二壮。肠痫病：不动摇，按岁数灸两承山、足心、两手劳宫穴、两耳后完骨，还是有几岁灸几壮，最后再灸五十壮脐中。膈痫病：四肢不举且目翻，按岁数灸风府和顶、上人中、唇下的承浆，即有几岁灸几壮。六畜痫病的证候如下：

猪痫病：爱吐沫，灸七壮完骨两边各一寸处。犬痫病：手拘急痉挛，灸两手心、肋户和足太阳各一壮。马痫病：角弓反张，张口摇头，作马鸣，灸脐中、颈部风府二壮，病在腹中时，烧马蹄并研末，服后效果好。牛痫病：腹胀，眼正直视，灸大椎、鸡尾骨各二壮，烧牛蹄并研末，服后效果好。羊痫病：易吐舌扬目，灸三壮大推。鸡痫病：爱惊掣自己摇动，摇头反张，足诸阳各灸三壮。

女孩突发痫病灸乳下二分；男孩则灸两乳头。小儿突患痫病，腹中雷鸣，身体僵直像死尸，灸脐中、太仓及上下两边各一寸处共六处；再灸背部（正对腹部的位置）：把绳子绕在脖子上向下量到脐中，再把绳子转到背部并顺着脊柱往下，绳子尽头即是灸处，灸两旁各一寸处五壮。小儿面色白，啼哭时颜色不变，灸足太阴、足阳明；眸子转动，眼睛上翻，灸顶门。关键是找对位置，取位方法是：以两嘴角和鼻的两边为准，分别横向测量口和鼻下宽度，然后将各折取一半的两长度相加，从发际向上量出相同的长度，即应灸的位置，即随手而动的囟门上未合的骨中。再灸与鼻尖正对的额上入发际二分左右的地方；然后灸它的两旁，即正对瞳子而入发际二分左右处；接下来灸顶上旋毛中部和客主人穴（眉后动脉处）；再灸开口时骨缝张开并下陷的两耳门；再灸耳朵卷起时最顶端处的两耳，另一方法是取耳上横三指处，小儿自己用手指取位；再灸两耳后完骨上的青脉或直接用针刺出血；再灸颈后高骨的玉枕穴；再灸耳后两大筋外发际内陷的两风池穴；再灸在颈后发际中央风府穴；再灸头顶旋毛两边的起骨的头两角。以上十九处头部位置，初生十天的小儿可灸三壮，三十天可灸五壮，五十天可灸七壮。

病轻的只灸风池、顶门和玉枕三穴，重的需通灸一遍。要想火势达到病灶处，就要把艾制熟并炷弄平正后才接触皮肉。否则白白地灸许多炷

后，也不会有效果。

如果腹满气短转致发鸣，灸肺募（用悬线来定位，在两乳上第二肋间下陷与瞳子正对处）、脐中、膻中、薛息（两乳下方，第一肋骨间下陷处）、胸膛、胃管、巨阙穴（大人的离鸠尾下行一寸，小儿从脐中到鸡尾六等份处，即鸠尾下一寸处）及其两旁、金门（在从肛门前到阴囊下的中分处也即是阴囊后肛门前的正中央处）。以上的腹部十二处，巨阙、胸膛以及胃管，小儿十天可灸三壮，一个月以上的可灸五壮，阴下缝中的可灸三壮或有几岁灸几壮。

角弓反张，脊背强直，灸大椎、各脏俞和督脊正中。督脊：取大椎到骶骨长度的一半，再从大椎开始向下测，尺子尽头即是。以上的背部十二处，小儿十天可灸三壮，一个月以上的可灸五壮。

手足瘛疭受惊的，灸尺泽，再依次灸阳明、少商、劳宫、手心主、合谷、三间和少阳。这是手部十六处，关键部位是阳明、尺泽、合谷、心主、少商、少阳，壮数和前面相同。接着灸伏兔，再依次灸足三里、腓肠、鹿溪、足阳明、少阳和然谷。这是可以灸的足部十四处重要穴位，壮数也和前面相同。小儿惊痫的应灸手足阳明，即人的四指或四趾；风病剧烈发作、手足瘛疭的，则需要灸遍手足十指（趾）尖，再灸本节（指或趾与掌交接处的骨节）后面的部位。

🌀 客忤第四

少儿小孩患上客忤（又称中人）病，是因为受外人的气息忤逆。家人或别房异户从外面回来，衣服有牛马气息或侵染鬼神粗尸暴气，皆可导致客忤，而孩子表现出乳气未定、喘息不定。一定要注意，乳母不要在房劳喘息或者喝醉之后给小儿喂奶，否则可能生杀小儿。乘马或身上附有马汗气味，而没有换衣和盥洗就走向小儿的，可能会让他

中马客忤；这时小儿如果突然闻到马的气味、听到马的鸣叫声或看到有马来，也都可使他中马客忤，特别是一岁小儿，一定要细心呵护。小儿穿的布帛绵衣和鞋中都不能有头发。青衣白带或白衣青带也会让小儿中忤。若从外面来的陌生人或事物进入室内，应立即抱走小儿，不要让他看见，防止惊动小儿而患病；若避不开就烧牛屎，使屋前常有烟

气萦绕，即会好转。

凡是中了客忤的小儿，以后经常有这种病，然而秋初所有的小儿都患病，难道他们都中客邪了？小儿秋夏多病而春冬少病，是因为秋初夏末时早晚经常有暴冷，而小儿血脉嫩弱、阳气在外，容易受伤害而损折阳气，进而阳气阻结发壮热、胃受冷而下痢，所以夏末秋初，小儿的壮热下痢，未必都是受了鬼邪或客邪。治疗方法是在夏末秋初经常注意天气的冷暖，如果有暴寒暴冷的，小儿多患下痢及壮热，应先行杀毒而后取下，一定不能先行取下。《玄中记》中道：天下有一种雌鸟，喜欢在阴雨的夜晚边飞边叫，回旋进村且唤得来，它的名字叫姑获（又名天帝女、夜行游女、钓星鬼、隐飞鸟）。姑获是阴气毒化而生成，全是雌性且不生产，喜欢将羽毛抖落到人家院落中。如果毛落到小儿衣服上，就会使小儿发痫病，而且一旦发作必死无疑，死后化作姑获的后代。所以小儿从出生到十岁间，被子衣服都不能露在外面，尤其是七八两月。

客忤的证候与痫病相似，都上吐下泻黄、青、白色物，大便不实，水谷杂下，腹中拘急屈痛，面色改变，只是脉象弦急，眼睛不上翻。应该喂龙胆汤取下，还要加入和龙胆等份的当归、人参。

中了客忤的小儿，应立即察看他口中悬雍的左右，当有核如麻豆大小的青黑、白、赤或青色肿脉，就应掐破它或用针迅速将其刺破除去，用棉缠的钗头擦净污血。小儿中客忤发病应及时救治，时间稍长就难以治疗。治疗的药方：用数合香豉，加水拌湿并捣熟，做成鸡蛋大小的丸子，在小儿手足心以及顶门滚摩五六遍后，再摩小儿肚脐和心，上下辗转滚摩约一顿饭工夫，破开丸子查看，此时里面应当有细毛，立刻甩到路中，疼痛便止。

灸手心主、大都、隐白、间使、三阴交各三壮，治小儿中马客忤而呕吐不止。

◎ 一物猪蹄散

治疗小儿赤气中人以及寒热

把猪后脚悬蹄烧成粉末，捣后并过筛，用乳汁送服一撮即可见效。

◎ 小儿夜啼方

一物前胡丸，治疗少小儿夜啼

取前胡不拘多少，捣末后加蜜制成如大豆一般的药丸。一天三次，每次服一丸，以后可稍加到五六丸，以治愈为度。

◎ 龙角丸

治疗小儿五惊夜啼

龙角三铢，牛黄（如小豆）五枚，牡蛎九铢（一作牡丹），蚱蝉二枚，黄芩半两，川大黄九铢。

以上六味研末，制成如麻子的蜜丸。褓中婴儿服用二丸，同时根据孩子大小，酌情增减（崔氏名五惊丸）。

◎ 川芎散

治疗小儿夜啼，天明才安寐

川芎、防己、白术各半两。

以上三味治后过筛取末，加乳汁调和喂予小儿，斟酌服用。母亲的手可掩在小儿脐中，并抚摸头和脊，有灵验。二十天的小儿如果不能服散，要用乳汁调好，喂予如麻子一丸；稍大能服药的，则斟酌服用。

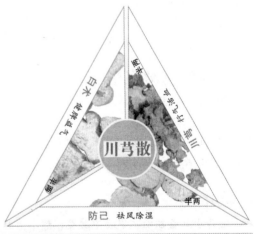

白术 健脾益气燥湿

川芎 活血行气

防己 祛风除湿

川芎散

半两

煎药方法		
将三药调和成膏状，放入密封容器中即可。		
服药时间	服药次数	服药温度
酌情而定	一日两次	常温
主治功效		
本方能健脾利湿，和血安神，可治小儿夜啼。		

伤寒第五

小儿未经历过霜雪，就不会生伤寒病。但是若不按自然运行的节气规律，人也会受伤害。病疫流行的时节，小儿一生下来就患有斑的，和大人一样按照流行疾病的节度治疗，不过用药量稍有不同，药性稍冷而已。

◎ 麻黄汤

治疗少小儿伤寒，发热咳嗽，头面发热

麻黄、黄芩、生姜各一两，杏仁十枚，石膏、甘草、芍药各半两，桂心半两。

以上八味研细，加四升水煮取一升半药汁，分两次服用，孩子太小的话可酌情减少。

治疗小儿伤寒方

淡竹沥、葛根汁各六合。

以上二味混合，百天小儿斟酌服用，二三岁分三次服，煮后服效果佳，不宜生服。

治疗小儿时气方（时气即季节性、流行性、传染性兼有的病邪）

取三两桃叶捣烂，加五升水煮十沸后取汁，每天遍淋五六次。

◎ 芍药四物解肌汤

治疗少小孩儿伤寒

芍药、升麻、葛根、黄芩各半两。

以上四味研细，加三升水煮取九合药汁，去渣后分两次服，一周岁以上的分三次服。

◎ 调中汤

治疗小儿春秋两季早晚中暴冷，热不得泄则壮热，冷气折其四肢，冷气入胃变成下痢，或欲赤白滞起数去，极壮热气，小腹胀痛，脉象洪大或急数，服后热就消，下后便愈。也可治单纯壮热、下泻或呕吐

葛根、白术、藁本、桔梗、大黄、黄芩、茯苓、芍药、甘草各六铢。

以上九味研细，加二升水煮取五合药汁，服法：出生一天至七天的小儿，分三次服取一合；八天至十五天，分三次服取一合半；十六天至二十天，分三次服取二合；二十天至三十天，分三次服取三合；三十天至四十天，分三次服取五合，若怕不见效，可斟酌加量；出生百天至三百天的小儿，和前篇一样加龙胆汤。

◎ 大黄汤

治疗小儿肉中长期有宿热，瘦脊，热消热发没有定时

大黄、芒硝、甘草各半两，石膏一两，桂心八铢，大枣五枚。

以上六味研细，加三升水煮取一升药汁，每次二合。

◎ 二物茯苓粉散

治疗少小儿头汗

茯苓、牡蛎各四两。

以上各味药治下筛，取八两粉合捣成药散。有热，就上药粉，汗便自然停止。

◎ 二物通汗散

治疗少小孩儿有热不出汗

粉半斤、雷丸四两。

以上两味捣和下筛后用粉扑身。

◎ 生地黄汤

治疗小儿啼呼腹痛，时寒时热

生地黄、桂心各二两。

以上二味研细，加三升水煮取一升，一周岁以上的服三合，一周岁以下服二合。一方有七味，分别是黄芩、当归、甘草、芍药、寒水石各半两。

◎ 三物黄连粉

治疗少小儿盗汗

黄连、贝母、牡蛎各十八铢。

以上各味药共取一升粉，合捣下筛后取粉粉身，效果佳。

灸两乳下一指处三壮治小儿温疟。

◎ 莽草浴汤

治疗少小儿伤寒

莽草半斤，雷丸三十枚，蛇床子一升，大黄一两，牡蛎四两。

以上五味研细，加三斗水煮取一斗半药汁，温度适宜时，避开阴部及眼睛洗浴小儿。

治疗小儿伤寒发黄方

捣土瓜根取三合汁，服下即可。

◎ 麦门冬汤

治疗小儿未满百日而伤寒，身体发热，鼻中流血，呕逆

麦门冬十八铢，桂心八铢，甘草、石膏、寒水石各半两。

以上五味研细，加二升半水煮取一升药汁，一天三次，分服一合。

咳嗽第六

二百天左右的小孩子，身上和头长小疮，稍稍治愈但不久却再次复发。一百五十天时突然有点咳嗽，用温和的药物治疗，导致痫病。背脊屈曲拘急，四肢挛缩，直翻白眼，一天发作二十多次，甚至没有了呼吸，许久又会醒过来。连续几天用治痫病的药，让他尽快呕吐取下，再慢慢单饮竹沥汁，二十四小时共服一升左右。这样，病情开始缓解，发病间隔也会延长，再服竹沥汤使他吐下，进一步延长发病间隔。等他不吐时，让他慢饮一些竹沥汁。

◎ 八味生姜煎

治疗小儿轻微咳嗽

生姜七两，干姜四两，紫菀、款冬花各三两，甘草三两，杏仁一升，桂心二两，蜜一升。

以上八味研末，微火煎成饴脯状，百日内的小儿每天四五次，每次含化一枚如枣核大。

◎ 四物款冬丸

治疗小儿咳嗽，一开始时咳嗽不停，甚至不能啼哭，昼轻夜重

款冬、紫菀各一两半，伏龙肝六铢，桂

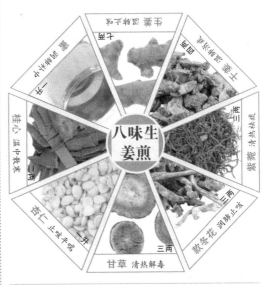

煎药方法		
将除蜜以外的诸药研末，放入锅中煎焙成饴膏状即可。		
服药时间	服药次数	服药温度
饭前或饭后	一日四五次	温
主治功效		
本方诸药有温肺、止咳、祛痰、清热的功效，可用于治疗小儿咳嗽痰多之症。		

心半两。

以上四味研末，加蜜调成泥，每天三次各取一粒如枣核大的敷在乳头上，让小儿吸乳时慢慢服下。

◎ 竹沥汤

竹沥五合，白薇、草薢、麻黄、桑寄生、甘草各半两，黄芩三十铢，大黄二两，茵芋三铢，羚羊角、木防己各六铢，白术六铢，一方作白鲜（一方无草薢）。

以上十二味研细，用二升水半煮取一半，再加入竹沥煎取一升药汁，分次服用，每相隔一顿饭的工夫服二合。

◎ 麻黄汤

治疗恶风侵犯了小儿肺，喘气时肩部起伏，呼吸不安宁

麻黄四两，生姜、半夏各二两，桂心五寸，甘草一两，五味子半升。

以上六味研细，用水五升煮取二升药汁，百日内的孩子每次服一合，其余根据孩子的大小斟酌用量，就会痊愈。

◎ 桂枝汤

治疗十天至五十天，突然昼夜不停的顿咳、呕逆、吐乳汁

桂枝半两，紫菀十八铢，麦门冬一两十八铢，甘草二两半。

以上四味研细，用水二升煮取半升药汁，一夜四五次，用棉布沾药汁滴入小孩的口中，同时节制喂奶。

☁ 癖结胀满第七

◎ 地黄丸

治疗小儿面黄肌瘦，胃气不调，不爱吃饭

干地黄、大黄各一两六铢，杏仁、当归、柴胡各半两，茯苓十八铢。

以上六味研末，加蜜调成如麻子大的丸。每日三次，每次五丸。

治疗小儿肚子大且硬，便秘

猪脂和韭根汁一起煎后慢服。

灸两乳下一寸各三壮，治疗小儿有癖。

◎ 藿香汤

治疗毒气使孩子腹胀，下痢，呕吐，逆害喂奶

藿香一两，甘草、青竹茹各半两，生姜三两。

以上四味研细，用水二升煮取药汁八合，每日三次，每次一合。有热的加半两升麻。

治疗十五岁以下孩子饮食减少，热结多痰，

自下方

柴胡、大黄、黄芩各三两，生姜十八铢，杏仁二两，枳实一两八铢，竹叶（切）一升半，知母、升麻、栀子、芍药各二两半。

以上十一味研细，用水六升煮取药汁二升，十到十五岁的孩子分三次服用。

◎ 桂心橘皮汤

治疗小儿气逆，五六天不吃东西

桂心半两，橘皮三两，人参半两，黍米五合，成择薤五两。

以上五味研细，用水七升煎取三升，再下米、薤，米熟即成，慢服。

治疗小儿瘦削、羸弱，不妨喂奶，适合常服的处方

五两甘草研末，加蜜和丸。一岁小儿每天三次，每次服豆大的十丸，服完了继续做。

痈疽瘰疬第八

治疗小儿半身甚至全身发红

甘草、牛膝各等份。

以上二味共五升研细，用水八升煮三沸，去渣后与伏龙肝末一起敷患处。

治疗小儿身体红肿

将米粉熬黑后加唾沫调和敷在患处

治疗小儿被烧后全身长如麻豆大的疮，时痛时痒，有的还流脓

黄芩、芍药、白蔹、黄连、黄柏、甘草、苦参各半两。

以上七味研末，加蜜调匀后，白天两次夜间一次抹患处，也可调汤清洗患处。

◎ 五香连翘汤

治疗小儿风热毒肿且肿得发白，或者间有恶核瘰疬，附在骨上的痈疽，关节不能举动，全身发白丹，白疹奇痒难忍

薰陆香、鸡舌香、青木香、沉香、黄芩、麻黄各六铢，麝香三铢，竹沥三合，大黄二两，海藻、射干、连翘、枳实、升麻各半两。另一方无麻黄。

以上十四味研细，用水四升煮剩一半，再加竹沥煮取一升二合。百日至二百日的小儿每次三合；二百日至一岁的每次五合。

治疗小儿肚皮突然青黑

用胡粉与酒调和敷在患处，须尽快治疗，否则会死。此外，鸠尾骨下一寸和脐左右上下各半寸这五处各灸三壮。

治疗小儿热毒过盛，气血内搏，外现于皮肤的溺灶丹，一开始从两股至脐间，随后使阴茎头都红肿

切桑根皮一斗，加二斗水煮取一斗来清洗患处。

治疗小儿丹毒

捣慎火草取汁涂患处，疗效佳。

治疗小儿赤游丹毒，如果全身都长，至心腹部时就可能死亡

把白豆研末，加水调和后敷患处，保持湿润。

治疗小儿菜疮（也叫烂疮），初起像火疮流汁水

捣熟桃仁，加面脂调匀敷疮，兼治全身红肿。

◎ 苦参汤

治疗小儿全身长疮不愈

苦参八两，竹叶二升，王不留行、艾叶、独活、地榆、黄连各三两。

以上七味研细，用水三斗煮取一斗药汁后洗疮，洗完后再抹黄连散。

治疗小儿不长头发

把鲫鱼烧灰，加酱汁调匀后抹患处。

治疗小儿黄水疮

烧艾灰抹在疮上。

治疗小儿疥疮

把胡粉和臭酥调匀后抹患处。

◎ 泽兰汤

治疗长入肚中就会致人死亡的丹及瘾疹

泽兰、藁本、附子、莽草、茵芋、川芎、细辛各十二铢。

以上七味研细，用水三升煮取一升半后分四次服。服用后再用其余疗疮法。

◎ 苦参洗汤

治疗小儿头生疮

苦参、黄柏、大黄、川芎、甘草、黄芩、黄连各一两，蒺藜子三合。

以上八味研细，用水六升煮取三升，每天几次用沾药汁的湿布盖在疮上。

小儿杂病第九

治疗小儿鼻塞、流浊涕

附子、蜀椒、细辛各六铢，杏仁半两。

以上四味研细，用醋五合浸一夜，第二天用猪脂五合煎至附子变黄，膏成后去渣冷却，每天两次，抹在棉花上塞入鼻中，并按摩鼻外。

治疗小儿呕吐

牛乳、生姜汁各五合。

以上二味煎取药汁五合，分两次服。

治疗小儿脐红肿

猪颊车髓十八铢，杏仁半两。

先把杏仁研成脂状，调和髓后抹在脐中肿处。

治疗小儿重舌

研赤小豆为末，加醋抹在舌上。也可灸行间，即足大趾歧中穴，病人几岁就灸几壮。

治疗小儿脐中生疮

把桑汁抹在母乳上，给孩子喂奶。

治疗小儿脐风引起恶疮，多年不愈

将干蛴螬虫研末放在脐处，三四次即愈。

治疗小儿脐不合

烧蜂房研末后抹在脐上。

治疗小儿口中流涎

在孩子口中抹桑白汁。

治疗小儿不能饮乳生鹅口疮

用黍米汁抹患处。

治疗小儿口中生疮，心中发热，鹅口疮、重舌

五升柘根锉，也可用无根弓材，用水五升煮取药汁二升，去渣后再煎取五合，细敷几次即好。

治疗小儿忽然壮热、不能吃奶，得喉颈毒肿

射干、升麻、大黄各一两。

以上三味研细，用水一升五合煮取药汁八合，一岁的孩子分五次服用，大孩子可斟酌加量，另将药渣敷在患处，凉即更换。

◎ 升麻汤

治疗小儿喉咙痛和大人咽喉不利，如果毒气过盛，则难以下咽

升麻、射干、生姜各二两，橘皮一两。

以上四味研细，用水六升煮取药汁二升，去渣后分三次服。

治疗小儿舌生疮

在母亲的乳头抹桑白汁，给孩子喂奶。

治疗舌肿强满

满口含糖醋即可治愈。

治疗小儿不能吮乳，口中生疮

黄连十二铢，大青十八铢。

以上二味研细，用水三升煮取药汁一升二合，白天两次夜间一次，每次一合。

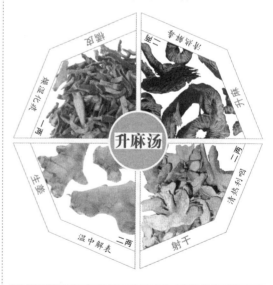

升麻汤

橘皮　清热化痰　一两
大青　清热解毒　二两
升麻　清热利咽　二两
射干　温中解表　二两
生姜　温中解表　二两

煎药方法		
上药研细，加六升水煮至二升药汁即可。		
服药时间	服药次数	服药温度
饭后	一日三次	温
主治功效		
本方以清热解毒功效见长，对小儿咽喉疼痛以及大人咽喉不利均有较好的治疗作用。		

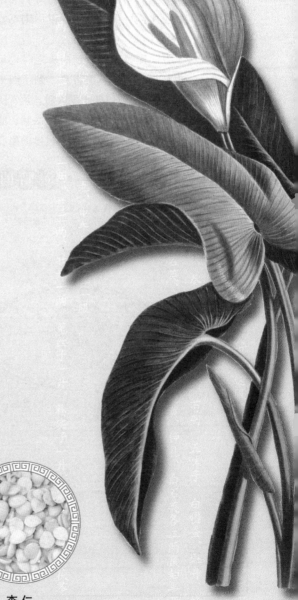

【卷六】

七窍病

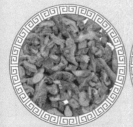

黄芩

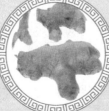

生姜

杏仁

目病第一

　　四五十岁以后，人就会感觉到眼睛逐渐昏花，而六十以后，甚至渐渐失明。治疗方法：若眼睛昏暗是因为肝中有风热，应灸肝俞，再服用几十剂除风汤丸散即可。眼中无病，只补肝即可；而如果有病，则要敷石胆散药等。另未满五十岁的，可服泻肝汤；五十岁以后则不宜再服。

　　如果按照方法谨慎养护，到白头之时也不会患眼病，但如果年轻时不慎将息，到了四十岁，眼睛就开始发昏。所以四十岁以后，须常闭目养神，没有要紧的事，不宜总是睁大眼睛，此乃护眼极要。要想治愈因下棋、读书过度而患肝劳的，需三年闭目不读书、下棋。若只是泻肝或其他治法则无效。患风疹的人，眼必然多昏，攻克风疹后他的眼昏就会痊愈。养性的人要注意，眼睛失明的原因有很多，但主要有以下十六种：长期从事抄写工作、雕刻精细的艺术品等手工工作、生吃五种辛味的食物、夜晚读细小的字、月下看书、吃喝时热气冲触眼睛、性交过度、久居烟火之地、过多流泪、极目远望、长久地注视日月、吃烫的面食、酗酒、夜晚注视星星或灯火、无休止的赌棋、刺头流血过多。驰骋打猎而被风霜所侵、日夜不休的迎风追捕野兽等是失明的间接因素，不要图一时之快而导致产生痼疾！

眼睛的经区划分

　　许多疾病的发生都会在眼睛上表现出来，这是因为眼睛与脏腑和经脉有着密切的联系，通过观察眼睛的变化了解自身健康，对身体保健很有帮助，图中所示为眼睛的经区划分。

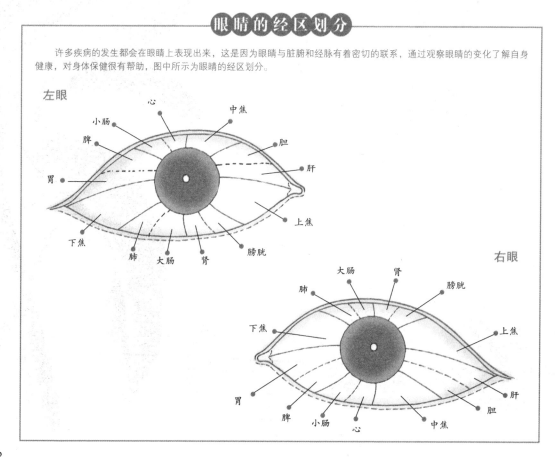

足阳明胃经、足太阳膀胱经、手少阳三焦经脉引起的眼病：

黄帝问道："我曾经登上高台，在中间的阶梯后望，再匍匐前行，则因眩晕而惑乱不清。我觉得奇怪，就闭一会儿眼，再睁开来看，并安定心神、平息躁气以求镇静，但仍感到头晕目眩。于是披发久跪放松精神，但当我又向下看时，仍旧眩晕不止。但忽然这种现象却自动消失了，原因是什么呢？"

岐伯答说："人体五脏六腑的精气向上输注于眼睛，使眼睛能视物。脏腑的精气输注于眼窝；肌肉之精注于上下眼睑；心之精气输注于血络；骨中之精输注于瞳仁；气之精输注于眼白；筋之精输注于黑睛；囊括了骨、血、筋、气等的精气，眼睛与脉络合成为目系，向上连属于脑，向后出于颈部中间。所以如人体虚弱，又遇颈部中邪，邪气就会随目系入脑，导致头晕，进而出现眼目眩晕的症状。当人过于疲劳时，便会意志紊乱，魂魄飞散。由于睛斜不正、精气分散，就会出现视线模糊、视一为二的视歧。五脏六腑的精华汇聚之处和营、卫、魂、魄经常潜伏的地方是眼，而其视物的功能也来自于神气的生养。心主血藏神，因此目能视物，主要还受心的支配。人的赤脉和白睛是阳脏精气所生，黑眼和瞳仁则是阴脏精气所生，阴阳精相互传合，眼才能清晰视物。人在突然见到异常的情景而精神散乱时，阴阳精气不能传合，就会魂魄不安，发生眩惑了。"

黄帝说："我有些怀疑你所说的。每次我去东苑都会发生眩惑，离开后就恢复正常。难道我只有在东苑才会劳神吗？"

岐伯说："非也。心神也有所喜恶，当遇到异常情景，喜恶突然相互交感使精神散乱，而导致视觉失常发生眩惑。离开后精神意识转移了，于是就恢复正常。这种情况，较重的称为惑，较轻的叫作迷。"

向下的、在内接近鼻梁，为内眼角；向上的、眼角向外裂口于面部的，为外眼角。

眼睛呈黄色的，病因在脾脏；呈白色的，肺脏是病因；呈黑色的，病因在肾脏；呈红色的，病因在心脏；呈青色的，病因在肝脏；呈说不出的黄色的，病因在胸中。

眼睛中发痛的赤脉进行诊断，手少阳三焦经引起的，是从外往内的；足太阳膀胱经引起的眼病，是从上往下的；足阳明胃经引起的，是从下往上的。

足太阳膀胱经通过颈项入于脑，属于目系。目、头痛时可灸其经，位于颈项中两筋之间，入脑后分行。阴、阳跷脉，阴阳之气上行并相会，然后阴气出而阳气入，相会于外眼角。如果阴气竭绝，会入眠；阳气旺盛，就会睁大眼睛。

胆逆热气上行移热于脑，导致鼻梁内感觉辛辣、恶浊的鼻涕下流不止的鼻渊，日久病变而鼻塞、目暗不明。

悬颅：足阳明胃经经由鼻两边入于面部，属口对，入目系。有损视力的可灸其经，补其不足，损其有余。若用反补泻之法则会更严重。

治疗稻麦芒等入目中

取生蛴螬，用新布盖在眼上，拿蛴螬在布上摩，芒即粘着布而出。

人眼全息图

太极八卦可以对应人体，也可以对应人的眼睛。眼睛的不同部位按照阴阳八卦关系与身体的其他部位对应。身体其他部位发生疾病会在眼睛处有所表现，例如，根据八卦图，眼睛下部对应肾，对应水，属阴，人的腹部是阴气所聚，所以腹部有水气，眼睛下方就会出现浮肿。

治疗砂石草木入目不出

用鸡肝来灌眼。

治疗眼睛被外物所触伤而致青黑色

将羊肉或猪肝煮热，不要太热，熨敷太阳穴或眼睑。

治疗眼睛疼痛而无法入睡

傍晚时把新青布炙热，熨太阳穴或眼睑；将蒸熟的大豆装入布袋，保持温热枕着入睡。

◎ 十子散（又名瓜子散）

补肝，治疗眼迷蒙不明

冬瓜子、枸杞子、牡荆子、芜菁子、决明子、菟丝子、地肤子、蒺藜子、青葙子、茺蔚子、柏子仁各二合，牡桂二两，菴仁一合，另一本说：一两半，蔓荆根二两，车前子一两；另一本说：二两，细辛半两。

以上十六味药治择捣筛后做成散剂，每日两次，饭后每次以酒送服，效果佳。

◎ 大枣煎

治疗目中息肉急痛，目热眼角红，生赤脉侵睛，眼闭不开，像眼睛受芥子刺激而引起的一种不适感觉

去皮核大枣七枚，淡竹叶，切、五合，黄连二两，碎，以药棉裹住。

以上三味，先用水二升熬竹叶取汁液一升，澄清后得八合再加黄连、枣肉熬取四合，去渣澄净后细细地敷在眼角。

治疗目中息肉

石盐、驴脂研末。

以上二味合匀，白天三次夜晚一次，注入两眼角中，即可痊愈。

◎ 补肝丸

治疗眼暗，每次受寒即流泪，由于肝痹（由于筋痹不愈而又邪气内驻于肝）。主症为喝水多，小便频，腹大如怀孕，睡觉多惊，循肝经自上而下牵引小腹作痛

二具兔肝，五味子十八铢，甘草半两，茯苓、干地黄、细辛、菴仁、柏子仁、枸杞子各

一两六铢，车前子二合，川芎、防风、薯蓣各一两，菟丝子一合。

以上十四味研末，调成如梧桐子大的蜜丸，每天两次，每次用酒送服二十丸，可加到四十丸。

◎ 泻肝汤

治疗眼息肉生（眼中胬肉从眼角横贯白睛，攀侵黑睛），红迷蒙看不见物的病证

芍药、柴胡、大黄各四两，枳实、升麻、栀子仁、竹叶各二两，泽泻、黄芩、决明子、杏仁各三两。

以上十一味研细，加水九升熬取汤药二升七合，分三次服。体壮热重者，须加大黄一两；年老瘦弱者，去大黄而加五两栀子仁。

◎ 补肝散

治疗失明迷蒙

一具青羊肝，除去上膜切薄片，纳于擦拭干净的新瓦瓶子中，炭火上炙烤至汁尽极干后研末；蓼子一合，炒香；决明子半升。

以上三味治择捣筛后做成散药，每日两次，饭后用粥送服方寸匕，可加至三匕，不要超过两剂。

治疗人马白膜漫睛（白色翳膜漫侵黑睛）

截断鸡翅，吮其当白睛及近黑睛处，膜自聚后用钩针钩挽割去，即可见物，使用药棉在眼着血处断开，三天痊愈。

治疗热病后，眼赤痛有翳

将青布盖眼上，用冷水渍布，更换几次。

治疗目突然痒痛

把削圆滑的干姜放入眼角，若有汁就取出拭掉，再纳入至味尽时换另一片。

治疗外受风邪，热邪侵入五脏，上冲眼内，使目痛不明

地肤子、青葙子、蒺藜子、菟丝子、茺蔚子、瓜子仁、蓝子、菴仁（《千金翼方》作车前子）各二合，决明子五合，细辛一两六铢，大黄二两，柏子仁一合半，桂心一两十八铢，黄连一两半，萤火六铢。

以上十五味研末，制成如梧桐子般大的蜜

丸，每日三次，每次饭后服三十丸。（《千金翼方》没有柏子仁）

治疗热病后生翳

豉十四枚，烧后研末，装入管中吹入眼中。

治疗目痛及泪流不止

削附子如蚕屎般大，放入目中即睡觉，效果佳。

治疗目突然肿

每日四五次用醋浆水作盐汤来洗眼。

治疗眼暗赤冷泪

波斯盐、葵仁。

以上两味各等份，治择捣筛后做成散药，用驴生脂调和，每晚用一粟米大的药末抹四只眼角，在密室中静养一月即痊愈。失明者连续敷三十日。忌五辛。

治疗目不明，泪出方

用乌鸡胆汁在临睡时敷眼。

治疗雀盲（又名雀目、夜盲）

决明子一升、地肤子五两。

以上二味研末，用米汤和成药丸，每日两次，饭后服二十至三十丸，直到病愈。

◎ 二十八首灸法

眼睛疼痛、发红

由内眼角开始，灸阴跷穴。

眼睛疼痛不能远视

灸往上入发际一寸正对瞳子处的当阳穴，病人几岁就灸几壮。

风翳，患右眼

灸五壮左右手中指本节头骨上，小麦大的炷。

眼睛昏花，远视模糊

由目窗穴主治。

眼睛赤痛、不明

由天柱穴主治。

风痒红痛

仰卧着灸二壮人中近鼻柱。

眼睛突然生翳

灸三壮大指节横纹，灸右手大指节横纹治左眼生翳，灸左手大指节横纹则治右眼生翳。

眼睛疼不能视物

上星穴主治，灸谚语穴、天牖穴和风池穴。

患青盲病（慢性、病程很长的眼病）远视模糊看不见事物，眼中生翳，白睛盖住了瞳仁

由巨髎穴主治。

眼睛生青盲病，看不清楚远处

由承光穴主治。

眼睛浑浊，远视模糊，昏眩流泪，瞳子痒，黄昏和夜里看不见物体，眼皮跳牵动口角，导致嘴歪不能说话

由承泣穴主治。

目眩（风邪乘虚随眼入脑，使脑转而目急，瞳子转动而眩晕）看不见物，偏头痛引外眼角急

由颔厌穴主治。

眼睛昏暗

灸二百壮大椎以下数节第十椎棘突下正当脊中，可增多，更灵验。

眼睛昏眩，远视模糊，迎风流泪，头痛憎寒，眼角痒痛，内眼角红痛，有白翳

由精明穴主治。

眼睛疼痛，昏暗不明且斜视

由四白穴主治。

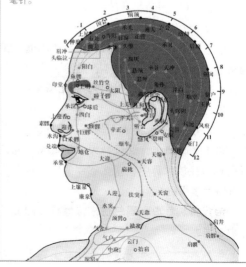

头部穴位图

头穴共有25个，头针就是用针刺这些穴位来达到治疗疾病的效果。主治脑源性疾病，如中风偏瘫、肢体麻木、失语、癫痫、脑瘫、小儿弱智、震颤麻痹等。也可治疗头痛、脱发、精神病、失眠、各种疼痛性疾病等常见病和多发病。针刺头部的针一般选用28～30号长1.5～3寸的毫针。

眼睛发黄或发红

由颧髎穴主治。

患睊目症，眼泪缓缓漏出

由水沟穴主治。

眼睛流泪疼痛，眼球像要脱出一样

由前谷穴主治。

白睛盖住了黑眼珠，看物体模糊

由解溪穴主治。

眼睛疼且视物不明

由龈交穴主治。

眼痛

由下廉穴主治。

眼睛患眼病，不明且少气

灸五里穴，灸右穴治左眼病，灸左穴治右眼病。

眼睛昏暗、身体出汗

由承浆穴主治。

眼睛患青盲病，恶风寒

由上关穴主治。

患青盲病

由商阳穴主治。

患眼病，眼睛看物体模糊

由偏历穴主治。

眼中白翳

由前谷穴主治。

患肝劳病（眼睛疲劳，多因劳瞻竭视）邪气进眼而眼红

两边当容穴，各灸一百壮。当容穴在三阳经、三阴经的交汇处，即外眼角向后与耳朵之前，与耳门相对，用两手按它有上下横脉。

☁ 鼻病第二

治疗鼻流血不止

栀子、干地黄、甘草各等份。

以上三味治择捣筛后做成散药，每天三次用酒送服方寸匕。鼻子如果有风热，用葱汁调成如梧子般大的丸药，服用五丸；如果鼻疼，则加一合豉。也可喝三升捣楮叶汁。另可灸四壮风府一穴或涌泉二穴各一百壮，至血止即可。

治疗鼻塞（冷风伤了肺气，鼻气不通，鼻腔堵塞的病证，又名鼻窒），脑冷（冷风入侵脑部），项背、后头枕部冷疼，且出清涕

附子、细辛、桂心、甘草（或写作甘遂）、川芎各一两，辛夷、通草各半两。

以上七味研末，调成如大麻子般大蜜丸，拿药棉包住放到鼻中，塞住不要漏气。拿白狗胆汁调和效果更好。

治疗由脏气虚、膈气伤或惊悸导致衄血、吐血、溺血

生竹皮一升，桂心、川芎、甘草、当归各一两，芍药二两，黄芩二两。

以上七味研细，用水一斗来熬竹皮，减三升后再加余药，熬取汤药二升，分三次服用。

治疗鼽鼻（鼻塞流清涕，有息肉而呼吸困难）

瓜蒂十四枚，矾石六铢，附子十一铢，藜芦六铢。

以上四味药分开捣筛后再合和，每天两次，用小竹管吹入鼻孔中，量像小豆般多即可，然后用药棉塞住，以愈为度。《古今录验》载有莘苈半两。

治疗鼻齆（冷风伤肺，邪气在鼻聚合，使鼻气不宣，津液堵塞，发音重浊，不辨香臭）

附子、通草、细辛。

以上三味各取等份研末，加蜜调和后用药棉包一点，放到鼻中。

治疗衄血

如鸡蛋大伏龙肝二枚，桂心三两，干姜、

白芷、吴茱萸、芍药、甘草各三两，生地黄六两，川芎一两，细辛六铢。

以上十味研细，用酒七升、水三升熬取汤药三升，分三次服。

治疗鼻痛

常用油或酥涂鼻内外。

治疗食物突然从鼻缩入脑中，痛又取不出，使人不安心

拿像指头大的羊脂或牛脂，放到鼻中吸取，一会儿食物随脂消融而出。

鼻涕不止

灸七壮鼻柱相平的位置与鼻两孔。

治疗鼻中息肉

把猬皮炙烤成末，用药棉包住塞鼻孔三天。

鼻中息肉

灸三百壮上星穴（正对鼻入发际一寸处）。再各灸夹对上星两旁相距三寸处一百壮。

治疗劳热导致大便夹血、口鼻出血，气急血上攻胸心

地骨皮五两，芍药、黄芩、生竹茹各三两，生地黄八两，蒲黄一升。

以上六味研细，用水八升熬取汤药二升七合，分三次温服。

治疗鼻中生疮

捣杏仁用乳汁来敷。

治疗疳虫咬鼻生疮

烧铜筷子头，用醋淬几遍，然后蘸醋敷。

病人面色白、鼻头微白的是失血。鼻头微赤且与时季相违，则是死证。流行病导致的鼻出血，不要阻断它，除非流血一二升以上者，可把龙骨末吹入鼻孔断之。九窍出血者，也用此法止血。

治疗鼻衄

用地黄汁五合熬取汤药四合，忌肉、忌酒，需空腹服用。可暂服粳米汤。

口病第三

治疗口疮的神药是角蒿、蔷薇根。口疮或牙齿有病，应禁酸、醋、腻、油、酒、酱、面、咸、干枣，而且病愈后仍应长期慎食，否则复发后更难治愈。

◎ 百和香

沉水香五两，鸡骨香二两，丁子香二两，兜娄婆香二两，薰陆香二两，甲香二两，白檀香二两，熟捷香二两，炭末二两，青桂皮一两，零陵香一两，甘松香一两，藿香一两，白渐香一两，青木香一两，苏合香半两，安息香半两，崔头香半两，麝香半两，燕香半两。

以上二十味研末，酒洒使其柔软，两夜后酒气挥发用白蜜调和，放到瓷器中，用蜡纸密封至冬月取用，效果佳。

治疗因打呵欠等导致下颌脱位，开张不合，方法是用手指牵住病人的下颌，慢慢往里推至恢复原位。为避免误咬伤手指，推后应迅速取出手指。一方用水和消蜡来敷。另一天灸十四壮背第五椎棘突下，满三天未愈的，再灸二百壮胸前喉下甲骨中的气冲穴（又名气堂穴）；也可灸足内踝上三寸宛曲中或三寸五分处的三阴交穴一百壮，重复三次即可。

治疗口噤突然不开

把附子捣成末，放进管中后强制性地吹入病人口中。

治疗口热生疮

十八铢黄连，三十铢升麻（《古今录验》用黄柏）。

以上二味研末，用药棉包住含在口中吸汁，或者吐掉。

治疗燕吻疮（口角干裂生白色疮，开口即燥

痛，且遇风开裂流清血，因热邪从外侵入脾胃并留滞引起）

把白杨枯枝在铁上烧取汁液，趁热敷在疮上即可。

◎ 升麻煎

治疗膀胱灼热，咽喉肿痛口舌生疮

升麻、蔷薇根白皮、玄参、射干各四两，蜜七合，黄柏、大青各三两。

以上六味研细，用水七升熬取一升五合，去渣后加蜜再熬两沸，细细含咽。

治疗口中疮烂，疼痛不下饭

一寸甘草、二十枚杏仁、六铢黄连。

以上三味研末后合和，白天三次夜间一次，用药布包杏仁般一点含在口中。

治疗唇口生疮，胃中客热

天花粉十八铢，甘草、大黄、茯苓、蔷薇根、黄芩各三十铢，桂心半两，杏仁、枳实、黄连各二两。

以上十二味研末，每日一次饭前用浆水送服。

当脸上或口中的息肉变大时，挑破并去除脓血，即可痊愈。

治疗口疮长期不愈，而传入胸中生疮三年以上

夏季用茎和叶、冬季用根，熬取蔷薇根浓汁，白天三次晚间一次，慢慢口含咽下。

又一方烧角蒿灰敷口疮，一两夜即痊愈。有汁的话不能咽下要吐出。

◎ 五香丸

治疗口臭、身臭，止烦散气而留香

青木香一两，藿香一两，丁香一两，零陵香一两，豆蔻一两，白芷一两，桂心一两，香附子二两，当归半两，甘松香半两，槟榔二枚。

以上十一味研末，加蜜调成如大豆般的药丸，白天三次夜间一次，含一丸咽汁。五天后口香，十天后体香，甚至二十八天后洗手的水落地也香。下气去臭，忌五辛。

◎ 甘草丸

治疗口中热干

枣膏二两半，乌梅肉二两半，生姜二两半，半夏二两半，甘草二两半，人参二两半。

以上六味研末，制成弹子大的蜜丸，每日三次含而咽汁。

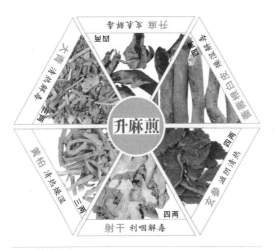

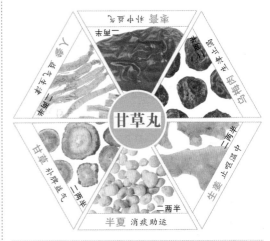

煎药方法

将诸药研细加七升水，煮至一升五合后去药渣，加蜂蜜熬两沸。

服药时间	服药次数	服药温度
饭后	一日两次	温

主治功效

本方清热解毒功效甚强，对咽喉疼痛、小便短赤之症有妙效。

煎药方法

将上述药物研成末，制成弹子大的蜜丸。

服药时间	服药次数	服药温度
饭后	一日三次	温

主治功效

本方能生津止渴、滋补益气、清热散结，对口中热干之症具有缓解功效。

舌病第四

治疗因心脏有病而导致舌头上发黑，并且有筷子头般大的几个孔，出血如涌泉

戎盐五两，黄芩（或写作葵子五两），黄柏五两，大黄五两，人参二两，桂心二两，甘草二两。

以上七味研末，加蜜调成如梧桐子大药丸，一天三次，每次用汤水送服十丸。也可用烧铁来烙。

治疗舌上血如涌泉方

烧铁篦灼烫血孔，效果佳。

◎ 升麻煎泄热方

治疗因心火旺，而使受制于心的舌裂破、生疮或红唇外翻

蜀升麻三两，射干三两，生芦根五两，蔷薇根五两，白皮五两，柏叶（切碎）一升，赤蜜八合，生玄参汁三合，大青二两，苦竹叶（切碎）五合，地黄汁五合。

以上十味研细，加四升水熬取汤药一升，去渣后先后加玄参汁和地黄汁各熬沸两次，最后加蜜熬取汤药一升七合，用药棉蘸取药汁，用舌头细细地含咽。

治疗因心脾有热或血虚引起的舌肿、胀满口腔、舌头僵直

满口含醋、糖，待疏通心脾之热后即可消除。

治疗舌根僵硬，不能灵活说话

桂心、矾石。

以上二味各等份研末，放在舌下后即可病愈。

治疗因心火上冲、痰随火上注而使舌突然浮肿，胀满口中且溢出（就像猪胞被吹胀），呼吸不畅，易导致死亡

急速用手指或铍针刮破舌头两边，使痰汁流出，再敷上疮膏即可痊愈。也可刺舌下两边大脉（不是中央脉）使其出血。如果已出数升血却不愈，就烧红铁篦熨几遍以止血，避免血不止而死人。

治疗舌头肿得像猪胞

用醋调和饭锅下的墨灰，重复的厚敷在舌头上下，肿一会儿就能消；如先划破舌头使之出血再敷，效果更好。凡是这种病证，人们都不知道它，有的人治疗方法错误，则更加严重，很快就会死人。治疗此病要先看病人的舌底，如果有像蝼蛄、卧蚕子的喽虫形状，而且有微白的头也有尾，可烧铁针烙熟那虫子头上，舌肿就会自然消退。

唇病第五

治疗紧唇（因唇疮导致唇紧难开）

把白布或旧青布缠成像指头大的灯芯，放在斧刃上烧，等到斧刃出汗时，每天二三次蘸汁抹在口唇上。也可治沉唇（唇部湿疮）。另可男左女右的灸虎口穴，或者灸承浆穴三壮。

治疗沉唇

把干蛴螬烧成末用猪脂调和，临睡时敷用。

治疗口臭唇裂

先把麻捣成泥，抹在两口好瓷瓶上，各厚半寸且能够容一斗以上，晒干即可。

甘松香五两，零陵香四两，藿香三两，苜蓿香一两，艾纳香一两，茅香一两。

以上六味先用水五升、酒一升调成汤药，洗净各种香后分别研细，再用一升水和一升酒各浸泡一夜，第二天早上都放到一斗五升乌麻油里，然后微火熬沸三次，去渣后装到之前备好的一口瓷瓶里，不要装满留下少许空隙。最后再拿以下药物：

上色沉香三斤，丁香一两，麝香一两，白胶香五两，崔头香三两，苏合香三两，白檀五两，甲香一两。

以上八味加酒、水调成汤药，洗净再分别捣成药末，然后用一升酒、二升蜜来调和，装满之前备好的瓷瓶，并用药棉包住瓶口，用绳索绑住封口，防止香气逸出。先挖地把油瓶埋了，让瓶口和地面平行，然后将香瓶和油瓶口对口放置，用捣成的麻泥厚半寸左右封口，再用厚五寸的糠瓮垫瓶上，不断烧糠三天三夜，总共十二石糠烧完后，停三天冷却取出。另外炼八斤蜡，熬沸几次；加十二两紫草，再熬沸几十次；可取出一茎

紫草，如果在指甲上研试颜色已变白，那就取出药。用药棉过滤后和前面熬的药混合，再加入六两朱砂粉，搅拌均匀，趁着还没凝固时倒入用纸裹住的竹筒中，用麻缠好至凝固即可随意取用。一共可以得到五十挺（挺：量词）。

◎ 润脾膏

治疗由脾热导致的口唇焦干

生地黄汁一升，蕤蕤四两，生麦门冬四两，生天门冬切一升，甘草二两，川芎二两，白术二两，细辛二两，升麻三两，黄芪三两，猪膏三升。

以上十一味研细，各用苦酒泡一夜，再用药棉包住，临熬时加猪膏和生地黄汁，熬至水蒸尽为止，去渣后取药膏细细地含咽。

治疗几年不愈的唇边生疮

用十斤八月蓝叶绞出的汁来洗唇，三天内即愈。

治疗口唇黑肿痛痒难忍

用竹弓弹至出恶血即愈。

齿病第六

常因多种慢性疾患或月蚀症引起的牙龈宣露又名牙宣、齿挺，指牙龈先肿，接着牙龈肉萎缩，进而牙根宣露、齿间出血或流脓，表现为牙龈肿痛、腐烂、口腔黏膜溃疡。想治愈，只要忌油，晚上用角蒿灰敷满龈间，两三晚之内即可，但不能吃干枣、桂心和油，否则会复发。凡是牙龈宣露的人，牙齿一般不能吃蔬菜水果。要想使牙齿牢密，每天早晨将一捻盐放到口中用温开水含化，同时不间断揩齿和叩齿百遍，五天之内必愈，效果神奇。无论大人还是小孩，在日蚀月蚀时都应谨慎，切忌饮食，否则必然常患牙病。

治疗牙痈塞，口噤不开方

黄连十八铢，一枚较大的附子，矾石一两。

以上三味研末，放到管中，强制打开病人的

口细细地吹入喉间。

治疗牙齿间出血方

用苦竹叶浓熬汁，等温度适宜时加少量盐含在口中，冷了吐掉就行。

风齿疼痛

灸三壮高骨之前外踝之上的交脉处。

治疗龋齿和虫牙方

高良姜十二铢，川芎十二铢，白附子六铢，细辛六铢，知母六铢。

以上五味研末，一天两次，用药棉包一点放到牙齿上，有汁即吐出。此方还能治口臭。

治疗牙齿有洞，厌食脸肿方

十叶莽草，七枚长四寸的猪椒附根皮。

以上二味研细，用浆水二升熬取汤药一升，

每天二三遍满口含，倦了吐掉即可。

治疗牙根肿方

一把松叶（切），一合盐。

以上二味用酒三升熬取汤药一升，含口中即消肿。

治疗虫牙

取三合莨菪子（葱子、韭子也可），先烧红七文青钱，然后放到肚大口小的瓶子内，把一撮莨菪子安放在青钱上使其有炮制裂开，淋半合左右的水，然后立刻用口含住瓶口，让气来熏牙齿，口中津液多时就吐出。等冷了之后再重复，直到三合药尽。这样不仅可以治愈虫牙，连风齿（因头面有风，风趁着阳明胃脉虚流入牙齿，微疼而根浮）、龋齿和各种牙病都能治。

◎ 含漱汤

治疗牙痛方

独活三两，当归三两，细辛二两，荜茇二两，黄芩二两，川芎二两，丁香一两。

以上七味研细，用水五升熬取汤药二升半，去渣后漱口，一段时间后吐掉再含。《古今录验》同，有二两甘草。

治疗口齿疼痛难忍、头面风症

蜀椒二合，雀李根二两，独活二两，莽草十叶，川芎一两，细辛一两，防风一两。

以上七味研细，用酒二升半熬三五沸，去渣后含在口中，不要咽汁，冷后就吐掉。张文仲方

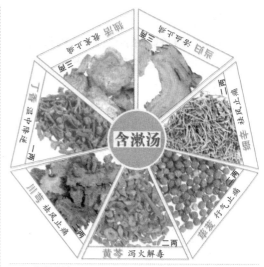

含漱汤

煎药方法

将上述药物放锅中，加五升水熬至二升半药汁即可，漱口用。

服药时间	服药次数	服药温度
饭后	一日三次	温

主治功效

本方的清火止痛功效较强，尤宜内火旺盛所致的牙痛患者漱口用。

有二两白术。

治疗牙龈间不断出血和津液

用口含住用生竹茹二两和醋熬的药汁即可止血。

治疗阳明胃火上炎而导致疳虫蚀牙根，牙龈肿痛甚至流脓、穿破唇颊的病症

把地龙放在石头上，放一撮盐使其化为水，用面展取至凝厚，放到病齿上，然后再把去皮的皂荚抹在病齿上，虫就会出来了。

🌀 喉病第七

患猝喉痹（中风失语）不能言语的，服小续命汤（方见第八卷中），加一两杏仁。

治疗突然受风邪的面部和咽喉肿

用鸡蛋黄调和杏仁末，捣后抹在患处，若流肿汁，就熬伏龙肝和醋来敷。干后即换，重复七八遍。

治疗突然咽喉痛

每日三次取悬木枸烧的末，每次用水送服方寸匕。

治疗咽喉痛痒

吐不出，咽不下，像患了虫毒。口含生姜五十天即愈。

◎ 乌翣膏

治疗喉咙肿（脾胃热的外在表现）气不畅通

生乌翣十两，通草二两，生地黄切、五合，升麻三两，艾叶六铢，羚羊角二两，蔷薇根切、一升，芍药二两，猪脂二斤。

以上九味研细，用药棉包好放到苦酒一升中浸泡一夜，再放入猪脂后在微火上熬，等苦酒熬尽去渣成膏，把大杏仁大的一块膏，放到喉中细细吞下即可。

治疗因外感风热、风寒；内伤阴阳，气滞肝郁，气血虚损等原因所致的喉痹（咽喉肿痛、声音嘶哑、吞咽困难的病证），慢慢咽下荆沥即可。

治疗喉痹和毒气

桔梗二两，加水三升熬取汤药一升，一次服完。

治疗喉肿痛，风毒冲心胸方

豉一升半，栀子七枚，羚羊角一两半，芍药三两，杏仁二两，甘草二两，犀角二两，射干二两，升麻四两。

以上九味研细，用水九升熬除豉外的八药，取汤药三升，去渣再加入豉熬一沸，分三次服。

◎ 母姜酒

治疗咽门

胆腑寒，咽门破而声音嘶哑；肝脏热，咽门就含闭而气塞。

母姜汁二升，川芎一两六铢，桂心一两，秦椒一两，酥一升，油一升，牛髓一升，防风一两

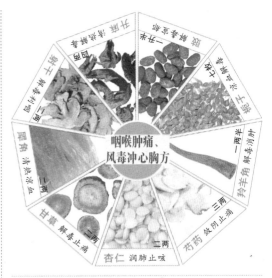

咽喉肿痛、
风毒冲心胸方

一七枚 栀子 泻火除烦

一两半 羚羊角 解毒消肿

三两 芍药 敛阴止痛

二两 杏仁 润肺止咳

二两 甘草 解毒止痛

一两 犀角 清热凉血

一两半 射干 清热解毒

四两 升麻 发表透疹

一升半 豉 解表除烦

煎药方法

将除豉外的药物放入水中熬煮，取药汤三升，后去渣加豉熬一沸。

服药时间	服药次数	服药温度
饭后	一日三次	温

主治功效

本方清热解毒的功效较强，对于咽喉肿痛、风毒过盛之症有治疗作用。

半，独活一两六铢。

以上九味研末，放到姜汁中熬，等到姜汁淹没所有药时，再加入髓、酥、油等调和，用微火熬沸三次即止。白天三次夜间一次，把二合膏放入温好的一升清酒中，细细地吞下。

治疗咽喉疼痛，逆气不能吃喝

把一升酒淋入一升炒黑的麻子中取汁，每次空腹服一升，渐至二升，避风盖被子捂汗。此方兼治产妇、男子中风，与紫汤相等药力。

耳疾第八

治疗聤耳

捣熟桃仁，用旧绯绢包好放到耳中，一天换三次至愈。

治疗耳聋，干耵聍（又称耳屎、耳垢，是耳

内津液结成。若被风热侵袭，也能硬结成核堵塞耳朵，导致耳聋）出不来

把捣好的自死的白颈蚯蚓放到葱叶中，以面封住两端蒸熟，化水后把汁滴满耳中，几遍即

容易挑出了；好转后再用头发包盐塞耳。《肘后方》用此方治疗蚰蜒入耳。

治疗百虫入耳

用半升醋调和一撮蜀椒末，灌到耳中，走二十步的时间虫子即出。

治疗蚰蜒入耳

用葛袋装捣碎的炒胡麻，耳朵倾侧枕在袋上，蚰蜒即出。

治疗耳鸣，阴阳微弱，腰脊苦痛，肾虚寒

白蜜、生天门冬汁各三升，生地黄汁二升，羊肾一具，炙，黄芪四两，当归三两，麦曲一斤，甘草、干姜、地骨皮各八两，桂心、杜仲各四两，白术一斤，五味子三两。

以上十四味研末，放到盆里用前三种药物的汁调和，将盆在微火上加热研磨至干燥。每天两次，每次用酒送服方寸匕。

治疗由肾寒引起的一二十年也不愈的耳鸣耳聋流汁

天门冬酒，服百天即愈（处方见第十四卷）。

治疗猝耳聋（突然发生之耳聋，又称风聋、突发性聋，多属实证。由于忧思郁怒，血郁气血壅塞，导致窍闭不通；或因外邪壅滞经络、气机升降不利；或因外伤等导致）

杏仁十铢，菖蒲六铢，细辛六铢，曲末十铢。

以上四味药捣做成丸药，可加少许猪脂，用药棉包住枣核大一丸放到耳中，药一天换一次；稍好转后，二天换一次药，晚上拿掉凌晨再塞上。

治疗耳聋

磁石、石盐、菖蒲、桃仁、通草、杏仁各三分，附子二分，黄陆香、松脂各十分，蜡八分，蓖麻仁五合，巴豆一分。

以上十二味，先捣细草石药，单独研各种药仁成脂状，然后加入蜡、松脂，合捣几千杵调成如枣核大的丸药。一天四五次，用药棉包住塞到耳中，在耳中转捻后又塞入，三四天即可换药。

治疗耳聋有脓的散药方

伏龙肝、乌贼骨、龙骨、釜底墨各半两，禹余粮六铢，附子一两。

以上六味研末，取如皂荚子般大的颗粒，用药棉包好放到耳中，一天换一次至愈为止。若因为有虫不愈的，即加一豆多的麝香。

治疗耳聋耳鸣

防风、细辛、当归、川芎、附子、白芷各六铢。

以上六味研末，加鲤鱼脑八两合熬沸三次，膏成后去渣，凌晨把枣核那么多的药灌到耳孔中，用药棉塞住。

◎ 赤膏方

治疗耳聋、齿痛

巴豆十枚，川芎、大黄、白术、细辛、桂心各一两，丹参五两，蜀椒一升，干姜二两，大附子两枚。

以上十味研细，用苦酒二升浸泡一夜，加三斤煎猪肪在火上熬沸三次，去渣后服用或摩涂，齿冷痛的把药放到牙齿间；耳聋的用药棉包住放到耳中；其余疼痛的症候可涂抹；咽喉痛，吞下枣核般的丸；腹中有病，则用酒调和送服两丸如枣核般的丸。

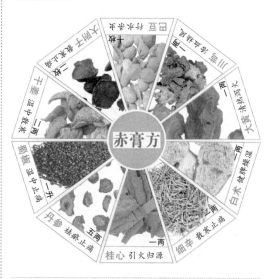

煎药方法		
将上药用苦酒浸泡一夜，后用三斤猪脂肪熬沸三次去渣涂抹即可。		
服药时间	服药次数	服药温度
饭后	酌情而定	温
主治功效		
本方能止痛消肿，对于牙痛、耳痛之症均有疗效，如腹痛还可内服。		

面病第九

治疗面部严重粉刺

冬瓜子、冬葵子、茯苓、柏子仁。

各取以上四味等份研末，每日三次，每次饭后用酒送服方寸匕。

治疗面部有热毒恶疮

黄柏炙、胡粉炒、黄连各等份。

以上三味研末，敷在热毒恶疮上至愈为止。若疮干，就用面脂调和，每天三次。

◎ 五香散

治疗面黑气、黑痣、粉刺、雀斑、黑晕赤气，让面色光泽白皙滋润

猪胰二具、暴晒干，黄芪、杜若、葳蕤、商陆、白茯苓、大豆黄卷各二两，蜀水花、藁本、皂荚、杜衡、防风、旋覆花、白芷、当归、土瓜根、辛夷仁、冬瓜仁、香附子、白僵蚕、丁子香、白附子、杏仁、梅肉、酸浆、木兰、川芎、白胶、水萍、天门冬、白术各三两，毕豆四两。

捣筛以上三十二味后制成散药，用来洗面部，面色十四天后转白，一年后效果明显。

◎ 栀子丸

治疗酒糟鼻、粉刺

栀子仁、豉各三升，大黄六两，木兰皮半两，川芎、甘草各四两。

以上六味研末，加蜜调成如梧桐子大的丸药，每天三次，每次服十丸，渐加至十五丸。

治疗雀斑、粉滓、面黑气

白石脂六铢，白蔹十二铢。

捣筛以上二味后用鸡蛋清来调和，晚上睡觉时把药涂在脸上，早晨用井花水洗掉。

消除瘢痕

各取半夏、禹余粮等份研末，用鸡蛋黄调和，每天两次，先用新布擦红瘢痕，将药涂上后

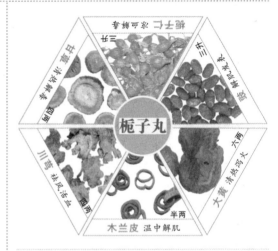

栀子丸

栀子仁 清热泻火 三升 · 豉 发表解肌 三升 · 大黄 清热泻火 六两 · 木兰皮 温中解肌 半两 · 川芎 祛风活血 四两 · 甘草 清热解毒

煎药方法

将上述药物研成末，用蜜调成梧桐子大的丸剂。

服药时间	服药次数	服药温度
饭后	一日三次	常温

主治功效

本方能清热泻火、发表解肌，主治皮肤病，如酒糟鼻、粉刺痤疮等。

避风，十天即会痊愈，能治好十年的瘢痕。

治疗全身及面部印纹

用针刺破所文的字，用醋调红土敷上，干后更换新，至消除尽黑文为止。

◎ 白膏

治疗面部有疖、痈、查、疱、恶疮

野葛一尺五寸，附子十五枚，蜀椒一升。

以上三味研细，用醋浸泡一夜，加猪膏一斤熬至附子变黄时，去渣涂在面部的疖、痈、查、疱、恶疮上，每天三次。

敷鼻疱

豉、葳蕤子、栀子仁各一升，木兰皮半斤。

以上四味研末，用醋浆水调和成泥，晚上涂在鼻疱上，在日出前用温热水洗掉。此方也治瘢痕。

【卷七】

风毒脚气

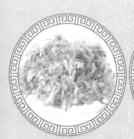

竹茹

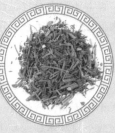

薄荷

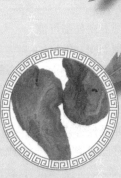

大黄

论风毒状第一

虽然古代很少有人得脚气，但各种医书验方却有很多论述的。自从晋朝永嘉南渡（晋永嘉以后，因战乱晋室南迁，直到司马睿在建康（今南京）重建政权，史称永嘉南渡）以来，患此病的豪门贵族开始多起来。岭南僧人支法存和江东仰道人都擅长治疗脚气病，晋朝士族望门大都被他们治愈。南北朝刘宋萧年间，佛门弟子深师拜道人为师，收录了包括支法存等在内的旧医方三十卷，其中治疗脚气的药方一百多。拓跋魏朝和宇文周朝时期，都没有脚气，所以南北朝名医姚僧垣不注意收集相关药方，徐之才也未加留意。尤其是三国时期，风俗各异，季节气候也不同，黄河以北函谷关以西的地区都不知道脚气病。自唐朝南北统一以来，朝廷委派将士，镇守南疆，由于他们水土不服，结果全患上了脚气病。近来中国（古时的黄河流域一带）的士大夫未去过江南，却也有患脚气病的，原因就在于天下风气混同融合。脚气病往往先从脚上起，然后就有了小腿肿，也就是深师所说的脚弱。深师记述了八十多条的脚气病药方，条条都是支法存用过的由范祖耀、永平山、敷施连、黄素等配伍的精要。但辑录虽好，却容易混淆，找不到重点。现在我只从中选取那些实践过且非常有效的，其余的就不再赘述了。

论何以得之于脚

有人问人体被风毒中伤，身上到处都可能发病，但为何脚气病偏表现在脚上呢？答曰：人有五脏，心脏和肺脏的经络起于十个手指，肝肾脾三脏的经络起于十个脚趾。从地上发起的风毒和地上的寒暑风湿都发作蒸气，而常踩在大地之上的脚，必然首当其冲受侵害。轻微的时候不易被觉察，等到觉察时已成痼滞。长期不愈，会遍及四肢腹背以及头颈。

论得已便令人不易觉察

由风毒引起的脚气病，就是黄帝所说的缓风湿痹，开初起病时非常轻微不易被觉察，常由他病引发或忽然生大闷，突然感觉脚屈弱不能走动后才会察觉到，而不认识脚气病的庸医，都把它当作杂病来治，容易导致病人毙命。

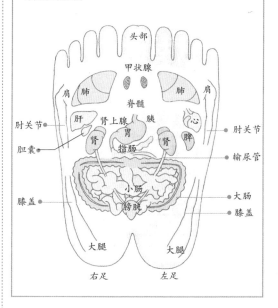

脚底保健

脚底不同部位与脏腑有一定的对应关系（如图所示），了解这些对应关系并经常按摩脚底，对脏腑的保健有很好的效果。

头部
甲状腺
肩　肺　脊髓　肺　肩
心
肘关节　肝　肾上腺　胰　脾　肘关节
胆囊　肾　胃　肾　输尿管
　　　指肠　　大肠
膝盖　小肠　膝盖
膀胱
大腿　　　大腿
右足　　　左足

论风毒相貌

脚上还没有异样，而头颈胳膊已有不适或心腹五脏已遭到困扰。风毒侵入后，脚气病的症状：厌食，看见饮食就吐，或精神昏愦，或身体冷疼烦躁，或觉得转筋，或脚胫虚肿，或大小腿顽痹，或经常缓纵不遂，或腹痛下痢，或大小便不利，或怕光、胸中惊悸，或百节挛急，或小腹麻木，或妄生喜迷，说话错乱，或头疼壮热，也称为风毒脚气的症候。脚气的症候应当细细审察，否则一旦生成疾病，就难治了。另外妇女生产后，春夏取凉，应当深加小心，不要中脚气风毒。如果产后有热闷掣动抽搐，惊悸心烦，呕吐气上，脐下冷痛，闷满不快，兼有小便淋涩等症状，都是脚气。疼痛的是湿痹，麻木无力的则是缓风。

论得病的原因

任何时间，都不能在湿冷的地方久立、久坐，不能酒醉出汗，也不能脱衣服当风受凉，否则都会得脚气病。夏季如果长时间坐在潮湿之处，湿热之气会蒸入经络，病发时必定生热，四肢酸痛烦闷；冬季如果在湿冷之处久立、久坐，冷湿地气会侵入经络，病发时会四体酷冷转筋；当风受凉得了脚气，就会皮肉顽痹掣动，并渐转向头部。天气暴热时，一定不能立即降温，否则会生病。世上有些专心求学的人，专注手中的事情，在潮湿的地方久坐久立，冷风侵入经络，不知不觉中就生疾病了。所以风毒入侵人体，要么先侵入手脚十指（趾），或先中脚背，或先中脚心，或先中膝下小腿的内外侧。为避免得这种病，稍感异常时，就应在感觉处灸二三十壮，疾病即可痊愈。黄帝说：酒醉行房，当风取凉，都会得脚气病。

论冷热不同

为什么生病有冷有热？回答是，脚有三阳经三阴经，寒邪侵入三阳经生冷病，暑邪侵入三阴经生热病。冷病用热药来治，热病用冷药来疗，对症下药缓解病情。

论因脚气引发其他病

得了脚气病，也要防止钟乳石的动发，需要用压石药来治疗。因脚气续生诸病，需要对症下药。或用猪苓、茯苓来治小便不利；用五柔麻仁丸等来治疗大便坚涩；用各种治水药来治遍体肿满生成水肿病，以此类推。

论治疗缓急

稍微感觉病情有异，即需尽早治疗，不要拖延使邪气上攻入腹，导致肿胀、胸胁逆满、喘息耸肩，病急的甚至毙命，病慢的用不了几天也会死去。气喘不停，屡屡自汗，心下急，脉象短促

而数，忽冷忽热，呕吐不止的，都会丧命。

论虚实可服药不可服药

患脚气的人不能大补，也不能大泻，不要害怕内虚，因为没有人是因为虚弱而死的，反之如果施以大补，反而会因气实而毙命的。

论看病问疾人

一个人生了病，很多亲朋旧友都会前来看望，他们或者为了关心，或为故意表现，说一些不着边际的话，有的说是风，有的说是水肿，有的说是蛊，有的说是虚，有的说是实，有的说是痰饮。种种说法扰乱了病人的心，容易犹豫不决，错过了治病时机，酿成灾难。所以生病的人，最需要好的名医和明事理的人，来认清病的深浅、探究药方书籍、博览古今。所以我在这里一一讲出来，好让病人读了，用以自防。只要症状相同，不要听信他人乱说，贻误时机，应依照药方尽早治疗。我曾经撰写了门冬煎方，治脚气病很有效果：天门冬切三斗半，捣烂取汁。獐骨一具，捣碎，加一石水煮取清汁五斗　生地黄切，三斗半，捣烂取汁。酥三升，炼。枸杞根切，三斗，加二石水煮取汁一斗三升。白蜜三升，炼。以上六味，先在铜器中分别把地黄汁、天门冬汁煎至一半，再合熬至二斗，然后加入余药熬至一斗。最后放入铜器中重新熬煎成梧桐子大小丸，每天两次，每次空腹用酒送服二十丸，渐加到五十丸，忌生、油、冷、鱼、蒜、猪、鸡、醋、面等。

论脉候法

虽然诊断脚气病的途径有很多种，但三部之脉，一定不要违背四时，否则就不可医治，其他的与《脉经》中相同，在这里就不再赘述。病人本来就黑瘦的皮肉硬实，耐风邪湿气也容易治疗；肥大肉厚肤色赤白的皮肉松软，不耐风邪也难治愈。

论脚肿不肿

曾有人久患脚气而不知，后来因其他疾病发动得以治愈。再后来又重新脚软，我告诉他这是脚气病。病人就问：我从来没有患过脚肿，为什么要称为脚气呢？进而不肯服汤药，其余医生都认为是石药发作，狐疑十天后，病人就死去了。

所以说脚气不一定脚肿，也有不肿的。小腹顽痹不仁的，脚多不会肿；小腹顽痹后不超过三五天，会使人呕吐的，叫作脚气入心，病人的肾水克心火，那生命也危在旦夕。

论需不需要谨慎

患脚气病的，千万要慎房事，忌大怒，慎吃蒜、藙菜、菘菜、蔓菁、羊肉、牛肉、鱼肉、面、酥油、瓠子、酒、乳糜、猪鸡鹅鸭肉，忌吃生果子以及酸性食物，药方中用了鲤鱼头，也应一并禁用。只能吃些粟米、粳米、高粱米、韭薤、酱、豉、葱、椒、姜、橘皮等，最好吃些生牛奶和生栗子。

论善能治者几日可治愈

简单来说患脚气病枉死的有三种：一是觉察较晚，二是骄横恣傲，三是狐疑不决。所以虽有良马但遇不上伯乐，虽有尼父（孔子的尊称）人们却不知道去拜他为师，那些枉死的人也是如此。生了病，正确认识病情，接受医生建议，依法治疗，不用十天就可永绝病根。否则纵然给他治疗，恐怕也不能痊愈。良药忠言易得，但不能一定使人信服。不只是脚气，其他的疾病也是这样。

论灸法

脚气开始时腿脚发软，觉察有病就一定要尽早治疗，同时喝竹沥汤，灸完后可服八风散，必会痊愈。但如果只服药散而不灸，或只灸而不服药散，也许能够治好，但恐怕一二年后会复发。脚气病轻的不会立即恶化，但如果不合理治疗，时间长了就和杀人一样了，一定要注意。

艾灸疗法

艾灸是用艾绒做成大小不同的艾炷，或用纸卷成艾条，在穴位上疼痛上方烧灼熏蒸的一种治疗方法，一般适用于慢性和虚寒的病证。下面是几种常用的灸法。

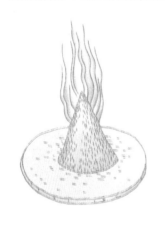

隔姜灸
用大片生姜，上放艾炷烧灼，一般可灸3~5壮。除隔姜灸外，还有隔蒜片灸、隔盐灸、隔附子饼灸等。

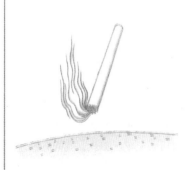

艾条灸
用艾绒卷成直径1.5~2厘米的艾条，一端点燃后熏灸患处，但不碰到皮肤。一般可灸10~15分钟。

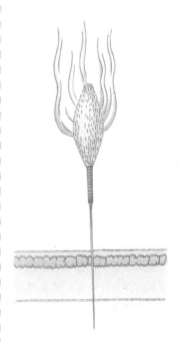

温针灸
在针刺之后，用针尾裹上艾绒点燃加温，可烧1~5次。

论服汤药种类

风毒之气侵入体内，内外证候相似，但脉象却有三种：浮大且缓的脉象，服两剂续命汤即可痊愈；但如果风邪过大，就喝越婢汤，加四两白术；第二，浮大紧转数的脉象，服竹沥汤；但如果因为内虚而脉象微弱，要服风引汤；大虚而气力缺乏的，可偶尔根据病的冷热服一些补药，如果还未痊愈，再服竹沥汤即可；第三，浮大而紧数或沉细而数的脉象，这是三种脉象中的恶脉，应当用心留意调治。脉象沉细的病在内，浮大的病在外，不过它们的治疗相同。如果身形尚可而手脚还没有极度虚弱，几天便会气逆身亡，想活命就应立刻服竹沥汤，一定要前后相连一天一剂来保持药势。这种竹沥汤服用前应煮到极热，防止服多了，药停留在胸心而酿成人患。竹沥汤服下要能够泻下才有效果。如果三剂后，胀满不堪，病情和脉热没有好转，就需要服大鳖甲汤或丸药来辅助下，下后再服竹沥汤，至脉势缓和、气息平和即可停服，不过最好再服三十二物八风散。

脚气病起初时，就要一日两次的抹野葛膏，直到腿脚无力和麻痹都消失。服了竹沥汤以后，即使脉势缓和，气力转强，也最好等体力充足后再稍事步行，而病重的至少愈后半年才能扶人行走。另外病愈后不要乱用治疗方法，只需勤服八风散来巩固效果，避免再滋生其他恶疾，以致前功尽弃。对于鄙陋之徒，不要用野葛膏施治；说竹沥汤有伤腰脚的人，也不能给他治疗。因为他们没有接受药性的生机灵性。

竹沥汤有三种，可根据病情轻重，依次服用。想要接近刚死的人或看望患病的人，为避免风毒相互传染，不管是病人还是强健的人都应该抽空服小金牙散，并在鼻孔耳门处涂一点，然后把一方寸比小金牙散装到绛囊中，男左女右地戴在手臂上。

金牙散有毒，所以开始时宜少量服用。金牙散方在第十二卷中。（金牙五分，蜈蚣一枚六寸，犀角三分，干姜三分，细辛三分，葳蕤三分，蜀椒二分，由跋二分，天雄二分，朱砂二分，雄黄二分，草薢二分，黄芩二分，麝香二分，乌头二分，桂心二分，莽草二分，牛黄一分，黄连四分。以上十九味治后下筛，和牛黄、麝香一块捣三千下。白天三次晚上两次，每次用温酒送服五分）病人只能喝赤小豆汤，冬天服续命汤（续命汤在第八卷中）、侧子金牙酒。

刚得病时和流行毒病的风毒很像，脉象浮缓，表现为皆不识人、发斑、目赤、发黄、脚膝下部溃烂，严重的甚至几天就毙命，此时就应立刻服一剂续命汤，同时服麻黄汤、葛根汤来助下，如果没有减缓，再服两三剂续命汤则必愈。一定要让药势连接不断，否则会夺人性命。

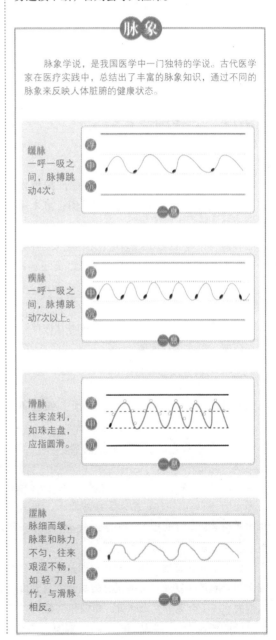

脉象

脉象学说，是我国医学中一门独特的学说。古代医学家在医疗实践中，总结出了丰富的脉象知识，通过不同的脉象来反映人体脏腑的健康状态。

缓脉
一呼一吸之间，脉搏跳动4次。

浮　中　沉

一息

疾脉
一呼一吸之间，脉搏跳动7次以上。

浮　中　沉

一息

滑脉
往来流利，如珠走盘，应指圆滑。

浮　中　沉

一息

涩脉
脉细而缓，脉率和脉力不匀，往来艰涩不畅，如轻刀刮竹，与滑脉相反。

浮　中　沉

一息

汤液第二

◎ 第一竹沥汤

治疗两脚转筋或麻木软弱，腹部肿胀，皮肉麻木，手按不陷，心烦厌食，或怕冷

竹沥五升，茯苓二两，防风、升麻各一两半、桂心、黄芩、干姜、甘草、秦艽、防己、细辛、葛根、麻黄各一两，杏仁五十枚，附子二枚。

以上十五味研细，加七升水连同竹沥煮取三升药汁，分三次服，要出汗。《千金翼方》中有白术一两，无杏仁、茯苓。

◎ 第二大竹沥汤

治疗突然外感风邪，侵袭五脏，神思恍惚，恼怒无常，口噤失语，四肢松懈，麻木挛急，手足不遂

竹沥一斗四升，乌头一枚，茯苓、生姜各三两，独活、白术、葛根、芍药、防风、茵芋、黄芩、川芎、甘草、细辛各二两，人参、石膏、麻黄、桂心、防己各一两。

以上十九味研细，用竹沥煮取四升药汁，分六次服，可先发汗即服。

◎ 第三竹沥汤

治疗风毒入侵五脏，短气心烦，四肢不举，手足烦疼，皮肉麻木，口噤失语

竹沥一斗九升，生姜八两，葛根五两，附子二枚，秦艽、防风、茯苓各三两，升麻（《千金翼方》作通草）、黄芩（《千金翼方》作人参）、当归（《千金翼方》作芍药）、川芎（《千金翼方》作防己）、甘草、细辛、桂心、白术、麻黄各二两，蜀椒一两。

以上十八味研细，用竹沥煮取四升药汁，分五次服。刚得病就须一天两次涂野葛膏，直到麻木消失。《千金翼方》无麻黄、蜀椒和生姜。

治疗恶风毒气，失语冲心，四肢麻痹，双脚

软弱无力。一旦染病，就应当立刻服药，一共需服四方：

◎ 第一服麻黄汤

麻黄一两，茯苓三两，杏仁三十枚，大枣二十枚，升麻、黄芩、桂心、麦门冬、防风、白术、川芎、芍药、当归、甘草各二两。

以上十四味研细，加二升清酒、九升水煮取二升半药汁，白天三次晚上一次分四次服。再让病人蒙头稍微发汗，避免见风，扑上爽身粉。

◎ 第二服独活汤

独活四两，生姜五两，甘草、芍药、葛根、桂心、麻黄各二两，干地黄三两。

以上八味研细，加二升清酒、八升水煎取二升半药汁，白天三次晚上一次分四次服。

脚气病忌吃戴菜瓠子，否则终生不愈。

◎ 第三服兼补厚朴汤

治疗各种气逆呕吐，风邪咳嗽

厚朴二两，半夏七两，吴茱萸二升，生姜一斤，川芎、人参、干地黄、当归、芍药、桂心各二两，黄芪、甘草各三两。

以上十二味研细，先加二斗水煮一个猪蹄，取一斗二升汤汁，去掉浮油后加三升清酒，与药合煮取三升药汁，每隔步行二十里路的时间服一次，分四次服。

◎ 第四服风引独活汤兼补方

独活四两，升麻一两半，茯苓、甘草各三两，大豆二升，防风、黄芪、干姜、芍药、当归、附子、人参、桂心各二两。

以上十三味研细，加三升清酒、九升水煮取三升半药汁，每隔约步行二十里的时间服一次，

分四次服。

◎ 防风汤

治疗长期脚气病形成积块，呕逆宿癖，毒气上冲心胸。一旦有积气疝气的病相就应立刻服用

防风一两，芍药一两，当归一两，麻黄一两，川芎一两，甘草一两，人参一两，茯苓一两，半夏一两，杏仁一两半，大枣二十枚，薤白十四枚，乌梅五枚，吴茱萸五合，赤小豆一升，橘皮一两，贝子五枚，桂心二两，生姜二两，鳖甲二两，犀角半两，羚羊角半两。

以上二十二味研细，加一斗水煮取三升药汁，一天内分三次服尽。另一方中用三两半夏，随时服用。一方中加一斗二升水，且其中有食糜。

◎ 甘草汤

治身肿脚弱，反胃吐逆，胸中气结不安而寒热，小便困难，下痢不止。另可服女曲散通利小便，消肿后，服大散并摩膏，效果佳。（女曲散：女曲一升，干姜一两，细辛一两，椒目一两，附子一两，桂心一两。此六味捣碎后筛，每天三次，每次用酒送服一方寸匕，无效加至二至三匕）

甘草、人参各一两，生姜八两，小麦八合，大枣二十枚，半夏一升，吴茱萸二升，桂心三两，蜀椒三两。

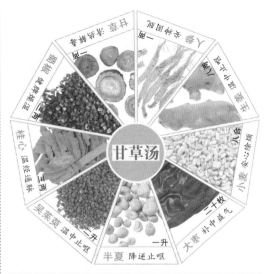

甘草汤

煎药方法		
先煎小麦，后用一斗小麦汁煮其他药物，煮取三升药汁即可。		
服药时间	服药次数	服药温度
饭前或饭后	一日六次	温
主治功效		
本方能清热解毒、温中止呕、安神除烦，对身肿脚弱、胸中烦闷有妙效。		

以上九味研细，加一斗三升水煮小麦，取一斗汤汁，去掉小麦后加入余药煮取三升药汁，分六次服。

若寒热在一日内多次发作，可服恒山甘草汤

恒山三两，甘草一两半。

以上二味研细，加四升水煮取一升半药汁，间隔如步行五里久分三次服。

诸散第三

一般情况下，春季和秋季最好服用药散。

◎ 八风散

可治疗受风致虚，见不得日月光照，脸上呈青黑土色，脚气痹弱，可补肾治肝

菊花三两，苁蓉二两，石斛、天雄各一两半，人参、附子、甘草各一两六铢，钟乳、薯蓣、续断、泽泻、黄芪、麦门冬、远志、细辛、龙胆、秦艽、干地黄、石苇、菟丝子、牛膝、菖蒲、杜仲、茯苓、柏子仁、蛇床子、防风、白术、干姜、草薢、山茱萸各一两，五味子、乌头各半两。

将以上三十三味药过筛，用酒送服一方寸匕，一日服三次，如果效果不够明显，可加至二匕。

◎ 秦艽散

治疗久治不愈风毒，中风，四肢麻痹，浑身疼痛，瘫痪，不能屈伸，忽冷忽热，或口眼歪斜

秦艽、附子、干姜、桔梗各一两，人参、天雄、白术、当归、天门冬、蜀椒各三十铢，乌头、细辛各十八铢，甘草、麻黄、白芷、山茱萸、防风、五味子、前胡各半两。

将以上十九味药过筛，用酒送服一方寸匕，一日三次，若是老人要减量。

◎ 茱萸散

主治冷风致瘫痪脚跛，半身不遂

吴茱萸、干姜、牡桂、天雄、狗脊、附子、干漆、薯蓣、秦艽、防风、白蔹各半两。

将以上十一味捣碎后过筛，饭前服一方寸，一日三次，三日便有感觉，一月病会痊愈。

酒酿第四

一般来说，制作药酒都要把药切薄后装入绢袋，放到酒中并密封，以药味充足为准，秋冬七八天，春夏四五天，去渣后饮用。同时饮完后捣碎药渣，每天三次，每次用酒送服一方。服用药酒基本原则就是冬季宜服，到立春宜停。

◎ 黄芪酒

治疗风虚脚痛，痿弱气闷难收摄，同时能补益身体

黄芪、白术、牛膝、苁蓉、干姜、乌头、独活、甘草、秦艽、附子、川芎、蜀椒、细辛各三两，菖蒲、当归、葛根各二两半，山茱萸、柏子仁、天雄、桂心、钟乳、石斛、防风、石南各一两，大黄一两半。

以上二十五味研细，无须煎煮，浸泡在三斗清酒中，每天三次，每次饭前服一合，可加至五合至有感觉。此酒最能攻痹，下痢加三两女萎，大虚加三两苁蓉，健忘加菖蒲三两。（胡治方中有三两泽泻，二两茯苓，一两半夏，一两瓜蒌，一两人参，一两茵芋，一两芍药，没有秦艽、甘草、葛根、当归、牛膝、苁蓉、菖蒲、川芎、钟乳和大黄，共二十二味，叫大黄芪酒）

◎ 小黄芪酒

治疗由风虚、五脏受邪导致的风虚痰癖，四肢偏枯软弱；或全身流肿疼痹，饮食恶寒，胸中痰满，心下寒疝；或入夜多梦，小腹缩痛，心下有伏饮，胁下挛急有积饮，悲愁恍惚健忘；或久坐腰痛，起身时头重眼眩，耳聋；以及妇女产后杂病，风虚积冷等

黄芪、防风、独活、牛膝、细辛、川芎、甘草、附子、蜀椒、桂心、白术各三两，干姜、秦艽、山茱萸、大黄、葛根、乌头各二两（《集验》用薯蓣三两），当归二两半。

以上十八味研细，虚弱老人应稍加熬炼，年少体壮的不用，盛入绢袋，用二斗清酒浸泡，秋冬季七天，春夏季五天，每天三次，每次饭前服一合，没有感觉的可服四五合，攻痹效果佳，且不会让人吐闷。心下多水，加二两茯苓、二两人参和三两薯蓣；下痢，加三两女萎；大虚，加二两苁蓉；小热，应冷服；多忘，加二两菖蒲、二两石斛和二两紫石。服完后，可再加二斗酒泡制，也可曝干并捣碎药渣，一次用酒送服一方寸匕，可稍稍增加至有感觉。此酒治疗各种风冷，确有神效，增加力量，耐冷补虚。

脚气治疗方

取三斗好豉蒸熟一石米后取下并晒干，反复三次，然后用五斗酒浸泡七日，去渣后饮酒至醉，酒喝完了，可以再加二斗半浸泡，饮法如前。

◎ 侧子酒

治疗风湿麻痹，脚弱难行

侧子、杜仲、石斛、山茱萸、牛膝、丹参、蒴藋根各四两，五加皮五两，防风、独活、当归、白术、秦艽、干姜、蜀椒、川芎、细辛、桂心、茵芋各三两，薏苡仁二升。

以上二十味研细装入绢袋，用四斗清酒浸泡六宿，初服三合，以有感觉为度，可稍加量。

◎ 石斛酒

治气满风虚，脚疼痹挛，脚弱难行

石斛、五加皮、丹参各五两，薏苡仁一升，山茱萸、杜仲、牛膝、侧子、秦艽各四两，桂心、白前、蜀椒、川芎、橘皮、黄芪、茵芋、干姜、羌活、当归各三两，防风二两、钟乳八两，捣碎后盛入绢袋，系在大药袋内。

以上二十一味研细，在四斗清酒中浸泡三天，初服三合，每天两次，可稍加量至有感觉为佳。

◎ 茵芋酒

治大风之病，症状为头晕眼花或气绝仆地，半天才醒；口眼歪斜口紧闭，半身不遂，拘急痹痛；骨节肿痛，骨中酸疼；手不能上举，足不能伸屈，行走不定；皮中像有虫咬般痒疹，挠则生疮，甚至于狂走

茵芋、天雄、秦艽、防己、乌头、蜀椒、女菱、附子、石南、防风、卷柏、桂心、细辛、独活各一两，踯躅二两。

以上十五味研细，虚弱的老人须稍加炼制，青壮的人不用，用二斗清酒浸泡，夏天三日，冬天七日，春秋五天。每天两次，少量为佳，初服一合，可加至二合，以微痹为度。《胡洽方》中只十二味，没有独活、蜀椒和卷柏。

◎ 乌麻酒

取五升乌麻微炒并捣碎，在一斗酒中浸泡一夜，适量饮服，完后再制，效果佳。

◎ 秦艽酒

治四肢中风，髀脚疼弱，手臂不收，或有拘急挛缩，痿软瘫痪，肢体酸痛且麻木顽痹

秦艽、五加皮、附子、天门冬、牛膝、桂心各三两，独活五两，巴戟天、细辛、杜仲、石南各二两，薏苡仁一两。

以上十二味研细放入二斗酒中，浸泡至酒有药味，白天三次晚上一次，可服三合，渐加到五六合。

🌀 膏第五

依照惯例制作药膏，要选择破除日，同时要避免戴孝之人、产妇、下贱人和鸡、狗、兽、禽看到。病在内的用温酒送服药膏像枣核大小，病在外的先炙后按摩。

◎ 卫侯青膏

治疗百病：背项强直，偏枯拘挛，吐逆霍乱，伤寒咽痛，久风头眩，鼻塞流涕；男子七伤，腹满胪胀，羸瘦难食，各种妇女产后杂病；或心腹久寒，积聚疼痛，咳逆上气，时冷时热，鼠漏瘰疬，骨节疼肿；恶疮疮疥，痈肿阴蚀，黄疸发背（发背指脊背的头疽），马鞍牛领疮肿。

当归、瓜蒌根、蜀椒、干地黄、甘草各六两，桂心、附子、川芎、细辛各四两，厚朴、干姜、人参、乌头、莽草、续断、戎盐、黄连、寄生各三两，桔梗、天雄、黄芩、藜芦、皂荚各一

两半，杏仁一两，石南一两，巴豆二十枚，猪脂三斗，生竹茹六升，苦酒一斗六升，黄野葛二分，半夏七合。

以上三十一味研细，在苦酒中浸泡一夜，然后用猪脂在微火上煎三沸制成膏。每天三次，病在外的涂抹药膏，而病在内的用酒送服，一颗如半棵枣子大小。

◎ 神明白膏

治疗中风恶气和头面诸病：眼角溃烂，风目青盲，鼻塞耳聋，龋齿牙根痛，以及痔疮痈疮癣疥等病

白术、白芷、吴茱萸、前胡、蜀椒、川芎各一升，当归、细辛、桂心各二两，附子三十枚。

以上十味研细，放到铜器中用淳苦味淹浸一夜，再取十斤猪膏，用炭火煎三沸至白芷变黄即可。若病在腹内，每天三次，每次用温酒送服弹丸大一颗；病在皮肤，每天三次先炙再用手摩患处；将黍米大小的药丸放到两眼角中，然后让眼睛迎风可治眼疼；敷药膏可治各种龈齿、疮痔、耳鼻百病。《肘后》没有桂心只九味。

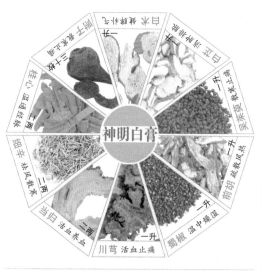

神明白膏

煎药方法		
将上药用苦酒泡一夜，用1斤猪膏煮至白芷变黄即可。		
服药时间	服药次数	服药温度
饭后	一日三次	常温
主治功效		
本方能散寒止痛、祛风燥湿，主治头面疾病，如眼病、耳疾、齿痛等。		

◎ 神明青膏

治疗鼻子干燥，灌鼻并摩服

蜀椒五合，当归、半夏各十二铢，干地黄十一铢，细辛、蔵蓰各十铢，白术、川芎、大黄、泽泻各七铢，干姜六铢，乌头、续断、茯草、人参各五铢，皂荚、雄黄、桂心、黄连、黄芩、石南、藜芦各三铢，附子二铢，桔梗二铢，杏子大戎盐一枚。

以上二十五味研细，放到一斗苦酒中浸泡，再取一斤羊髓，在东南三隅灶用苇薪烧煮诸药，药沸即取下放在三堆新好土上，反复三次后去渣药即成。每天三次，病在外只需火炙后抹药膏，病在内的则用温酒送服像枣核大小，以有感觉为度，可稍稍加量。

◎ 太傅白膏

又称太一神膏治疗百病：伤寒喉咽疼痛，头项强直、腰脊两脚疼痛，有湿肿风痹难以屈伸和行走，像中风头眩；鼻塞息肉生疮，身体隐疹风搔，鼠瘘瘰疬，恶疮诸疽，马鞍牛领肿疮；久寒结坚于心，腹痛胸痹，饮食咳逆上气、冷热不定，烦满难眠，产后妇女杂病，各种口鼻耳目疾病。

川芎三十铢，巴豆三十铢，白术六两（一方中用当归三两），附子三两，甘草二两，细辛一两半，狸骨一两半，白芷半两，杏仁五合，升麻（切）一升，蜀椒一升。

以上十二味研细，放到苦酒中淹泡一夜，用微火煎四斤猪脂，用绳悬系一枚削好的附子在膏中，颜色变黄时去渣，药膏即成。

鼠瘘瘰疬，痈肿恶疮，先炙再用手抹上；颈项腰脊强直，偏枯麻木、各种风邪肿疾、伤寒、心腹积聚，每天擦患处一次；用如大豆大小药膏灌耳治耳聋；中风、面目歪斜，用药膏抹患处；眼睛模糊痛炙，并有白翳遮蔽瞳仁，在白翳上敷药膏如米粒大小，用手掩住即愈，然后用水清洗即可恢复视力，避免当风，三十日后才能走动；取大豆大小药膏摩在鼻腔上治鼻中痛；时常用铁浆洗，并抹此药膏，可治疗因早晚外出、避霜雾而导致的眉睫脱落；龋齿痛，用绵裹如大豆般药膏，放在痛齿上即愈。

诸风

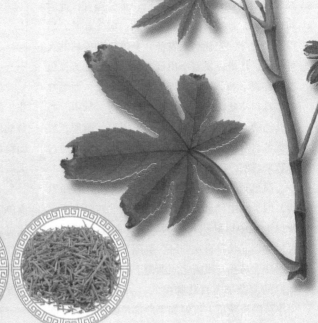

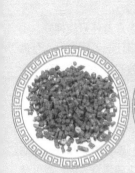

防风

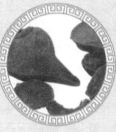

附子

麻黄

论杂风状第一

岐伯说基本有四种中风：一是偏枯，即半身不遂；二是风痱，即四肢软瘫，但神志较清晰或稍乱，病轻的能说话，病重的则不能；三是风癔，即突然昏迷不认人，同时舌头强直，喉中有窒塞感，严重的有噫噫声等；四是风痹。中了风邪的病大多急且易突然发生，刚患病时症状较轻微，易被人忽略，但此时应立刻服续命汤，再依次灸治腧穴。百病之中以风邪最为厉害，而岐伯所说的这四种情况，又是重中之重。

偏枯（半身不遂）的患者，一侧的肌肉不能运动而且疼痛，神志清楚，语言正常，病在分腠之间的，可在温暖的地方睡觉取汗，消损病邪，补益不足，即可康复（《甲乙经》言：温卧取汗则多取点汗）；得风痱的全身不疼，但四肢不灵活，神志稍微模糊，如果语声微弱但可辨别的可以治疗，反之病重不能言语的，则不可医治；得风癔的，突然不知人事，咽喉中有窒塞感（《巢源》作噫噫有声），不能言语，舌头僵直，此时病在脏腑，且病邪先后入脏、腑，应先补脏，后泻腑来治疗。先让病人发汗，身体转动柔软的人可生存，而身体发直不出汗的，七天即亡（《巢源》言眼下和鼻人中附近发白的可治疗，而黑红各半且口中吐沫的则不可治）；风痹、脉痹、肌痹、筋痹、皮痹、骨痹、湿痹、周痹、胞痹，虽然都各自有证候，但都类似中了风邪，可以通过诊脉来鉴别，比如脉象微涩的是身体不仁。

风邪通常多从五脏的背俞穴进入五脏而致病，因为肺主气息，而且覆盖在其他四脏上面，所以五脏中以肺犯病最为急迫。肺中风邪的病人，典型症状是喜欢仰卧，胸闷气短，头昏目眩且出汗。鼻孔与眼睛之间两侧下行到口的部位，发白的应及早灸百壮肺俞穴，再服续命汤治疗（小孩酌情减量）；但如果此部位颜色发黄了的病人，则会胡言乱语，用手或拾物、指地或妄

动，说明肺受伤已化血，几天即死。如果中了急速的风邪，会胡言乱语，神思恍惚，或疲惫短气，不立即治疗，一昼夜就可能死亡。一经发现此类患者，就应灸肺俞穴、肝俞穴和膈俞穴几十壮，并且尽快服续命汤。如果涎水、唾液流出而不收的，须立刻用针灸和饮用汤药。和肺中了风邪类似，六腑受了风邪，也会胡言乱语，神思恍惚，但如果拖延治疗，一段时间就会死去。

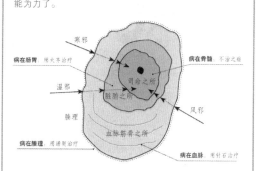

疾病的发展与治疗

痹病的发展都是由体表向体内扩展，发现越早越容易治疗。如果等到疾病发展到骨髓再求医，即使神仙也无能为力了。

肝中了风邪的症状：坐着须有依靠且不能低头，眼圈与额上的颜色微呈青色。嘴唇、脸色青黄的可以医治，及早灸百壮肝俞穴、服续命汤；而脸色青黑或一黄一白的，说明肝已被伤害，几天后即死亡。

心受了风邪的症状：患者身体只能仰卧，不能侧卧或转侧，心中闷乱出汗。若嘴唇呈赤色的还可以治疗，需及时灸心俞穴百壮，服续命汤；而如果嘴唇呈青色、白色、黄色或黑色，说明心已腐坏成水，肌肉抽搐，面目呆滞，神色恐惧，则五六天（一说十天）后即会死去。

肾感受了风邪的症状：患者腰痛并且只能靠着坐。如果胁左右有黄色块如米饼大的，尚可救

治，即尽早灸肾俞穴百壮，服续命汤；而如果脸呈土色、牙齿黄赤、鬓发发直的，不能再治疗了。

脾受了风邪的症状：患者需依靠而坐，同时感觉腹中胀满。全身发黄而又吐出咸汗的，如果及时灸脾俞穴百壮，服续命汤，还可以治疗；但若眼下发青、手足发青的，则无药可救了。

大肠感受了风邪的症状：肠鸣不止，且只能睡在床上。治疗需灸大肠俞穴百壮，服续命汤。

在外的六腑最容易被四季不正的邪气所伤。邪气首先侵犯皮肤，进而传入细小的孙脉（经络诸脉的旁支），等盛满孙脉后再传至络脉，盛满后接着传至大经中而形成病，邪气伤害六腑时的表现为热象，不能按时休息，晚上睡觉不安宁甚至啼哭，脉象坚硬而充盈，重取觉得疼痛。

人体一旦被风邪伤害，表现为麻风、寒中、热中、半身不遂或贼风。虽然同样被风邪所伤，但在春天甲乙日的是肝风，在夏天丙丁日的是心

风，在夏天戊己日的是脾风，在秋季庚辛日的是肺风，在冬季壬癸日的是肾风。各个脏腑的风即风邪侵犯至五藏六腑的腧穴，然后各自进入门户，形成偏风。

长期有风邪同时在房事时再受风邪的成为肠风；行房事流汗时受了风成内风；刚洗完澡时受风，成为首风；风邪沿着风府经脉上行至脑，即形成脑风；进入头部，又成为目风（又称眼寒）；醉酒而又感受风邪的成为酒风；而当其停在外部腠理时，即是泄风。总而言之：风，是百病之首，而且在体内变化多端，一定要辨证施治。

风常常根据人的举动，而改变性质，当处于肌肤中时，内不能泄出，外不能散发。所以同时受了风邪和寒邪的，就会饮食不下；同时受了风邪和热邪的则会肌肉消瘦而发热发寒；感受风邪又遇到阳盛的则不能出汗，而且碰到阴盛还会自行流汗。肥胖的人受了风邪，邪气难以泄出，易形成热中病，主要症状就是眼黄；瘦人受了风邪，邪气能够透过腠理而随汗流出，身体中了寒邪后，眼中常有泪水。受了风邪又遇到体虚的症状：风邪因腠理敞开而外泄，身体感觉像被水淋过，凄冷犹如中了寒邪；受了风邪又遇到体实的症状：风邪因腠理关闭而内伏于体内，使人感觉闷热。

漏风即醉酒后又被风邪侵犯而形成，它的症状为：恶风，不能穿衣，身体一接触衣服就如火烤，多汗少气，口干多渴，一见饮食就大量流汗，全身骨节松懈，不能做事。

胃风是刚吃完饭后被风邪侵犯形成的，它的症状是恶风，膈下阻塞，不下饮食，颈部多汗，形体瘦削而腹满，因形成郁积而壅满，则原先的衣服都不合身了；饮食寒冷就会得洞泄病；刚吃了热食就洗浴的，则会使人腹部变大，而成为水病。内风是刚行完房事再被风邪侵犯而形成，它的症状为：恶风，大量流汗。首风是刚洗浴完后又被风邪侵犯而形成，它的症状为：恶风、多汗、头痛。劳风病是因劳累过度而感受风邪形成的，常病在肺脏之下，主要症状为：咯吐痰涎，眼睛上翻，寒战不休。三五天后仍不精明，七八

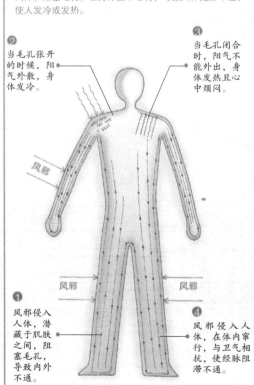

风邪对人体的伤害

风邪对人体的伤害是六淫之中最厉害的，它们侵入人体，阻塞毛孔，在身体上下窜行，导致人体经脉不通，使人发冷或发热。

❷ 当毛孔张开的时候，阳气外散，身体发冷。

❸ 当毛孔闭合时，阳气不能外出，身体发热且心中烦闷。

风邪

❶ 风邪侵入人体，潜藏于肌肤之间，阻塞毛孔，导致内外不通。

❹ 风邪侵入人体，在体内窜行，与卫气相抗，使经脉阻滞不通。

天后有少许青黄脓涕从口鼻中流出的还算好，否则容易伤及肺脏。

如果风邪滞留在肌肤，因体虚发痒会形成风疹瘙痒的疮；风邪随即深入达至腠理，寒邪热邪相互搏结会使肌肉枯萎；邪气滞留在某一侧身体并进入腠理，真气尽失就会发生偏枯；邪气滞留在关节会发生痉挛，邪气滞留在筋中也会这样。邪气侵袭五脏，会梦见五脏大而形体小；邪气停留在六腑，会梦见五脏小而形体大。邪气随目系进入脑，会使目昏眩；邪气中于眼睛，会散视，把一物看成两物。风邪侵入五脏，寒气滞留在其中，若不能发散出来就会发生暗哑、喉咙麻痹而舌动缓慢，不及时服药并用针灸治疗，风邪随着脉络流入五脏，就会使人忽然失音，缓纵噤痉而致死。风邪侵入阳经会使人出现狂乱，侵入阴经会使人发生癫痫。侵入阳经形成的病转入阴经，病人会表现得很安静；侵入阴经形成的病转入阳经，病人则会发怒。

如果刚吃完热食流出大汗而进行洗浴，通达的腠理开泄，风邪会自然泄出，但不久后会感觉肉中如有针在刺，急速步行流汗后，也会出现这种情况。凡是感到肌肉中如有针在刺，都是由于腠理关闭，邪气被闭塞在肌肉中，想泄出来的缘故，适宜服用解肌汤即可安宁。如果眼睛眨动，口唇㖞动偏歪，都是因风邪侵入了经脉，所以必须尽快服用小续命汤、八风散、摩神明白膏、丹参膏，并循经脉进行针灸。

各种痹病都是由于风、寒、湿三种邪气被滞留在分肉之间，邪气逼迫深入，遇寒就使水气聚结，水气一旦聚结就会排挤分肉而致肌肉裂开，而肌肉一旦裂开就会发生疼痛，疼痛一旦发生就会使正气趋向并聚集在患处，正气一旦趋向并聚集在患处就会产生热，一旦发热就会使疼痛缓解，疼痛一旦缓解就会发生厥逆，一旦发生厥逆就会诱发痹，痹的发生就是这样。

它是在内未深入五脏，在外未散发于皮肤，仅留居在分肉之间，使真气不能周流循环于全身，所以叫作痹。其中感受风邪的情况最多，不仁则肿，叫行痹，而且它周身游动无固定之处；患者感受寒邪较多的叫痛痹；患者感受湿邪较多

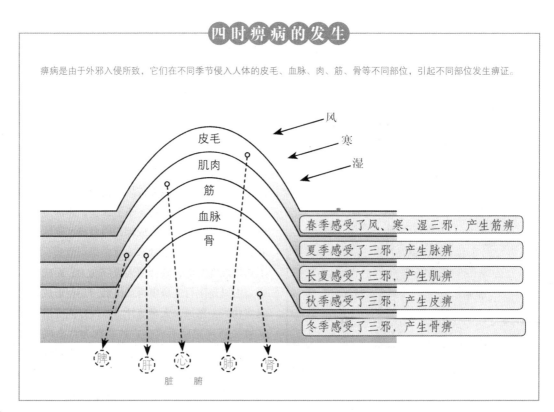

四时痹病的发生

痹病是由于外邪入侵所致，它们在不同季节侵入人体的皮毛、血脉、肉、筋、骨等不同部位，引起不同部位发生痹证。

风
寒
湿

皮毛
肌肉
筋
血脉
骨

春季感受了风、寒、湿三邪，产生筋痹
夏季感受了三邪，产生脉痹
长夏感受了三邪，产生肌痹
秋季感受了三邪，产生皮痹
冬季感受了三邪，产生骨痹

脾　肝　心　肺　肾

脏　腑

众痹、周痹

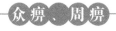

痹，指肢体疼痛或麻木。左右相移者为众痹，上下相移者为周痹。

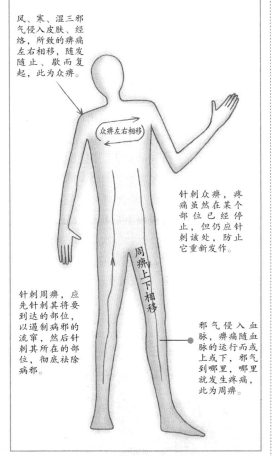

风、寒、湿三邪气侵入皮肤、经络，所致的痹痛左右相移，随发随止、歇而复起，此为众痹。

众痹左右相移

针刺众痹，疼痛虽然在某个部位已经停止，但仍应针刺该处，防止它重新发作。

周痹上下相移

针刺周痹，应先针刺其将要到达的部位，以遏制病邪的流窜，然后针刺其所在的部位，彻底祛除病邪。

邪气侵入血脉，痹痛随血脉的运行而或上或下，邪气到哪里，哪里就发生疼痛，此为周痹。

的叫着痹；冷汗多，病邪随着血脉上下移动，不能左右流动，就叫周痹。痹发生在肌肉中，时而发作时而停止，痹在左边就在身体的左边反应，痹在右边就在身体的右边有反应，这就叫偏痹。

凡是得了痹病，体内阳气虚而阴气盛的人，往往身体发冷；阳气盛而阴气虚的，痹痛时身体会发热。凡是风痹容易痊愈，痹在皮肤间的也容易痊愈，在筋骨的就难以痊愈。得痹病的时间太久深入筋骨，会使营卫气坚涩，因营卫气凝滞导致经络时时空疏不充实，就不会感觉到痛。风痹病不能治愈的，往往就像脚踩在薄冰上弱不胜力，时时如放在热水中，大腿股胫酸痛无力，心烦头痛，是伤在脾肾；时时呕吐眩晕，时时出汗，是伤在心；目眩，是伤

在肝；悲恐，短气不快乐，是伤在肺。不出三年就会死，一说三天必死。

足太阳经感受了风邪，加上被寒、湿邪伤得太重就会变成痉病，患者表现为口噤不开，脊背强直，犹如癫痫发作的症状，摇头如马鸣，腰反折，在很短的时间内就发作多次，气息好像断绝了一样，汗如雨下，时时发生虚脱。容易患这种病的，往往是刚生产的妇人以及金疮导致血脉虚竭的患者。小儿本来得了脐风，大人因受了凉、湿，如果再患了风痉都很危险。患温病后热邪太盛侵入肾，以及小儿患癫痫病后热邪太盛都会变成痉病，痉、失音、厥、癫病症状都比较相似，所以久厥必成癫，应仔细审察，病情严重的人耳中响如落叶并觉得疼痛，都是因风邪侵入了肾经，若不及时医治，当风邪流入肾后就会忽然身体痉直如同死人一样，都适宜服用小续命汤两三剂，如果耳朵痛肿，流出脓汁而形成痈疖的，就不会有危害，只是不要让耳朵受风，针刺耳前动脉及风府，效果奇佳。

营气、卫气与麻痹

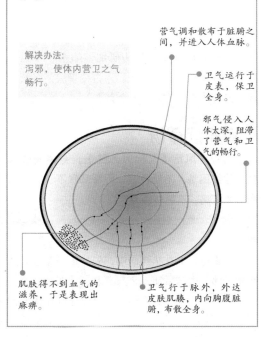

麻痹的出现与营卫之气运行失调有关，而营卫失调又是由于邪气的入侵，所以解决办法最好是泻去体内的邪气。

营气调和散布于脏腑之间，并进入人体血脉。

解决办法：
泻邪，使体内营卫之气畅行。

卫气运行于皮表，保卫全身。

邪气侵入人体太深，阻滞了营气和卫气的畅行。

肌肤得不到血气的滋养，于是表现出麻痹。

卫气行于脉外，外达皮肤肌腠，内向胸腹脏腑，布散全身。

诸风第二

◎ 大续命汤

治疗肝厉风，突然失音。按照古方用大、小续命二种汤，可完全治疗五脏枯竭和贼风

麻黄八两，杏仁七十枚，石膏四两，川芎、桂心、干姜各二两，黄芩、当归各一两，荆沥一升。

分别将以上九味研细，先用水一斗煮麻黄两沸，去沫后加入余药取药汁四升，去渣再下荆沥（加后效果更好）煮数沸，分四次服。如果未痊愈而只能说话，再服小续命汤。《千金翼方》中有甘草。

◎ 小续命汤

治疗因受风邪引起的头昏目眩，麻木没有感觉，拘挛引急，身体僵直，大小便失禁。更偏重于产后失血的产妇和老人、小孩等，功效和大续命汤相同

生姜五两，麻黄、甘草、桂心各二两，防风一两半，防己、白术、芍药、人参、川芎、附子、黄芩各一两。

分别将以上十二味药研细，加水一斗二升煮取药汁三升，分三次服。《古今录验》名续命汤，没有桂心；胡治《千金翼方》同。

◎ 西州续命汤

治疗中风痱（又称风入脏），身体失去知觉，伸缩困难，不能说话，昏冒郁昧不认人，拘挛引急背痛，不能转侧

麻黄六两，杏仁三十枚，石膏四两，桂心二两，干姜、黄芩、甘草、川芎、当归各一两。

分别将以上九味药研细，先加水一斗二升煮麻黄二沸，去沫后加入余药煮取药汁四升。第一次服一升，还有知觉的病人，可以先卧在床上，

盖厚被稍发汗，然后慢慢减少衣被，再入睡。但如果没有出汗，需再服一升，至稍稍出汗安稳后再服五合，不要一次服下，出汗后即痊愈，不要再服用，饮食上没有禁忌，但出汗不能见风。另外还能治上气咳逆、面目浮肿，只能卧床。凡是服此药还不出汗的病人，用口吹他的背部即可。但如果病人先流出冷汗，则禁服此药。体质虚弱的人，稍服五合即可。服用此药，必须先澄清，再慢慢服下后稍微取汗，效果才佳。如果用量过多，比如一次服用三升，再加上药汤浑浊，那产妇和羸弱的人服用后，易导致昏迷、失去知觉。《胡治方》《古今录》名大续命汤。

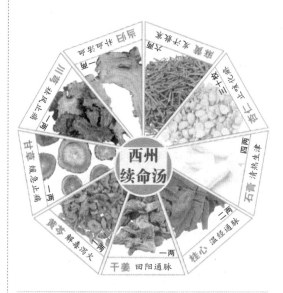

西州续命汤

麻黄 发汗解表
杏仁 降气平喘
石膏 清热生津
桂心 温经通脉
干姜 回阳通脉
黄芩 解毒泻火
甘草 缓急止痛
人参 补气生津

四两
二两
一两

煎药方法		
先用一斗二升水煮麻黄，开两沸后去沫加其余药，煮至四升药汁		
服药时间	**服药次数**	**服药温度**
酌情而定	酌情而定	温
主治功效		
本方能清热解毒、止痛、回阳救逆，适宜急症患者服用。		

贼风第三

◎ 川芎汤

治疗突然中风，四肢麻木，狂笑不止

川芎一两半，麻黄、桂心、黄芩、干姜、甘草、石膏（一方用黄连）、当归、秦艽各一两，杏仁二十一枚。

分别将以上十味药研细，加水九升煮取三升，分三次服。

◎ 荆沥汤

治疗心虚寒，即伤寒、阴气损害至心，悸动难耐，口歪，说话急且含混，常自行发笑，厉风伤心

荆沥三升、川芎四两，防风、防己、甘草、桂心、远志、人参、升麻、茯苓、羌活、当归各二两，麻黄四两，白术四两，母姜（切），一升，取汁。

分别将以上十五味药研细，加水一斗五升煎麻黄两沸，去沫再放入余药（除荆沥、姜汁外），煮取药汁三升，去渣后再放入荆沥、姜汁，煎取药汁四升，白天三次晚上一次，分四次服。

心风寒：灸位于第五节椎两边各一寸半之处的心俞穴五十壮。

◎ 桂枝酒

治疗肝脏虚寒，突然失音但耳朵能听，不能盘腿坐卧，面目呈青黑色，四肢缓弱，大便失禁小便淋漓，被厉风损伤

桂枝、牛膝、薯蓣、川芎、独活、甘草各三两，防风、白术、萆薢根、茵芋、茯苓、天雄、杜仲各四两，干姜五两，附子二两，踯躅一升，猪椒叶根皮各一升，大枣四十枚。

分别将以上十八味药研细，用酒四斗浸泡七日，每日两次，每次服四合，可渐加至五六合。

肝风占候的病人不要言语，先灸鼻下人中穴，再灸大椎穴，然后灸在第九椎下的肝俞穴

五十壮，其他穴按年龄确定灸的壮数，灸二三百壮即可使人的眼睛由昏暗变明亮。

◎ 干姜附子汤

治疗心虚寒风，骨节欲裂，缓弱难收缩，半身不遂，便利无度，口面歪斜

附子八两，干姜八两，麻黄四两，桂心四两，川芎三两。

分别将以上五味药研细，加水九升煮取药汁三升，每三天服用一剂，分三次服。

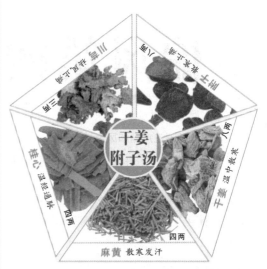

煎药方法		
将上药放入锅中，加九升水煮取药汁三升即可。		
服药时间	服药次数	服药温度
饭后	一日三次	温
主治功效		
本方温中、散寒、止痛功效很强，尤其适宜受风寒骨痛者服用。		

◎ 当归丸

治疗脾虚寒，身体沉重，抬举困难，说话如重鼓，如果被厉风伤害，会下利无度，要安胃补脾，调气止痛

当归、干姜、酸枣仁各八两，黄芪、地

骨皮各七两，天雄、川芎、干地黄各六两，白术、防风、桂心、附子各五两，甘草、秦椒叶、厚朴、秦艽各四两，大枣二十枚、吴茱萸五合。

以上十八味研末，加蜜调成丸像梧桐子大，每天两次，每次用酒送服三十至四十丸。

脾风占候的病人不能言语，先灸左右手十根手指头，再灸人中穴、大椎穴，然后灸距离耳门上下一寸之处的两耳门前脉，最后各灸七壮两大指节上下。

治疗脾风

脾风，是八风之一。要治疗得法，需根据四季中不同时间相应的病情，及时灸背部的脾俞穴两边各五十壮。

茵芋酒

治疗口歪耳聋等病。方见第七卷。

◎ 肾沥汤

治疗被厉风所伤导致的肾寒虚，病证：半身不遂，头僵直，脚胫偏跛，行动困难，口歪耳聋，言语混浊，下痢体虚，腰背强直疼痛。此药可随病用药，根据病情增减药量

羊肾一具，生姜八两（切），磁石五两，白芍药、玄参、茯苓各四两，桂心、当归、黄芪、川芎、五味子、人参、甘草各三两，地骨皮二升（切）。

分别将以上十五味药研细，加水一斗五升煮羊肾，煮至七升时放入余药煮取药汁三升，去渣后分三服，可服用三剂。

❧ 偏风第四

◎ 杜仲酒

主治腰、脚不遂疼痛和风虚

杜仲八两，大附子五枚，羌活四两，石南二两。

分别将以上四味药研细，放到一斗酒中泡三晚上，每日两次，每次二合，也可治妇女的冷病。

◎ 防风汤

主治偏风，是甄权处给安平公治病的方子

防风、萆薢、白术、川芎、枸杞、白芷、牛膝各一两，石膏、桂心、薏苡仁各三两，麻黄四两，生姜五两，附子（《外台》作人参）、羌活、葛根、杏仁各二两。

分别将以上十六味药研细，加一斗二升水煮取药汁三升，分三次服。服一剂后如果感觉有好转，就再服一剂，穿插实行针刺，连服九剂同时针刺九次（也可灸），即可痊愈。针刺共七穴：风池穴，五枢穴，阳陵泉穴，肩髃穴，曲池穴，支沟穴，巨虚下廉穴。

一位仁寿宫的备身（隋代官名，掌管宿卫侍从）得了脚气，针刺环跳穴、阳陵泉穴、巨虚下廉穴和阳辅穴等，即可行走。

◎ 独活寄生汤

治疗腰背疼痛及其并发症。腰背疼痛都是因为肾气虚弱，同时所卧之处当风又寒冷、潮湿，应及早治疗，否则会流注到膝、脚，出现偏枯冷痹、缓弱疼重；或者腰脚疼痛挛急的重痹

独活三两，当归、芍药、干地黄、寄生（《古今录验》用续断）、桂心、防风、杜仲、牛膝、茯苓、细辛、秦艽、川芎、人参、甘草各二两。

分别将以上十五味药研细，加水一斗煮取药汁三升，分三次服，同时保持温暖避免受冷。身体虚而下痢的人，需去掉干地黄而服汤药。用火燎蒴叶，然后厚厚地铺在席上一层，趁热睡觉，冷后可再用火燎。冬季用蒴根、春季用茎熬汁，

躺好后用热汁熏蒸，比薄熨的效果还好，此法还可治疗各种风湿病。刚生产的妇人如果腹痛难耐、腰脚挛痛、伸屈困难，也适合服用此汤，可以消血除风。《肘后》方中有大附子一枚，而没有人参、寄生、甘草和当归。

◎ 葛根汤

治疗身体不遂疼痛，四肢缓弱，产后妇人中了柔风（病证名，风邪乘产后气血虚损而致）和气满等

葛根、桂心、羌活、干地黄、芍药各三两，生姜六两，麻黄二两，甘草二两。

分别将以上八味药研细，加清酒三升和水五升煮取药汁三升，每日三次，每次温服五合。

◎ 菊花酒

主治男女风虚寒冷，厌食羸瘦，腰背疼痛，呼吸少气，能够补益不足，去除风冷

菊花、杜仲各一斤，萆薢、独活、钟乳各八两，苁蓉、紫石英各五两，附子、防风、桂心、当归、黄芪、干姜、石斛各四两，茯苓三两。

分别将以上十五味药研细，放到七斗酒中泡五天，每日三次，每次二合，可渐加至五合。《千金翼方》中不用干姜。

🌀 风痱第五

风痱的表现：突然不能说话，闭口难开，手足不遂、强直。治疗这种病，可取五升伏龙肝末和八升冷水搅匀，取汁饮用，最好一次饮完。《肘后》载此方可以治心烦、神思恍惚和腹中胀痛，另外可使气绝的人复苏。以下几个处方都是主治风痱的，可斟酌选用。

治疗风痱必须要按先后顺序，抓住治疗机会，否则容易转变为痼疾。治疗时应先取三味竹沥饮，稍稍好转时再饮用一剂。竹沥饮子，主治热风，制伏病人体内的热毒。

◎ 荆沥汤

主治受了风邪并发热

荆沥、生姜汁、竹沥各三合。

将以上三味药用火加至温热，搅匀后作为一服。

每天早晨服用煮散，中午服用荆沥汤，直至痊愈。

古人开处方，都是建立在掌握疾病根源和寒、热属性的基础上，所以效果好；而现在的人多鲁莽行事，照搬挪用，往往不灵验。所以说要开处方，首先要确定疾病的寒、热属性，才能对

症下药，无论汤、酒还是丸、散都一样。具体地说，由风邪侵入导致的热盛，就应用竹沥、葛汁等性寒的药；只有在严密的房间内，才能为患者治疗风病。因为健康强壮的人在不密实的房中都可能中风，何况病人呢？现在学医的人应引以为戒。

◎ 煮散

如果服用以上药方将风痱痊愈后，可以常服煮散，去除余风

防风、独活、厚朴、天门冬、五加皮、防己、秦艽、黄芪、芍药、丹参、甘草、川芎、远志、升麻、石斛、人参、白术、茯神、牛膝、羚羊角、桂心、黄芩（《千金翼方》作薯蓣）、地骨皮各一两（一方以上各药量四两），石膏六两（一说三两），橘皮、麻黄、干地黄、生姜各三两，乌犀角（《千金翼方》作山茱萸）、槟榔（《千金翼方》作甘草）、藁本（《千金翼方》作附子）、杜仲（《千金翼方》作麦门冬）各二两，薏苡仁一升。

将以上三十三味药捣烂过筛后取粗末，然后

搅拌均匀。每日一剂，每次用三升水和三两药煮取药汁一升，去渣并一次服下，然后捂汗。如果感觉心中烦热，可用竹沥代替水来煮药。

◎ 竹沥汤

主治四肢纵缓不能屈曲，心神恍惚不认人和不能说话

竹沥三升，生姜汁三合，生葛汁一升。

和匀以上三味药，在火上加至温热，早晨、黄昏和晚上分三次服下，以四肢有异样的感觉为好，然后再服用后面的汤方。

麻黄、防风各一两半，石膏六两，生姜四两，羚羊角二两，川芎、黄芩、甘草、防己、附子、人参、芍药、桂心各一两，竹沥一升，生葛汁五合，杏仁四十枚。

分别将以上十六味药研细，先加七升水煮到一半，然后加入竹沥和生葛汁煮取药汁二升五合，分三次服，以汗出为度，隔五天服一剂，连续服用三剂至感觉有好转后，再服用后方：

竹沥三升，麻黄三两，川芎、羚羊角、防己、升麻、桂心、防风各二两。

分别将以上八味药研细，加四升水和竹沥煮取药汁二升半，分三次服，每两天服一剂，可连续服用，每次最好加三两独活。此方效果明显，可连续服用三剂。病人的手足如果发冷，则加五两生姜和二两白术。如果未见效，可再服汤方：

防风、麻黄、芍药各一两半，生姜、石膏各二两，防己、桂心、黄芩、川芎、独活、白术、附子（一本作杏仁四十枚）、羚羊角、甘草（一本作葛根二两）、人参、升麻各一两，竹沥一升。

分别将以上十七味药研细，先加水八升煮取药汁四升，然后加入竹沥煮取二升半，分三次服，每次间隔三小时。气滞的病人，加一两橘皮、一两牛膝和一两五加皮。

风癔第六

◎ 白术汤

治疗中风后口噤不认人

四两白术和三升酒煮取药汁一升，一次服下。

突然中风，口噤不开：灸在耳下八分稍稍靠前的机关（《千金翼方》名颊车）二穴五壮，也可按病人的年龄决定灸的壮数，灸完就可以说话。如果口歪则按其方法灸，朝左歪就灸右边，朝右歪则灸左边。

风、寒邪气滞留在体内，会暗哑失语、喉痹失音。风邪如果侵入五脏，还可能致人死亡。得了尸厥的，脉象会照常搏动，主要就是因为阳脉下坠、阴脉上浮和气闭。治疗可以针刺三分百会穴取补，同时热熨斗熨两胁下。然后取像弹丸大的灶突墨（药名，即百草霜），用浆水调匀后服下即可。最后针刺足中趾头离甲如韭叶宽的厉兑穴和大趾甲下内侧离甲三分的大敦穴。

◎ 枳茹酒

主治各种疑难杂症，比如口歪眼急和风急等

刮取枳实表面至实心的青末，然后将得到五升枳茹放在微火上炒干，加一斗酒浸泡，最后再用微火炒至有药味，按自己的酒量饮用。《肘后》载用来治身体强直难屈伸的，而且也可以用枳树皮。

治疗突然中风口歪、耳病等

将一根五寸长的苇筒一头刺入耳孔，塞严避免泄气，另一头加入一颗大豆，然后用艾烧，灸七壮即愈，右边患病就灸左边，左边患病则灸右边。另外也可以灸手交脉三壮，灸法如上，灸炷横放起来，两头下火。

◎ 桂汤

主治突然失音

服一升桂煮浓汁，盖上被子捂汗，或者将桂

研末抹在舌下，慢慢咽下。

突然失语的可将五合酒和人乳汁调和服用即可。

治疗因风邪侵入了脉中导致的眼睛眨动和口唇歪斜，可及时让病人服小续命汤、附子散，同时抹神明膏、丹参膏，并按照穴位灸治，另外喉痹和舌头强直的也可用此法治疗。治疗风邪侵入五脏导致的喑哑、口歪眼斜、牙床挛急、舌头强直、歪斜的，可重复涂抹伏龙肝散、鸡冠血和鳖血，同时根据歪斜的左右方向和病人年龄灸嘴唇边横纹赤白际，重复三次。三天不痊愈的，就再灸。

◎ 独活汤

主治风瘖不能说话，四肢收缩困难，手脚拖曳软弱

独活四两，生姜六两，甘草三两，芍药、瓜蒌根、桂心、生葛各二两。

分别将以上七味药研细，加五升水煮取药汁三升，一日内分三次服完。

脾脉和胃相连并且上行至咽、舌根，散布在舌下，同时心的别脉也系在舌本，如果心、脾同时受风邪，就会舌强直而不能说话。

◎ 石南汤

治疗六十四种风注（病证名，因体虚受风，邪气长久郁积于营卫，在皮肤中如虫爬，腰脊强

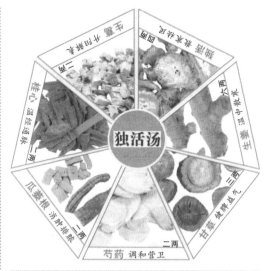

独活汤

煎药方法		
将上述药物研细，放入五升水中，煮至三升药汁即可。		
服药时间	服药次数	服药温度
饭后	一日三次	温

主治功效		
本方能温中散寒，对受风寒所致的肢体收缩困难、手脚软弱有疗效。		

直，手足拘急，隐疹搔后成疮），风尸（病证名，因风邪侵袭经络，淫溢四肢而致）发痒，突然中风而肿脸，手不能抬举，口噤失语等

石南、细辛、人参、干姜、黄芩各一两，桂心、川芎、麻黄、当归各一两半，甘草二两，食茱萸三十铢，干地黄十八铢。

分别将以上十二味药研细，加六升水和三升酒煮取药汁三升，分三次服，服后可能出大汗。

◎ 角弓反张第七

◎ 秦艽散

主治半身不遂，说话错乱，悲喜异常，角弓反张，皮肤风痒等

秦艽二两，黄芪二两，人参二两，独活（胡洽用乌头）二两，甘菊花（胡洽用蜀椒）二两，远志（胡洽用防己）一两，麻黄一两，天雄一

两，桂心二两半，山茱萸二两半，防风二两半，石斛（胡洽用草薢）二两半，当归三十铢，五味子三十铢，附子三十铢，干姜三十铢，白鲜（皮胡洽用白蔹）三十铢，川芎（胡洽用桔梗）三十铢，细辛三十铢，甘草三十铢，白术三十铢，茵芋（胡洽用莽草）十八铢。

以上二十二味治择捣筛后制成散药，每天两次，每次用酒送服方寸匕，可渐加至二匕，另言治疗风邪不管新久，都有补益作用。

◎ 仓公当归汤

主治贼风口噤，角弓反张，痉挛等

当归、防风各十八铢，麻黄三十铢，独活一两半，细辛半两，附子一枚。

分别将以上六味药研细，加五升酒和三升水煮取药汁三升，每次服一升，如果嘴不能张开的可撬开灌下，服后就可苏醒，两次后会出小汗，三次后则会出大汗。

◎ 八风续命汤

治疗突然半身不遂，身体发冷，手脚拘急，屈伸困难，神志迷糊，或身体强直，角弓反张，不能说话，有时厌食，有时大小便不利等

人参、黄芩、当归、干姜、桂心、独活、甘草各十八铢，杏仁四十枚，石膏一两半。

分别将以上九味药研细，加九升井水煮取药汁三升，分三次服，每日两次，服后盖被捂汗，如果不出汗的话，可加五两麻黄再饮一合。

☁ 风痹第八

养尊处优的人肌肤实盛、骨头萎弱、疲劳出汗后，再加上睡觉时摇摆，容易感受微风，而患上血痹病，症状类似中风。一旦出现脉象寸口部位微涩、关上部位紧的，就应该用针引导阳气，使脉调和而不紧让病邪流出即可。

◎ 汉防己汤

治疗风湿、脉浮、身体沉重和恶风出汗

汉防己四两，黄芪五两，白术、生姜三两，甘草二两，大枣十二枚。

分别将以上六味药研细，加六升水煮取药汁三升，分三次服，服后盖被捂汗，感觉皮肤中像有虫爬行为邪气解散之象，然后再卧床取汗。

◎ 麻子酒

主治虚劳百病、伤寒风湿、妇人带下、月经不调、手脚疼痛、麻痹嗜睡

麻子一石、法曲一升。

先把麻子研末，加两石水放在釜中，蒸到极熟，然后煮一石米，去渣后根据汁的量，按照家中酿酒的方法，酿取清酒随性饮下即可。

◎ 海藻汤

治疗体内游风，在腹背、臂上或脚上肿如盘大或小碗大

海藻、附子、独活、白术、防风、茯苓各三两，大黄五两，鬼箭二两，当归（一本作当陆）二两。

分别以上九味药研细，放到二斗酒中泡五天，第一次服二合，逐渐加量，有效为止。

◎ 黄芪汤

治疗血痹，阴阳脉、寸口、关部脉都很微弱，而尺部脉却稍紧，症状为身体不仁，像中了风一样

蜀黄芪、芍药、桂心、人参各一两，生姜六两，大枣十二枚。

分别将以上六味药研细，加六升水煮取药汁二升，每天三次，每次七合。《要略》中只有五物，而没有人参。

伤寒上

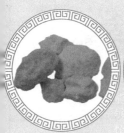

朴硝

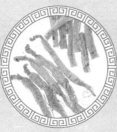

人参

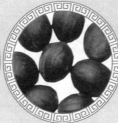

肉豆蔻

伤寒例第一

《易经》载"天地变化，各正性命"。变无定性，难以预测，四季八节（即立春、立夏、立秋、立冬、春分、夏至、秋分、冬至）中亦是如此，人又岂能无事。所以每个人有不同的遭遇，不同的命运。吉与凶、爱与憎、存与亡、苦与乐、安与危、喜与怒、忧与畏，每个人都会经历。不过对于这些变化，我们虽然不能废掉它，却能通过掌握自然规律来驾驭它。善于保养身体，懂得克制；用天地所生的物类来防备，使病邪无法侵入身体。另外一旦开始感觉不好时，就须救治，直到病愈，而且应该汤药与饮食一起进，抵消毒势而痊愈。

《小品》说：古今都称伤寒是难治的病，时行瘟疫是毒病之气。我考察各家著作，发现它们的实质是大不相同的，应详加辨别处方与论证。经书上说：四季正常的气候的顺序是春天的气温和，夏天的气酷热，秋天的气清凉，冬天的气严寒。冬天严寒时，万物藏伏，善于养生的人起居也应周密安排，避免被寒气所伤。否则触犯了严寒的冬气，就成为伤寒。其他季亦如此，而且被四季之气所伤致病的，最具杀厉之气。对于伤寒病，应该根据染病日程及深浅，来施以不同的治疗。现在人患了伤寒病，或者在病初时不早治，或者治法不对症，或者拖延至病势垂危，都错过

伤寒病的发展与治疗

寒邪在体内的传播有一定顺序和规律，如图所示。值得注意的是，如果疾病刚有好转就开始进食难消化的食物，就会在体内郁积化热，两热相交，造成余热不退的现象。

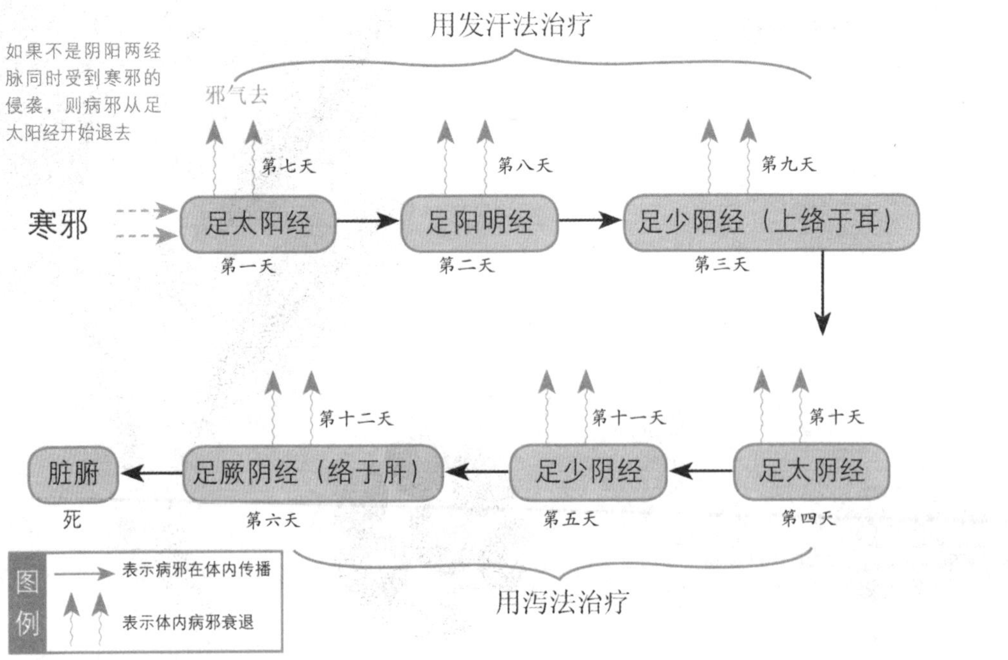

如果不是阴阳两经脉同时受到寒邪的侵袭，则病邪从足太阳经开始退去

用发汗法治疗

邪气去

第七天　　第八天　　第九天

寒邪 ⇢⇢ 足太阳经 → 足阳明经 → 足少阳经（上络于耳）
　　　　第一天　　　第二天　　　第三天

第十二天　　第十一天　　第十天

脏腑 ← 足厥阴经（络于肝） ← 足少阴经 ← 足太阴经
死　　　第六天　　　　第五天　　　第四天

用泻法治疗

图例：
→ 表示病邪在体内传播
↑↑ 表示体内病邪衰退

了最佳时机，甚至已经为时太晚了。而且对于医生而言，都应临时灵活变通，随证遣药，才能获得治疗的最佳效果。

华佗说：患伤寒证的第一天，邪气在皮里，用灸或用膏药来摩熨就会痊愈；如果没有痊愈，则第二天邪气就会侵入肤里，此时可依法用针，解肌发汗就会痊愈；第三天时邪气会侵入肌里，再发一次汗也可痊愈。但如果仍没有解除的，就不要再发汗。第四天时邪气会侵入胸里，应该服用藜芦丸，微微吐出后会痊愈。当然如果病重垂危而不能吐出的，可服用小豆瓜蒂散来吐出，此时要注意，要趁着病人还没有清醒时依法用针刺。第五天邪气会侵入腹中，第六天会入胃，此时可用泻下法，避免滞留在胃中；当然如果热毒没有入胃而在外则不要用泻下法。如果胃因为实热致病，多半不能治愈；胃中进入虚热，会烂胃；胃中热轻微的，会出现红斑，而只有一成希望得生；如果胃中热剧烈的，会出现黑斑，这种病也只有一成希望得生。但是人有强弱之别，病有难易之别，其治疗效果会悬殊一倍。

患了病但没有发热，只是狂言烦躁，精神失常，答非所问的，不要用火来逼迫它，而应服猪苓散一方寸匕，还应强迫病人饮下新的井水一二升，然后用手指刺喉中，吐出所饮的水，病即痊愈；反之如果不能吐的，就不要强迫给他饮水，为避免结滞于心，应当对症下药，用其他药物来使其吐。

春夏两季不要大吐下泻，秋冬两季不要大发汗。在冬季和初春特别寒冷时要发汗，宜服神丹丸，也可用膏药来摩熨或用火来炙灼；如果在春末、夏天及初秋，则宜服六物青散，此外用崔文行度瘴散、赤散和雪煎，也有很好的治疗效果；如果没有丸药散药和煎药的，可单熬几两柴胡，伤寒病、时行病都可服用。已经发汗二三次仍不缓解的，应当给病人服汤药，而对于实证者，转而用泻下法。不过要注意，各种与伤寒相似的虚、烦、热病证，如果身体不恶寒，不疼痛，不是伤寒的就不能发汗；头不痛、脉象不紧不数的非里实证，不能泻下。对这种虚烦证，应当服竹叶汤；呕吐及伤寒后

虚烦的，都宜服橘皮汤。

陈廪丘说："有人问，患病后接连用汤药发汗，但不出汗的怎么办？"我说："虽然医家经典上说，连续发汗而不出汗的是死证。但可以像治中风一样用蒸法，让湿热之气在外迎合，汗就不得不出。我曾经也问过张苗，张苗说：'曾经有人因劳作过度而出汗，又卧在单层的竹苇席上，结果被冷气侵犯而患病，苦于寒倦。多名医生给他服过散、丸、汤药，四天内共发汗八次，但都不出汗。我叫人在地上铺满桃叶，然后烧桃叶来蒸他，即得大汗，接着在被窝里用粉敷身，极燥之后病就痊愈了。'各种恶寒发热的病，且脉象浮洪的，适合发汗，同时要用温粉来敷，避免遇风；反之如果病人应当发汗时而失血或大下利的，就不能过度发汗，可多服几次桂枝汤，连续几天发微汗，病就会自然消除。"

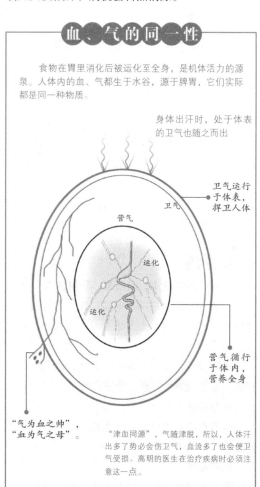

血、气的同一性

食物在胃里消化后被运化至全身，是机体活力的源泉。人体内的血、气都生于水谷，源于脾胃，它们实际都是同一种物质。

身体出汗时，处于体表的卫气也随之而出

卫气

营气

运化

运化

卫气运行于体表，捍卫人体

营气循行于体内，营养全身

"气为血之帅"，"血为气之母"

"津血同源"，气随津脱，所以，人体汗出多了势必会伤气，血流多了也会使卫气受损。高明的医生在治疗疾病时必须注意这一点。

有病早发现，早治疗，不能只是默默忍受，期望它自然好转，那样只会发展成不易治的病，特别是小孩与女人。此外，尤其是那些急迫的痈疽疔肿、喉痹客忤之类的症候。服药要依照方法，遵照医生的嘱咐。尤其是服药后，应用衣被覆盖，使周身温暖而得汗，才能消除伤寒病。患病之后，病人如果能够喝水，就有希望痊愈，不过也要适度。患病五六天的，如果口渴想喝水，不应当给他很多水，因

为本来病人腹中的热量就少，此时多饮水就等于加重病情；到了第七八天，病人特别口渴的，还是应当遵从证候状况，不要使其过度饮水。比如病人说能喝一斗水的，只能给五升。如果喝得满腹，而且小便涩、气喘或呃逆呕吐的，就不能再给他水；忽然出大汗的，则是代表要痊愈了。

寻方治病的关键是快速救人。所以家中应常备成药，以备急用。

辟温第二

◎ 屠苏酒

在正月初一服，可辟除疫气，避免温病和伤寒

桂心、白术各十八铢，大黄、蜀椒、桔梗各十五铢，菝葜十二铢（一方有防风一两）、乌头六铢。

分别将以上七味药研细，装在绛袋中，在除夕那天中午悬沉到井中，大年初一凌晨取出，再放到酒中熬数沸后饮服即可。开始服用时量宜少，可渐加量。不仅对自己有益，还可惠及他人。饮药酒后三天，可将药渣再放到井中，反复饮用，可终生无病。

◎ 大青汤

治疗心腑脏温病、阴阳毒、恐惧惊动

大青、知母、芒硝、黄芩、栀子各三两，麻黄四两，玄参六两，生葛根、石膏各八两，生地黄（切），一升。

分别将以上十味药研细，加九升水熬取药汁三升，去渣后加入芒硝，分三次服。

治疗疫疬

经常在满月之日将向东生长的桃枝锉成末，然后熬水来洗澡。

治疗瘴气

将二升青竹茹放到四升水中熬取三升药汁，

分三次服。

◎ 茵陈蒿汤

治疗肾脏温病，身刺腰疼

茵陈蒿、芒硝、栀子各三两，生地黄、

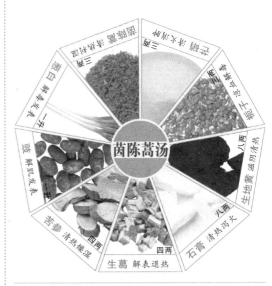

茵陈蒿汤

煎药方法		
将除芒硝的诸药放入锅中，加九升水熬煮二升半放入芒硝即可。		
服药时间	服药次数	服药温度
饭后	一日三次	温
主治功效		
本方清热解表能力甚强，故可调理肾脏温病所致的腰痛。		

石膏各八两，生葛、苦参各四两，豉、葱白各一升。

分别将以上九味药研细，加九升水熬取二升半药汁，然后加入芒硝，分三次服。

◎ 桂心汤

治疗肝脏温病、感受疫毒所致的阴阳毒等。症状为：牵引颈背的双筋，先冷后热，腰部挛缩僵直，眼睛模糊

桂心一两，柴胡五两，生姜、石膏各八两，白术、大青、栀子、芒硝各三两，生地黄、香豉各一升。

分别将以上十味药研细，加九升水熬取汤药三升，分三次服。

◎ 大青汤

治疗阴阳毒，脾脏温病，头重颈僵，皮肉痹结核突起等

大青、射干、芒硝、羚羊角、升麻各三两，栀子四两，寒水石五两，玄参八两。

分别将以上八味药研细，加水七升熬取汤药三升，分三次服。

🌀 伤寒膏第三

◎ 白膏

治疗伤寒头痛时，先摩擦身体千遍，再用酒送服如杏核大的一枚白膏，然后盖上温热的被子捂汗。也治恶疮、小儿头疮和牛皮癣。先用盐汤洗疮，再用布擦干净，将膏敷在痈肿处，然后以火灸摩千次，每天两次，就会消肿

天雄、乌头、莽草、羊踯躅各三两。

分别将以上四味药研细，用三升苦酒浸泡一夜，然后打一口露天灶，挖取十二堆一升大小的聚湿土，将三斤成煎猪脂放到灶上火的铜器中，烧苇薪使其熔化，再加入浸泡好的药，沸腾后取下放到土堆上，这样往复十二遍，正好使用完土堆，最后去渣即可。

患伤寒而咽喉痛的，每天三次，每次含如枣核大小的一枚。摩膏时避免接触眼睛。

◎ 青膏

治疗患伤寒后，头痛颈直，四肢酸疼

当归、吴茱萸、附子、川芎、白芷、乌头、蜀椒、莽草各三两。

分别将以上八味药研细，用醇苦酒浸泡两夜，然后用四斤猪脂熬至药的颜色变黄，去渣，每天三次，每次用温酒送服枣核大小的三枚，发汗后若无效，就增加药量，同时可配合摩涂。如果刚患伤寒一天，只是头痛背僵的，只要摩涂即可。

◎ 黄膏

治疗得伤寒后呈红色，头痛颈直，贼风走风等

大黄、蜀椒、桂心、附子、干姜、细辛各半两，巴豆五十枚。

分别将以上七味药研细，用醇苦酒浸泡一夜，然后用一斤腊月猪脂熬沸三次即成。伤寒红色发热的，用酒送服梧子大小的一枚。配合用熔化的药来摩涂身体数百遍，可断绝贼风。如果风邪已侵入肌肤，就摩涂在风邪之处。

发汗散第四

◎ 五苓散

主治时行热病，表现为烦躁不安，胡言乱语

猪苓、茯苓、白术各十八铢，泽泻三十铢，桂心十二铢。

将以上五味治择捣筛，然后制成散药，每天三次，每次用水送服方寸匕。多喝热水，出汗后即可痊愈。

◎ 度瘴发汗青散

治疗因伤寒而恶寒发热，头痛颈直，体疼发红

麻黄二两半，蜀椒、桂心、乌头、干姜各一两六铢，吴茱萸、防风、桔梗、细辛、白术各一两。

将以上十味药治择捣筛，然后制成散药，每次用温酒送服方寸匕，再盖被至出汗。如果出汗少或不得汗，就照旧再服药；但若出汗已足，而仍像以前一样发热头痛，说明是内实证，应该服**駃豉丸**或翟氏丸。如果服后偏头重的，可用适量药末塞入鼻孔中，每天三四遍必愈。此方可兼祛除时行病。

◎ 崔文行解散

治疗时气不和而患伤寒发热

桔梗、细辛各四两，乌头一斤，白术八两。

将以上四味治择捣筛，然后制成散药，如果中伤寒，就服一钱五寸匕，再盖上被子捂汗，没有效果的话可稍微增加用量，直到见效为止；如果是时气不和，就在凌晨服用一钱五寸匕。想要祛除恶气或探望病人的最好也用酒送一服。

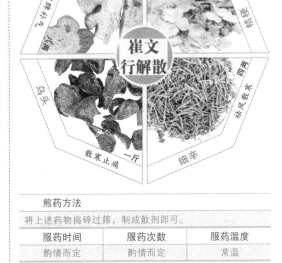

白术 温中补脾

泽泻 四两 祛风散寒

乌头 一斤 散寒止痛

细辛

桔梗

崔文行解散

煎药方法

将上述药物捣碎过筛，制成散剂即可。

服药时间	服药次数	服药温度
酌情而定	酌情而定	常温

主治功效

本方能散寒祛风，对伤寒发热有治疗功效。

发汗汤第五

发汗最好在春夏季进行。发汗时，想使手脚都微微出汗而和润，以一小时左右为最佳，不能大汗淋漓。病没有消除的，就重新发汗。但如果出汗过多就会损伤阳气，不宜再发汗。服汤药或丸、散药发汗时，要掌握度，切中证候就停止。不过所有药中，以汤药的效果为最好。病人患病后无故自汗，又再发汗的，就会病愈，因为他的卫气恢复平和了。

病人脉象浮的，说明病在外，可以发汗，适宜服桂枝汤。

病人阳脉浮大而细数的，也可以发汗，适宜服桂枝汤。

病后常常出汗的，是营气平和正常而在外之卫气不与之协调。运行时，营气在脉中，卫气在脉外，荣卫不调；如果营卫平和相助时再发汗，则病愈。适宜用桂枝汤。

病人脏腑没有病，阵发性发热汗而不痊愈的，是卫气不和，如果在发热的症状发作之前发汗就能痊愈。也适宜用桂枝汤。

营弱卫强，太阳经发生病变时，发热出汗，应治疗风邪导致的太阳经中风。适宜用桂枝汤。

太阳经产生病变，可先让病人发汗，不得缓解时再用下法，脉象浮的误用下法则不能痊愈。脉象浮说明病邪在表，适宜解表用桂枝汤。

太阳经产生病变，误用下法后，正气与邪气相争，气逆而向上，不能畅达于表而上冲，说明病邪仍在表，可服桂枝汤；但不发生气上冲的，不能服桂枝汤。

太阳经产生病变，头痛、发热、出汗、恶风寒，也适宜用桂枝汤治疗。

太阳经产生病变，表证未得解时，用下法来治疗并且出现微喘证候的，适宜用桂枝加厚朴杏仁汤治疗。

桂枝汤是调和营卫以解除肌表之邪的，病人如果脉象浮、紧，且发热无汗的，不适宜服用。

嗜酒的人，不适宜服桂枝汤，否则必会呕吐，甚至吐脓血。

◎ 桂枝汤

治疗中风。脉象阳浮而阴弱，即脉来时应指而浮；脉象重按不足，因营气虚弱而阴弱。阳浮会自然发热；阴弱会自然出汗。同时治疗恶风恶寒、鼻塞干呕

桂枝三两，生姜三两，芍药三两，大枣十二枚，甘草二两。

汗液的生成

汗液由体内的营卫之气转化而来，腠理开泄时，营卫之气就以汗液的形式排出体外。

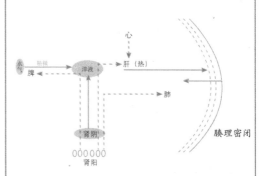

人体在没有汗液生成时，整个机体处于固摄状态。

卫气性剽悍，行走迅疾，遇到毛孔就会向外流泄。

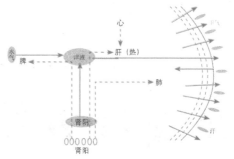

人体发汗时，机体处于宣散状态。食物在体内的运化或人体的运动会使人体产生较多的热量，平时紧闭的腠理就会开泄，毛孔张开，于是汗液蒸腾而出。

由于外界气温升高或体表感受风邪，也会使体表腠理开泄，卫气就不再按照原来路线循行，从开泄的毛孔处流泄出来，这被称为"漏泄"。

先分别将桂枝、甘草、芍药研细，把姜切片、枣剖开，用七升水煮烂枣，去渣后再加入其他药，水可适时增加，熬取汤液三升，去渣即成。每天三次，每次服一升，小孩灵活减量。第一次服一会儿就出汗者，可稍微延长服药间隔时间；而不出汗者，应缩短服药间隔时间，同时应避风。尤其是病重的，适宜晚上服药。服药一顿饭的时间后，可喝热粥来助药力。

治疗患伤寒三天以上，且服药不愈，脉数的药方

桂枝、甘草、黄芩各二两，石膏八两，葛根、生姜、升麻各三两，芍药六两，栀子十四枚。

分别将以上九味药研细，用九升水来熬取汤药二升七合，分两次服用。出汗即停药，不得汗的，第二天加麻黄二两，减去栀子，足水二升，再按方服用。

◎ 麻黄汤

治疗因伤寒而头、腰、骨节疼痛，恶寒发热，气喘而无汗

麻黄三两，甘草、桂枝各一两，杏仁七十枚（气喘轻的用五十枚）。

分别将以上四味药研细，用九升水来熬麻黄，熬到七升时去沫，加入其他药，合熬取汤液二升半，去渣即成，每次服八合后盖上被子捂汗。

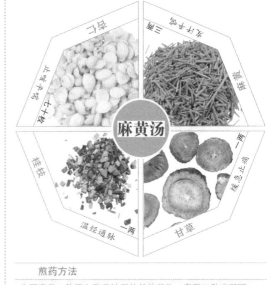

麻黄汤

煎药方法		
先下麻黄，熬至七升药汁后放其他药物，煮至二升半即可。		
服药时间	服药次数	服药温度
酌情而定	酌情而定	温
主治功效		
本方能发汗散寒、止痛温经，主治风寒骨痛、恶寒发热。		

🌀 发汗丸第六

◎ 神丹丸

治疗患伤寒、面色赤，恶寒发热而体疼

附子、乌头各四两，朱砂一两，茯苓、半夏、人参各五两。

以上六味研末，仿照真丹的标准制成蜜丸。每次饭前用生姜汤送服如大豆般的二丸，每天三次，服后喝二升热粥，盖厚被子捂汗。如果没有出汗或出汗太少，就再照前面的方法服用；而如果出足汗，应当能解表而未解的，应服桂枝汤。这种药有副作用，应让发热和发寒的病人多喝水。另在疟疾发病之前服二丸，也可治疗。《金匮要略》载此方主治寒气厥逆，不用人参，而用细辛，另有一枚射罔像枣大小，叫赤丸。

◎ 麦奴丸（又名黑奴丸、水解丸）

治疗患伤寒五六天以上而不愈的，热在胸中而牙齿紧闭，只想喝水，病人病势溃坏，精魂衰竭像死人，只有心下温热，此时用杖撬开他的嘴，向咽喉中灌药，如果能咽下就能痊愈

麦奴、釜底黑、大黄、黄芩、灶突墨、梁上尘、芒硝各一两，麻黄二两。

以上八味研末，制成蜜丸，用新汲的井水五合来研一丸，当药消融后服用。病人如果想喝水，就让他随便喝，多多益善；不想喝的，也要强迫他喝。服药一会儿后会发寒而冒冷汗，说明病就消除了。如果服药后不出汗的，就再服药，两三服就有良好效果。

宜吐第七

原则上在春天适宜用吐的方法，不需要服完整剂药，只要切中病就会痊愈。

体内有沉积的痰，证候和桂枝汤主治的症候类似，头不痛，颈项也不僵直，但寸口脉浮，气上冲咽喉，胸中硬满，呼吸困难，适宜用吐的治法。

胸上患寒病，胸痛、吃不下饭，按住疼痛部位时有涎流出，又下利、脉象迟的，也适宜使用吐法。

少阴经病变，厌食呕吐、心中抑郁的也适宜使其吐；饮食不消化，停滞在胃脘上部的，适宜用吐法；邪气侵入胸中导致手足逆冷，忽见结脉的，也宜使其吐。

◎ 服酒胆方

治疗得了伤寒温病已经三四天，而且胸中恶心、想吐

醇苦酒半升，猪胆一具。

将以上二味药调匀后饮用，吐后即可痊愈。

◎ 水导散

治疗时气病，症状感觉烦热如火，狂言妄语，想狂奔

白芷一两，甘遂半两。

将以上二味药治择捣筛，然后制成散药，每次用水送服方寸匕，间隔一段时间让病人喝凉水，喝到吐出为止，此时小便应当呈红色。又名灌肠汤，治疗大便急。

◎ 瓜蒂散

瓜蒂、赤小豆各一两。

将以上二味药捣筛，然后制成散药，取一钱，加一合香豉和七合熟开水煮成稀粥，去渣后与散药调和，温服一次服完。如果病人不吐，就逐渐增加药量，直到吐。张文仲用三合白开水来调和散药。

◎ 藜芦丸

治疗因伤寒而吐不出

藜芦、附子各一两。

先把以上二味药研末，加蜜调成如扁豆大小的药丸，得了伤寒证不能吃饭的服二丸，没有效果可增加用量。如果吃药仍然不吐的，可以喝热粥来帮助发散药力。

宜下第八

秋天适宜用下法。下法的原则是汤药比丸散好，不用服完整剂，病好了就能停止，得了伤寒证，有热而小腹满，但小便反而通畅的，是有血，适宜用抵当丸使其下泻。

阳明经病变，潮热且大便稍稍结燥，可服承气汤；如果没有大便已经六七天了，估计是有燥屎，可服少量承气汤。服汤药后腹中转矢气的，代表有燥屎，可攻；而如果不转矢气的，则不可攻，否则必胀满而不能食。另外，如果想喝水的，就是哕，宜服用小承气汤来调和。

阳明经病变，病人喜忘，虽然其屎燥结，但却容易排出，色黑。适宜用抵当汤来使其泻下。

太阳经病变，身黄而脉象沉结，小腹坚满且小便不利的，是没有瘀血；小便自利，但病人神态失常的，是血证，应该用抵当汤来使其下泻。

太阳经病变，导致热邪郁结在膀胱，病人如果发狂的，其血自下即可痊愈。但应当先解其表，只有先解表，小腹坚结的，才可攻。

阳明经病变，导致脉象迟，出汗但不恶寒，身体沉重，腹满短气且潮热的，要解表，可攻其里。手脚湿润微汗的，说明大便已经结燥，适宜服用承气汤；而如果汗多且微热恶寒的，说明没有解表，适宜用桂枝汤。

阳明经病变，发热出汗的，说明热邪向外发泄。如果只有头上出汗，而身上无汗，且小便不利，口渴难耐的，是瘀热在里，身必发黄，适宜用茵陈汤来使其下泻（方在第十卷中）。

少阴经病变已经两三天，口干喉燥，应尽快用承气汤来使其下泻。

少阴经病变已经六七天，腹满而不大便的，应尽快用承气汤来使其下泻。

是实证的病，就会妄语；而如果是虚证，则会言语重复，声音歪斜。直视妄语、喘满者和下痢者都会死亡。

病人已经得了四五天的伤寒病，脉象沉而胸满气喘的，若误用汗法，使表虚里实，时间长了会胡言乱语。

◎ 大承气汤

主治热盛，胡言乱语和腹中有燥屎

大黄四两，枳实五枚，芒硝五合，厚朴八两。

分别将以上四味药研细，先用一斗水熬厚朴、枳实，熬取药汁五升，去渣后加入大黄，再熬取药汁二升，去渣后加入芒硝，再熬一两沸即可，将药汁分两次服用，即可治愈。

◎ 大柴胡加葳蕤知母汤

治疗得了伤寒病已经七八天，且心烦乱语，腹中有干粪

柴胡半斤，生姜五两，黄芩三两，芍药三两，人参三两，葳蕤二两，知母二两，半夏半升，大黄一两，甘草一两。

分别将以上药研细，加一斗水来熬取汤药三升，去渣即可，每天三次，每次服一升，以通利为有效。《集验方》载此方用四枚枳实，而不用芍药。

◎ 生地黄汤

治疗因为得了伤寒而有热，且虚赢少气、心下胀满、胃中有宿食和大便不通利

生地黄三斤，大枣二枚，芒硝二合，甘草一两，大黄四两。

将以上五味药合捣调匀，在五升米之下蒸熟后绞取药汁，分两次服。

🌀 发汗吐下后第九

如果伤寒已经好了半日左右，但心中烦热，而且脉象浮数的，可以再发汗，适宜用桂枝汤。不过应该谨慎，发汗后喝水会气喘。

◎ 白虎汤

治疗患伤寒但吐下后七八天仍没有治愈，表里俱热，恶风大渴，口舌烦燥。此外，白虎汤还可治疗因伤寒而口干心烦，背微恶寒

石膏一升，甘草二两，知母六两，粳米六合。

分别将以上四味药研细，加水一斗将米煮熟，去渣后每天三次，每次一升。在此要注意，各种失血及虚证不能服白虎汤，立秋后和春天三

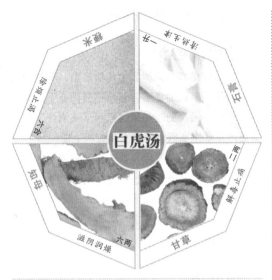

白虎汤

粳米　煮药辉发　一　石膏　二两　解表止渴　甘草　六两　滋阴润燥　知母　大号煎熬　黍丁熬密

煎药方法		
将上药放入锅中，加一斗水煎煮至米熟即可。		
服药时间	服药次数	服药温度
饭后	一日三次	温
主治功效		
本方具有清热解毒之功效，对伤寒久治不愈有缓解作用。		

个月时也不能服，否则反而会呕利腹痛。

◎ 生姜泻心汤

治疗伤寒发汗后，心下痞坚，胃中不和，胁下有水气而下利

生姜四两，甘草、人参、黄芩各三两，半夏半升，黄连、干姜各一两，大枣十二枚。

分别将以上八味药研细，加水一斗熬取汤药六升，去渣后每天三次，每次一升。

◎ 小青龙汤

治疗伤寒后表证没有解散，心下有水气（水液停留在体内导致的病变），干呕发热并且咳，或渴或下痢，有时咽喉不畅或小便不利，下腹胀满或气喘

桂心、麻黄、芍药、细辛、甘草、干姜各三两，半夏、五味子各半两。

分别将以上八味药研细，加水一斗来熬麻黄，减少二升后去除浮沫，再加入其他药，熬取汤药三升，分三次服。病人如果发渴，就去掉半夏加三两瓜蒌根；如果微利，就去掉麻黄而加炒成红色的鸡蛋大小的芫花一枚；如果咽喉梗阻，则加一枚附子；如果小便不利，下腹胀满，则去掉麻黄而加四两茯苓；如果气喘的，去掉麻黄加半升杏仁。

◎ 玄武汤

主治太阳经病变后，经过发汗而病不消除，病人仍发热，心悸头晕，肌肉跳动，身体颤抖，站立不稳

附子一枚，芍药、生姜、茯苓各三两，白术二两。

分别将以上五味药研细，加水八升熬取汤药二升，每次温服七合。

◎ 竹叶汤

治疗发汗后，表里虚烦而不能攻的

竹叶二把，石膏一斤，麦门冬一升，甘草、人参各二两，半夏半升，生姜四两。

分别将以上七味药研细，用一斗水来熬取汤液六升，去渣后加入半升粳米，等米熟后去除即可。每天三次，每次一升。张文仲方中没有生姜。

服用桂枝汤并且发汗后，脉象洪大的，可服桂枝汤。如果同时有规律地出现发热恶寒，就像疟而实非疟，每天发两次汗，而且汗出即消除的，用桂枝二麻黄一汤。

◎ 桂枝二麻黄一汤

桂枝一两十七铢，甘草一两二铢，麻黄、杏仁各十六铢，芍药、生姜各一两六铢，大枣五枚。

分别将以上七味药研细，用水五升熬麻黄，两沸后去沫再加入余药，熬取汤药二升，稍凉后分两次服用，以微微出汗为度。

◎ 葛根黄连汤

主治太阳经病变，因为医生错用下法导致下利不止，脉象促且气喘出汗

葛根半斤，黄连、黄芩各三两，甘草二两。

分别将以上四味药研细，先用水八升熬葛根，剩余六升时加入余药，熬取汤药三升，去渣后分两次服。

117

◎ 茯苓汤

主治患伤寒而发汗吐下后，心下逆满，气冲胸部而头晕，脉象沉紧，身体摇晃不稳

茯苓四两，甘草二两，白术、桂心各三两。

分别将以上四味药研细，加水六升熬取汤药三升，去渣后分三次服。

◎ 栀子汤

治疗发汗吐泻后，烦热且胸中堵塞不畅和气逆攻心

栀子十四枚，香豉四合（用布包裹）。

以上二味，先用四升水熬栀子，取汤液二升半后加入豉，再熬取汤药一升半，分二服，如果温进一服后得快吐的就停止后一服。

◎ 大陷胸丸

主治因医生用错了药而导致的结胸证。得了结胸病，会出现颈项强急，俯仰困难，身热出汗等症状，不过下泻后即可恢复平和

大黄八两，芒硝、杏仁、葶苈各五合。

以上四味，先捣筛大黄和葶苈，再单独研杏仁、芒硝如脂，然后用散药来调和，取弹丸大的一枚，再加白蜜二合、甘遂末一钱匕、水一升来熬取汤药八合，一次温服完。一夜后会自然下泻；不下泻的再服，以下泻为度。

◎ 厚朴汤

治疗发汗后腹胀满

厚朴、生姜各八两，甘草二两，半夏半升，人参一两。

分别将上五味药研细，加水一斗熬取汤药三升，分三次服。

◎ 大陷胸汤

治疗因太阳经病变，发汗又下泄，且便秘已五六天，口舌干渴，下午二四点时微微发热，心胸大烦，而且心下至小腹坚满而痛

甘遂末一钱匕，芒硝一升，大黄（切）六两。

以上三味，先加水六升熬大黄，剩余二升时去渣，再加入芒硝熬一沸，然后加入甘遂即可，

分两次服。如果一服后下利的可停止。

◎ 甘草泻心汤

主治因伤寒中风时医生用错了药，导致病人频繁泻下不消化的食物，肠鸣不断而心下痞坚结满，干呕心烦。此时如果继续用下法治疗，痞坚会更严重。主要因为胃中虚和邪气上逆

甘草四两，大枣十二枚，半夏半升，黄芩、干姜各二两，黄连一两。

分别将以上六味药研细，加水一斗来熬取汤药六升，去渣后每天三次，每次一升。另外，也可以加三两人参。

◎ 知母汤

主治患伤寒病后未痊愈，早晨和晚上有寒热如疟疾的症状

知母二两，芍药、黄芩、麻黄、甘草、桂心各一两。

分别将以上六味药研细，用水七升熬取汤药二升半，每天三次，每次五合，服药后盖被捂汗。如果心烦睡不着，可慢慢地饮少许水，使胃中冲和即可痊愈。

江南诸师秘仲景不传要方

染病伊始，有的人先身体寒热头痛，有的涩涩恶寒，有的腰背僵直，面目发红，此时只需用烈火各灸五十壮心下三处：第一处名巨阙穴，离心下一寸；第二处名上脘穴，离心下二寸；第三处名胃脘穴，离心下三寸。不过也要因人而异，具体可用绳来测量，以确定各处距离心下的寸数。具体方法：用绳从胸骨剑突处量至脐孔，取其一半，正当绳头处即胃脘穴；再从中点取其一半，从胃脘向上测量一分处是上脘穴；然后再向上测量一分，就是巨阙穴。这三个穴位成年人可灸五十壮，而小孩可灸三壮。至于灸炷的大小，可根据病人的状况而灵活取用。如果病人已患病三四天以上，应先灸二十壮胸上。即用绳测量鼻部正上方直到发际，然后取中点取其一半，从发际入发中，灸绳头处的天聪穴，再灸两颞颥穴、两风池穴、肝俞穴一百壮，其余穴位各灸二十壮，最后灸太冲穴三十壮，则效果神奇。

【卷十】

伤寒下

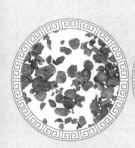
延胡索

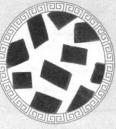
阿胶

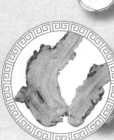
当归

伤寒杂治第一

在日常生活中，苦、酸味的药物具有清热解毒的疗效，所以人们常将艾、苦参、苦酒、青葙、葶苈、栀子、乌梅用做清热解毒的药物，其意义也就在于此。当出现红肿、胀痛、发热息粗、便秘等热邪症状时，就必须用苦、酸味的药物加以治疗。倘若此时不服用苦、酸类药物，或者治疗不及时，其效果就如同救火不用水，徒劳无功。另有一种情形是，医生常喜欢用辛甘味药物及不易购买且价格高的比如桂、人参、姜等药物治疗热邪，结果只能是既费财，又费时，到最后还往往错过了最佳的治疗时机。相反，葶苈、苦参、青葙、艾这些东西质优价廉，随处可见，对内热病者，不需按次序服药，仅仅是稍微缩短了间隔时间，疗效却很明显。名医扁鹊说："当病患还在皮肤、肌肉或者肠胃里的时候，不论服药或是针灸，都还可以医治；病若发展到了骨髓里，即使再高超的医术恐怕也无法医治了。"因而有的庸医认为"等到病患完全形成之后再去服药根治"的观点是完全错误的。所以，高明的医生事先向病人及家属亲人仔细说明这个道理，对于患者而言是十分重要的。

◎ 豌豆疮方

因其疮的形状如豌豆而得名。此热病大多由于时令热气变化引发，伤寒热毒气盛所致而生疮。

用黍穰煮成的浓汁清洗疮处即可。若疮呈黑色，可做蒜泥敷在疮处。

注意事项：用一茎的禾祭穰，无疗效。

病邪在人体的传变

由外邪导致的疾病，总是先侵入人的体表，然后逐渐向体内入侵。根据身体的表现，我们很容易知道病邪所在的部位，从而及时遏制疾病的发展。

体寒，毫毛竖起，腠理开泄 —— 皮毛

络脉中邪气盛满，颜色改变 —— 络脉

经脉之气空虚，导致邪气内陷 —— 经脉

外邪

筋骨

脏腑

肠胃

寒多则痉挛骨痛；热多则筋弛骨消，皮枯毛败

疾病侵入脏腑，将病邪滞留于肠胃

◎ 麻黄升麻汤

主治患伤寒六七天，被施以峻烈的下法后，有咽喉堵塞，唾脓血，泻痢不止，脉象沉迟，下部脉不止，手足厥逆的处方

升麻、芍药、白术、当归、麦门冬、茯苓、干姜、石膏、甘草、桂心各二两，麻黄、黄芩、葳蕤（一作菖蒲）、知母各三两。

先将药材研细，取一斗水熬麻黄，等到水减二升后，去除水面泡沫，放入其他药材熬至三升汤药。每次服汤药一升即可。

注意事项：服药后微微发汗即可痊愈。

◎ 苦参汤

主治因外感引起的伤寒性热病，且患病五六天以上

苦参三两，生地黄八两，黄芩二两。

将药材研细后，用八升水熬取二升汤药。待汤药冷热适宜时服用。

注意事项：每次一升，每日两次。

◎ 漏芦连翘汤

主治流行性热毒，变成赤色的皮疹、毒疮、毒肿以及眼睛发红发痛生成的遮蔽视线之物

漏芦、连翘、白蔹、黄芩、升麻、麻黄、甘草各二两，大黄、枳实各三两。

将药材分别研细，取九升水将其熬成三升汤药，每次一升，分三次服用。

注意事项：服药间隔为半小时左右。对于热毒过盛患者，可外加二两芒硝。

◎ 瓜蒌汤

主治因伤风引起的伤寒，患者多有胸中烦闷，干呕症状，且持续五六天以上

瓜蒌实一枚，大枣十二枚，柴胡半斤，生姜四两，甘草、黄芩各三两。

先把药材研细，取一斗二升水将其熬成五升汤药，去除药渣，每次一升，每日三次。

注意事项：汤药冷热适宜时服用即可。

❀ 劳复第二

伤寒性热病得到痊愈后，有几种情形是需要人们特别提防的。首先，吃猪肉、羊肉、鱼及特别油腻的食物是最大的忌讳，严重者可致人死亡。其次，由于大病初愈，胃气尚虚，如果进食糕饼、黍饴、稻饼，或者细切的肉、干肉、炙烤的肉以及枣、栗等坚实且难以消化的食物，会引起消化不良，进而导致胃肠结热。病人在这种情况下倘若用药医治，就会使胃气更加虚冷，从而引发严重下利。若阻止下泄，后果则更加不堪设想。所以，两种情形都是十分危险的，不可不防！

那么热病初愈后如何进食才能使身体完全康复呢？

建议进食煮得很烂的粥。此时宁可少吃，使身体处于半饥饿状态，也不要吃饱。更不能进食其他食物。等到身体完全康复很久之后，视情况逐步开始吃少量的羊肉、鸡肉、兔肉或者鹿肉等，禁食狗肉、猪肉。

除了在进食上注意之外，病人应尽量静卧休息。早起不宜洗脸梳头。在不让身体劳累的同时，减少说话等心的劳累，从而使心神也得到休养。

如果此时饮食不节制，或者妄动劳作，都容易使人患上劳复症。原因就在于热病初愈，余邪未尽，正气虚弱，气血待补。劳复症状通常有以下几种：因饮食失当而复发的称为食复；因劳累而复发的称为劳复；因房事而复发的称为女劳复。

热邪痊愈一百天内，人的体力、气血都很虚弱，此时行房事都是十分危险的。例如曾有一个叫盖正的读书人，热病初愈后六十天时，基本可

以射猎，但因其行房事而最终吐涎而亡。

人们所说的阴阳易，就是指由热病而行房导致的病证。若是妇女与病后未痊愈的男子行房事而患病的，称为阳易；如果是男子与病后未痊愈的妇女行房事后患病的，称为阴易。造成阴阳易的原因就在于此时人体内余邪残存，气血都尚待恢复，男女若行房事就极易使病人体内余毒相互感染，其结果大多都是不治身亡。还有一位先生，患上轻微伤寒痊愈后十来天，就骑马外出，自感身体已康复，但行房事后即刻小腹急痛，最终结果是手足不能自如伸展而亡。

以下列举的几种情形，仅供大家患病后参考，以免病情加重。

若病证刚刚痊愈，食用生菜，则会使人面色不能再恢复至患病前的健康模样。

在热病痊愈后不满五天，禁食肉、面，否则病情复发后难以治疗。

在热邪痊愈后，进食瓜、鱼肉、生菜，容易使人体发热。吃蒜、肉食，病复发后容易体乏无力。

在用发汗法诊治后，即刻饮冷水，则会损伤肌体，虚弱的肌体不可恢复。

当病愈后刚能起床时，此时吃用盐和米粉腌制的鱼将会导致下痢不止；若食用韭菜或者饮酒，极易诱发病情复发。

热病痊愈后，禁食生枣、羊肉或者狗肉，否则会引起膈及骨中患上热蒸病。

对于急于补大病后气力不足，虚劳病证可用此方。

牛乳（七岁以下、五岁以上的黄牛新生的乳）一升，用四升水将牛乳煎成一升，在与人体的温度相等时慢饮，不宜饮多，连续服用十天效果明显。

对于食劳病疾，可用此方

用一升曲熬成汁，服下即可。

对于伤寒痊愈后一年，心下出现积水，伴有不能饮食病证的可用此方

白术一斤，好曲二斤，生地黄五斤。

先把药材暴晒干，再将其捣碎成散末。取酒送服方寸匕，每天三次，剂量逐渐加至二匕。

◎ 枳实栀子汤

主治大病痊愈后劳复症状

枳实三枚，栀子十四枚，豉一升。

将药材分别研细，用药棉包裹。取七升醋浆来熬，等到减去三升后加入栀子、枳实，熬至二升，添加豉，再熬五六沸，除去药渣即可。分两次服用。

注意事项：服药后最好掩被发汗。若有脾胃失调病证者，在药方中加入棋子大的大黄五六枚即可。

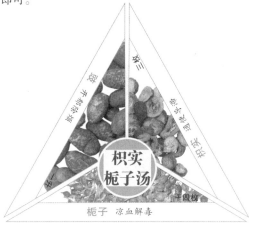

枳实 开痞除满
枳实 破气
黄芩 清热泻火
栀子 凉血解毒
十四枚

煎药方法		
用七升醋浆分顺序熬至诸药即可。		
服药时间	服药次数	服药温度
饭后	一日两次	温
主治功效		
本方具有通便、解郁、解毒的作用，对风寒及病后调理有妙效。		

◎ 麦门冬汤

主治劳复病证，对阳气将绝有起死回生的妙效

麦门冬一两，甘草二两，竹叶切一升，京枣二十枚。

把药材分别切碎，取七升水煮一升粳米，煮到熟时去掉米，再加入其他药，煎成三升汤药，服用三次。

注意事项：不能服药者，可用药棉蘸汤滴入病人口中。

◎ 小柴胡汤

此方也叫黄龙汤，主治热病痊愈后再次出现

头痛、发热以及烦闷的症状

柴胡一斤，半夏半升，黄芩三两，生姜四两，人参、甘草各二两，大枣十二枚。

将药材分别研细，取一斗水熬取五升汤药，除去药渣，每次五合，每天三次。

注意事项：有不吐而口渴症状者，可去除半夏，加入天花粉四两有疗效。

对于重病稍愈，但因早起劳烦或者饮食过量，以致病疾复发而将死，可用此方

将烧过的鳖甲捣碎取其末，服用方寸匕可治愈。

有关劳复病证，需要特别强调的是阴易病，即男人与患温热病痊愈但还未完全康复的妇女行房事而得的病证。据医生张苗叙述的一个病例，曾有六个男人因强奸一名患温热病痊愈已数十天的婢女，最终都至死。患阴易病者，其症状大多是体内热气冲击心胸，有身体沉重、头重的感觉，易生眼屎，四肢、膝胫等部位不能自如伸展，小腹绞痛，这种情况患者都会立刻死去。如果没有立即死的，其病证也有热气冲击心胸，头沉重，身体关节犹如分离般疼痛，且经脉缓弱，气血亏虚，时常呼吸困难，睡时不能动摇，起时需人帮扶，这样通常也是过一段时日就会死亡的。

百合第三

以精神不定、神志恍惚为主要表现的情志病，即精神病疑似症状，人们称为百合病。这种病证缘于伤寒大病后，体内余热未解，或平时情志不遂，而遇外界精神刺激所致。因这种病证的治疗只有用百合才可治愈，所以就叫百合病。

用现代医学理论及人们的理解来讲，百合病主要是因为人体心肺功能的失调所致。大家都知道，心主血脉，肺主治理调节人体各脉络归于心脏。当心肺正常运行时，则气血顺畅而百脉都得其养。若心肺内热阴虚，百脉受其累而致病，此时便会证候百出。

根据临床经验，百合病因发病部位不同，其证候（证候由若干症状综合构成，症状的复合）也有所区别。

当证候为微微气喘、腹胀，小便淋沥难出，大便坚燥，三四天解一次的，其病在下焦（人体部位名，下腹腔自胃下口至二阴部分），通常三十三天便能痊愈。

如果病状是恶寒而呕吐的，其病在上焦（人体部位名，从咽喉至胸膈部分），通常二十三天就会痊愈。

以下一些证候也是属于百合病证的具体表现：

时常感觉寒，其实又不寒；似乎有热，其实又不发热；早起口中发苦，小便赤涩，想解又

狂病的表现

患狂病的人一般是在精神方面受到过强烈的刺激。但他们刚开始的表现往往是比较消极，而后才走向另一个极端。所以治疗的原则是通过针刺泻去体内的邪气。下图所示为一个患有狂病的人夸张的行为。

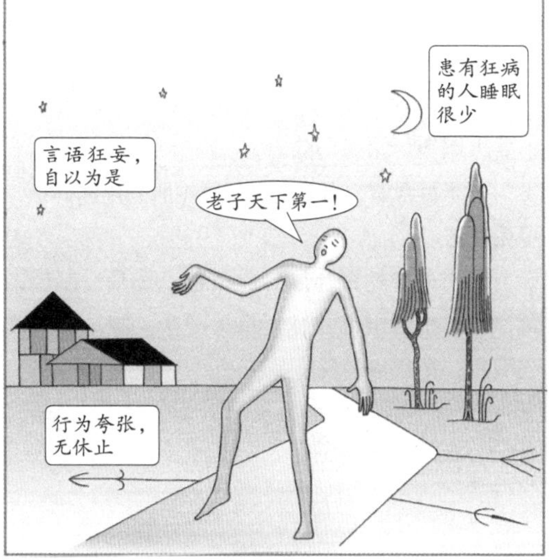

患有狂病的人睡眠很少

言语狂妄，自以为是

老子天下第一！

行为夸张，无休止

解不出来；想吃，而又吃不下；有时觉得食物很美，有时连气味也不想闻；或者有时言语默默昏昏欲睡，但又不能睡着；各种药都治不了，一用药就呕吐下痢，像有鬼神在控制一样。

因百合病的证候不同，其治愈时间也是不一样的。

二十天就可痊愈的证候是小便时觉得很畅快，只是觉得头昏。

四十天可痊愈的证候是小便时不觉得头痛，恶风（指病人遇风觉冷，避风则缓解之症）且发寒。

六十天后才能痊愈的证候是脉象微数，身体还比较平和，只是每次小便时头痛。

百合病需要根据具体证候而分别治疗。这是因为有的百合病症状是患病一月二十天后才能表现来的，有的是已经病了四五天而病状可见，有的是没有发病即可预见。

《金匮要略》中说："病状见于阴的，要用阳法来救；见于阳的，用阴法来解；见阳攻阴，又发其汗，这是逆，其病难治；见阴攻阳，又用下法，这也是逆，其病难治。"百合病属于阴阳病，倘若病因在里而攻其表，结果就会使里证不得消除。若又用汗法，这就搞反了。如果病因在表而攻其里，也会使表证不得解除，又用下法，后果也是其病难愈。这其中的道理大家要弄明白。

对于百合病，倘若发现发热症状则可用此方

百合根（干的）一两，滑石三两。

将药材捣碎制成散末状，用汤水送服方寸匕，每天三次。

注意事项：服药后会微微下利，下利停后，不要再服药，热病即除。

对于百合病，当其发展成腹中胀满疼痛病证，可用此方

先将适量的百合根炒成黄色，捣筛后制成散药，用汤水送服方寸匕，每天三次，腹中胀满就会消除，疼痛也会停止。

◎ 百合知母汤

主治已经发汗后又发病的症状

百合七枚，知母三两。

将百合剖开，先用泉水浸百合一夜，等到药沫浮出水后，第二天早上除去水取百合，然后用二升泉水熬取百合一升汁。再将知母研细，取二升泉水熬取一升汁，混在百合汁中，最后一起熬取一升半汤药，分两次服用。没有痊愈的话可依法再制。

◎ 百合鸡子汤

主治已涌吐后又发病的病证

把七枚百合剖开，浸一夜，去汁后用二升泉水熬百合，取一升，再拿一枚鸡蛋黄加入汁中，均匀搅拌，两次分服，疗效明显。

◎ 百合滑石代赭汤

主治已泻下后发病的症状

百合七枚，滑石三两，代赭一两。

将百合剖开，用泉水浸百合一夜，除去汁，再用二升水熬取百合一升，去渣；然后用二升水熬其余二种药物，取一升，混入百合汁，依照此法再熬取一升半，分两次服用即可见效。

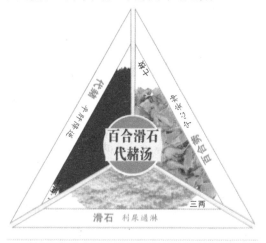

煎药方法		
百合浸泡一夜后先入水煮至一升，后煮剩余两药即可。		
服药时间	服药次数	服药温度
饭后	一日两次	温

主治功效
本方能安神、通淋，可作为泻下病后恢复期服用。

伤寒不发汗变成狐惑病第四

这里给大家介绍的病证叫狐惑病，这种病证的发病初期多由感受湿热毒气所致，它以神情恍惚，眼、口腔、外阴溃烂为主要特征。发病后继而会使人体中阳受损，脾虚而聚湿酿热，湿热内生；有时也可能烁伤阴津，虚火内炽。我们把毒素在咽喉部位的病证称为惑病；把毒素在阴部、肛门部位的称为狐病。与今天西医的白塞氏病类似。

患上狐惑病者，一方面，患者脸面颜色变化不定，一会儿白、一会儿赤、一会儿黑。另一方面，可能会不思饮食，或者是不想闻到饮食的气味。因为温毒邪气的作用，若毒气侵蚀到下部，就会咽喉发干；当毒气侵蚀到上部，就会声音嘶哑。诊治的时候，毒气在上部的，最好用泻心汤；若毒气在下部的，建议用苦参汤淹洗；而毒气在肛外的，用熏法，同时用三片雄黄，放在瓦瓶中用炭火烧，接近肛门熏，并服用汤药，效果显著。

◎ 狐惑汤

薰草、黄连各四两。

先把药材分别研细，取一斗白醋浆浸泡一夜，将其熬取二升汤药，分三次服用。

如果从患者脉象上看说明有热邪，且稍微烦闷，昏昏欲睡，有出汗的现象。当患者患病三四天，便会出现眼睛发红，如同鸠眼；如果是患病七八天，则患者眼角都呈黄黑色，饮食增大的，说明脓已形成，最好用赤小豆和当归散。

具体做法是：先取三升赤小豆，浸到赤小豆生芽为止，再将其晒干，加入三两当归，一起研为末，用浆水送服方寸匕，每天三次，效果非常好。

狐惑病证出现后，不能急于治疗，更不宜灸。原因在于火本身属于邪，如果随血散到脉

中，就会伤到脉。更甚者，若伤到脏器就会加重病情，使病患处更加发肿，流出黄汁，且有可能使部分肌肉表面溃烂，最后形成痈脓，也就是大家常说的火疽，是由医生灸灼引起的。此时患者应当泻心。用泻心汤，兼治下痢不止，腹中郁结坚满而引起呕吐肠鸣的处方。

◎ 半夏泻心汤

半夏半升、大枣十二枚、黄连一两、黄芩、人参、干姜、甘草各三两。

先将药材分别研细，取一斗水将其熬成六升汤药，每次一升，每天三次。在《金匮要略》中用甘草泻心汤。

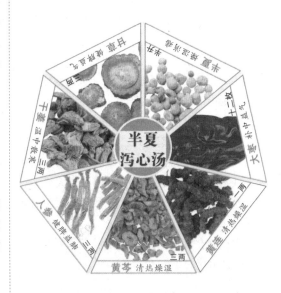

煎药方法		
将上述药物放入锅中，用一斗水煎成六升药汤即可。		
服药时间	服药次数	服药温度
饭后	一日三次	温
主治功效		
本方燥湿、消痞功效较强，故对湿热内生、痰热互结有治疗功效。		

伤寒发黄第五

伤寒发黄，属于病证名。它具体分为黄疸、黄汗、酒疸、谷疸、女劳疸等五种病证。下面我们将逐一对其进行讲解。

黄疸，也称黄胆。它多是由于人在受热时，忽然用冷水洗身，致使热邪稽留胃中，又吃生冷瓜果，使热气上熏造成的。患者面目及全身颜色会黄如橘子，倘若黄疸变成黑疸则有致命的危险。

黄汗，顾名思义，就是汗出沾衣，其色如黄柏汁，同时人体四肢微微发肿，胸部胀满，但是不口渴；其原因就在于当人体出大汗时，却忽然进入水中洗浴。

酒疸，属于黄疸类型之一，多是由于饮酒无度，大醉后受风、入水，使脾胃受伤，机体功能失调，湿浊内郁生热，湿热纠结而成。主要症状是身目发黄、不能食、时欲吐、胸中烦闷而热、小便赤涩、脉沉弦而数。

谷疸，与饮食相关。主要是由于暴饮暴食，饥饱不匀，湿热、食滞阻遏中焦（人体部位名，在三焦的中部，指上腹部分）造成的。其症状通常是头眩、烦闷、胃中不适、腹满、小便不利、大便溏泄、身面发黄等。

女劳疸，表现为全身及眼睛发黄，体热恶寒，小腹胀急，小便艰难。原因在于大劳大热后交接而又进入水中所致，可参考后面所列处方治疗。

根据以上病证介绍，下面重点给大家讲解这五种病证治疗的处方。

◎ 黄芪芍药桂苦酒汤

主治黄汗

黄芪五两，芍药、桂心各三两。

把三味药分别研细，取一升苦酒、七升水一起熬成三升汤药，饮二升。因为苦酒壅阻，刚开始服药后会心烦，六七天后，这种情形会慢慢自动解除。

治疗黄疸病证需要根据具体情况而定。比如患病时伴有口渴症状，这时就难以治疗；不渴的话还可治疗。病因在表，患者颤震恶寒而微热。病因在里，患者肯定会出现呕吐症状。

无论是哪种黄疸病证，都适合通利小便。如果脉象浮，建议用发汗法解除病邪，最好的处方莫过于桂枝加黄芪汤方。

◎ 桂枝加黄芪汤

黄芪五两，桂枝、芍药、生姜各三两，甘草二两，大枣十二枚。

把六味药研细，添八升水在微火上熬成三升，除去药渣，分三份温服。

注意事项：服药后最好捂被发汗。若没有出汗，可饮用热稀粥促进发散药力。假如还不出汗，可以再服汤药。

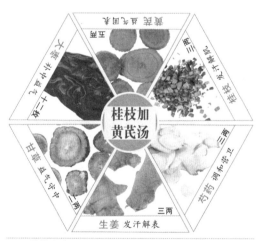

煎药方法		
将诸药放入锅中，加八升水煮至三升即可。		
服药时间	服药次数	服药温度
饭后	一日三次	温
主治功效		
本方能解表发汗，对恶寒、发汗不畅具有调理作用。		

◎ 麻黄醇酒汤

主治伤寒热邪浸出体表而发作的黄疸

把三两麻黄，放入五升醇酒熬成一升半汤药，一次服完。

注意事项：服药后最好捂被发汗，汗出即可痊愈。冬季寒冷时用清酒，春天宜用水。

◎ 大黄丸

可治疗黄疸

大黄、葶苈子各二两。

将这二味药研为末，用蜜调和成如梧桐子大的丸，饭前服用十丸，每天三次，病愈即可停服。

◎ 治黄疸方

赤小豆、瓜蒂、秫米各十四枚。

先将此三味药材捣碎调制成散药。症状轻微者，一粒豆那么大的一枚即可；如果不愈，可间隔一天再服。病情严重者，可取二枚如大豆那么大的药，纳入鼻孔中，鼻孔会因疼痛而收缩，一会儿后会出黄汁，或者从口中流出一升多汁就会痊愈。最后要特别说明的是，因为这种药不能进入体内，所以用竹筒装药后极力吹入鼻中者，都死了。《删繁方》中就曾讲到，使用这种方法治疗季节流行性热毒，它会侵入脏腑，深藏到骨髓，进而发展为黄疸、黑疸、赤疸、谷疸、马黄等，是没有止尽的病证。

◎ 治黄疸方

取生小麦苗，捣绞取汁，每次饮用六七合，一天一夜饮用三四次。三四天后就能痊愈。如果没有小麦，无皮大麦亦可。

◎ 茵陈汤

主治身体面目完全发黄病证的黄疸

茵陈蒿、黄连各三两，黄芩二两，甘草、大黄、人参各一两，栀子十四枚。

先把这七味药分别研细，用一斗水将其熬成三升汤药，分成三份，一天三次。此方治疗酒疸、酒癖病证，其疗效亦佳。

◎ 小半夏汤

主治小便颜色无异常，只是想自利，腹胀满而气喘的，或者不能除热，除热后引起干呕的病证

半夏、生姜各半斤。

先将药分别研细，用七升水熬取一升五合汤药，分成两次服用。曾经有患此证者，由于积气纠结而昏死，但他的心上还暖和，使用半夏汤少许，汁入口中后人就奇迹般醒过来了。

对于患者全身发黄，身、面、眼黄如金色，小便如浓熬的柏汁，久治无效的，建议用以下疗方

茵陈蒿、栀子、龙胆各二两，黄芩、升麻、柴胡、大黄各三两。

将这七味药研细，用八升水熬成二升七合汤药，分三次服用。

注意事项：身体羸弱者，可去除大黄，加栀子仁五六两，生地黄一升。在《延年秘录》里，这个处方里没有茵陈蒿，但是有芒硝二两，瓜蒌三两、栀子四两，在《近效方》里只是加了枳实二两。不宜服用此方的患者，其症状表现为：身体发黄已久，会变成桃皮色，心下有坚硬的块，呕逆，吃不下饭，小便发红且量少，四肢逆冷，脉象深、沉、极微细迟，否则，病证可能会发展成干呕。

◎ 苦参散

主治由于缺少抵抗力而忽然颤抖发寒，发黄，皮肤色如出尘的黄曲，小便赤而少，大便秘结，气力无异常，饮食无妨害，尝试过各种汤药散药，余热没有除尽且长期体黄者。此方能够促使患者涌吐和下泻

苦参、瓜蒂、黄连、大黄、黄柏各一两，葶苈二两。

将这六味药捣筛后制成散药，用汤水送服方寸匕。若出现吐的症状，每天服一次药；不吐，每天服两次药。因为此方具有下泻药效，所以服用五天后就会见效。此时可停服。如果病证未退，可再服。等稍微退去停服。

温疟第六

说到疟疾，在中医理论里，它是一种由风而致的疾病之一，其发病呈现季节性、周期性的特点。比如，如果夏季受到暑气所伤，那么秋季就有可能出现疟疾病证。从阴阳辩证法的角度来说，寒属于阴气，风则是阳气，如果先被寒气所侵，其后又被风邪所伤，在临床表现上就是先恶寒而后发热，同时我们把秋季发作的症状称为寒疟。有时候，疟疾症状表现为先热而后寒。简言之，就是先受风邪侵扰，后又被寒邪伤害，因此出现先热而后寒的病状。这种在特定季节发病的就是温疟。疟疾当中，还有一种病状叫瘅疟，又名暑疟、温疟、瘅热、阳明瘅热。其临床以但热不寒为主证，是在人体阴气已先断绝，阳气单独发作时而出现的气短烦闷，手足发热而想呕吐的症状。

由风邪所致的温疟和寒疟，究竟是如何在人体内形成的呢？

首先，就温疟而言，人体在冬天时会被风邪侵伤，寒气由此藏于骨髓，春天遇到阳气便会发作。当邪气不能自己排出，遇到大热天时，脑髓消烁，肌肉消瘦，腠理发泄，或者有所用力时，邪气随着汗水排出。在人体内，其邪气先藏在肾中，其气也是先从内泄出到外。这样导致阴虚而阳盛，阳盛就会发热。由于阴虚而邪气便回返侵入，进而导致阳虚，阳虚就恶寒。因此先发热而后恶寒，也就形成了我们所说的温疟。

其次，瘅疟患者临床表现通常为：肺中平时有热，体内之气壅盛，并有逆上冲的态势，中气实而不外泄。当有所用力时便会打开腠理，进而使风寒侵入皮肤之内、分肉之间，此时若用发汗法驱逐风寒则会导致阳气壅盛，阳气壅盛不衰退就会形成病。体内壅盛的阳气不循环就会回返到阴部，因此只发热而不恶寒。邪气积蓄于心中，向外侵入分肉之间，导致人肌肉消烁，身体枯瘦，发展为瘅疟病状。

最后，需要说明的是，疟疾大多发生在四季交替，阴阳变换的时候，其病证通常也是从四肢的末端开始。当阳气受到伤害，阴气便会跟随其后。因而在阴阳之气还未聚合在一起时，也就是在疾病发作前一顿饭的时间，可以用细索紧束患者手足十指，阻止邪气侵入，阴气外泄，度过了这段时间，病症也就会消散。

中医诊脉临床证明，疟疾患者脉象弦数者多热，弦迟者多寒。脉象弦、小、紧的，可以用下法来治；脉象紧而数的，可以发汗，或针灸。脉象弦而数的，是感受风邪而发热，用饮食调理的

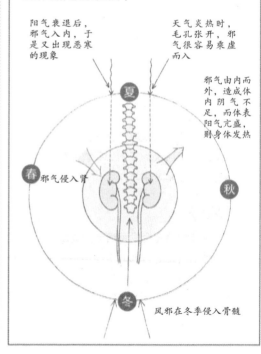

温疟的形成与表现

温疟的形成不是一朝一夕的事情，邪气侵入人体后总是先潜伏起来，遇到合适的条件时才会发作。温疟的形成和发作过程如图所示：

阳气衰退后，邪气入内，于是又出现恶寒的现象

天气炎热时，毛孔张开，邪气很容易乘虚而入

邪气由内而外，造成体内阴气不足，而体表阳气充盛，则身体发热

夏

春 邪气侵入肾

秋

冬

风邪在冬季侵入骨髓

方法来治疗；弦迟的，可以用温法来治；脉象浮而大的，涌吐后就能痊愈。

疟疾呈现明显的周期性和季节性，并且患者形体消瘦，皮肤上出现有粟米状的颗粒。患病者几乎每年都会复发，且连续三四年，或者连续几个月发作不停。原因在于疟疾肋下有痞块，所以值得提醒的是，在治疗疟疾时，切忌攻这个痞块，采用耗其津液的方法比较好。倘若服汤药后，有微微发寒症状，可盖上衣服发汗，汗出、小便通利就痊愈了。

◎ 恒山丸

恒山、甘草、知母、大黄各十八铢，麻黄一两。

将这几味药研为散末，再取蜜调和成如梧桐子大的丸药，饭前服用，每次五丸，每天两次。效果不明显时可逐步增加剂量，直到痊愈。此方对疟疾有特效。在《肘后方》中此方没有大黄。

◎ 乌梅丸

主治因远行，久经劳作，或者是寒热劳疟久治不愈，形体羸瘦，痰结胸膛，饮食减少等疟疾病证

乌梅肉、豆豉各一合，升麻、地骨皮、柴胡、恒山、前胡、鳖甲各一两，玄参、肉苁蓉、蜀漆、百合、人参、桂心、知母各半两，桃仁八十一枚。

先将所列药材研为末，取蜜调和成丸药，空腹服用，以细茶水送服，每次三十丸，每日两次。

注意事项：在剂量上，老人与小孩没有区别。

治劳疟方

此方针对劳疟久治不愈症状

先取生长大牛膝一握，切，用六升水熬成二升汤药，分两次服用。首次在未发前一顿饭时，第二次在临发时服即可见效。

对于因肝邪热而导致的肝疟，症状为人面呈深青色，气息喘闷，身体颤抖，状如死人。因长期伏热，稍微劳作便如发疟，且长期不愈，用此方疗效明显

乌梅肉、蔵蕤、蜀漆、鳖甲、苦参、知母各一两，香豉一合，恒山一两半，石膏二两，细辛、甘草各十八铢。

将所有药研为末，用蜜调和成如梧桐子大的丸，用酒送服，每次十丸，每日两次。

注意事项：汤水送服亦可。

治疗心疟的方

主治病证主要由心热所致，且不止，或止后热不歇，时来时去，进而使人心情很烦，饮清水后反而寒多不很热

甘草一两，蜀漆三两，恒山四两，石膏五两，鳖甲四两，香豉一升，栀子二十一枚，乌梅各二十一枚，淡竹叶二升。

先将淡竹叶切，然后分别研细，取九升水来熬取三升汤药，分三次服用即可见效。

◎ 恒山丸

对于因脾热而成的脾疟，热气内伤不泄，偶尔渴或者不渴，出现发寒病证，腹中疼痛，肠中鸣，且出汗的症状可服用此方

恒山三两，知母、鳖甲各一两，甘草半两。

先把四味药研为末，用蜜调和成如梧桐子大的丸，用酒送服。每次十丸。

注意事项：发病前送服十丸，临发时服一次，正发时服一次。

恒山汤（一）

主治因肺热而使痰积聚胸中，来去无常，最终导致肺疟，临床表现为人心中寒，尤其是寒后又发热，且在发热时易受惊

恒山三两，甘草半两，秫米二百二十粒。

将药材研细，取七升水熬取三升汤药，每次一升，取三次服用，至病发时服完即可。

恒山汤（二）

主治因肾热而发为肾疟，人体感觉凄然并伴有腰脊疼痛，屈曲转动困难，身体颤抖不定，同时大便艰难，目光昏浊，看东西模糊，手足寒冷的病症

恒山三两，乌梅二十一枚，香豉八合，竹叶（切）一升，葱白一握。

将所列五味药研细，取九升水熬取三升汤

药，分成三份，至病发时服完即可。

◎ 藜芦丸

主治的病证表现为五脏出现疟候，六腑却没有，仅胃有。若是胃患疟，则容易使人发内热病，也就是人不时有饥饿感却不能食，食下就会胀满而腹大的病证，此方疗效神奇

藜芦、恒山、皂荚、牛膝各一两，巴豆二十枚。

将藜芦、皂荚炒至黄色，然后将其与其他药材一起捣研为末，用蜜调和成如小豆大的丸，早晨服一丸，正发时再服一丸。

注意事项：服药期间不宜吃得过饱。在《时后》中此方没有恒山、牛膝两味药。

如何用针灸来诊治疟疾呢？

先说灸法，当用灸的方法来治疗疟疾时，需要先弄清楚病证发于身体哪个部位，哪里发病就灸哪里。如果病证发于头部、颈项，则在疾患未发前预灸大椎尖头，缓缓灸至发病之后再停止。病症发于手臂的，灸三间穴，疗效显著。若是病疾发于腰脊，灸肾俞一百壮即可见效。

以下再向大家介绍几种常用的灸法诊疗疟疾。

主治五脏内的疟，仅需要灸尺泽穴（在肘中横纹上动脉之处的穴位）七壮即可。

对于在太阳西落后发作的一类疟疾，在眼角上入发际五分处的凹陷中，也就是临泣穴，灸七壮，病患可痊愈。

如果疟疾病证属于实证就会腰背疼痛，若是虚证则会流鼻血，可在飞扬穴主穴（在外踝上七寸）灸七壮。

对于疟疾病候轻微者，比如只是稍微感觉身体有异样时，就灸百会穴七壮即可见效。如果灸后又发，可再灸七壮。确实还未愈的，最多灸三次。

脚踩地，用线围脚一周，从线的中点折叠，测量从大椎向百会的距离，灸线头处二十一壮，炷如小豆即可。

诊疗一切疟疾，不论患病时日，只要正面仰卧，用线测量两乳间，线的中点折叠，从乳向下测量，灸测得在另一端，患者有多少岁就灸多少壮，男左女右。

如果多汗，腰痛俯仰困难，眼睛突出，颈项僵直，则可在昆仑穴（在足外踝后跟骨上的凹陷中）灸三壮，疗效神奇。

相比灸法，针疗法相对比较简便。

刺足厥阴经上的穴位，见血，则对肝疟有疗效。

刺足太阴经和足阳明经的支脉出血，对胃疟病症有疗效。

刺手少阴经上的穴位，治心疟。

刺足少阴经和足太阳经上的穴位，肾疟者可用。

刺足太阴经上的穴位，可治脾疟。

刺手太阴经和手阳明经上的穴位，治肺疟有明显效果。

【卷十一】

肝脏

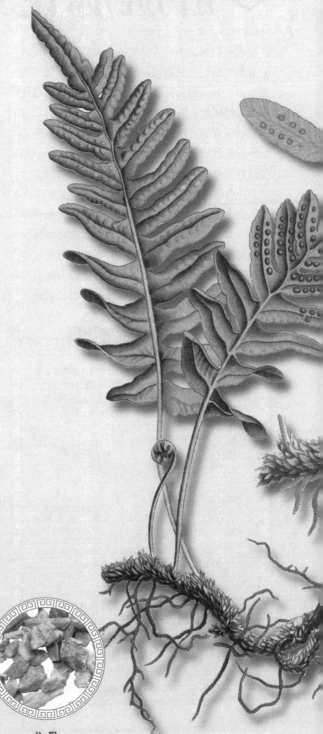

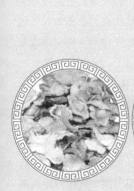

桔梗

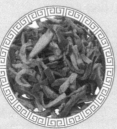

橘皮

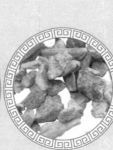

龙骨

肝脏脉论第一

人是自然界中最有灵气的生命体。人的体内有五脏六腑、骨髓精气及筋脉，体外有四肢、皮毛爪齿、咽喉唇舌及肛门胞囊等。遵循大自然生命运行的机理，人体才得以调养生息，体内百脉得以顺畅安和。违背肌体运行的基本规律，则必然导致各种病证缠身。如果有药方可以医治，那是再好不过的事了。倘若没有可以医治的药方，生命则会就此停息。

在本书的接下来几个章节里，将向大家详尽地论述人体血液的循环流转，五脏六腑与血液，血液与九窍的相会相应以及五脏六腑的运转规律等，同时为大家对应列出了大量的药方及医治方法，比如针灸穴位法、熨法、摩法，而或散药、丸药、煎药、膏药、酒药、汤药等不一而足。这些都是大家可以参考的。

根据虚、实、冷、热、风、气等证候，如果能正确地依照药性来用药，那么人体内外百病就不会惹人心烦了。怎样才能做到对症下药呢？依据人们对自然的认识，在地上有五岳相应，在天上有五星相对，与自然对应的就是五行，而在人体内就是五藏。所谓五藏，就是魂、魄、精、神、意。我们通过辨别虚实，考察阴阳，弄清病源，就可采用相应的补泻方法，疏通人体骨节，最终会通十二经脉。这也是诊治病证的一个基本原理。

肝，作为人体五脏之一，是以代谢功能为主的一个器官，同时扮演着去氧化、储存肝糖原、分泌性蛋白质合成等功能。在中医里肝素有"将军"的美称，因为它与胆互为表里，肝脏开窍于眼，肝气与眼睛相通，眼睛调和则能明辨五色。左眼为甲，属阳木；右眼为乙，属阴木。肝气流通循环到紫宫穴（在胸部，当前正中线上），通过爪甲可以察其状况。在外主管筋，在内主管血液。肝脏的结构，左边三叶，右边四叶，总共七叶。魂是五藏之中肝脏的所藏，也称为魂藏。所以与四季节气相呼应，肝藏血，血藏魂。肝在气则话多，在液则泪多。肝气虚会表现出恐惧，肝气实会表现出易怒的情绪。肝气虚则会出现梦见苑中生草；肝气盛则会梦见伏在树下不敢起，或者是梦中发怒；若有逆乱之气侵入，则会出现梦见山林树木的情形。

在人体处于睡眠时，血液主要藏于肝。因为血液通过肝脏在人体内循环，这样才使眼睛能看清东西，脚能行走，手掌能握东西，手指能抓东西。

五行当中，肝脏属木，与胆合成腑。足厥阴经（十二经脉之一，每侧十四个穴位，左右两

虚证和实证的形成

阴经气血充盛会灌注到阳经中。

风雨之邪

寒湿之邪

风雨之邪侵入人体后与血气混合，充斥于肌血之间，致脉象紧大，为实证。

寒湿之邪侵袭人体，致皮肤收敛，肌肉僵硬，营血受寒凝滞，卫气受损消散，形成虚证。

饮食 环境 情绪 房事

若恐惧太甚，导致气机下陷；若悲哀太过，正气耗散，造成血脉空虚；若再食用寒凉的食物，就会损伤阳气，致使血脉运行凝涩，正气耗损消散，所以就会形成虚证。

喜怒无常，导致阴气上逆，致使下部阴气空虚，阳气乘虚而入，形成实证。

体内阳经气血充盛会灌注于阴经。

侧共二十八穴）属于肝脏的经脉，与足少阳胆经结为表里。肝脉为弦脉（有琴弦感觉的脉搏，是肝胆病的主脉），因为肝气在冬季生发，春季时旺盛。在春天万物萌生之时，肝气来势缓慢且弱，松缓且虚，所以肝脉为弦。肝气濡（意思是缓慢）则发汗困难，弱则不能泻下。人们常说肝脉要宽（松缓的意思）而虚，这是因为肝气宽则开，开则通，通则利。

下面的论述将从季节、脉象及肝脏结构等方面为大家解开肝脏的奥秘，同时也为大家诠释了春季养生，为什么是养肝为先的常识。

春季人体脉弦，属木，方位为东，也是肝脉萌生的主要时节。在万物生发之季，肝气势濡弱，轻虚而滑，端直而长，肝脉即为弦。如果与这种脉象相反，说明体内有病疾。判断肝脉脉象相反的方法是，倘若肝气来势不实而微，这称为不及，表明病疾在内脏；肝气来势实而弦，也称为肝气过盛，说明病在体表。肝气不及常会让人感觉胸部疼痛并牵引至背，两肋腋下胀满。肝气太过则容易目眩头晕而发为癫病，或者容易发怒。

春天肝脉之本在于胃气，从肝脉来势的强弱上看，如果其来势柔弱，犹如竹竿末梢般招动，我们称其为平脉；倘若来势盈实且滑，就像顺摸长竿，则显示有肝病的征兆；当脉象来势急且更加有劲，像按新张开的弓弦一样，这说明肝脏真气已绝，且表现为轻按则弱，重按应手即去，不能复来，或曲如蛇行。犹如摸刀刃，当真肝脉来到，就会内外皆急，像按琴弦一样，像摸刀刃一样，面色青白没有光泽，毫毛摧折的就会死去。

春天肝脉称为平脉，是因为人体胃气微弦。当弦多胃气少说明有肝病；脉象仅有弦而无胃气者为死脉；有胃气而脉毛属于秋病，脉毛若发展更甚者即为时病。

人的精气神全在血液，肝所特有的藏血功能，造就了魂（也就是精气神）的依附。人的喜怒无常会伤魂。魂伤即显狂妄，以至于精气不能常守，甚至出现阴缩而挛筋，两胁肋骨上举，毛发枯焦且面色憔悴，严重者则会在当年秋天离开。

足厥阴经，属于人体十二经脉之一，也

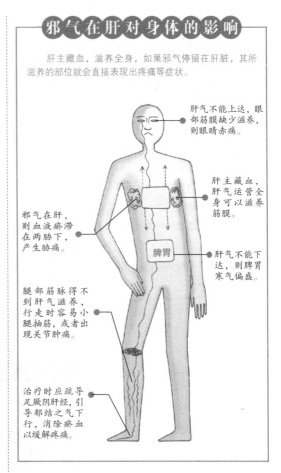

邪气在肝对身体的影响

肝主藏血，滋养全身，如果邪气停留在肝脏，其所滋养的部位就会直接表现出疼痛等症状。

肝气不能上达，眼部筋膜缺少滋养，则眼睛赤痛。

肝主藏血，肝气运营全身可以滋养筋膜。

邪气在肝，则血液瘀滞在两胁下，产生胁痛。

肝气不能下达，则脾胃寒气偏盛。

脾胃

腿部筋脉得不到肝气滋养，行走时容易小腿抽筋，或者出现关节肿痛。

治疗时应疏导足厥阴肝经，引导郁结之气下行，消除瘀血以缓解疼痛。

称肝脉。如果足厥阴肝经的经气竭绝，其结果便是缩筋，并牵引舌头和睾丸。原因就在于人体筋脉会聚于肝，筋会聚在生殖器上而在舌根结成脉络。人体脉气需要流通，否则就会筋缩挛急，筋缩挛急就会牵引睾丸与舌头，因此唇青舌卷卵缩则表明筋已先死。若在庚日（天干、地支合并记载时间的方法，每隔十天出现一个庚日，如庚子日、庚寅日、庚辰日等）病情很严重，就会在辛日（辛子日、辛寅日或者辛辰日）死去。这是由于庚辛属金，而肝属木，金克木的缘故。

患有肝病的人，若出现肝死脏的脉象，说明脏气已绝，预示着病情恶化。肝失去所藏的魂，就会出现真肝脉（脉学名词，即肝的真脏脉），当用按的手法诊得脉象像绳索不相连续，犹如蛇曲行者，或者用浮的手法诊得脉象为弱是病危的征兆。

春季肝木（五脏合五行，肝属木，故名）旺，肝脉弦细而长称为平脉。如果脉象浮大而洪，则是心邪欺凌肝，心火为肝木之子，子欺母，属于实邪，有病证此时也可能自愈。若肝脉沉濡且滑，是肾邪欺肝，母归子位。五行相克理论认为，因为肾为水，肝为木，水生木，所以肾为母，肝为子。肾水欺凌肝木，就叫作母归子，属于虚邪，即使有病也是很好治愈的。相反，如果脉象微涩而短，属于肺邪欺肝，金克木是为贼邪，两者相抵触，会不治而亡。如果脉象大而缓，属于脾邪欺肝，脾属土，土反欺木属于微邪，虽是病患，但也会立即痊愈。从临床表现上来说，如果心邪欺肝会上吐下利，肺邪欺肝则会出现痈肿病证。

如果左手关上（中医指寸口脉的三个部分，即寸、关、尺的三者之一）脉象阴绝，尺脉上不至关的，说明没有肝脉。采用针刺足少阳经上的穴位，可治疗苦于癃闭（以小便量少，点滴而出，甚者闭塞不通为主证疾患），遗溺难言，肋下有邪气，易呕吐的病证。

如果左手关上脉象阴实，属于肝实证。针刺足厥阴经上的穴位，即可治疗肉中疼痛，活动易转筋，呕吐等病患。

肝脉的运行会滑如倚竿，犹如琴瑟弦，而所谓的平脉就是在呼气一次的时间里肝脉搏动两次。如果搏动三次表明有离经病，搏动四次为脱精，搏动五次人有可能昏迷，搏动六次则会危及生命，这些是从足厥阴上说明的病证。

脉特别滑说明患颓疝阴囊肿痛，微滑即有遗溺；若脉极涩易患痰饮证，微涩就会患抽搐筋挛。脉象特别大则生内痈，且易呕血；脉微大会生肝痹，缩咳牵引小腹；脉非常小表明患

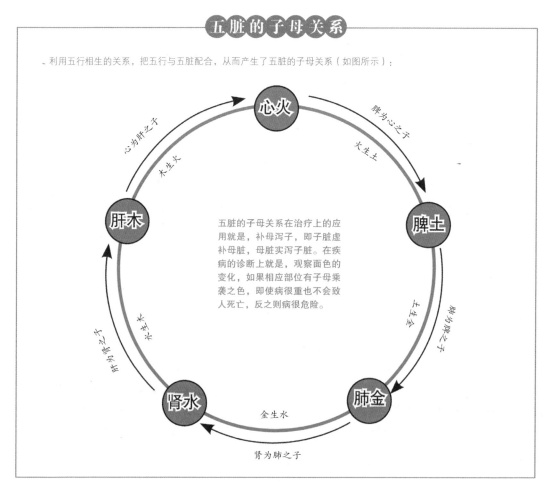

五脏的子母关系

利用五行相生的关系，把五行与五脏配合，从而产生了五脏的子母关系（如图所示）：

心火

脾为心之子

火生土

脾土

肺为脾之子

土生金

肺金

金生水

肾为肺之子

肾水

水生木

肝为肾之子

肝木

木生火

心为肝之子

五脏的子母关系在治疗上的应用就是，补母泻子，即子脏虚补母脏，母脏实泻子脏。在疾病的诊断上就是，观察面色的变化，如果相应部位有子母乘袭之色，即使病很重也不会致人死亡，反之则病很危险。

多饮证，微小即是患消瘅，比如多饮而渴，多食善饮，烦热。肝脉甚急的病证为妄言，微急时表示胁下有肝积，像倒扣的杯子；脉象特别缓则易呕吐，微缓则可能患胸下积水，结聚成形而小便不利。

如果肝脉来时长而坚硬，面色不青，说明患有下坠病证（指便意浓，但便下不畅，似有大便结不完，但又没有多少大便可出）。脉象濡而散，面带光泽，说明患溢饮病。溢饮病证者，常口渴，饮水很多，但是水易溢入肌皮肠与胃之外。如果脉象搏，表明血积在胁下，以至于喘逆。

肝脉来时如果长且左右弹击，说明积气在心下四肢以及腋下，也就是我们说的肝痹。这是由于寒湿的缘故，与疝病类似，比如腰部疼痛，头痛且足发冷。

名医扁鹊认为，肝若有病，人会眼神散乱。如果肝虚则生寒，生寒则阴气壮盛，阴气壮盛则易梦山树。相反，倘若是肝实则会生热，生热则阳气壮，阳气壮则易梦中发怒。这些道理是经过临床证明了的。

肝与人的动作紧密相连。比如表现在动作上为"握"，在声音上为"呼"，在情志上为"怒"。人们常说怒伤肝，精与气归并于肝则会生忧。肝虚则易恐惧，发怒则表明肝实，另外，发怒不已也会生忧。

春天的病证多表现在肝的颜色上，颜色变化者，可取治荥穴（五输穴的一种，均位于手、足部的远端）。

如果病证源于肝脏，首先则是头目晕眩，胁痛，支撑胀满。病邪传染到脾通常为一天后，这时会感觉闭塞不通，身体疼痛而沉重；腹胀说明病证发展到胃部，时间是在两天后；三天后到肾，此时小腹腰脊疼痛，小腿酸。若十天未愈者，是非常危险的，可危及生命，需要警惕。通常肝脏患病，早上病情稍轻、神气清爽，晚饭时则病情最重，夜半安静。

肝病病证，证候通常为两胁下疼痛而牵引小腹，以至于人特别容易怒气冲天。若肝虚则耳朵偶尔听不清声音，眼睛会看不清东西，易害怕，像有人在追捕自己似的。此病证可取足厥阴肝经

和足少阳胆经来治疗。

如果患者小时候曾有从高处坠堕而受伤的经历，其证候就是用沉的手法诊得肝脉脉象急，与用浮的手法诊得结果相同，病人苦于胁痛有气，支撑胀满引起小腹疼痛，不时腰背疼痛，小便困难，小便不利，目眩头痛不堪，脚冷，妇女月经不来，且时有时无。这是因为凡是曾经从高处坠堕而受伤的，恶血常滞留体内；或有所大怒，气上逆而不能下行，结果邪气积聚在左胁下而伤肝。

下面给大家特别介绍一些肝病的病证及治疗的具体方法，以供不时之需。

防风竹沥汤、秦艽散，对于肝生病，手足拘急，面色发青，胁下苦满，或常眩晕，脉象弦长的病证可用治愈。若用针法治疗，建议春天用针刺大敦穴，夏天针刺行间穴，冬天针刺曲泉穴，这些都属于补法。夏季针刺太冲穴，秋季针刺中都穴，这些都属于泻法。同时可适当进行艾灸期门穴一百壮，脊柱第九椎五十壮，效果非常明显。

如果肝脏患病，像体内寒冷，两胁中疼痛，有恶血在内脚胫，易抽，骨节时常发肿的病证应引起重视。建议取治血脉以消散恶血，取行间穴以导引邪气下行来缓解胁痛，同时补足三里来温和胃中，取治耳间青脉可以祛除抽搐证。

若肝中的是风邪，其病证是头眼像被物体拽动，两胁疼痛，行走时弯腰驼背，犹如患上了恶阻病想呕吐一般，同时特别喜甜食。

如果肝中的是寒邪，患者有多怕寒，脸发红，全身微微汗出而连续不断，胸中烦热等症状。另一种症状则是舌根干燥，喜叹息，胸中疼痛能转侧，两臂高举困难，不时盗汗、咳嗽，饭后易吐汁水等。

肝主胸，对于怒骂、气喘等病证，其脉象沉，且胸中窒闷，想让人推按它，体内有热，鼻子窒塞。肝脏若受损伤，症状就是人会明显消瘦，躺着时口想张开着，手足常发青，总想闭着眼睛，且瞳仁发痛。

肝腹水患者，其证候为腹大，身体转侧困难，伴有胁下腹中疼痛，不时生出津液，小便续通。

肝胀患者，病证会由胁下满胀进而导致小腹疼痛。

肝著，又名肝着，因为肝脏气血郁滞，着而不行所致，患者时常按捺捶胸来缓解症状，发病初期且不严重时，只想喝热饮。

肝积，现代医学上把它叫肝硬化。如何诊断这种病呢？首先，患者脉象弦细，两胁下疼痛；其次，邪气在心下积聚，腿脚发寒，胁痛牵引小腹，女子为瘕淋，男子为积疝；再次，人体会显得皮肉消瘦，没有光泽，易转筋，爪甲枯黑，春季病证轻而秋季严重，且脸色发青。

肝积的病因是什么呢？人们通常把肝的积气叫肥气，就在左胁下，形如倒扣的杯子，且有头有脚，像龟鳖。这种病证不易根治，患者久治不愈，进而会演变为咳嗽气逆或疟疾，有时连续几年病情难以好转。此病证易在季夏戊己日患上。这是因为肺先将病邪传给肝，肝就会传给脾，而脾在季夏最旺，脾旺就不会染上病邪，肝再想还给肺，肺又不接受，故只能留结而成为肝积。由此可以判断肥气多发病在季夏时节。

还有一种非常危险的病证，其证候为，肝患病，胸满胁胀，易怒或呼叫，体热又怕寒，四肢无力举动，脸发白身体滑。这时肝的脉象本应弦长而急，这时反而短涩；脸色本应青色，此时反而发白。从五行相克理论解释，这是金克木，大逆常情，十死不治。

诊脉是中医诊断病情的一种非常重要的方法。除此之外，是否可以通过观察患者的音、色就知晓患者的病情呢？对于这个问题，借用扁鹊给襄公的回答，能达到这种水平，是医道的精髓，是老师无法传授的技能。古时黄帝就非常看重观察，认为它比金玉更加珍贵。时至今日，大家都知道中医里的望、闻、问、切，我们通过其中的望和闻，就可以初步判断患者出入吉凶之相。比如，在患者发出的呼吸声中，患者发角音，这是主肝之声，呼为肝的声音；琴音则是肝在音上的表现；怒为肝在志意上的表现。足厥阴经是肝的经脉。如果厥气逆少阳经，就会导致荣卫不畅通，阴气外伤，阳气内击，阴阳交杂，阳

气内击则生寒，生寒则易致肝虚，肝虚容易突然喑哑发不出声。这种病证属于后风入肝，可以用续命汤治疗，药方可参见第八卷说明。对于踞坐时两膝上耸，低头困难，四肢缓弱，面目青黑，遗失便痢，重者不可医治，应在十天一月内，用桂枝酒治疗，药方可参考第八卷。从五行理论上讲，如果又呼又哭，哭又转为呻吟，这属于阴击阳，金克木。

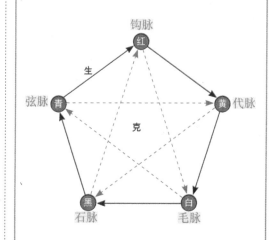

病人面色与脉象的生克关系

如果诊断疾病时，望到的面色与切到的脉象一致，则病人会很快痊愈；如果望到的面色与切到的脉象相生，病人也预后良好；如果望到的面色与切到的脉象相克，病人就很危险了。

钩脉 红

弦脉 青　生　黄 代脉

克

石脉 黑　　白 毛脉

例如：病人面色发青，切到的脉象为弦脉，则病人很快会痊愈。

病人面色发黄，切到的脉象为钩脉，则病人的病情正在好转。

病人面色发黑，切到的脉象为代脉，则病人很危险。

阳气下伏而阴气上浮，阳气下伏则肝实，肝实生热，生热则会气喘，气喘后便会导致气上逆，气上逆后就会生闷，烦闷则最终导致恐惧畏怕，眼睛看不清，说话声音急切，妄说有人。这些就属于典型的邪热伤肝，重者无药可治。若唇色虽青，向眼不应，则是可以治愈的。比如用地黄煎主治，药方可参考肝虚实篇中的说明。

在声音方面，肝病的证候是人体颜色发青，

常叹息，且样子如死人般，这是肝经的疟疾的病证。可以用乌梅丸治愈（药方见后面章节论述）。如果患者平时很少有悲愤情绪，忽然嗔怒，且说话反常，忽缓忽急，话未说完，用手指眼，似乎有所害怕，这时，即使病不立即到来，灾祸也是迟早会来。倘若患者肝实，就是被热气损伤；如果肝虚，则多是寒风所伤。这是因为阴气所伤就补阴虚，阳气所伤就泻阳实。

青是肝的颜色，肝合筋，颜色青如翠鸟羽毛是健康的表现。人的眼睛连接着体内的肝脏，属于肝脏外延的器官。患者体质为木形的，与上角体形体质相比，肩大，背平，面色青，头小面长，手足小，身直，有才华，好思考，气力小，多忧劳世事，喜春夏、不喜秋冬，所以秋冬感受邪气而生病。足厥阴经纵横交错，胁有坚、脆、广、合、倾、正等情况，任何一种都与肝相对应。青色是其正常色。纹理粗者，肝大，肝大则肝虚，肝虚生寒，寒气逼迫胃与咽，就容易导致胸中阻隔不通，胁下疼痛；肝位偏高者，则胁宽骨交反，位高肝实，肝实就生热，热气上逆到贲门加诸胁下很快会生为息贲。肌肤纹理细的人，

肝小，肝小则脏气安定，也不会有胁下的诸多病证。两胁高耸的人，肝脏位置低下，肝低下就会逼迫胃，而使胁下空虚，胁空虚就易受邪气侵袭。胁骨坚的人，肝脏坚，肝坚就会肝气安定难以受伤。胁骨弱的人，肝脆弱，肝脆就容易生消瘅病，容易受中伤。胁骨偏举的人，肝倾斜，肝倾斜就会胁下偏痛。胁腹好相的人，肝位置端正，肝位端正则肝和利难伤。

但凡有病患者，人体十二经脉必定在人体皮肤的分属部位有所表现，比如凹陷或凸起。肝气在足少阳胆经中运行，作为肝的分属部位，外部也会随之有所反应。脉象浮说明病在外，脉象沉则病在内。如果患者所反映出的疾病颜色是从外向内蔓延，则病由外生，经脉分属部位会凸起；倘若是从内向外蔓延，则表明病生于内，经脉的分属部位会凹陷。外病先治阳，后治阴；内病先治阴，后治阳。阴主治内病，阳主治外病。人若患病，通常会在形体外观上有所预兆。肝患病，眼睛就会无色。若肝先死，眼睛就会因此失去精神。若天中发际等份，且暮色相应，就会不治而亡。如何判断急

五色、五味、五声

如果诊断疾病时，诊察到的面色与切到的脉象一致，则病人会很快痊愈；如果诊察到的面色与切到的脉象相生，病人预后良好；如果诊察到的面色与切到的脉象相克，病人就很危险了。

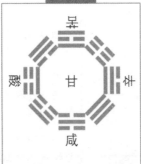

五色

五色即青、赤、黄、白、黑。五色分别与人体内的五脏对应。其中，青色与肝对应，赤色与心对应，黄色与脾对应，白色与肺对应，黑色与肾对应。

五味

五味即酸、苦、甘、辛、咸。五味可以养五脏，但过食，则伤五脏。

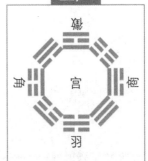

五声

五声即角、微、宫、商、羽。五声分别对应人体内的五脏。肝对角，心对微，脾对宫，肺对商，肾对羽。

性肝病的病情呢？比如肝病稍好，但突然死去的情况，对于猝死，肝病患者脸颊上会出现如拇指大的青白色斑点。倘若患者面青目赤，只想伏睡，看不见人，汗如水流不止者，一两天即死。患者面黑目青不会死，但青如草席之枯白颜色者会死。在经脉的分属部位会有吉凶的颜色，比如青白色进入眼睛必生病，往往不出一年。如果年上不应，三年之内，病祸必显。

五行中，春属木，春脉为肝脉，颜色为青，

足厥阴肝经循行路线

足厥阴肝经的循行路线：起于大指丛毛之际（1），上循足跗上廉（2），去内踝一寸（3），上踝八寸，交出太阴之后（4），上腘内廉（5），循股阴（6），入毛中（7），环阴器（8），抵小腹（9），挟胃，属肝，络胆（10），上贯膈（11），布胁肋（12），循喉咙之后（13），上入颃颡（14），连目系（15），上出额（16），与督脉会于巅（17）。其支者：从目系下颊里（18），环唇内（19）。其支者：复从肝（20）别贯膈（21）上注肺（22）。

本经联系的脏腑：肝、胆、肺、胃、肾。

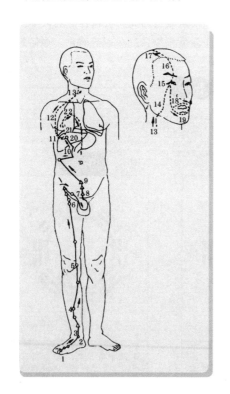

名词解释：

颃颡：同吭嗓，此指喉头和鼻咽部。喉咙则指下连气管部分。

主足少阳脉。春天取治络脉分肉（指皮内近骨之肉与骨相分者）。与春季万物生发一样，肝气也开始生成。肝气急，肝受了风邪，肝经脉象则深藏，这是因为肝气少不易深入经脉，取治络脉分肉之间。肝脉的根本是窍阴之间，肝脉会聚的部位在天窗穴（居耳前上下脉，用手按之搏动的即是）之前。

在人体脉络中，肝经的运行情况如下：首先起于大趾次趾之上，在外踝处聚集，再往上循着胫骨上外侧延伸，积聚在膝的外侧。一支始于辅骨外侧，向上经过大腿前，在伏兔穴之上结聚，另外从大腿后经过的，则在尾尻处聚集连接。一支主筋则向上经过季肋下方夹脊两旁空软部分通达季肋，再向上经过腋前侧，挟应乳（即胸大肌两旁），在锁骨上窝处聚集连接。还有一支肝的主筋上行从腋部出来，穿过锁骨上窝，从太阳之前出来，再循着耳后直上额角在巅顶之上交会，再下行经过额，在颧骨上连接会合。这些分支在外眼角处聚集而成外维。

足少阳脉的运行情况如下：首先肝脉从外眼角处出发，向上到额角，再下行至耳后，沿颈部至手少阳经之前，再到肩上并从手少阳经的后面退出而进入缺盆。一支支脉则从耳后进入耳中，从耳前出来，再到外眼角之后。一支支脉出外眼角，下行至大迎，与手少阳经交会在颧骨下，加颊车，下行经过颈部与缺盆交会，再下行到胸中，穿过膈与肝，即属胆经。沿肋骨内侧，从气街穿出，绕过毛际，横向进入环跳。主脉则从缺盆至下腋，再沿着胸部下行，经季肋下行并在环跳中交会，沿着大腿外侧向下行进从膝外侧出来，再下行到外辅骨的前面，并直抵绝骨末端，再从外踝之前下出，沿着足背前行，从小趾次趾端出来。它的支脉离开脚背，上行进入大趾之间，沿着大趾歧内并从趾端出来，再返回穿过爪甲，从三毛即聚毛、丛毛，在大趾第一节背面皮肤上出来，与足厥阴经交会而成表里。厥阴经之根本在行间以上五寸，与背俞相应，它们一起在手太阴经上交会。

距离足踝半寸的地方是足少阳络脉，也叫光明。从这里分出厥阴肝经，向下联络足背，是容易致肝病的地方。肝实则生胆热病证，胆热就会厥冷，厥冷即阳脉生病。阳脉反逆，比寸口脉大一倍，患病则出现胸中有热，缺盆腋下发肿，心肋头颔疼痛。另一方面，肝虚就容易胆寒，胆寒则痿躄足软，行走困难，痿躄就说明阴脉患病。

阴脉反而小于寸口脉，患病就会胸中有寒，少气口苦，体内不滋润无光泽，向外直到绝骨外踝以及每一骨节都疼痛。倘若阴阳俱动而或俱静，犹如牵引绳索般停顿，这些都可以说明足少阳胆经筋脉已经患病。

说到足厥阴经脉，它起于大趾关节，距离内踝一寸之处，即体毛聚会的边缘。沿足背上侧向上，于内踝上方八寸的地方从足太阴脾经之后交出，继而沿膝弯内侧及大腿内侧进入阴部，绕过阴器至小腹，挟胃两旁，就是肝经。连接胆，向上穿过膈，分布在肋胁，沿着喉咙之后，向上进入鼻咽，与眼相连，再向上自额部穿出，在巅顶与督脉交会。

足厥阴经脉的支脉从目系来，下行至面颊内且绕于口唇。它的另一支脉从肝分出，另行穿过膈向上行，注入肺中。如果足厥阴经受外邪，就会导致腰痛不可俯仰，妇女小腹肿，男人患颓疝，重则嗌干（食管及口干涸），厥阴脉终之象，面目无色。如果是腑脏由内因而引发的证候，则会出现洞泄狐疝，胸满呕逆，遗溺闭癃。肝虚弱的人，其寸口脉反比人迎脉象弱；肝盛者，寸口脉比人迎大一倍。

足厥阴络脉，也称蠡沟，距离内踝向上五寸的地方，另行进入足少阳胆经。其支脉顺着胫骨上行至睾丸，于阴茎处集结。倘若它的脉气逆乱，睾丸就会发肿而导致疝气。如果脉气实就会阴茎坚挺长热，脉气虚则会阴茎暴痒。说到足厥阴经的筋，则是自大趾上出发，向上行并在内踝之前结聚，沿脚胫向上，于腓骨内侧之上结聚，再向下沿阴股，与阴器交结，进而与各筋结为脉络。

春季时节，是肝胆青筋牵病证的高发季节，容易引发人体发热、颈项强急等病，其病源即来自于足少阴肾经涉及少阳胆经。此时少阴之气开始衰弱，而少阳之气开始生发，阴阳之气在腠理

阴阳之气调和是人体健康之本

在人的身体中，阳主外，开发肌肤腠理；阴主内，游走于六腑，归藏于五脏，帮助身体吸收营养，排出糟粕。

身体中的清阳之气上升，从眼、耳、口、鼻等孔窍而出。

体内阳气不升反降，就产生完谷不化的泄泻。

身体中的浊阴之气下降，以大小便的形式从二窍排出。

体内阴气堵塞而不产生脘腹胀满类疾病。

阳升阴降，阴阳调和，身体就健康。

阳不升阴不降，阴阳失调，身体就会生病。

滞结相搏，人体内外的病患也因此而起。少阳之阳气攻击反逆少阴之阴气，容易导致脏腑生瘇病，其病证正好与前者相反。倘若腑虚则容易被阴邪所伤，就会脚缩不能伸展，脚胫非常疼痛，腰背强急，眼睛眩花。如果脏实则容易受阳毒损伤，症状就是先冷后热，颈外两筋牵引使颈项不能屈伸，颈背强直，眼睛赤黄。如果要转动，就必须全身回侧，因而称为青筋牵病。

名医扁鹊说：在人体肝俞（经穴名，在背部）和肺俞，用灸的方法可以治疗丹毒牵病。这其中重要的依据则在于病源施治。调理阴阳，脏腑之病就能很好地得到预防。

肝虚实第二

肝虚寒

与肝实热相对应的证候是肝虚寒，也就是患者左手关上脉重按无力，此时患者的症状常表现为胁下坚满，腹满，腹胀，时寒时热，不欲饮食，郁郁寡欢，腰腹疼痛，妇女月经不调等。此症状也是足厥阴经阳虚的征象。

◎ 补肝散

此方具有消食破气、止泪功效。主治隔夜食消化不良，左胁偏痛，或者眼发昏，且伴有迎风流泪，看不清东西，遇风寒病证加重等症状

防风、丹参、厚朴、干姜、细辛、桔梗各一两半，山茱萸、桂心、薯蓣、天雄、茯苓、人参各五分，川芎、白术、独活、五加皮、大黄各七分，贯众半两，橘皮三分，甘菊花、甘草各一两，陈麦曲、大麦芽各一升。

先将所备药物研磨过筛，以酒送服，每次一方寸匕，一日服两次。对于消化不良者可饭后服；如果要止痛，建议饭前服用。

◎ 防风补煎

主治眼昏，看不清东西，细看则眼中发花等肝虚寒病证

防风、细辛、白鲜皮、川芎、独活各三两，橘皮二两，大枣二十一枚，甘草三两，蜜五合、甘竹叶（切）一斗。

取所有药研细，加水一斗二升，先煮九味药物，取汁四升，除渣，下蜜再煎两沸，分服四次，白天三次，晚上一次。

注意事项：若是在五六月，须用干燥容器贮好，且密封藏入冷水为宜。

◎ 补肝汤

此方主治两胁下满，筋急，肝气不足，不能长长地舒一口气，四肢发冷，并且发病时心腹痛，眼睛不明，妇女心痛，膝热消渴，乳上生痛，爪甲干枯，且口面发青等肝虚寒病证

甘草、山茱萸、桂心各一两，大枣二十四枚，细辛、柏子仁、桃仁、茯苓、防风各二两。

先将准备的药研细，加水九升煮取五升药汁，除渣，分服三次即可见效。

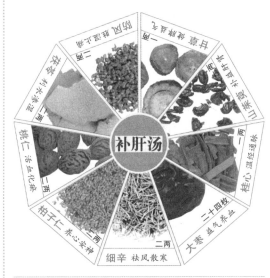

桃仁 活血化瘀 二两
防风 祛风解表 二两
葛蒲人参水养半 一两
甘草 和中缓急解毒 一两
桂心 温经通脉 一两
柏子仁 养心安神 二两
大枣 益气养血 二十四枚
细辛 祛风散寒 二两
山茱萸 二两

补肝汤

煎药方法		
将上述药物放入锅中，加九升水煮至五升药汁即可。		
服药时间	服药次数	服药温度
饭后	一日三次	温
主治功效		
本方能益气、利湿，对肝气不足、湿胜之症具有调理作用。		

酿松膏酒

此为补肝酒，对于高风眼泪等肝虚寒杂病有特效

先取松脂十斤研细，用水淹浸一周后煮，仔细地取其上面的脂膏，水干后再添，待脂膏取尽换水。煮法与前面相同，等火停冷，烟尽去后，将松脂沉入水中。取脂膏一斤，酿米一石，水七

斗，好曲末二斗，与家常酿酒酿制方法相同，即冷后下饭封存一百天，等到松脂米曲全部消尽即

可细细品饮。

注意事项：建议多加一倍的曲子。

肝劳第三

因劳损伤肝引起的虚损之证，称为肝劳。患者应补益心气，因为心气旺才能有益肝。顺应自然节气的变化，比如顺应春气则人之足少阳脉气生，否则肝气在体内就会发生逆乱，进而产生各种病证疾痛。

◎ 猪膏酒

主治关格劳涩，闭塞不通，毛悴色夭等肝劳虚寒病证

猪膏、姜汁各四升。

将两味药用微火煎取三升，然后下酒五合熬煎，分三次服。

◎ 虎骨补酒

主治口苦，关节骨骼疼痛，筋挛缩，烦闷等肝脏虚寒劳损病证

虎骨一升（炙焦，碎如雀头大小），丹参八两，干地黄七两，五加皮、枳实、猪椒根、白术各五两，干姜、地骨皮、川芎各四两。

取所备药物研细，用绢袋装好后取酒四斗浸泡四天，开始服六七合，逐渐加至一升，每日服两次即可。

筋极第四

筋极，属于人之六极之一。因为人与自然有着千丝万缕的联系，比如风之气通肝，雷之气动心，雨之气润肾，天之气通肺，地之气通咽，而谷之气与脾有感应，所以如果这些气发生逆乱，相应的就会导致人体脏器的病证。如果说六经属于川，肠胃属于海，那么九窍就是水注之气，因而九窍与五脏是相对应的关系。假如五脏受邪气伤害则六腑生极，这也称为五脏六极。

对于筋极者，通常是拘挛转筋，腓肠肌痉挛，俗名也叫"抽筋"，比如十指爪甲痛，疲倦不能久立等，这些都受到肝的影响。因为筋与肝相合，肝与筋相应，所以肝患病大都自筋始。人们把春季患病叫作筋痹，筋痹未愈，若再遭受邪

气，邪气就会在肝脏内聚集。这样就使阳气进入体内，阴气外泄。当阴气外泄，就会引发内虚，内虚造成筋虚，筋虚则易悲，症状就是眼睛底下颜色苍白或发青。遭受寒邪，人的筋（即韧带）就会转动困难，或者十指爪甲俱痛而经常抽筋。这些病证主要是由于在春季甲乙日受邪气而伤风所致。风侵筋就是肝虚风。还有一种阳气在体内发作导致肝气繁盛的情形，我们称为肝实风，由于肝气繁盛则筋实，筋实容易怒，且咽中干燥。伤热会引发咳嗽，咳嗽就会胁下疼痛不能转侧，再加上脚下满痛，就是肝实风。仔细审视观察阴阳用以分辨刚柔，阴病则治阳，阳病则治阴。阳气轻时放任，重则消减，衰竭时就

促使旺盛。医道高超者，当病在皮毛肌肤筋脉时就会及时诊治；医术平平者则是当病在六腑时才施治；倘若病已发展到五脏，则是到了很难治愈的地步了。

名医扁鹊说：筋绝（虚劳死证，属于中医学危重证候之一），此症状不出九天，人就会死去。判断的依据就是患者手足爪甲青黑，呼骂声从不停息。因为筋与足厥阴经相应，足厥阴经脉气绝则筋缩，进而牵引睾丸与舌，说明筋已先死。

◎ 丹参煮散

主治两脚下满，胀满疼痛，脚心如筋被割断痛不可忍，远行困难等筋实极病证

丹参三两，川芎、杜仲、续断、地骨皮各二两，当归、通草、升麻、干地黄、麦门冬、禹余粮、麻黄各一两十八铢，牛膝二两六铢，甘草、桂心各一两六铢，生姜（切，炒取焦干）、牡蛎各二两。

先将所有药研制过筛成粗散，绢袋子装进二方寸匕，加井花水二升煮，不时翻动袋子，煮成一升，每次须较快地将药物服完，一日服两次。

◎ 橘皮通气汤

主治因咳嗽而引发两胁下缩痛而转侧困难的筋实极病证

白术、石膏各五两，橘皮四两，当归、桂心、茯苓、细辛各二两，香豉一升。

先将此八味药研细，加水九升煮取三升药汁，除渣，分服三次即可。

◎ 地黄煎

主治四肢筋急，烦闷，手足爪甲或青或黄或乌黑发暗等筋实极症状

生地黄汁三升，生葛汁、生玄参汁各一升，石膏五两，芍药四两，栀子仁、麻黄、犀角各三两，大黄、升麻各二两。

取此七味药研细，加七升水煮七物，取二升，除渣，下地黄汁煎一两，沸后下葛汁、玄参汁煎取三升，每日分服三次。

◎ 人参酒

主治筋虚极，筋转困难，十指痛，时常转筋或大便欲绝，不能饮食，或交接过度，或舌卷唇青引起卵缩，小腿脉疼急，腹中绞痛等病证

人参、防风、茯苓、黄芪、当归、牛膝、细辛、秦椒、桔梗各一两半，干地黄、丹参、薯蓣、矾石、钟乳各三两，白术、麻黄各二两半，山茱萸、川芎各二两，大枣三十枚，五加皮一升，生姜（切，炒干）、乌麻（碎）各二升。

先将所有药物研细，用小袋子盛好钟乳，用二斗半清酒浸泡五宿即可。温服三合，每日服两次。剂量可自定。

◎ 五加酒

对于筋痹，易悲思，面色苍白，四肢嘘吸，手脚拘挛，腹中转痛等病证，此方疗效明显

五加皮一斤，大麻仁三升，枳刺二升，薏苡仁半升，丹参、猪椒根皮各八两，干姜、川芎各五两，秦椒、白鲜、天雄、通草各四两，桂心、当归、甘草各三两。

将所列药物研细，用绢袋包好后取清酒四斗浸泡，春夏四天，秋冬六七天即可。开始服六七合，逐渐增添至有感觉为宜。

用针灸的方法诊治筋极病证，也是非常不错的方法，以下是供参考的灸法。

灸屈膝下侧横筋上三壮，对于转筋，胫骨痛不可忍的病证有疗效。

腹胀转筋者，可灸脐上一寸处二十壮。

灸阳跷一百壮，在外踝下容爪。可治疗腰髋冷痹，劳冷气逆，脚屈伸难的症状。

灸脚外踝骨上七壮，主治转筋，十趾筋挛急不能屈伸。

灸中封（在内踝前筋下凹陷处）五十壮，对于遗精筋挛，阴缩入腹相引痛的病证有效。

灸第二十一椎，主治腰背不灵便，转筋急痹，筋挛等病证，依据患者岁数灸，多少岁就灸多少壮。

坚癥积聚第五

病证的积与聚是有区别的。所谓积，即阴气积，而聚则是指阳气聚。阴气下沉称之为隐伏，阳气上浮称之为发动。因此可以说，五脏生成为积，六腑生成为聚。我们可以根据积聚的各自特点来进行辨别。聚是阳气，其始没有根本，上下无留止，作痛无固定的地方。积是阴气，其始有固定的地方，作痛也从不离开经脉的分属部位，上下也有始有终，左右有穷有尽。

当人体经络遭受病邪后，病邪首先进入肠胃，人体内五脏因此产生积聚之气，进而导致气喘、肾虚等五积之病疾。

如何解释由积聚而致病的原因呢？简言之，积的生成是从遭受寒邪开始，厥气上逆，积就形成了。

如何诊断肠中易患积病的症状呢？如果患者皮肤薄且无光泽，皮肉不坚实且柔弱，其肠胃也就容易被恶邪中伤，也就是伤恶。伤恶促使邪气滞留积聚，进而形成肠胃之积。倘若寒温接踵而至，则邪气就会加剧，等到邪气蓄积，也就形成了大聚。

伏梁病的症状通常是身体、腰、髀、股、胫都发肿，绕脐四周疼痛。多是由于气血结滞所致，此病证不可妄动，动则会导致水溺病，小腹盛满。如果患者肠胃外面裹有脓血，千万不可进行诊治，否则每次治疗都有致命的危险。由于伏梁病证下行会因其为阴而必下脓血，上行逼迫胃管穿出膈，在胃管内两侧生为痈，属于典型的慢性病，不易治疗。倘若是在脐上则为逆，切勿妄动企图祛除，因为病气渗出大肠依附在肓上，肓的本源在脐下，因为绕脐四周，所以出现疼痛的症状。

◎ 三台丸

此方主治五脏寒热积聚，腹胀肠鸣而嗳气，食不生肌，甚者呕逆的症状。经常服用，则具有调和大小便，滋生肌肉的功效

前胡、大黄各二两（炒），消石、葶苈、杏仁各一升，半夏、厚朴、附子、细辛各一两，茯苓半两。

先将药物研制成末，加蜜调和后捣五千杵，开始每次取如梧桐子大小五丸，逐渐加至十丸，以有感觉为宜。

注意事项：如果饭后进丸，痰饮多的吞十丸，可使因伤寒而生的寒疟已经痊愈者病证不复发。

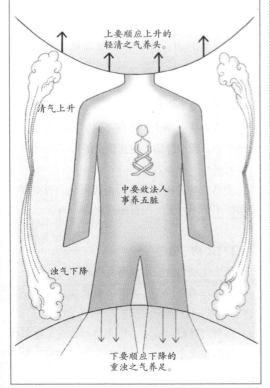

阴阳变化与养生

自然界阴阳之气是在不断变化的，但是这种变化是有规律的：阳气轻清上升，阴气重浊下降。天地的运动就是以阴阳变化为纲领的。所以，明智之人，应顺应这种变化，调养身体。

上要顺应上升的轻清之气养头。

清气上升

中要效法人事养五脏

浊气下降

下要顺应下降的重浊之气养足。

◎ 乌头五石丸

主要治疗的病证为宿寒久癖，虚弱劳冷，以及呕逆不下饮食，或者癥瘕积聚，略有风湿等症状

乌头三两、硫黄、赤石脂、钟乳、紫石英、矾石、白术、紫菀、枳实、甘草、山茱萸、防风、白薇、桔梗、细辛、苁蓉、天雄、皂荚、人参、附子、藜芦各一两六铢，厚朴、远志、茯苓各一两半，干姜、吴茱萸、蜀椒、桂心、麦门冬各二两半，干地黄一两十八铢，当归二两，枣膏五合。

先将所列三十二味研制成末，取蜜一起调和后捣五千杵，以酒送服，剂量如梧桐子大小十丸，一日服三次，可酌情适当加量。

◎ 陷胸汤

主治胸中心下结积，饮食消化不良等证

甘遂一两，大黄、黄连、瓜蒌实各二两。

先将药研细，用五升水煮取二升五合药汁，分服三次，即可见效。

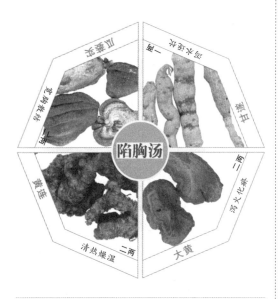

陷胸汤

三蜀漆	甘遂 一两 泻水化痰
厚朴树皮干燥 二两	
黄连 清热燥湿 二两	瓜蒌实 二两
	大黄

煎药方法		
将上述药物研细，放入五升水中，煮取二升五合即可。		
服药时间	**服药次数**	**服药温度**
饭后	一日三次	温
主治功效		
本方清热、消积功效较强，对胸中积热具有调理作用。		

◎ 太一神明陷冰丸

此方可治诸多病证，如积聚，心下支撑胀满，长期患咳逆唾噎等；对咽喉闭塞，如有东西上下移动，胸中结气，绕脐上下酸痛，按之挑手，心中愠怒如有虫等病证亦有疗效

雄黄（油煮一日）、礜石、丹砂、当归各二两，珍珠、附子各一两半，蜈蚣一枚，大黄二两，芫菁五枚，桂心三两，乌头八枚，杏仁四十枚，蜥蜴一枚，斑蝥七枚，樗鸡、地胆各三七枚，巴豆、犀角、鬼臼、射罔、藜芦各一两，牛黄、麝香、人参各半两。

先将所列药研制成末，用蜜调和后捣三万杵，制成药丸，大小如小豆。饭前饮服二丸，一日服两次。剂量可酌情增减。通常情况下饮服二丸，有预防疾病的疗效。

◎ 恒山丸

主治类似温疟的病证，如时冷时热，胁下邪气积聚等症状

恒山、蜀漆、白薇、䗪虫、附子、贝齿、白术、桂心、鲅甲、鳖甲各一两半，䗪虫六铢。

先将药物研制成末，用蜜调制成如梧桐子大小丸，以米汁送服，每次服五丸，一日服三次即可。

◎ 神明度命丸

此方对于长期患大小便不通，腹内积聚，气上逆抢心，腹中胀满，逆害饮食等病证有疗效

芍药、大黄各二两。

先将二味药研制成末，制成蜜丸。每次剂量如梧桐子大小四丸，一日服三次。

◎ 小狼毒丸

所治症状与大五明狼毒丸相同

狼毒三两，附子、半夏、旋覆花、白附子、商茹各二两。

将所列药研制成末，用蜜调和捣五千杵，制成如梧桐子大小的丸状，每次三丸，每日三次，逐渐加至十丸。

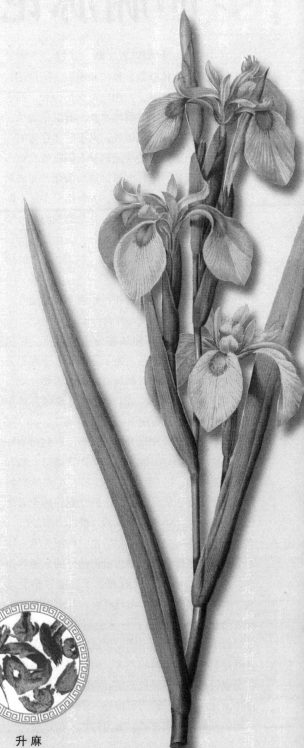

〔卷十二〕

胆腑

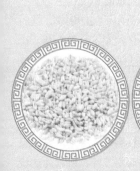

麦芽

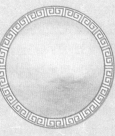

芒硝

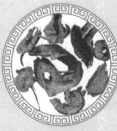

升麻

胆腑脉论第一

在中医里，我们将胃、胆、膀胱、三焦、大小肠这六个人体脏器合称"六腑"。所谓腑，古称府，有库府之意，六腑应以通畅为和，因为它们掌管着人体受纳、腐熟水谷，有泌别清浊，传化精华，将糟粕排出体外，而不使之存留的功能。具体而言，六腑的功能就是人们吃的食物入胃，经胃的腐熟，下移小肠，进而消化，并泌别清浊，吸收其中的精微物质，大肠接受小肠中的食物残渣，吸收其中的水分，其余的残渣等经燥化与传导排出体外成为粪便。

明白了上述道理我们再论述六腑之一的胆腑，就比较容易理解了。

胆与肝的关系甚为密切，胆附于肝之短叶，与肝相连，受肝的掌管，肝合气于胆。

在医书典籍中，胆被称为中清之腑。比如《甲乙经》中称为中精之腑，《难经》中称胆为清净之腑。因为胆与肝都具有疏泄的重要功能，且能调节制约各脏腑，因而它们也被称为将军之官。生理上，胆腑长7～9厘米，宽2.2～3.5厘米，其容积为30～50毫升，同时胆具有判断事物并做出决定的作用，能柔能刚，能喜能怒。当人眼睛上胞肿胀时，胆就会横起来。在人体脏器中，胃、小肠、大肠、三焦、膀胱能够感受天之气，取法于天，因而泻而不藏，受纳五脏浊气，有"传化之腑"之称，也就是说它们所受纳之物不会久藏，最后都是要输送泄出体外的。相对而言，胆、髓、骨、脑、脉和女子胞能够感受地气，取法于地，属阴，可藏精血，且藏而不泄，有"奇恒之腑"之称。日常生活中五脏六腑有"实而不满""满而不实"的说法，这主要在于五脏是藏精气而不泻的地方，因其精气充满而不收受水谷，所以不能被充实。六腑的作用在于将食物消化、吸收、输泻出体外，但是其虽充实却不能如五脏那样被充满，因为食物入口以后，胃

里虽实，肠里却是空的，等到食物下去时，肠中充实，而胃里又空了，所以有此说法。

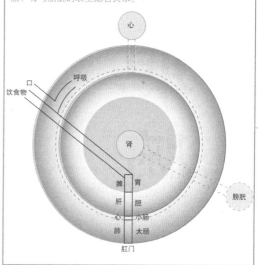

脏腑的表里关系

对于脏腑来说，心、肝、脾、肺、肾五脏属阴，主里；胆、胃、大肠、小肠、三焦、膀胱六腑属阳，主表。通过经络联系，构成心与小肠、肝与胆、脾与胃、肺与大肠、肾与膀胱的表里配合关系。

心

呼吸

口
饮食物

肾

脾　胃
肝　胆
心　小肠
肺　大肠
肛门

膀胱

如果左手关部脉象阳绝，则表明没有胆脉。这时就会发生口苦，膝疼的病苦，闭目，恐惧，或常像见到鬼似的害怕，乏力多惊等症状。治疗的方法是厥阴肝经上取穴，刺三毛足大趾第一节背面皮肤处中，或者刺足大趾间。

胆实病证的脉象通常为左手关部阳实，这时患者会出现腹中不安，身体飘举不稳等症状。诊治的方法是在足少阳胆经上取穴，刺足上第二趾节后一寸处，即可痊愈。

倘若胆腑患病，其证候为口苦，呕胆汁，不时叹息，心中不安定，多恐惧。咽喉中像有梗阻，常吐唾液。说明邪气在胆，而上逆于胃，胆液泄出而口苦，胃气上逆而呕苦汁，所以此症状

也叫呕胆。诊治的方法，建议诊察足少阳的起止端，察看穴脉的陷下处而灸灼，患寒热症可刺阳陵泉。对胃气上逆患者，刺足少阳血络，可使胆闭藏，再调节其虚实邪正之气，以消除邪气。

胆胀病证说明患者受寒气内迫，正邪相争，营卫郁滞，进而出现肋下痛胀、口苦及叹息。

如果病邪先入肝脏，会将邪气传到胆腑，就会造成肝气上逆，导致咳嗽，进而呕胆汁。

当患者体内气逆行侵入胆，就会梦见争斗打官司。

我们知道肝与筋相应，当人爪甲薄而颜色红，则其胆也弱；当人爪甲厚而颜色黄，则其胆也厚；当人爪甲软薄而颜色红，则其胆缓；当人爪甲坚而颜色青，则其胆急；当人爪甲恶乱多损而颜色黑，则其胆纠结；当人爪甲直没有卷曲而颜色白，则其胆直。

扁鹊曾说，人体中，足厥阴肝经与足少阳胆经互为表里的，表清里浊。当受病患侵扰时，若实极，则易受热气损伤，热惊动精与神而不能固守，便会使患者卧起不定；若虚，则易被寒气所伤，寒就恐惧，头昏眩，不能独卧。这样的病证首先是发于玄水，而病根在胆。病证部位则是先从头面部开始一直肿到足部，治疗的处方在治水篇中。

如果胆腑出现病变，患者眉毛就会因胆病而脱落，如果患者眉脱落，通常会在七天之内死去。

患者口苦通常是由于足少阳脉发生病变所致。症状就是时常叹息，心肋痛，身体反侧困难，重者脸上微微发黑，全身不滋润，足背发热，也就是我们所说的阳气上逆。有关胆腑的经脉、经筋、支脉等内容，已全在第十一卷肝脏部中论述，此不赘言。

胆虚实第二

胆实热

如果人体左手关部脉象轻取有力，这是足少阳胆经阳实的征兆。由此判定为患有胆实热证，症状为吃不下饭，咽喉发干，腹中气满，恶寒，同时伴有头痛、胁痛等。

胆虚寒

如果左手关部脉象为轻取乏力，这说明足少阳胆经有阳虚的征兆，即胆虚寒证，其症状是足趾不能摇动，足蹬不能行走，动则跌倒，晕眩痿厥，眼睛发黄，看事物模糊。

◎ 千里流水汤

主治虚烦且入眠困难病证

半夏、麦门冬三两，生姜、桂心、黄芩、远志、草薢、人参、甘草各二两，秫米一升，酸枣仁二升、茯苓四两。

先将药物研细，用一斛千里流水煮米，使到起泡有声，但未沸腾状态，扬一万遍澄清，用一斗熬取二升半汤药，分服三次，疗效显著。

◎ 酸枣汤

对于虚劳烦扰，奔气在胸中，入眠困难症状有良好疗效

人参、茯苓、桂心、生姜、知母各二两，甘草一两半，石膏四两，酸枣仁三升。

先将药研细，用一斗水熬酸枣仁取七升，除药渣后加入其他药，熬成三升汤药，每次服一升，一日服三次即可见效。

◎ 温胆汤

主治大病初愈虚烦入眠困难等胆寒病证

半夏、枳实、竹茹各二两，橘皮三两，生姜四两，甘草一两。

先将所列药物研细，用八升水熬取二升汤药，分服三次，即可见效。

如果胆虚，也可用灸法，即灸三阴交穴（在

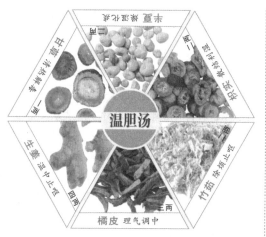

温胆汤

甘草 和中养胃 一两

陈皮 温中止呕 二两

枳实 降气化痰

竹茹 除烦止呕 二两

生姜 温中止呕 四两

橘皮 理气调中 三两

煎药方法

将诸药放入锅中，加八升水煮至二升汤药即可。

服药时间	服药次数	服药温度
饭后	一日三次	温

主治功效

本方能健脾、除烦，对大病初愈后的烦闷、失眠具有疗效。

内踝上一寸处）二十壮，疗效亦佳。

◎ 半夏千里流水汤

主治胆腑实热，精神不守，泻热等症状

半夏、宿姜各三两，远志、茯苓各二两，生地黄五两，黄芩一两，秫米一升，酸枣仁五合。

先将所列药研细，取五斗水（长流水）煮秫米，直到起泡有声，但未沸腾状态，扬三千遍后澄清，用九升来熬药，得三升半汤药，分服三

次。在《集验方》中用此治疗虚烦而不得入眠病证，没有地黄、远志，但有甘草二两、人参二两，以及麦门冬二两、桂心二两。

治疗胸中胆病症状，可用灸法，穴位是浊浴（穴在夹对胆俞旁行相距五寸处），根据患者岁数决定灸的壮数。通常多少岁即灸多少壮。

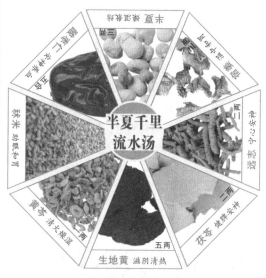

半夏千里流水汤

半夏 降逆止呕 三两

宿姜 温中止呕

秫米 助眠养胃 一升

酸枣仁 宁心安神 二两

远志 宁心安神 二两

茯苓 健脾安神 二两

黄芩 泻火燥湿 一两

生地黄 滋阴清热 五两

煎药方法

先用五斗水煮秫米，取九升汤汁煮其他药至三升半即可。

服药时间	服药次数	服药温度
饭后	一日三次	温

主治功效

本方具有清热、安神、燥湿的作用，可治心神不守，胆腹实热之症。

☁ 咽门论第三

咽门，就是人体的咽喉处，与五脏六腑相应，是饮食下咽，呼吸出入的门户。它下连食道和气管。用五行理论解释，咽门就是神和气往来、阴阳通塞的通道。咽门中的胞囊、舌头、喉咙、津液等是人体感应五味的根本，所以我们应该学一些这方面的常识。作为肝胆的外候，咽门的功能主要是疏通五脏六腑的津液与神气，并且

和十二时辰相应。当体内五脏出现热证，咽门就会关闭，气也因此堵塞。如果患有五脏热证，建议用可以促进咽门畅通的治法。倘若六腑出现寒证，咽门则会裂开，而声音变得嘶哑。诊治的药方可参见第六卷中的母姜酒方。若是六腑寒证，则可采用滋补治法。当寒热得到调和，病证则愈。

髓虚实第四

髓的虚与实，受肝胆掌控。髓虚患者时常脑痛不安，髓实患者则勇敢强悍。对于由髓而生的脏腑之病，通常热在五脏，寒在六腑。

◎ 羌活补髓丸

主治髓虚、胆腑中寒等证

羊髓、酥、枣肉研如脂各一升，大麻仁炒研如脂、牛髓各二升，羌活、川芎各三两，桂心二两、当归三两，人参四两。

先将五味干药捣碎为末后加入麻仁、枣膏，捣后浸渍为一体，加入羊髓、牛髓及酥，装进铜钵中，取沸腾两次的开水熬，配制成大小如梧桐子的丸药。用酒送服三十丸，可逐渐增至四十丸。每日服两次见效。

◎ 柴胡发泄汤

主治因肝热引起的髓实，勇悍惊热等病证

柴胡、栀子仁、升麻、黄芩、枳实、芒硝、细辛各三两，生地黄、淡竹叶各一升，泽泻四两。

先将所列药研细，用九升水熬取三升，除药渣，添入芒硝。分服三次即可见效。

风虚杂补酒煎第五

◎ 五加酒

主治虚劳不足等病证

地骨皮、五加皮各一斗。

将所列药分别研细，用一石五斗水来熬取七斗汁，取四斗，浸一斗曲，剩下的三斗用来拌饭，平常的酿法来下米，熟后压取汁来服用，多少随意，其禁忌将息两日如平常服药法。

主治男子五劳、七伤、伤中六极、八风、十二痹等症状。

这些病证可参考以下具体说明：

骨极主要是四肢骨节厥逆，患消渴、痈疽、黄疸，妄发重病，浮肿似水肿病症状。

气极的话则会呈现出腹痛，头痛，寒痹，喘息，惊恐等症状。

肺极则会出现寒痹，腰痛，心下坚结，有积聚，小便不通利，手足麻木的现象。

脉极的症状是患者面色苦、青、逆，意多恍惚，矢气，状若刚悲哭过，寒热恶风，昏眩，喜怒妄言，伴有舌头僵直，咽喉干，动起来困难，不嗜饮食。

肉极容易引发慢性传染的瘅病，犹如受过打击后不说话，重者死去活来，无医可治。

筋极会出现心痛，膝寒冷，拘挛，小腹坚胀，四肢骨节俱疼痛的症状。

以上所列症状皆由六极七伤所致，不是简单的房事所引发。病证还包括以下情形：上气，吐下，乍寒乍热，坐卧不安，小便赤黄，忧恚积思，喜怒悲欢，又随风湿而结气，咳时呕吐，饮食失调，大小便不通利，不时泻痢重下，溺血，伴有做噩梦，且梦见与死人进食，或者似入坟墓神室，魂飞魄散。

骨极伤肾，伤肾则短气，站立时间有限，阴

疼恶寒，严重者卵缩，阴下生疮湿痒，不住地搔抓，而出汗，这些都属于肾病。严重者会受到风毒侵扰，手足浮肿，四肢顽痹，称为脚气病，又名脚弱证，无医可治。

气极便伤肺，伤肺则小便有血，眼睛不明。

筋极会伤肝，伤肝就容易造成腰背相牵引，俯仰困难。

髓极则阳痿不起，住而不交。

对于以上所列诸多症状，都可以用天门冬大煎方治愈。

◎ 巴戟天酒

主治虚弱羸瘦，五劳七伤，食量大而下气，阳痿不能行房等各种病证

巴戟天、牛膝各三斤，地黄、麦门、防风、地骨皮各二斤。

上列药均需生用。将其分别研细，用一石四斗酒来浸泡，七天后去掉药渣，温服。连续加饮，不宜过多。禁忌生食、冷食、鱼肉、猪肉、油腻、蒜等。春季，连服七日；秋冬季，连服十四日；夏季，不能服。大虚劳者，需加五味子一斤、苁蓉一斤；患过寒证者，需加桂心一斤、干姜一斤；健忘者，需加远志一斤；阴下湿者，需加五

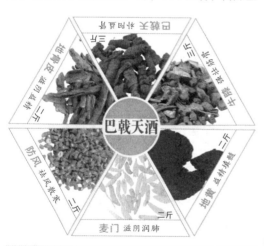

巴戟天酒

煎药方法		
将诸药研细后放入一石四斗的酒精中浸泡七日即可。		
服药时间	服药次数	服药温度
饭后	一日两次	温
主治功效		
本方益精、补阳、滋阴功效较强，可改善虚弱、阳痿之症。		

加根皮一斤，石斛一斤，效果显著。一斤药，七升酒。每年九月中旬制作巴戟天酒，至十月上旬即可服用。对于其他药，若以此酒送服，效果更佳。药渣暴晒后晾干，将其捣为碎末，每日服三次，用酒送服方寸匕更好。加甘草十两，也会有很好的效果。对于虚劳者，需加黄芪一斤。

◎ 天门冬大煎

天门冬（切，捣压取汁）三斗半，枸杞根（切，三斗，洗净，以二石五斗水来熬取一斗三升，澄清）、生地黄（切，捣压与天门冬方法相同）三半斗，白蜜（炼）三升，獐骨（碎，以一石水来熬取五斗，澄清）一具，酥（炼）三升。

将所列药物以及汁放入铜器中以微火先熬地黄、天门冬汁，等到减半，合熬取大斗二斗，加入后面的散药中，熬取一斗，归入铜器釜中熬，熬至可以淹掌而能制成丸药状即可。凌晨空腹以酒送服，剂量如梧桐子大的二十丸，每日服两次，可酌情增至五十丸。

注意事项：忌生食、鸡肉、鱼肉、滑食、猪肉、蒜、冷食、醋、油、面食等。需选择一年四季中的旺、相日制药，制药法与第一卷合和篇所说完全一样。

散药：茯苓、人参、石斛、牛膝、柏子仁、杜仲、细辛、独活、桂心、覆盆子、橘皮、胡麻仁、白术、葳蕤、菖蒲、远志、泽泻、薯蓣、枳实、川芎、黄芪、苁蓉、续断、狗脊、草薢、白芷、巴戟天、五加皮、大豆黄卷、茯神、石南各二两、薏苡仁、甘草、蜀椒各一升，阿胶十两、大枣（熬成膏状）一百枚，蔓荆子三两，鹿角胶五两。

将所列药物捣筛后制成散药，加入前面熬的药中，各加牛髓三升，鹿髓三升，疗效更佳。阳痿失精者建议去掉葳蕤，换作五味子二两；头风患者可去掉柏子仁，换作菊花二两，防风二两；腹中冷患者可去掉防风，加入干姜二两；小便涩患者可以去掉柏子仁，换作秦艽二两，干地黄六两；阴气弱、小便利患者可去掉细辛、防风，换作山茱萸二两；无其他症状就可依方制药。

注意事项：这一处方所列药材均须在九月

下旬采收，到立冬日来制作服用，直至五月上旬止。若是在十二月腊日制药，夏季至七月下旬就停止服用。若要使药整个夏季不变质，建议在阴凉处掘洞，地深六尺，填上一层沙，将药放在其中，上面再加沙覆盖就可以了。患过热病的妇女可服此药，但患过冷病者慎服。

◎ 填骨万金煎

主治内劳少气，腰脊痛，寒疝里急，腹中喘逆等症状

蜀椒四两，茯苓、桂心各八两，肉苁蓉、甘草、阿胶各一斤，桑根白皮（切）、干姜各八两，桔梗、五味子、附子、人参各五两，干地黄二斤，牛髓三斤，清酒四斗，石斛一斤五两，当归十四两，干姜二十两，麻子仁三升，白蜜十斤，麦门冬二斤，大枣一百五十枚，生地黄（取汁）三十斤。

将以上所列药物先用二斗六升清酒熬煮，放入桑根白皮、大枣、阿胶、麻子仁，刻个记号，再加一斗四升酒，待熬到前记的刻度出现的时候，去除药渣，加入蜜、地黄汁、牛髓，用铜器在开水中熬煮，再加入其他药末，熬半日左右，直至可以制成丸药为止，再用大瓮盛装。每次用汤水吞服如弹丸般大的一枚，每日三次。若在夏季因为暑热，怕熬煮后变味的，可以用地黄汁、蜜来调和。其他药研成末，制作成如梧桐子般大的丸药。每次服十五丸，若疗效不明显可逐渐增至三十丸。

主治男子劳损因风致虚及时气病证

石斛、苁蓉、山茱萸、茯苓、薯蓣、人参各四两，牛膝（研末）、桂心（研末）、五味子

（研末）、巴戟天（研末）、菟丝子（研末）各三两，牛髓三升，丹参二两，胡麻（用二斗水熬取四升汤药，除渣）二升，生地黄汁一升，川芎三两（研末），防风四两，生姜汁一升，白蜜三升，生麦门冬汁三升，甘草一斤。

先熬地黄、地骨皮、胡麻汁至减半，加入蜜、姜、牛髓、麦门冬汁，用微火熬其余八升，再加入其他散药，调匀后盛入铜钵，在开水上熬至可制作成丸药状。以酒送服，剂量为如梧桐子大的三十丸，每日服两次，逐渐加至五十丸。

◎ 小鹿骨煎

也称獐骨煎，虚弱赢瘦患者皆可服用此方

鹿骨一具，枸杞根（切）二升。

以一斗水将二味药分别在不同的容器中熬五升汁，除渣，澄清后合入一个容器，再熬取五升汤药，日服两次。

注意事项：熬药容器均用大斗。服药后应及时休息。

◎ 地黄小煎

主治七伤五劳，对于虚弱赢瘦且憔悴症状疗效亦佳

干地黄（末）、猪脂各一升，胡麻油半升，蜜二升。

将药材放入铜器中熬至可制成丸药的程度，以汤水送服，剂量如梧桐子大的三丸，日服三次，可渐加至十丸。同时此方也可长期服用，能使瘦黑体质者变得丰满。

🏵 吐血第六

吐血通常有三种情形：其一是因饮食太过，胃络受伤所致的伤胃；其二是饮酒过度，且血从吐后出的肺疽；其三是血从口出的内衄。

伤胃吐血的情形，主要由于饮食过饱之后，

胃冷引起消化不良，消化不良则烦闷，强制性地呕吐出来，气与食物一起向上冲击，便会伤胃裂口，假如此时脉象紧而数，吐出的血颜色鲜红，且腹中绞痛，白汗渗出，说明病证比较严重。肺

疽患者，吐血多在饮酒之后，血随呕吐出，有的吐一升，有的吐半升，有的吐一合不等。内衄患者，出血时类似鼻衄出血，但不从鼻孔出，从心肺间津液出，又回流入胃中。有的像切割开的凝血块，血凝停在胃里；有的像豆羹汁；有的吐血几斗甚至一石，这时应该注意休息，注意饮食均衡，切忌暴饮暴食。

血枯

病证为患者胸肋支满碍饮食，发病时先闻到腥臊臭，出清液，先唾血，眼睛昏眩，四肢清冷，时常连续吐血。其病因源于年轻时有过大出血，假如醉后性交，则会气竭伤肝。

取乌贼骨和蘆茹两味药一起制成像雀蛋般大小的丸药，饭后服用，每次服五丸，以鲍鱼汤送服，对通利肠中并治伤肝有奇效。

在诊治吐血症状的方法上，对于吐血后身体仅觉奄奄软软，且心中不闷症状，通常会自己痊愈；如果有烦躁，心中闷乱，呕吐及颠倒不安症状，且服用黄土汤和阿胶散药方后闷乱更甚，最好用急吐方。

瓜蒂三分，人参、杜衡各一分。

将所列三味药材制成散药，以水或浆送服皆可，每次一钱。瘦弱患者可稍微减少用量。

注意事项：服药后出现吐青黄或吐血一二升症状为正常现象，无碍。

◎ 黄土汤

主治吐血症状，也用于衄血病证

桂心、当归、芍药、干姜、白芷、甘草、川芎、阿胶各一两，吴茱萸二升，细辛半两，生地黄二两，伏龙肝（鸡蛋大小）二枚。

先将所列药材研细，取七升酒、三升水合熬取三升半汤液，除药渣后加入阿胶，熬成三升汤药，分服三次。

◎ 生地黄汤

对于忧恚呕血，短气烦闷，胸中疼痛等症状，疗效明显

阿胶、甘草各三两，生地黄一斤，大枣五十枚。

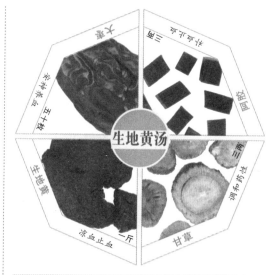

生地黄汤

煎药方法		
将诸药研细，加一斗水熬至四升药即可。		
服药时间	服药次数	服药温度
饭后	一日四次	温
主治功效		
本方能补血、养血、止血，对呕血具有很好的治疗作用。		

先将药材研细，取一斗水熬取四升汤药，每次一升，分服四次，白天服三次，夜间服一次。

◎ 柏叶汤

主治吐血内崩，气逆，面色如土等病证

干姜、柏叶、阿胶各二两，艾一把。

先将所列药物研细，用五升水熬取一升，加入一升马通汁，熬取一升汤药，一次服完。

对酒客瘟疫，受热毒侵扰，吐血，心烦干呕症状有疗效的处方

犀角、蒲黄、甘草、天花粉各二两，桑寄生、葛根各三两。

先将所列药物研细，以七升水来熬取三升汤药，每次服一升，分服三次，即可见效。

◎ 坚中汤

主治内伤虚劳，寒热，呕逆吐血等病证

芍药、甘草、生姜、半夏各三两，糖三斤，大枣五十枚，桂心二两。

先将药材研细，取二斗水熬取七升汤药，每次服一升，分服七次，白天服五次，夜间服两次。

《千金翼方》中此方没有甘草、桂心，有生地黄。

对于患吐血，且胸中塞胀疼痛病证，可用此方。

虻虫、水蛭各八十枚，芍药、干姜、茯苓、桂心、当归、大黄、芒硝各三两，阿胶、甘草、人参各二两，麻黄一两，干地黄四两，大枣二十枚，桃仁一百枚。

先将所列药物研细，用一斗七升水熬取四升汤药，分服五次，白天服三次，夜间服两次。

◎ 泽兰汤

主治因房劳所伤的胸胁痉挛作痛，欲呕血，小便赤黄，体内时寒时热的病证

桑根白皮、桂心、人参各三两，泽兰、麻仁、糖各一斤，生姜五两，远志二两。

将所列药材研细，取一斗五升醇酒熬取七升，除渣后加入糖，饭前服，每次服一升，白天服三次，夜间服一次。

注意事项：服药期间切勿进行运动。

对于出现忽然吐血一两口，而或心衄，或内崩的病证，可参考此药方

干地黄、萆薢、芍药各四两，牛膝、麦门冬、牡丹、王不留行各二两，续断、阿胶各三两，蛴螬五枚。

将所列药材研细，取五升生地黄汁、三升赤马通汁熬取三升汤药，每次服一升，分服三次。可再制药数剂直到病证痊愈。此症状还有两个处方可以参考，一个是取五升肥大的生地黄捣碎，用一升酒熬至沸腾三次后，除药渣，一次服完即可见效。另一个处方是将五升生地黄绞取汁后微火熬三沸，加入一升白蜜熬取三升汤药，每次服半升，每日服三次。对虚劳吐血以及胸痛症状有非常好的疗效。

◎ 犀角地黄汤

此方主治因伤寒或者温病应发汗而不出汗，体内积血者及鼻衄吐血不止，大量瘀血造成面色发黄，大便黑等病证，对消除瘀血有疗效

犀角一两，生地黄八两，牡丹皮二两，芍药三两。

将所列药材研细，用九升水熬取三升汤药，分服三次。倘若患者脉大来迟，腹不满但自己说胀满则属于无热的证候，依方而治即可。

对于五脏热气结聚，吐血衄血病证可参考此方。

◎ 竹茹汤

主治大小便下血，吐血汗血等病证

甘草、当归、川芎、黄芩各六分，白术、人参、桂心、芍药各一两，竹茹二升。

先将所列药材研细，用一斗水熬取三升汤药，白天服三次，夜间服一次，分服四次。

对于九窍出血病证，可先捣取荆叶（有的方中或作荆芥汁），用酒送服二合。

对于女子腰腹痛，吐血，蛊毒，痔血，大便后出鲜血病证，可用蘘荷根（向东生长的），捣碎绞取二升汁，一次服完，疗效神奇。

对于各种下血证，若是先见血后见便，这属于远血，可服用黄土汤（此方在前卷，张仲景的七味处方即是）。如果是先见便后见血，这属于近血，用赤小豆散就可以医治。

🌀 万病丸散第七

"凡事预则立，不预则废""防患于未然"，治病养生更是如此。古代已有各种药典经集里广泛搜集了各种药方以备意外之需，以使仓促急迫之间，应手而得。但是因为这些药方大多零散，且散见于各经书中，所以常常使人利用起来比较困难。因而本卷中精选了人们日常生活中重要的玄妙药方，编成万病丸散一章，希望使用者即阅即得，为己所用。

◎ 三建散

三建散，也称芫花散，又名登仙酒。主治所有风冷痰饮，疟疾癥癖，无医救治的情况下，可用此方，疗效甚佳

芫花、白芷、荆芥、乌头、茴芋、紫菀、大戟、附子、天雄、白术、茺蔚、狼毒、五加皮、茯草、王不留行、瓜蒌根、栾荆、踯躅、麻黄、桔梗各十分，石斛、车前子、人参、石长生、石南各七分，草薢、牛膝、蛇床子、菟丝子、狗脊、苁蓉、秦艽各四分，薯蓣、通草、柴胡、薏苡仁、干地黄、川芎、杜仲、厚朴、黄芪、干姜、藁本、菖蒲、茯苓、续断、巴戟天、食茱萸、细辛、当归、芍药、山茱萸、桂心、吴茱萸、黄芩、防己、五味子、柏子仁、远志、蜀椒、独活、牡丹、橘皮各二分，藜芦五分。

在《千金翼方》中，此方没有食茱萸、白术，有半夏、麻花、高良姜、紫葳、赤车使者。

在配制药方过程中，无须进行治、择、炙、炒工序，只要抖去泥土，捣碎，用粗罗筛过后即可取其药末服用。除了禁食各种豆类外，没有其他禁忌。

药散三两，曲末二升，真酒五升，糯米三升。

先取米放入三大斗水中煮成极熟的粥，春天可稍凉，夏天完全扬去火气使粥特别冷，秋天稍温，冬天扬去火气。然后下曲末，搅拌使其均匀渗透。再下药末，搅拌使其更容易熟。此时下真酒，再搅拌使其散开。盛入无水的容器中，将其搅散，一个晚上后即可饮用。无须密封，直接用布盖住即可。

服用时，若是早起空腹，应以见效为准则。待到感觉体内药效发作，流入四肢，头面感觉爽快时需停服。依此而服，药物就容易被吸纳消化。相反则必致大吐利。

大家可依方配制成需要的散药、丸药及酒药，但是通常制成酒药比制成丸散更好。服丸药患者，需细下筛，制成如梧桐子大的丸，每次服七丸。如果是服散药患者，在细下筛后，

和酒、水、浆而饮，每次服一方寸匕即可，以见效为准，可适当加量。用此滋补身体便不宜吐泻。若是能吸收，就很有补益，甚者胜过五石，且有驱逐各种病邪的功效。对于久病患者，特别是积阴宿食、大块久气、癥瘕积聚等痼结，需增加用药一两次促使病人吐下。等到完全泻除恶物之后再给其他药，让其吸纳消化，这是对病体最好的呵护了。

患者在服用散药期间，最忌早晨吃饭。如果吃了早饭，则必定引发大吐。此证虽无大害，但等到安定下来后，人会感觉咽喉疼痛，且持续两三天才能好转。凌晨服用，则需等到中午药效起作用后才可以先吃一些冷饭熬取的浆，等到午后药效发力后就可以任意地进食。当药物还未发作时，最好不要勉强地起床走路，否则容易出现眩晕而倒地，眼睛昏花一片暗然，心中迷绝等驱逐风邪引起的病证。患者也可以在发闷时就只坐卧，一会儿后就清醒，与平常没有区别。在药热已定之后，患者可任意走动。倘若须解便，则应随即扶杖入厕，要是稍微有闷乱之感，建议立即坐定。因为只有坐定才会清醒，清醒后才可走路。

胃口积冷所引起的症状，三焦肠间宿冷所引发的各种疾病，病在膈上，癥结通常为疝瘕、久冷痰阴积聚、宿食块坚、咳逆上气、逆气上冲咽喉、整天睡吐。可以采用吐泻的方法诊治。对于病情较轻患者，一次用药后，再转用他药使其吐却即可；倘若病情较重，比如患者开始吐冷气沫，接着吐醋水，隔一会儿吐很浓的黄汁且特别苦，可以三五次用药使其下尽。倘若患者吐出紫痰，像紫草汁，牙齿非常酸软，此病证已经到了无药可治的地步了。如果瘈病（一种慢性传染性疾病）患者吐血，其黑血是陈久的，鲜血是新发的，这种病证吐完后就可病愈，且不会复发。这种下吐方法，吐时患者会感觉特别发闷，等到自然安定后则不会虚弱困乏，静下来进食后，手足不再麻痹，耳朵不再虚聋。倘若胃口出现以上所列病或者患病已有时日，则患者吐时，会突有一块物塞在胸喉，咽又咽不下，吐又吐不出，会异常发闷，此时可加一二合药酒，再用药，稍后就

可吐出如拳头一般大的物。用此吐泻法诊治上述病证，倘若服药时未完全吐出来，则病情虽会减轻，但一两年后还会复发。因为春季适宜使用吐法，所以要达到吐尽的功效，就应该在春天的三个月里服用此药方。

针对膈上冷、肠鸣、膀胱有气冷、小腹胀满、下利多患者，加利药在酒中服用，对消除患者体内恶物有疗效。通利法，是将淘米水沉淀得如清水，或如黄汁、如青泥，对于病情较轻患者，下通利药一两次就可以使病得以除尽；病情较重患者，需下通利药五次使其频繁大利以除病根。如果患者凌晨起床时服药，至下午申时上厕所两三次就停服。

针对久病卧床不起患者，瘦弱虚损者，以及老人或者娇贵的人，仅可少量服用此药。逐渐增加剂量使其多加吸收，才有疗效。

此方药对人体非常具有补益功效。患者半月间就会肌肤充润悦怿，面色富有光泽，骨髓充盈真精满溢，与少壮相比肩，百病可除。

对于所有风病，或者痛风（历节风）病证，可用二十两药来调和五斗酒；对热风、贼风、大风病，治疗法相同；对偏风、瘫缓风，用二十两药物调和三斗酒即可。因上述风证都带有热，所以需加冷药来押热。湿风周痹证状可用八两药物来调和二斗酒；对贼风引起的抽搐，以八两药物来调和二斗酒；像腰脚挛痛症状可以十二两药物调和三斗酒；对重病后汗不流流者，重病不久的服三次，一次服一盏，重病多年的一次服一升；对筋节拘急，以八两药物来调和二斗酒；对吃热食像锥刀在刺痛患者，以八两药物来调和二斗酒；对头面风似虫行，又似毛发在面上的，以八两药物来调和二斗酒；对口歪面戾，一只眼不能闭合的患者，初患病的以四两药物来调和一斗酒，久患病的以十二两药物来调和三斗酒；对起身就头晕眩，很久才能定下神来的，以四两药物来调和一斗酒；对因疮而得风病，口强、脊脉急的，服五次药就能安定下来，一次服一盏；对心闷、呕逆、颈项强直患者，其风邪在心脏，风雨将至之时即先行发病的，以八两药物来调和二斗酒。

对于所有冷病患者，对瘦弱患者可以四两药物来调和一斗酒；对身体强壮的患者以六两药物来调和一斗半酒；对宿食呕吐者，以四两药物来调和一斗酒；对奔豚冷气者，以六两药物来调和一斗半酒；对噎病患者以六两药物来调和一斗半酒；对久痃病者，以八两药物来调和二斗酒；对冷痫者，以六两药物来调和一斗半酒；对痰饮，疝瘕患者，以六两药物来调和一斗半酒；对癥瘕、肠鸣、噫病者，以八两药物来调和二斗酒；对疟疾患者，服五次药后就永远痊愈，一次服一盏；对久劳者，以八两药物来调和二斗酒；对忽然被恶性传染病染上而心腹胀，气急欲死患者，服三次药才能安定下来，一次服一盏；对大吐出鲜血患者，以及瘴气病人，须服三次药才能安定下来，一次服一盏；对蛊毒病人，须服五次药才能安定下来，一次服一盏；对颓痔块坚、冷嗽上气者，以二十两药物来调和五斗酒；对温疟病人，须服五次药才能安定下来，一次服一盏。

对于妇女所患风病，都可依照前述方法。对月经闭住不通者，以六两药物来调和一斗半酒；对寒证不产者，以六两药物来调和一斗半酒；对崩中者，以六两药物来调和一斗半酒；对断绪不产者，以八两药物来调和二斗酒；对月经前后不调，乍多乍少，而使人绝产的病人，以四两药物来调和一斗酒；对更严重的，就以十六两药物来调和三斗酒；对于带下者，可用十二两药物调和三斗酒，如果病情严重，以八两药物来调和两斗酒；对产后受风冷而不再产者，以六两药物来调和二斗酒；对严重的子宫下垂者，就以十六两药物来调和四斗酒。

在卷帙浩繁的古代医书中，下面这些处方都很少提到。据说是定州山僧惠通道人所传，药方很灵验，但一开始是秘密珍藏的，当时很多名医也不认同此方的疗效。然而真正用起来却极其神验。因为这个处方的用药完全不依照次序，将服节度也十分不近人情，但当救急时，其药效特别神异。这其中凝结了很多的道理及灵感，不是一般理智所能理解。如同气功当中的"虎啸风生，龙吟云起"，精与气的运动变化已经达到了很高的境界，即便是圣人也道不清其中的奥妙。在此卷的最后来论述它，以此遗赠给后人，希望好学者可细研，或者开阔视野，博闻强见。

◎ 大金牙散

主治百疰不祥及一切蛊毒，对于医生都无法救治的病证

金牙八分、大黄、鳖甲、栀子仁、鬼督邮、龟甲、桃白皮、铜镜鼻、干漆各四分，桂心、射干、升麻、徐长卿、鸢尾、犀角、芍药、蜂房、细辛、干姜、芒硝、由跋、马目毒公、羚羊角、蜣螂、龙胆、狼牙、雄黄、真朱、甘草、狼毒各三分，龙牙、白术、雷丸、胡燕矢、活草子各六分，鹳骨、石膏各八分，樗鸡、芜菁、地胆各七枚，桃奴、巴豆各十四枚，铁精、赤小豆各二合，芫花、荠草、射罔、乌梅各一分，蛇蜕皮一尺、斑蝥七分。

先将所列药材治择捣筛后制成散药，每次服一刀圭，可逐步增加到二刀圭。将其佩带在身上，有辟除百邪，医治九十九种疰病的特殊疗效。

◎ 三物备急丸

主治心腹中各种突发性疾病，是晋朝地图学家司空裴秀所制作的散药

干姜、大黄、巴豆。

三味药等份，且都须精新，剂量随意。先将干姜、大黄制成散药，再单独研巴豆如脂，加入散药合捣一千杵，随即可用。也可加入蜜调制成丸药，用密器贮存以防药气挥散。

◎ 小金牙散

主治脚弱风邪，南方瘴疠疫气，鬼疰等症状

荠草、雄黄、乌头、草薢、黄芩、蜀椒、由跋、桂心、天雄、朱砂、麝香各二分，细辛、葳蕤、犀角、干姜各三分，牛黄一分，黄连四分，蜈蚣一枚（六寸者），金牙五分。

先将所列药材择捣筛后制成散药，然后与牛黄、麝香合在一起捣三千杵。以温酒送服五钱匕，白天服三次，夜间服两次，至见效。可以用绛袋盛装一方寸匕佩带，男左女右，夜行时将药涂在人中上，早晨傍晚有雾露时也涂上。

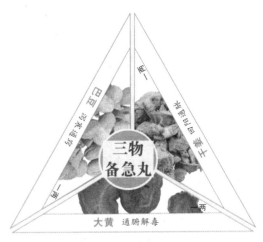

大黄 通腑解毒

煎药方法		
将干姜、大黄制成散，后研巴豆如脂，混合制成丸即可。		
服药时间	服药次数	服药温度
酌情而定	酌情而定	常温
主治功效		
能回阳通窍、清泻热毒，对心腹部位突发病有急救作用。		

【卷十三】

心脏

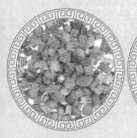

石斛　　　　细辛　　　　甘遂

心藏脉论第一

心脏是人体脏腑中最重要的器官，它主宰各脏腑进行协调活动。换句话说，各脏腑都是在心的领导下互相联系，分工合作，才构成了一个有机的整体。按照五行的说法，心属火，在四时中旺夏季，方位为南方离宫。心脏之本为五脏之精，主管人之神，而神是由五脏的精气结聚而生。心用来承受外物，与生俱来者为精，阴阳两精交合则称为神。在这里心以及心主管的神就好比帝王统领四方。

与心脏紧密相连的外延器官为舌，即心气与舌是相通的。如果舌头调和，人才能感知辨明五味。舌不是窍，心气表现在九窍中为耳，也就是心附通于耳窍，左耳为丙，是阳火；右耳为丁，

是阴火，阴阳在炎宫循环，向上则由口唇出。心与肾则是水火相济的关系，因为心属火，肾属水，当肾中真阳上升则养心火，心火抑制肾水泛滥而养真阳，同时肾水又抑制心火，两者相互协调，又相互制约。

耳是心脏色诊的地方，心脏外主血脉运行，内则主五音。古代心神被称为呴呴，心主藏神，称为五神居，并与时节相应会。心主脉，脉为神的居舍，在气表现为吞，在液表现为汗水。心气实则会笑个不停，心气虚者就容易悲伤不已。梦中嬉笑以及恐怖畏惧说明心气盛，梦见救火和阳物则说明心气虚，并且在心气相应的时辰季节还会梦见烧灼，倘若逆乱之气侵扰心中，则会梦见

脏腑的功能

人体各脏腑器官就像金銮殿上的皇帝与大臣之间的关系一样，互相协调，又各有分工，共同维持着人体的阴阳调和。正是各脏腑器官在人体内不停地工作，才使得我们能够正常吃饭，正常睡觉，正常工作。

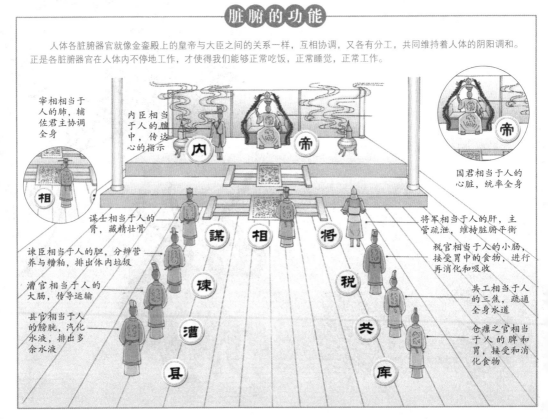

宰相相当于人的肺，辅佐君主协调全身

内臣相当于人的膻中，传达心的指示

国君相当于人的心脏，统率全身

谋士相当于人的肾，藏精壮骨

将军相当于人的肝，主管疏泄，维持脏腑平衡

谏臣相当于人的胆，分辨营养与糟粕，排出体内垃圾

税官相当于人的小肠，接受胃中的食物，进行再消化和吸收

漕官相当于人的大肠，传导运输

共工相当于人的三焦，疏通全身水道

县官相当于人的膀胱，汽化水液，排出多余水液

仓廪之官相当于人的脾和胃，接受和消化食物

山丘以及烟火。

手少阴经是心脏的经脉，它与手太阳经互为表里。心脏与小肠合为腑。心脉是洪脉，也就是说其脉象在春时升，在夏时最旺。因为夏季枝繁叶茂，都下垂弯曲，万物繁茂，所以夏天称心脉也为钩脉。如果心脉洪大而长，就会引导体液灌溉经络，从而促进津液滋润皮肤。因为心脉洪则卫气充实，卫气充实，心气便无处泄出；心脉大则荣气萌动，萌动的荣气与洪大的卫气相迫，汗液就会排出，即长与洪相得，这是好的征兆。在人体阳气向上发出，头部出汗，而五脏干枯，体内空虚时，如果用下法治疗就会导致虚上加虚。手太阳脉浮，表明有表无里，阳气无所使，这样不仅危害自身，还会损伤其母体。

心脉如夏季万物旺盛地成长，来时旺盛去时衰弱。夏脉就是心脉。夏脉与此逆反者则说明发生了病患。

判断脉象是否逆反的方法是，心气来时不盛，去时反而旺盛，是不及的反应，说明病在内；如果心气来时旺盛，去时也旺盛，这是太过，表明病在外。不及易心烦，在上为咳嗽吐涎，在下为放屁症状；太过的话，人的皮肤发痛，身体容易发热，即生为浸淫病。

如果心脉来时累累如连珠，如同抚摸琅玕，这是平脉，即常脉，是有胃气、有神、有根的正常脉象。心病的脉象为来时喘喘相连，脉中微曲。心死的脉象为来时前曲后直，如操带的钩子。

真心脉，脉象短实劲急而坚，为心气败绝的危重病候。其脉象如抚摸薏苡子一样颗颗相连，患者面色赤黑，无光泽，毛发枯折后便会死。夏季有胃气而微钩属于平脉，钩多胃气少属心病，有钩无胃气为死脉，有胃气同时有石脉的叫冬病，石脉严重则为今病。

心、脉、神三者关系密切，心藏脉，脉属于神的居舍，当人在悚惕思虑时非常容易伤神，倘若神受中伤则会恐惧自失、肌肉的突起处破肉脱、毛悴色夭，患者有这种病候就很危险，通常冬季就会死去。

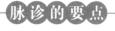

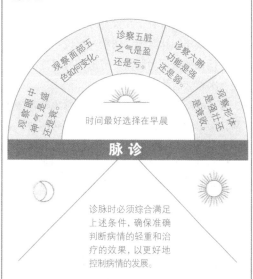

脉诊的要点

诊脉是中医治疗疾病过程中一项重要内容。古人对脉诊的时间选择很重视，并且诊脉要与望色、观察人的外在形体等结合起来综合考察，以确保对疾病做出正确的判断。

观察眼中神气是旺盛还是衰弱。

观察面部五色如何变化。

诊察五脏之气是盈还是亏。

诊察六腑功能是强还是弱。

观察形体是强壮还是羸弱。

时间最好选择在早晨

脉 诊

诊脉时必须综合满足上述条件，确保准确判断病情的轻重和治疗的效果，以更好地控制病情的发展。

手少阴经就是心脉，心是人体经脉汇集的地方，如果手少阴心经的脉气衰绝则会血脉不畅通，心脉不通则容易造成血不周流，血不周流则会令人的面色毛发无亮泽。当面色如漆柴般发黑，是血已先死的征兆。倘若壬日病危，那么癸日就会死去，这是由于在五行上壬癸属水，而心属火、水克火的原因。

人体夏季心火旺盛，脉象如果是浮大而散的，此为平脉。如果脉象大而缓，这是脾邪欺心，脾属土，为心火之子，子欺母，是实邪，即使患病也会自愈。倘若脉象弦细而长，则是肝邪欺心，属虚邪。虚邪也是比较容易医治的症状。脉象若是微涩而短，说明肺邪欺心，金欺火是微邪的征兆，症状会很快痊愈。若脉象沉濡而滑，这是肾邪欺心，肾水克心火属于贼邪的症状，与常情相违背，病证不易医治，甚者不治而死。对于肾水欺心火，则容易导致小便不利症状。

心下有水气，即左手关前寸口部位重按脉实，属于心气实，此病证多是因忧愤而生，建议采用针刺手厥阴心包经上穴位的方法，疗效甚

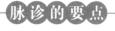

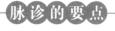

佳。没有心脉，即左手关前寸口部位脉象重按不应手，症状表现为掌心发热，易呕，心下热痛且口中溃烂，患者可采用针刺手少阳三焦经上穴位的方法诊治。

诊断手少阴脉的方法是，当心脉来势如连贯不断的珠子般滑利，并且在呼气一次的过程中搏动两次属于平脉脉象，搏动三次说明患有离经病证，搏动四次即为脱精，五次则有可能不省人事，六次就会危及生命。

常见心脉脉象及症状是，如果脉象非常缓，人易狂笑，微缓则会引起心下生伏梁病痞块，上行下蹿，时常吐血；心脉非常急会产生抽风病状，微急则会心痛并牵引背部，饮食困难；当心脉非常小时则会时常干呕，微小则说明患有消渴病；倘若脉象非常大，则会生喉介，微大会生心痹并牵引背部，易流泪；嗓子发哑说明心脉非常涩，患四肢厥冷、生血溢、耳鸣和癫病是脉象微涩的征兆；如果容易渴则心脉脉象非常滑，微滑是小腹鸣叫，心疝引脐；脉濡而散的话，会出现酸痛发渴的症状；心脉搏坚而长，舌卷不能说话是其主要症状。

倘若患上外疾以及易思虑，人就会心虚，邪气侵袭就会导致心痹，脉象为来时喘而坚，症状为体内有积气，不时伴有饮食病。

扁鹊说：心脏患病的话，其症状多为口生疮且伴有腐烂。

倘若心脏在心气旺盛的夏季患病，病情也是时缓时急。患者应该了解病源，诊治穴位，审察病证反应及危害。心在声为笑，病变的表现为忧，在情志上的变动为喜，喜笑太过容易伤心气。心气虚则悲，悲则必忧，心气实则笑不止，笑则必喜。心和肺，脾和心，在情志上是相互促成的，所以喜虽发于心而形成于肺，思虽发于脾而形成于心，若超过了一定的限度，就会两脏俱伤。

病患从心脏发作的，首先表现为心痛症状，24小时左右会传到肺部，证候为喘嗽；72小时会感染到肝部，患者会感到胁痛，支撑胀满；脾部在五天后会有症状，比如闭塞不通，体沉身痛。此时病情不见好转，则无医可治，夏天在中午衰

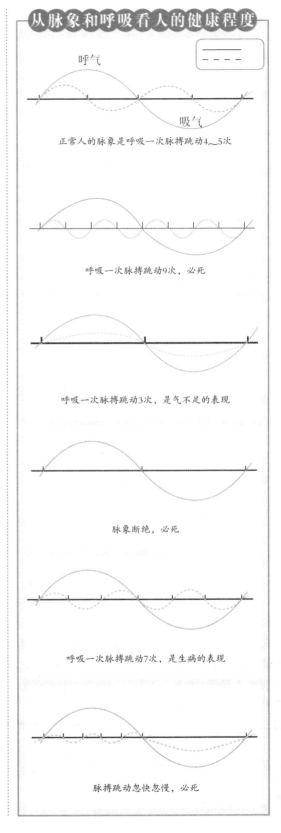

从脉象和呼吸看人的健康程度

呼气

吸气

正常人的脉象是呼吸一次脉搏跳动4—5次

呼吸一次脉搏跳动9次，必死

呼吸一次脉搏跳动3次，是气不足的表现

脉象断绝，必死

呼吸一次脉搏跳动7次，是生病的表现

脉搏跳动忽快忽慢，必死

身，冬天则多在半夜死去。

心脏患病的病证表现，通常早上比较平静；中午时病情会稍退，心情清爽；夜半时病情最重。

如果患者的症状为胸内及两胁下疼痛，肋下支撑胀满，胸前两旁高处背肩胛间疼痛，两手臂内部疼痛，这主要是由于心虚导致胸腹肿大，进而引发肋下与腰背相牵引而生痛。可采用的治疗方法是针刺手少阴心经及手太阳小肠经当舌下的部位，出血即见效。诊治它的变病可以用刺取郄穴（指经脉气血曲折会聚的孔隙）中出血的方法。

因忧思而引发的病证，如果心脉浮且不疾数，心脉沉且小而紧，证候通常表现为烦满，易健忘，不乐，不时叹息，伴有心下聚气生痛，饮食困难，爱咽唾液，手足时常发热。

当患者心痛气短，脸色发赤，手掌烦热，或骂言啼笑，悲思愁虑，并且脉象实大而数，说明心脏患病，这种病证是可以医治痊愈的。在疗法上，可用针刺法。春季时应当针刺中冲穴，夏天针刺劳宫穴，季夏针刺大陵穴，都用补法；秋天针刺间使穴，冬天针刺曲泽穴，都用泻法。这些穴位属于手厥阴心包经上的穴位。或者可以灸背上第五椎棘突下的心俞穴一百壮，以及巨阙穴五十壮，都有很好的疗效。

如果邪气在心，容易引发心痛易悲且不时眩晕扑地的病证，患者根据具体的病证程度调治心俞穴就可以痊愈。

由于思虑愁忧容易伤心，而心伤则惊恐不堪，同时伴有发怒及健忘症状。

心脏受风邪侵扰的症状为人体内发热炽盛，起床困难，心中饥饿且想吃饭，饭后则呕吐等病证。

心脏受寒邪侵扰的症状为患者心中好像吃了蒜末，严重者背痛彻心，心痛彻背，就如同患有蛊注（因蛊虫侵食府脏致病，并能流注传染他人），倘若脉象浮则可自己催吐后，即可痊愈。

心伤，就是因忧愁思虑、心脏伤损所致的疾患。患者症状表现为脉象弦，时常劳倦，头面发赤且下肢沉重，自烦发热，心中痛可彻背，按脐

针刺时体位的选择

针刺体位的选择主要从方便医生取穴和便于患者自然舒适的角度考虑。大体说来，针刺的体位主要有以下几种：

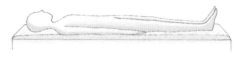

仰卧位　适宜于全身正面取穴

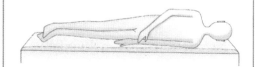

侧卧位　适宜于全身侧面取穴

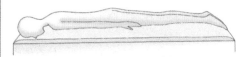

伏卧位　适宜于全身背面取穴

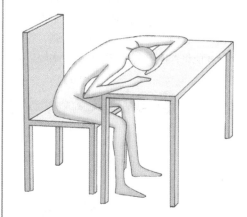

侧伏坐位　适宜于头侧、面颊及耳部取穴

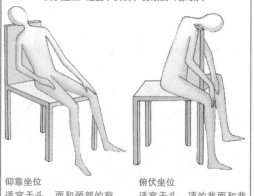

仰靠坐位
适宜于头、面和颈部的前面取穴

俯伏坐位
适宜于头、项的背面和背部取穴

部时会有跳动感。

患者如果出现邪哭（心伤无故而哭）等神情不安的症状，则说明血气少。这种病证属于心病。心气虚容易使人畏惧害怕，闭目欲睡,时常梦见远行而精神离散，魂不守舍。阳气衰则患狂病，阴气衰易造成癫病。其脉象为短而微。由于神情魂魄恍惚不安，而魂属肝，魄属肺，肺主津液，因此有泪泣出，说明肺气衰。肝气衰则魂不安定。

心水病，也叫牛羊胸水病、黑胆病或脑水病，患有此病证者往往气短，身体发肿，卧不安，心烦意躁且出现阴部异常肿大的情况等。

真心痛，就是心痛之极危重的一种病证，证候为手足冰冷直至骨节，心痛异常，通常如果早上发作，晚上就会死去；晚上发作，次日早上便会死去。

蛔咬病的症状为心腹疼痛，同时伴有体内肿物上下往来移动，疼痛发作无常，心腹内热，易渴流涎。诊治的方法是先将蛔虫用手牢牢地聚拢把持住，使它们动弹不得。再用大针刺，等到虫不动时才能将针取出。对于患有肠中蛔咬患者，

不宜采用小针刺。

如果心脉脉象急，则患有心疝，大多是心经受寒邪侵袭而发。因为小腹以心为阳性脏器，小肠受其支使，所以其证候显现在小腹。

秋季庚辛日容易患伏梁病证，也叫心积。通常从脐上开始，向上直至心脏，痞块大如手臂，久治不能痊愈，同时心烦心痛。从脉象上诊断，患者脉象沉而芤，脉来时上下移动且无定处，面发赤，咽发干，掌中发热，胸中悸满，腹中发热，心烦，甚者吐血，身体抽搐，主血厥，夏季好转，冬天加重。心积病证多发于秋季的原因在于，肾患病容易传给心，心本应传给肺，但是肺气恰在秋天最旺，肺气旺不易受邪气中伤，因而心将病邪还给肾，肾接受，于是心积由此而成，所以说秋天容易患伏梁病证。

有些心脏病证会危及生命，其症状为，心脏患病后少气大热，热上冲心，烦闷，干呕，咳嗽吐逆，汗出如珠，狂语，身体厥冷。其脉象本当是浮，此时反倒沉濡而滑；颜色本当是赤，现在却是黑。在五行上，这属于水克火，是不好的征兆，会不治而亡。

心脏在五音中为徵音，乐器对应竽，在情志中为喜，手少阴经是其经络。

如果厥气违逆，手太阳经容易使荣卫不通，阴阳颠倒，阴气内伤，阳气外击，这样就造成寒邪侵袭，寒则生虚，虚就会惊挚心悸。诊治的处方为定心汤。药方也可参考第十四卷中的大定心汤。

◎ 定心汤

茯神、人参、茯苓、紫菀、远志、甘草、白术、龙骨、干姜、当归、芍药、桂心、防风、赤石脂各二两，大枣二十枚。

用一斗二升水将所列药材熬取二升半药汁，白天三次，晚上两次分服即可。

◎ 小定心汤

甘草、芍药、干姜、远志、人参各二两，茯神四两，桂心三两，大枣十五枚。

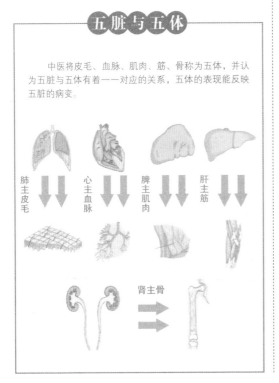

五脏与五体

中医将皮毛、血脉、肌肉、筋、骨称为五体，并认为五脏与五体有着一一对应的关系，五体的表现能反映五脏的病变。

肺主皮毛　心主血脉　脾主肌肉　肝主筋

肾主骨

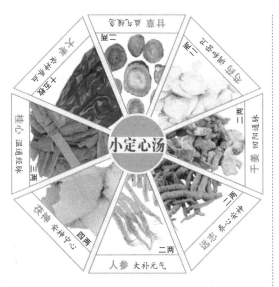

小定心汤

- 朱丹 养心安神
- 桂二 正气补心 安心
- 甘草二两 甘草回阳通脉
- 干姜三两 干姜回阳通脉
- 远志二两 养心安神
- 人参二两 大补元气
- 茯神四两 安神宁心
- 桂心三两 温心通经脉
- 大枣十五枚 补中益气养血安神

煎药方法

将所有药物放入锅中，煮取两升药汁即可。

服药时间	服药次数	服药温度
饭后	一日四次	温

主治功效

本方具有宁心安神之功效，故对心脏疾患具有调理作用。

用水八升将所有药材煮取二升药汁，白天三次，晚上一次，分服即可。

对于患者说话声音前缓后急，后面声音不继续，前混后浊，口歪冒昧，不时自笑等因厉风侵心所导致的病证，可参考第八卷荆沥汤药方。

对于半身不遂，骨节离解，心虚风寒，缓弱不收，便痢无度，口面歪邪等病证，可参考第八卷姜附汤药方，此病证最佳诊治期不过十天。如果患者病证由笑转成呻吟，呻吟反转成忧就属于水克火，阴击阳。阴气上浮而阳气沉伏，阳气沉伏易造成心气实，心气实则伤热，伤热便发狂，话多谬误，不可采听，这也表明患者心脏受伤。若患者口唇正红，还来得及救治，倘若颜色已变为黄、青、白、黑，则说明已经到了无药可治的地步了。

如果心脏出现疟疾症状，患者的表现为想喝冷水，心烦，寒多且不是十分热，可参考第十卷中药方医治。当患者平素心性和雅，而忽然一反常态，可采用白术酒医治。如果患者话未说完便打住，用手剔脚趾甲，这时病患虽未发作，但已

是大祸临头，这种病称为行尸。这些都是心脏患病在声音上的症状，对实证者采用泻法治疗，对虚证者采用补法治疗，不可医治的，仔细察看诊明就可以了。

红色代表心脏，心与脉相合，红如鸡冠则表明体质康健。心脏与舌相通，舌属于心脏的外延器官。火型人，若是禀气盛，面色发红，背脊肌肉发赤且宽广丰厚，颜面瘦尖，头颅尖小，肩背髀腹矫好，手脚小，行走安稳，疾行时肩背摇动，肌肉丰满，见事明了，好顾心急，义气轻财，少信任多疑虑，这种人耐春夏不耐秋冬，并且不会长寿。秋冬感受病邪而生病，取手少阴心经上的穴位治疗。

髑骨的正、斜、长、短总与心相应，正常的颜色为红色。肌肉纹理细密者心小，心小则病邪不易中伤心脏，仅仅有可能被忧伤心；肌肉纹理粗者心大，心大则心虚，心虚则生寒，寒生则忧且不会伤心，若易伤心则为病邪。没有髑骨者心高，心高便心实，心实易生热，热生就会肺中满，结果就是生闷且易忘，说话困难；髑骨长者心坚，心坚即心神安守而稳固；髑骨薄而弱者心脆，心脆易生消瘅病且易受热邪侵伤；髑骨小短

阴阳二十五种人

《内经》认为，人秉受五行之气而生，有秉受五行之气全者，有秉受五行之气不全者，每一行各有五种人，所以，依据五行来划分，人有五五二十五种。

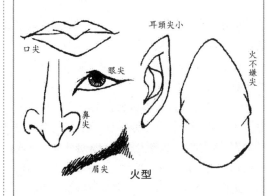

火型

口尖　眼尖　鼻尖　眉尖　耳头尖小　火不嫌尖

火型人

秉受火气而生的人五官尖。这种人擅长观察和分析，性情急躁，能耐春夏不能耐秋冬，一般短寿。

上举者心低，心低则心脏在外，易被言语恐吓，易受寒邪侵伤；髑骨偏向一方者心偏歪，心偏歪则没有守司，操守不一；髑骨直下不举者心端正，心端正则不易受中伤。人体十二经脉对应在皮肤上的分属部分，如果出现突出或低陷，是患病的征兆。心脏患病，就会在心脏的分属部分有所征兆，小肠太阳经所过之处便会有凹陷或凸起。如果说藏舍有内外之分，那么经脉部属也有内外之别，浮清居外，沉浊属内。病邪侵伤体内，小腹就会胀满凸起，内病蔓延到外，所属的部位陷没，外邪侵伤体内，则应先治阳实，后补阴虚。内病外出，就应先补阴虚后泻阳实。阴气生虚寒，阳气生实热，病在阴经主掌内病，病在阳经主掌外病。

如何准确诊断心脏患病的症状？

当心脏患病，前期人的口会开张；当心脏死去以前，面色会枯黑，语声不转；若天中发际等份，暮色与之相应，则会不治而亡。根据病证相应的表现以及病情的严重与否，心脏病发作，慢则不出四百天内，快则不超过十天半月。

如何诊断心脏病稍好转却突然死去的情况？

当患者脸上有如棋子大小的赤黑色暗点时，据此就可判定出一年之内，人必会猝死。

如何诊治心气绝，一日后必死的症状？

当患者出现双眼直视而神乱，发喘耸肩的症状则会立即死去。如果患者面赤目白，忧愤思虑，心气在内消散，而面色反而好转，则不出十天便会死去。当患者面黄目赤，则不会死去，面赤如瘀血则会死去。当患者心经分属部隐约显露吉凶的颜色，比如口唇赤黑，则患者不过当年必死，此病证也叫行尸病，年上若未应验，三年之内生病必死。

应四时之气，夏季属火，主心脉，颜色为红，主掌手太阳经，诊治时应在盛经腠理有纹理的地方。因为夏天火气升腾，心气也旺盛，脉瘦气弱，阳气充溢，热邪就会侵伤腠理有纹理的地方，进而入经脉，所以治病时应取盛经（盛经就是阳脉）腠理有纹的地方。由于病邪侵入较浅，所以透过皮肤就可将病祛除。

外踝后面为阳脉之本，相应的部位在命门（心上一寸的地方）上面三寸处；少泽为阳脉之根，位于小指尖。

从小指上开始，阳脉的筋在腕上结聚，沿手臂内侧上行，在肘内锐骨后结集，弹击它时，小指上会有反应。由此继续，在腋下结聚，其分支向后经腋部后侧，向上绕肩胛，沿着颈部从足太阳经的筋的前方出来，在耳后完骨处会聚；分支入耳，从耳上直出，下行在颔上会聚，即目系的外眼角。

从小指尖开始，盛经的脉沿手外侧到腕部，在踝中直上，沿臂骨下侧从肘内侧两骨之间再向上循着臑外侧，从肩缝隙中穿出，绕过肩胛，在肩上结聚，进入缺盆后到达腋连络心经，继续沿咽喉下行至膈，而至胃，属小肠经。其支脉从缺盆出发，沿颈直上脸颊，再到外眼角进入耳中，支脉从脸颊出发，上行过颐，至鼻子，再到眼睛内角，在颧处斜交联结后与手少阴交会，从而结为表里。锐骨骨端是少阴经的本，对应的部位在人体后背，与手太阴交会。

支正属于手太阳小肠经的别络，位置在腕上五寸，向内注入少阴心经，其支脉上行至肘，在肩髃处结而为络。这里是心脏病候的控制区，若患实证，小肠就会生热，小肠生热则骨节松弛，进而就会患上阳脉病，证候为阳脉大，甚至比寸口脉大两倍，耳聋目黄，咽喉痛，下颌肿，卧床且说话困难，生闷则急会坐起。虚证则会因小肠生寒而生疣，生疣就会患上阴脉病，证候为阴脉反比寸口脉小过一倍，人会感觉短气，筋急颈痛，周身骨节疼痛，身体侧转困难。

内关属于手厥阴心包络经的别络，距离腕五寸的地方，由两筋间出来，沿本经向上至心脏，联络心系。气实心痛，气虚心烦，需在两筋间的内关穴处进行诊治。

手厥阴心包络（手心主，十二经脉之一，简称心包经）的脉，是从胸中出发。出则厥阴心包经，下行至膈，与之连结即属于三焦。其支脉沿着胸内从胁出来至腋下三寸处，向上至腋，再向下沿着臑内从太阴经少阴经间经过，进入肘中，再下臂，从两筋之间经过，进入掌中，沿中指，最后从指尖出。它的支脉离开掌中，沿无名指指尖出。此脉动则表明患有手心热病，证候为腋肿，肘臂挛急，重者心中极度波动，胸胁支撑胀满，面赤目黄，笑不止，此症属于主脉所生的病。患此病者，气虚用补法，气盛用泻法，如果属于热证应急速出针，寒则留针，经脉分属部陷下建议采用艾灸比较好。如果不虚不盛，用本经脉象诊断就可以了，比如气虚患者，寸口脉象反小于人迎脉象；气盛患者，寸口脉象比人迎脉象大一倍。

通里属于手少阴心经的别络，在腕后一寸分出并上行，沿本经入咽，上联舌根，属目系。胸膈间如有物支撑则表明脉气实，患者出现说话困难的症状。诊治的部位是经络掌后一寸的地方，其分支走手太阳经。

手少阴经别，十二经别之一。从手少阴心经腋下两筋间分出，入胸属心，向上走至喉咙，出于面部，在目内眦处与手太阳小肠经会合。它直行的主干脉，则是从心系退行到肺，从腋下出来后向下沿上臂内后侧，行于手太阴和手厥阴两经的后面，至肘的内侧，再沿手臂内后侧，抵达手掌后面锐骨骨端，进入掌内后侧，顺着小指内侧从指端出。如果手少阴经患病，其证候为干渴思饮，咽喉发干且心痛，是臂厥症状。诊治这些病证的方法，气虚的就用补法治疗，气盛的就用泻法治疗。气虚患者寸口脉反比人迎脉小，气盛患者寸口脉象比人迎脉象大两倍。

人体全身十二经各有一个俞穴，手少阴经脉也不例外。

手少阴属心脉，心乃五脏六腑之首，是精神归藏的地方，心脏坚固，不能容纳邪毒，倘若容纳就会伤心，心伤就会神散，神散生命即结束。因而所有病邪侵伤心都是在心的包络经中，包络就是心统领的脉，所以少阴心经无俞穴。

少阴没有俞穴，心脏就不会患病吗？

心脏外的经腑容易患病，心脏不病，因而通常在掌后锐骨骨端独取心经。

对于在夏季患小肠赤脉攒病证，其根源是手少阴、太阳经的脉气相互作用而停滞，致使荣卫不畅而引发皮肉疼痛。由于太阳经的脉气发于少阴经，淫邪之气因势发作，所以脏腑便因季节时气而患病。若患者腑虚则说明是受阴邪之气中伤，症状为身体颤抖，脉势摇动，捉所不禁；倘若患者脏实则是因为受阳毒侵害，其证口开舌破，咽喉塞涩，见肉热，声音发嘶，这就是我们所称的赤脉（攒）病，医治的药方可参考伤寒卷。

根据病源施治，采用灸心俞、肝俞、肾俞，表治阴阳，并可调和腑脏，对丹毒病很有疗效，同时可预防疾病的产生，这是扁鹊曾经论述过的医理。

手少阴心经循行路线

手少阴心经的循行路线：心手少阴之脉，起于心中，出属心系（1），下膈，络小肠（2）。其支者：从心系（3），上挟咽（4），系目系（5）。其支者：复从心系，却上肺，下出腋下（6），下循臑内后廉，行太阴、心主之后（7），下肘内，循臂内后廉（8），抵掌后锐骨之端（9），入掌内后廉（10），循小指之内，出其端（11）。

此经脉联系的脏腑器官：心、小肠、肺、咽、眼。

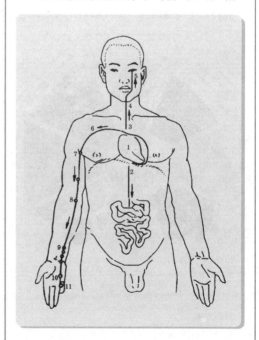

名词解释

心系：指心与各脏相连的组织。

目系：指眼后与脑相连的组织。

心虚实第二

心虚寒

手少阴经阴虚，也就是说左手寸口、人迎以前部位脉象阴虚，患者的证候为悸恐不安，心腹疼痛，说话困难，心寒恍惚，这就是人们常说的心虚寒。

◎ 茯苓补心汤

主治烦闷，心气不足，面黄，易悲愁愤怒，出血，善忘易恐，步态不稳，妇人崩中，五心烦热，或独语而不知觉，咽喉疼痛，舌根强直，流冷口水，面色发赤等症状

人参、紫石英各一两，桂心、甘草各二两，麦门冬三两，赤小豆一十四枚，大枣二十枚，茯苓四两。

先将以上药材研细，加入水七升后煮取药汁

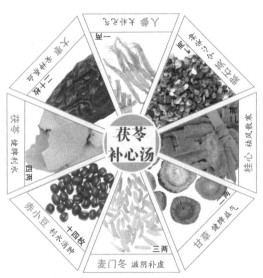

茯苓补心汤

人参 大补元气 一两
紫石英 养心定悸 一两
桂心 祛风散寒 二两
甘草 健脾益气 二两
麦门冬 滋阴补虚 三两
赤小豆 利水消肿 十四枚
茯苓 健脾利水 四两
大枣 补脾和胃 二十枚

煎药方法		
将所有药物研细，加水七升煮至二升半药汁即可。		
服药时间	服药次数	服药温度
饭后	一日三次	温
主治功效		
本方具有安神、益气、宁心之功效，主治心气不足、烦闷。		

二升半，分服三次。

◎ 牛髓丸

主治虚瘠羸乏等病证

牛髓、酥、枣膏、白蜜、羊髓各一升，羌活、茯苓（茯神）、川芎、桂心、麦门冬、甘草、当归各二十株，防风、人参各一两，干地黄、干姜各二十六铢，细辛十八铢，白术四十二铢，五味子一两。

将所有药材切捣后再过筛研磨，将散药和枣膏调匀，放入白蜜、牛羊髓及酥，搅匀后用铜钵装好，放在釜汤中蒸煮后取出，制成药丸。用酒送服，剂量如梧桐子大三十丸，一日服两次，可逐渐增至四十丸。

◎ 半夏补心汤

主治心虚寒，悲忧，心中胀满，或梦见山丘平泽等症状

半夏六两，宿姜五两，白术四两，橘皮、桂心、茯苓、枳实各三两，远志、防风各二两。

将以上所列药材研细，加入水一斗，再煮取

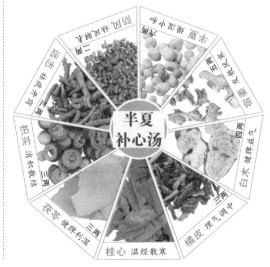

半夏补心汤

半夏 燥湿化痰 六两
宿姜 温中散寒 五两
防风 祛风解表 二两
远志 安神益智 二两
枳实 消积散结 三两
茯苓 健脾利湿 三两
桂心 温经散寒 三两
橘皮 理气调中 三两
白术 健脾益气 四两

煎药方法		
将所有药物研细，加水一斗，煮至三升药汁即可。		
服药时间	服药次数	服药温度
饭后	一日三次	温
主治功效		
本方能理气调中、祛风散寒，主治心内虚虚寒、烦忧不堪。		

药汁三升，分服三次。

心小肠俱虚

手少阴与手太阳经俱虚的脉象，也就是左手寸口、人迎以前部位脉象阴阳俱虚，病证为完谷不化的腹泻，四肢厥冷，中寒少气，下痢等，属于心小肠俱虚的病证。

◎ 补心丸

主治脏虚、易恐怖，以及妇女产后杂病、月经不调等病证

甘草、防风、大黄、当归、芍药、猪苓、川芎、附子、蜀椒、干姜、细辛、厚朴、桂心、半夏各一两，茯苓、远志各二两。

将以上药物研成末，制成如梧桐子大小的蜜丸，用酒送服五丸，日服三次，如果没有感觉，可逐渐增至十丸，冷极加热药。

心实热

手少阴经阴实的征象为左手寸口、人迎以前的部位脉象重按沉实有力。症状为腹满，大便不利，闭塞，四肢沉重，身体发热，这就是被称为心实热的病证。

◎ 大补心汤

对心悸，虚损不足，气力孱弱，脸色憔悴且经常妄语，四肢劳伤等症状均有疗效

甘草、阿胶、麦门冬、茯苓、桂心、干地黄各三两，黄芩、附子各一两，半夏、石膏、各四两，大枣二十枚，饴糖一斤，生姜六两。

先研细所列药物，加水一斗五升加煮，取汁水五升，制成药汤后加饴糖，分服四次。

◎ 石膏汤

主治心实热或烦闷喘气，头痛及干呕的病证

淡竹叶、香豉各一升，小麦三升，茯苓三两，地骨皮五两，石膏一斤，栀子仁二十一枚。

将七味药材研细，加入水一斗五升，煮小麦和竹叶，取八升汁水澄清后，放入其他药材煮取药汁二升，除渣即可。分服三次，疗效明显。

心劳第三

对于心劳病患者，补益脾气为最佳的治疗途径。因为只有脾气旺盛才能感于心脏。倘若违逆夏季时气，手太阳经就不旺盛，心气虚衰于内。只有顺应规律才能得以生发；顺应安定，违逆则变乱。反顺为逆，即所谓的关格，病证也就是由此产生的。

◎ 大黄泄热汤

对心劳热，口中生疮，心满胀痛，小肠发热，大便痛苦，闭涩不通等症状有可靠疗效

大黄、泽泻、芒硝、黄芩、栀子仁各三两，通草、桂心各二两，大枣二十枚，石膏八两，甘草一两。

将药材研细，取水九升，先用一升水单独浸泡大黄一宿，然后用剩余的八升水煮其余诸药，取汁水二升五合，除渣后下大黄，再煮两沸，去渣，下芒硝冲化即可，分服三次，疗效显著。

脉极第四

脉极，就是血脉亏损的疾患，又称血极。脉与心相合，心与脉相应，心若患病则由脉上开始。夏季脉患病为脉痹，脉痹未痊愈又受病邪侵袭，病侵驻心中，就会出现脉象空虚、脱血、颜色苍白无光泽、饮食不能营养肌肤、咳嗽、口唇呈赤色等病状。

如果夏天丙丁之日受到风邪中伤，容易导致血焦发落，脉气衰的病证。因损伤血脉进而发展成心风，心风的症状为多汗怕风。脉气虚容易因生寒而咳嗽，咳嗽便会心痛，喉中阻塞，甚者咽肿喉痹。另一方面，脉气实则容易生热，生热则伤心，使人易怒，口为赤色，甚者言语迟钝，血脱，面色干燥无光，饮食不能营养肌肤。因此说心风有脉虚和脉实两种证候。

当阳经脉患病，应该诊治阴络；阴络脉患病则可以治阳经，安定血气。脉气虚适宜补益，脉气实则可取泻。医道高尚者，在判定病的虚实后，治即可痊愈。倘若病在肌肤、皮毛、筋脉时是可以治愈的，但是若病证已延到六腑五脏后，则已经到了无药可治的地步了。

风邪与阳气

阴阳调和是人体健康最重要的原则。只有阳气致密于外，阴精才能固守于内。

当人神清气静的时候，肌肤腠理致密，即使有邪气，也很难侵入。

阳气在人体内运行顺畅。

阳气开阖失常，或阳气不足，邪气很容易侵入人体。

邪气侵入人体，蓄积不通，阻滞阳气上下畅通，或腐败肌肉腠理，使人体致病。

◎ 生地黄消热止极强胃气煎

主治脉热极而导致的面色苍白、干燥无光、血气脱、饮食养肌肤等病证

茯苓、白术、芍药、人参、干地黄各三两，赤蜜、䓴心（一作豉）、生麦门冬、生地黄汁各一升，甘草二两，生蔵蕤四两，石膏六两，远志二升。

将以上所列药物研细，加水一斗二升煎煮，取药汁二升七合，除渣后加入蜜和地黄，再煎取汁水三升五合即可。分服四次。

灸上门（夹巨阙两边各相隔半寸处），可诊治胸中疼痛牵引腰背心下，呕逆，脸不滋润等病证。患者多少岁就灸多少壮即可治愈。

灸肩髃穴（指肩关节的前下方，用手按有关节的地方）下陷处一百壮，对于颜色焦枯，劳气失精，肩臂疼痛不能举过头病证，诊治即可见效。

脉虚实第五

患有脉虚症状者，易惊跳不定，脉实则脉象洪满。通常与脉虚实相应的，在于小肠和心脏，比如腑脏患病，由寒而生就会在小肠腑上应，因热而生便在心脏上相对应。

◎ 防风丸

主治脉虚及惊跳不定、忽来忽去等病证

防风、桂心、麦门冬、人参、甘草、白石英、茯神、通草、远志各三两。

将所列药物研成末状，用白蜜调和后制成如梧桐子大小的药丸。用酒服三十丸，一日服两次，可逐渐增至四十丸。

◎ 麻黄调心泻热汤

主治心脉厥大于寸口脉，龋齿喉痛，小肠热等病证

麻黄、生姜各四两、子芩、茯苓、芍药、细辛各五两，白术二两，桂心一两，生地黄（切）一升。

将以上九味研细，加水九升后，煮取汁水三升，除渣，分服三次。若须下利，再加芒硝三两。

灸巨阙穴十四壮，对心闷痛，上气牵引小肠病证有疗效。

针刺不容穴（幽门两旁各一寸五分处），可治疗心脉不出的症状。

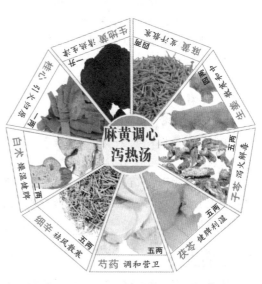

煎药方法		
将所有药物研细，加水九升，煮至三升药汁即可。		
服药时间	**服药次数**	**服药温度**
饭后	一日三次	温
主治功效		
本方具有清热解毒、发汗解表的作用，主治热证。		

心腹痛第六

突然发作心痛胸痹，说明五脏六腑受到寒气的侵袭。寒邪致病，轻则咳嗽，重者发痛下泻。因五脏逆乱搅心而导致的心痛彻背，牵引背部，易发狂，像有东西从后面刺激心脏，身体佝偻的，属于肾心痛；脾心痛患者感觉有人像用针锥刺心脏，心痛得更厉害；胃心痛表现为腹胀满，心痛得厉害；睡卧时如果从心间发痛，动便痛得更厉害，但脸色不变的，是肺心痛；脸色苍白如死灰，终日不能叹息一声属于肝心痛。心痛之极危重者名真心痛，手脚冷彻骨节，早上发作晚上死亡，晚上发作来日早上丧身。心腹中疼痛发作，有肿物聚集一团并上下移动，痛时停时止，腹中发热，爱流口水，是蛔咬，此时用手将肿物按住保持不动，用大针刺肿物，虫不动时将针取出。心下不能针刺，其中有成聚，不宜在腧中诊治。肠中有虫蛔咬时不能用小针刺。

◎ 桂心三物汤

主治各种逆气悬痛，心中痞痛等病证

桂心、生姜各二两，胶饴半斤。

将所列药物研细，加水六升后，煮取汁水三升，去渣，放入胶饴，分服三次。

◎ 乌头丸

主治心痛彻背，背痛彻心等病证

蜀椒、附子各半两，干姜、赤石脂各一两，乌头六铢。

将所列药物研成末状，制成蜜丸。在饭前服如麻子大小般三丸，一日服三次。若无疗效，则可酌情增加剂量。

◎ 九痛丸

主治虫心痛、食心痛、饮心痛、风心痛、悸心痛、冷心痛、注心痛、热心痛及去来心痛等九种心痛，同时可治愈冷冲上气、血病、落马堕车等病证

吴茱萸、巴豆、人参各一两，附子、干姜各二两，生狼毒四两。

将药物研成末状，用蜜调和，空腹进服如梧桐子般大一丸。若是突然中恶邪患者，比如口不能说话，腹部胀痛的，可服二丸，每日一次；对于连年积冷，流注心胸的，服用后疗效亦佳。

治疗寒气突然侵居五脏六腑中而发痛的处方

大黄、芍药、柴胡各四两，桂心、朴硝、鬼箭羽、鬼白各二两，黄芩、桔梗、朱砂各三两，升麻三两。

将以上所列研细，加水九升后煮取汁水二升七合，再将朱砂分作三份，每服放入朱砂一份，搅和后均匀服下。分服三次。

对于服上方后即刻下利且疼痛不止的症状，

可参考以下药方

杏仁、桔梗各五两，赤芍药六两。

将上列药物研细，加水六升后，煮取药汁三升，分服三次。

◎ 走马汤

主治中恶邪，大便不通，心痛腹胀。突发疝病，飞尸鬼击等症状

巴豆两粒，杏仁二枚。

将所列药物用棉布包裹后，捶细，取热水二合，倒入小杯中，然后用两指挤取白汁顿服，服后一顿饭功夫便通就可痊愈，老少均应斟酌用药量。

对于突然中恶的心痛病证，可将三两苦参研细，用一升半好醋煮取八合，体强的人顿服，老人、小孩可酌情分两次服。

◎ 温中当归汤

当归、芍药、甘草、桂心、人参、干姜、木香、桔梗、茯苓、厚朴各二两。

将所列药物研细，加水八升后，煮取汁水三升，分五次用温水服用，一日服三次。若是不耐木香的，用犀角一两代替。

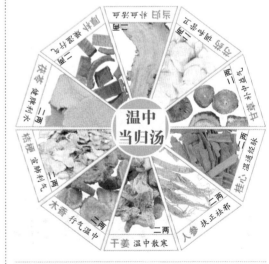

煎药方法		
将所有药物研细，加水八升，煮至三升药汁即可。		
服药时间	**服药次数**	**服药温度**
饭后	一日三次	温
主治功效		
本方能温中、行气，对心腹胀痛具有宣散作用。		

胸痹第七

脉象为太过与不及，阳脉微，阴脉弦，属于胸痹病而发痛的症状。这是极虚的缘故。倘若是阳虚，则可断定病在上焦。判定胸痹心痛的依据则是阴脉弦的缘故。平脉患者未受寒热；对于短气而呼吸困难患者，则是脉气实而导致的。

胸痹病证的症状是，患者心中痞急、疼痛、坚满、肌肉疼痛不堪，绞急如有针刺，不能仰俯，胸前皮肉都痛，忌手碰，胸中满，气短，咽喉滞塞不通，发痒，咳嗽吐口水牵引生痛，喉中干燥，时时想呕吐，烦闷，自汗，或者彻引背痛，这样的病证应及时诊治，否则几天就可危及生命。

◎ 枳实薤白桂枝汤

主治胸痹，胁下气逆抢心，心中痞气聚结在胸，胸满等病证

枳实四枚，薤白一斤，桂枝一两，瓜蒌实一枚，厚朴三两。

将上列药物研细，加水七升后煮取药汁二升半，分服两次即可。

◎ 治中汤

对胸痹等症状疗效明显

人参、甘草、白术、干姜各三两。

将所列药物研细，加水八升后，煮取药汁三升，分服三次。若不愈，连服三两剂即可。

◎ 通气汤

主治胸满短气，噎塞等病证

半夏八两，吴茱萸四十枚，橘皮三两，生姜六两。

将所列药物研细，加水八升后，煮取三升，分服三次。一方中用桂子二两，无橘皮。

灸膻中穴（鸠尾上面一寸处）一百壮，（忌针刺），对于胸痹心痛的病证有奇效。

灸期门（第二肋端，乳头直下一寸半处），对胸肋满、心痛病证有疗效。根据患者岁数决定灸的壮数。

取间使，主治胸痹引背，时时发寒等病证。

取天井，可诊治胸痹心痛。

取临泣穴，对于胸痹心痛不能呼吸，痛无定处的病证疗效明显。

◎ 瓜蒌汤

主治胸痹病，胸背疼痛，短气，关上脉小紧数，寸口脉沉而迟等症状

瓜蒌实一枚，薤白一斤，生姜四两，枳实二两，半夏半升。

将上列药物研细，加白醋一斗后，煮取四升，每次服一升，日服三次。

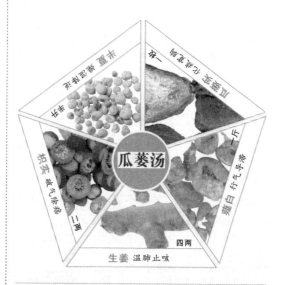

瓜蒌汤

半夏 降逆止呕消痞散结
瓜蒌实 一枚
薤白 行气导滞 一斤
枳实 破气除痞 二两
生姜 温肺止咳 四两

煎药方法		
将所有药物研细，加醋一斗，煮至四升药汁即可。		
服药时间	**服药次数**	**服药温度**
饭后	一日三次	温
主治功效		
本方能理气消积，对胸背疼痛、气短之症均有疗效。		

◎ 茯苓汤

主治胸中气塞，短气等病证

茯苓三两，杏仁五十枚，甘草一两。

将所列药物研细，加水一斗三升后，煮取药汁六升，去渣，分服六次，一日服三次。若未愈再煮制进服。

头面风第八

脑风患者，症状表现为，风邪沿风府侵入脑中头重，颈项僵直，流泪，打哈欠，视物不明，昏昏欲睡，眉眼疼痛，烦闷目昏，憎风，耳鸣，吐逆，眩倒而不能自禁等病证，都是由于各种风邪乘虚侵入五脏六腑而导致的癫狂。可用川芎酒方来治疗。

◎ 川芎酒

川芎、辛夷、天雄、人参、秦艽、柏子仁、山茱萸、桂心、天门冬、磁石、石膏、茵芋、白头翁各三两，细辛、薯蓣、松萝、羚羊角、甘草、菖蒲各二两，防风四两，云母（烧红，研为粉状）一两。

将所列药物研细，用酒二斗浸泡七天后，初服二合，酌情增至五合，日服三次。

注意事项：妇女小时患有风眩，且病发时倒地，结婚数年未育，此酒方及紫石门冬丸可使风眩痊愈，并且怀孕生子，疗效神奇。

◎ 防风汤

主治风眩呕逆，水浆不下，手足厥冷，食则呕吐，起即眩倒，病发有规律等病证

防风、附子、甘草、干姜、防己各一两，桂心、蜀椒各二两。

将所列药物研细，加水四升后，煮取二升，分服三次即可，一日服三次。

主治突然中风，头面发肿的药方

取杏仁捣熟成膏，放入鸡蛋黄合捣均匀，铺在帛布上后，裹头部待药膏自干，八九遍，病证可痊愈。

◎ 防风散

主治头面遍身风肿等病证

防风二两，白术三两，白芷一两。

将所列药物治后过筛，用酒送服，一方寸匕，一日服三次。

◎ 沐头方

主治脉极虚寒，鬓发脱落，此方具有使头发润泽的功效

取桑根白皮三升切取，加水五升淹浸，煮五六沸，去渣后洗沐头发。适合经常洗用，用后头发即可不再落。

主治秃顶的药方

将芜菁子末与醋调和，敷头，日用三次即可见效。

主治头发黄的药方

用大豆五升，用醋浆水二斗煮取五升，用其洗头，疗效显著。

白发返黑药方

取乌麻九蒸九晒，研末后加入枣膏制成丸，适合长期服用，效果甚佳。

对于鬓发脱落，可使头发再长的药方

生柏叶(切)一升、附子四枚、猪油三升。

先研碎前两味药材，用猪油调和制成三十丸，用布裹一丸，放入洗头的泔汁中煎，用它洗发可使头发长期不落。剩余的药丸可密封储存，不使药气外泄。

小肠腑

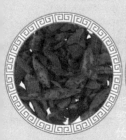

骨碎补

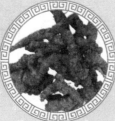

黄连

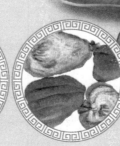

瓜蒌

小肠腑脉论第一

小肠腑，位于腹中，上端接幽门与胃相通，下端通过阑门与大肠相连。小肠与心相合，受心主管，舌是它的外在征象。它是食物消化吸收的主要场所，属于受盛之腑，因此也被称为监仓吏。小肠的后部附于脊骨，盘曲于腹腔内，从左向右环绕，层层折叠接回肠，与回肠相接部分的外侧附着于脐的上方，再回运环绕十六曲，全长 3～5 米，张开有半个篮球大，通常可盛水谷二斗四升，其中一斗二升是食物，一斗二升为水。小肠与二十四节气相应。

唇厚，人中长，据此可以推断其人小肠功能较强。

小肠患病的临床表现为，脉滑，耳前发热，小腹痛，腰脊疼痛而牵引睾丸，窘迫时往后动，或非常寒冷，只有肩上部热以及手小指次指之间热。

当小腹牵引睾丸和腰脊疼痛时，则会上冲心脏，而病邪在小肠，连睾系，属于脊，贯肝肺，连结于心系。气盛容易引起厥逆，上冲肠胃，牵动肝肺，到肓散开，又在脐聚结。所以通过刺太阴经上的穴位来帮助小肠康复，通过灸刺肓原驱散小肠之邪，通过灸刺厥阴经上的穴位来使小肠中的病邪下泻出去，通过按小肠经脉所经过的部位来调节它，通过取巨虚下廉即下巨虚来消除其病邪。

无小肠脉的征兆为左手关前寸口部脉象浮取不应，患者会出现脐痹，小腹中有疝瘕的症状，五月会冷上攻心。采用针灸的方法诊治，在手厥阴心包经上取穴，刺掌后横纹中向里行一分处，即可见效。

小肠实证的征兆是左手关前寸口脉象浮取应指有力，患者出现心下急，热痹，小肠内热，小便赤黄的症状，可在手太阳小肠经上取穴，刺手小指外侧本节凹陷中即可。

六部定位脉诊法

《内经》中将腕至肘的皮肤分为三部分，内侧和外侧，左手和右手，共六部分。这六部分分别对应体内不同的位置，通过切这六部分的脉可以诊断疾病所在的部位。

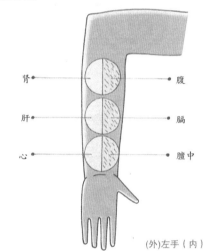

肾 — 腹
肝 — 膈
心 — 膻中

(外) 左手 (内)

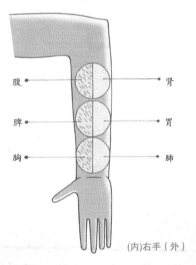

腹 — 肾
脾 — 胃
胸 — 肺

(内) 右手 (外)

注：现在许多人认为，右臂中部外侧对应脾，内侧对应胃。本书尊重原文"中附上……右，外以候胃，内以候脾"。

当小肠有寒，患者肛门坠胀，便带脓血；有热时，说明患有痔疮病证。

小肠有宿食则会在傍晚时发热，次日即止。

如果小肠胀满且小腹隆起胀满则会牵引腹部疼痛。

如果病邪源于心脏，随即就会传给小肠。心咳不停患者则其气与咳同吐出。逆气侵入小肠容易梦见聚集的城市街道。

心与脉是相应的，皮肤薄的人脉薄，脉薄者小肠也薄；皮肤厚者脉厚，脉厚则小肠也厚；皮肤薄而脉形细小者，小肠小而短；诸阳经脉皆多屈曲的人，其小肠纠结；皮肤弛缓的人脉也弛缓，脉弛缓者则小肠大而长。

手太阳小肠经与手少阴心经为表里。表清里浊，清者实，浊者虚，因此食物下去后，肠实而胃虚，所以腑实而不满。虚则被寒所伤，发寒就会便泄脓血，或发里水；实则被热所伤，发热就张口，口因此生疮。这些病证的根源都在小肠，而且是先从腹起病的。

小肠患绝症，六日即死。如果患者头发直竖如干麻，不能屈伸，自汗不止，即是不治之绝症的征兆。

手太阳经脉患病后，症状为不能回头顾视，咽喉痛、下颌肿、肩膀像脱落了似的，前肢像折断了一样。手太阳经脉主管由液所生的疾病，颊颌肿、耳聋目黄，肩、前肢、颈、肘、臂外后侧疼痛等都与手太阳经脉有关。

小肠虚实第二

小肠虚寒

手太阳经发生病变，其左手寸口、人迎以前部位的脉象为浮取无力。患者受颅际偏头痛的折磨，伴有耳颊痛，小肠虚寒，痛下赤白，肠滑等症状。这种病证也称为小肠虚寒证。可用滋补的处方医治。

阿胶、黄连各二两，当归、地榆、黄柏各四两，干姜三两，石榴皮三枚。

先将所列药物研细，用七升水来熬煮取二升五合汤药，除药渣后加入阿胶，熬至阿胶熔化待尽，分服三次，疗效明显。

小肠实热

手太阳经发生病变，则左手寸口、人迎以前部位的脉象为浮取搏指有力。患者身体会有阵阵发热的病苦，心中烦满，汗不出，身体沉重，口中生疮，也就是人们常说的小肠实热证。

◎ 大黄丸

具有调治小肠热结胀满不通等病证的神奇

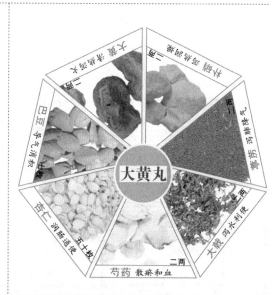

大黄丸

煎药方法		
上药研成粉，用蜜调成梧桐子大的丸，饭后用米汤服七丸。		
服药时间	服药次数	服药温度
饭后	一日两次	常温
主治功效		
本方具有清热、润燥、导气之功效，可调治便秘等症状。		

疗效

大黄、葶苈、芍药各二两，大戟、朴硝各三两，杏仁五十枚，巴豆七枚。

将所列药物研成细末状，加蜜调和后制成丸药。以汤水送服，剂量如梧桐子般大的药丸，成年人每次服七丸，小孩每次服二三丸，日服两次。若小肠热已除去后，建议每天服用一次至痊愈。

◎ 柴胡泽泻汤

主治小肠热胀及口疮等病证，效果神验

柴胡、泽泻、芒硝、枳实、旋覆花、升麻、黄芩、橘皮（又一方使用桔梗）各二两，生地黄（切）一升。

将所列药物分别研细后加入一斗水，熬取三升汤药，除渣，然后加入芒硝，分服三次。

灸魂舍（夹对脐两边相距各一寸处），可治疗小肠泻痢脓血等症状。通常灸一百壮即见效，小孩可酌情减少壮数。

灸阴都穴（夹对中脘两边相距一寸处），对于小肠热满病证有疗效。根据患者岁数决定灸的壮数。

🐾 舌论第三

舌，可辨别滋味、帮助咀嚼，是人和动物发音的器官，在医学上，舌是心与小肠的外候，舌在人体中相当于政权的枢要机关，具有非常重要的作用。食物有食性，人所吃食物，会通过舌脉反映出来。比如多吃苦味，则舌皮枯槁而体毛焦枯；多吃咸味，舌脉有凝而变色的症状；多食辛味，就会使舌筋急而爪枯干；多食甘味则舌根痛而头发脱落；多食酸味，容易造成舌肉肥而唇之皮膜开裂并外翻。五味与五脏之气相合，心喜苦味，肾喜咸味，肺喜辛味，脾喜甘味，肝喜酸味。如果心脏发热，舌头就会生疮，容易引起唇外翻并显红色；若是小肠腑发寒，舌根就会收缩，唇显青色，牙关紧闭口不能言。用补法对寒证有效；热证用泻法医治疗效明显；不寒不热建议根据脏腑关系来调理就可以了。升麻煎药方对于患者舌根收缩、口不能言、唇青的症状有很好的疗效，其处方可见第六卷。

人体舌息图

中医认为，心开窍于舌，即"舌为心之苗"，心和舌之间有着密切的关系。了解舌不同部位和脏腑的对应关系，可以更好地掌握自身的健康状况。

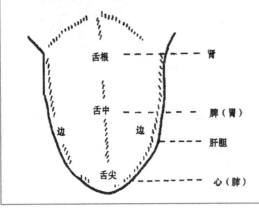

老年人要常做舌操

老年人常做舌操，可以预防舌麻和舌体不灵活。另一方面，通过做舌操可促进心脑的血液循环，使冠心病、脑供血不足等病情得到一定的缓解。具体做法是：
1. 先闭目调息，全身放松。
2. 把舌头伸出又缩回，反复做30次。
3. 把舌头向左右口角来回摆动30次，再把舌头向口腔顶部做上翘、伸平30次，再做几次顺、逆时针搅拌。

风眩第四

前面几卷对风眩病证已经有所论述，但是这些药方多是从各医书典籍搜集而来，因此各个医家所叙药方在疗效上多有瑕疵，疗效不明显。在这里专门作为一节来论述风眩，以流传后人。风眩，又名风头眩，患者往往出现目眩头晕、反目痉挛、惊悸郁闷等症状。原因主要是血气亏虚，风邪入脑，牵引目系而引发的，治疗方法也很多。

由于胸上蓄实、心气不定是风眩病证的根源，所以患者会有高目面热症状。痰与热相感而引动风，风与心相惑乱就烦闷目眩，这就是风眩病证的成因。小孩患风眩叫痫，成年人患风眩称为癫，所说的都是一种病。药方很灵验，但如果证候不对应，通常也会导致差错。风眩患者大都忌食自己所属的十二属相动物的肉，其中贲豚病危险性最大，通常连续发病会出现气急，气急就会死亡。此处所列汤药是对于病情轻重的人都适合的。重病者需对症医治，谨遵医嘱。对于刚发病时，建议尽快服续命汤，危急时可根据病情灸穴位，用火针来刺疗效会更好。若是刚发病，针刺后接着灸，疗效最好。

◎ 续命汤

对于风眩病发作时的烦闷无知觉，口中出沫，目反上，牙关紧闭不能说话，四肢角弓等病证具有明显疗效

麻黄、龙齿、生姜、防风各四两，竹沥一升二合，石膏七两，桂心二两，生地黄汁一升，防己三两，附子三分。

将所列药物研细，加一斗水来熬煮取三升汤药，分服三次。气证患者，须加附子至一两，五合紫苏子，半两橘皮。如果服过续命汤后，口已开，但四肢未完全恢复知觉，心中尚未清醒的，可用紫石汤，也就是用紫石来熬成散药，便

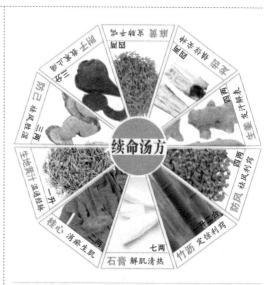

续命汤方

龙齿 治疗癫狂 四两
生姜 发汗解表 四两
防风 祛风利药 四两
竹沥 定惊利窍 一升二合
石膏 解肌清热 七两
桂心 消瘀生肌 二两
生地黄汁 滋阴补血 一升
麻黄 发汗解表 四两
防己 祛风止痛 三两
附子 回阳救逆 三分

煎药方法

将所列药物研细，加一斗水，熬煮后取三升汤药。

服药时间	服药次数	服药温度
饭后	一日三次	常温

主治功效

本方具有安神、发汗、祛风等功效，主治口中出沫等症状。

可治愈。

◎ 贲豚汤

主治患者气急冲上，马上就要断气等症状

半夏、川芎、石膏、人参各三分，桂心、生姜、芍药各四分，生葛根、茯苓各六分，吴茱萸一升，当归四两，李根皮一斤。

将所列药物分别研细，用七升水、八升清酒来熬煮后取三升汤药，分服三次即可。

◎ 薯蓣汤

主治心中惊悸而四肢疲困，头目眩冒，头面发热，心胸痰满等病证

薯蓣、人参、麦门冬各四两，生地黄、前胡、芍药各八分，远志、枳实、生姜各三分，竹

叶、甘草、黄芩各一分，茯神、茯苓各六分，半夏五分，秫米三合。

将所列药物分别研细，取来江水，高举手扬三百九十下，量取三斗米煮，煮到减一斗，加入半夏，再熬到减九升，除渣滓后加入其他药熬取四升汤药，分服四次。

注意事项：无江水，可用千里东流水代替；使水高扬过头。

◎ 防己地黄汤

主治言语狂乱，眼目闪烁，或说见鬼，精神错乱等症状

防己、甘草各二两，防风、桂心各三两，生地黄（单独切开，浸泡，不能与其他药相混合五斤，疾病轻者，用二斤）。

将所列药物分别研细，用一升水浸泡一宿，绞取汁液，放置一旁，然后取其渣放置在竹床上，再将地黄放置在药渣上，放入三斗米蒸，然后用铜器承接其汁，蒸到饭熟，再将以前的药汁加在一起混合绞取，分服两次即可。

如果患者服上述汤药后，四肢尚不觉冷，但头目眩动者，可用防风汤诊治。

◎ 防风汤

防风、石膏、生姜、龙骨、人参、寒水石、茯苓、赤石脂、白石脂各三分，桂心二分，紫石一分。

将所列药物分别研细，用八升水来熬煮三升汤药，分服三次。

注意事项：用井花水，在于它的清新洁净；用江水，是因其无泥又无沙秽，源泉远远而来，顺势归海，不逆向上流，诊治头病，可使病邪归于下。此汤宜长期服用，煎制时可在药中稍作增减，以适应气候的冷暖。仍未痊愈的，可参考薯蓣煎方。

◎ 薯蓣丸

主治头目眩晕，心中烦郁，惊悸等病证

芍药、白术、黄芩、麦门冬、防风各六分，桂心、大豆黄卷、鹿角胶各七分，白蔹、干姜各三分，茯苓、杏仁、柴胡、桔梗、川芎各五分，当归、神曲、人参、干地黄各十分，薯蓣二十八分，枣一百枚取膏，甘草二十分。

将所列药物研成末状，加入白蜜、枣膏制成如弹丸般大的药丸，每次在饭前服一丸，一日服三次即可。

风癫第五

为什么人一生下来就可能患上癫病呢？

癫疾病证的根源是由于婴儿在母腹中时，其母受到过度惊吓刺激，气上而不下，精与气共居一处，就可能造成孩子发生癫疾。如果病患在阳脉，且时寒时热，同时阴脉在皮肤的分属部位也时寒时热，这种病证名叫狂。诊治的方法是刺其虚脉，直到分属部位尽热痊愈停止。

如果癫疾病证是首次发作，通常一年一次，此时应及时诊治，否则就会一月一次；如果还未进行诊治，就会四五天发一次，此即癫疾。诊治的方法是刺其诸分肉，对于脉象寒者，可以针补其气直到病愈。

初染癫疾患者，其证候为头重而痛，闷闷不乐，两目上视，发红；若病情严重，则出现心境烦乱、心绪不宁的症状。医治时可根据患者的情绪变化推测疾病程度，可以采用的治疗方法是针刺手太阳经、阳明经、太阴经诸穴，直到面部血色正常后止针即可见效。

如果是癫疾刚发作，其证候为角弓反张，进而脊背疼痛。诊治的方法是取足太阳、阳明、太阴、手太阳经的各穴，直到面部血色恢复正常即可起针。

倘若是癫疾开始发作，患者口角牵引歪斜，啼哭呼叫、气喘心悸，诊治的方法则是从手阳明、手太阳两经取穴，采用缪刺法，右侧坚硬则针刺其左侧，左侧坚硬则针刺其右侧，直到面部的血色转为正常，即可起针。

根治癫痫病证的方法，首先应常和患者相处，细心观察患者所应针刺的部位。当病发作时，泻其有过，可将渗出的血盛于瓦壶，等到再发病时，瓦壶里的血就会波动，倘若不动，建议灸穷骨二十壮。穷骨，即尾骶（长强穴）。

癫疾病证如果已经深入骨内，患者就会出现骨骼僵直，出汗，颌、齿各腧穴的分肉均感胀满，心中烦闷等症状。若是肾气下泄，呕吐多涎，则无药可治。

癫疾病证若已经深入筋，患者通常出现痉挛拘急，身体蜷曲不伸，脉大的症状。可以采用针刺颈项后的大杼穴的方法。气陷于下，呕吐多涎的症状则为不治之症。

癫疾病证若已深入脉，患者发病时就会四肢各脉胀而纵缓，且突然晕扑倒地。脉象胀满，针刺使其出血即可；不胀满，灸太阳经上夹对颈项的天柱、大杼等穴，并灸带脉穴（腰间相距三寸许的地方）以及各经分肉之间及四肢的腧穴，即见疗效。倘若患者呕吐很多涎沫，气陷于下，则属于死证。

倘若癫病发作就扑倒在地，没有知觉，口吐涎沫，此时患者如果忽然强亢地奋起如疯狂一样以及遗粪的，就不容易医治。如果患者的脸上皮肤绷得很紧又很厚，发病后就疯狂，这也属于死证。癫疾发作后脉象小、沉、急、实，则是不能

癫痫病人的养生原则

疾病的治疗需要药物，但更重要的还是养。对于癫痫病人来说，应该做到以下几点：

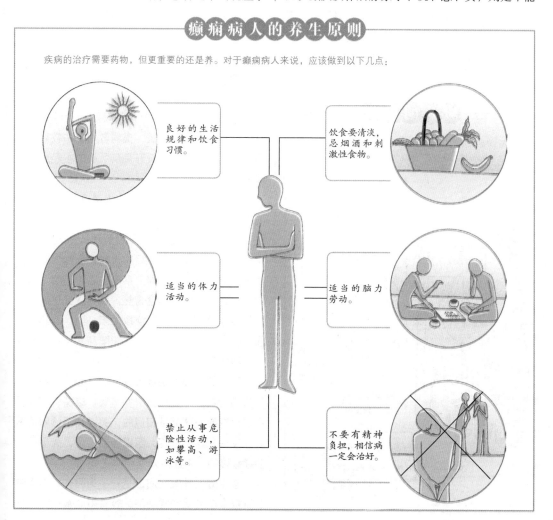

良好的生活规律和饮食习惯。

饮食要清淡，忌烟酒和刺激性食物。

适当的体力活动。

适当的脑力劳动。

禁止从事危险性活动，如攀高、游泳等。

不要有精神负担，相信病一定会治好。

医治的死证。倘若患者癫疾发作后脉搏大而滑，则过一段时间后病证会自动好转。小牢急者不可治愈。脉虚者可治疗，脉实者也不可治愈。

倘若五脏不平、六腑闭塞，厥病就容易发展成为癫疾。由于厥能发展为癫，所以在本章节里会专门论述厥证。若秋冬伤及阳气，阴气上逆，阳衰阴盛，则阳衰，就会发作寒厥，为腹满或突然不省人事，手足寒凉。因醉酒或饱食后性交，阴衰阳盛，就会阴衰，进而热厥发作，出现指腹满或突然不省人事，手足发热的症状。

为什么厥病会有寒热的区别呢？

寒厥就是阳气从足部渐衰；热厥为阴气从足部渐衰。

为什么寒厥先从足的小趾发生，后上行到膝下？

阴气起于足小趾的里侧，集中在膝下，而聚集在膝上。当阴气偏胜，逆冷就先起于足趾，上行到膝上。它不是从外侵入人体的寒气，而是由内部阳虚所致。

厥病的发生

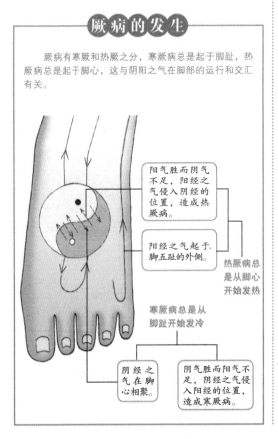

厥病有寒厥和热厥之分，寒厥病总是起于脚趾，热厥病总是起于脚心，这与阴阳之气在脚部的运行和交汇有关。

阳气胜而阴气不足，阳经之气侵入阴经的位置，造成热厥病。

阳经之气起于脚五趾的外侧。

热厥病总是从脚心开始发热

寒厥病总是从脚趾开始发冷

阴经之气在脚心相聚。

阴气胜而阳气不足，阴经之气侵入阳经的位置，造成寒厥病。

热厥先从足下发生的原因是什么？

阳气行于足小趾的外侧，集中在足下，而聚结在足心，因而阳气偏胜时足下自然就会发热。

为什么厥病病证患者有的为腹满，有的为忽然不知人事，或者半天乃至一天才醒转回来？

阳气偏盛于上，阴气也会并行于上，但邪气逆行，邪气上逆则阳气紊乱，阳气紊乱就会导致人忽然不省人事；阴气偏盛于上则下部就虚，下部虚，腹部易胀满。

人体不同经络患厥病后的症状是有区别的。比如阳明经患厥病，就会发为癫疾，令人狂走叫呼，腹满，不能卧下，卧下就面红发热，看到稀奇古怪的东西，乱言乱语。太阳经患厥病，令人感觉头脚都沉重，足不能行，眼花昏倒。少阳经患厥病，令人突然耳聋，颊部肿，胸部发热，两胁疼痛，大腿不能行动。太阴经患厥病，令人肚腹胀满，大便不爽，不思饮食，吃了就呕吐，不能安卧。厥阴经患厥病，令人小腹肿痛，腹胀，大小便不利，睡眠时喜欢蜷腿，前阴萎缩，小腿内侧发热。少阴经患厥病，令人舌干，小便赤，腹满，心痛。诊治这些厥病病证的方法，身体强壮患者可用泻法，虚弱者用补法较好，既不强壮又不虚弱患者最好是刺所病的本经主穴，即可痊愈。

上热下寒患者，取刺其虚脉而陷下于经络的部位，直到气下行再停止，即"引而下之"治法。上寒下热患者，可先刺颈项太阳经上的穴位，留针时间较长，然后用火熨颈项与肩胛，使其上热下冷再停止，即"推而上之"治法。刺寒厥证患者，留针使其返为热。刺热厥证患者，留针使其返为寒。刺寒厥症取二阳一阴，刺热厥证取二阴一阳。二阳是指两次刺阳经穴位；二阴则是指两次刺阴经穴。

温病的热邪如果进入肾中也会导致痉病，小孩痫病的热邪太盛也会引发痉病。鬼魇不寤及风音暴尸厥的病证都是相似的，关键在于诊断清楚病证发展积累的过程，所以经书上说，久患厥病会导致癫病，由此可知其相似之处。

常见的五种癫病病证是：一为阴癫，出生时期脐疮未痊愈就经常洗浴，容易患此癫疾；二是阳癫，患者发病时如死人，小便失禁，一会儿后解除；三是湿癫，症状为眉头痛，身体沉重，源于发热时洗头，湿邪结于脑，汗未止而患病；四是风癫，发作时眼睛互相引牵，反张挛急僵直，发羊鸣之声，一顿饭时间才得解除，多是因为过度劳作而汗出又受风邪，再加上醉酒与饱食后房事过度，使人心气逼急，短气脉悸而患病；五是马癫，发作时目反，牙关紧闭、手足抽搐，全身发热，这是因为小时候被膏气所伤，脑热不和而患病。

◎ 治五种癫疾的药方

铜青、雄黄、空青、水银、东门上鸡头、人参、白薇、茯苓、猪苓、白芷、石长生各二两，卷柏、乌扇各半两，硫黄二两半。

将所列药物研成粉末状，用青牛胆调和，用铜器成装，在甑中五斗大豆上蒸。药成之后，每次饭前服如麻子般大的三十丸，白天服两次，夜间服一次。

◎ 续命风引汤

主治中风癫眩，不省人事，舌头肿大，说胡话等病证

麻黄、川芎、石膏、人参、防风各三两，独活、甘草、桂心各二两，当归、附子、防己各一两，杏仁三十枚，陈姜五两（另一本无"陈"字）。

将所列药物分别研细，用三升酒、一斗水来熬取四升汤药，分服四次，白天三次，夜间一次。

治癫病与厥病时常发作的药方

防葵、代赭、人参、铅丹、钩藤、桂心、防风、白僵蚕、茯神、雷丸、远志、虎骨、生猪齿各六分，光明砂、龙齿、莨菪子、升麻、附子、牡丹、卷柏各一分，白马眼睛、蛇蜕皮各一具，白蔹四分，牛黄二分，蚱蝉十四枚。

将所列药物治择捣筛，后制成散药，每次用酒送服方寸匕，每日服两次即可。也可制成丸药来服用，效果均显著。

◎ 川芎汤

主治风癫牵引胁部疼痛，耳中如蝉鸣，发

病时呕吐等病证

川芎、蔄茹、藁本各五两。

将所列药物分别研细，加入一斗酒熬煮，取三升汤药，一次服完，瘦弱的人可以分两次服用，出汗即可。

治风癫的药方

取三升莨菪子捣筛后，加入一斗酒，浸泡半日，然后绞去药渣，在开水中熬煮，制成丸药。每次在饭前服如小豆般大的二丸，逐渐增至如梧子般大的二丸，以见效为准。当额上手中从纹理中显现红色时，表明药效起作用。若无反应则须继续服用。每天发病的人服药后三日即可痊愈，隔日发病患者服药后十日痊愈，过五日发一次病患者服药后二十日痊愈，半年发一次病的患者服药后一月痊愈。

◎ 天门冬酒

主治五脏六腑大风证，各种冷热风证、癫痫、四肢拘挛、恶疾、耳聋、头风、猥退历节、泄泻虚弱、五劳七伤、癥结滞气等症状

此酒长期服用可延年益寿，头发白后可转黑，身体轻健，牙齿落后可再生。与百部相似，天门冬两头方而味甘；百部细长而味苦，使人下利。

将天门冬捣碎，绞取一斗汁，用来浸泡二升曲药，曲药发作后加入二斗糯米，依照家庭常用酿酒法来造酒。春夏季节使其极冷后加入饭中；秋冬季节温热并与人体肌肤温度相等时再酿一次。酒熟后，再取清酒来服，使酒气相连接，不要饮至醉吐即可。

注意事项：忌生食、冷食、醋、滑食、鸡肉、猪肉、鱼肉、蒜，特别注意忌鲤鱼及油腻。

这是一斗汁的酿法，其他一石二石，也依照这个方法配制。服此方药剂，患者十日后会觉得身体隐疹特别发痒，二十日后又特别发痒，三十日才会逐渐停止，原因在于风气邪毒渗出；四十日后患者会觉得身心朗朗且特别舒畅，似有所得般愉快，五十日后又觉得特别畅快，迎风坐卧也不会觉得风侵着人身，身体中风邪消除。

用米法

先淘净米，暴炕干，临到将要用时，再另外

取天门冬汁来浸米，干漉出来炊。余下的汁用来拌饭，特别须密封。

◎ 天门冬汁

先将天门冬洗净，去掉心与皮，漉去水，切捣压取汁三四遍，使其渣滓干如草。开始时味酸，且会发出臭泔水的腥气，但只要依方服用，时间久了就会变得香美。配制好后最好封存二十八日。时节选择上，建议八月和九月可稍微制一些，十月则多制一些，比如打算到来年五月三十日以前连续服用。春季时节也得制药，四月则不宜配制。配合天门冬散药一起服，药效更佳。

◎ 天门冬散药方

先将天门冬去掉心与皮后晒干，捣碎筛成末，每次以天门冬酒送服方寸匕，每日服三次，渐加至三匕，长期服用可以长生不老。

针灸法

主治小儿惊痫，成年人癫病症状。建议灸背部第二椎棘突及下穷骨两处，可用绳来测量，从中点折叠，绳端的一处是脊骨上，共三处；灸完后，将绳斩断成三截，使各节长度相等而组合成如"厶"字的形式，以一角注中央，灸下二角，夹脊两边灸，如此共五处。

灸阴茎上宛曲中三壮，对于突然发作癫疾病证有疗效。小便通利后就会痊愈。患者也可采用以下灸法。

灸督脉三十壮，重复三次，穴在正对鼻中向上进入发际处。

灸囊下缝十四壮。

灸两乳头三壮。

取天窗、百会，各慢慢地灸三百壮，艾炷须小。

灸耳上发际各五十壮。

灸阴茎头三壮。

大怒发狂病证主要是由于阳气不和所致。因为阳气被郁遏而难以畅通，所以多怒，这种病证也叫阳厥。诊断时可依据患者的症状，比如阳明经常动，而太阳经少阳经不动，此不动而彼动就是阳厥的证候。这时可以采用减少病人饮食的方法，病情就会有好转。当食物进入阴脏就会滋长阳气，可以采用损减其食量的方法，比如让患者服用生铁落饮，因为它具有下气疾的功效。

如果患者出现悲泣呻吟症状，多是邪气致病，不属于狂病，医治方法最好依照邪气致病的处方。当患者出现自认为高大贤良，自称神圣，或者发狂就想跑的病证，最好是尝试各种火灸进行诊治才能达到根治的效果。病邪入于阴经就发作血痹（形体如被微风吹或身体不舒畅，或者脉微涩的证候），病邪入于阳经就发作狂病。因体虚风寒湿邪侵入阴经，入于血分而致。邪入于阴，传变而为瘖（瘖指失语证）；邪入于阳，其传变就成为癫疾。阴入于阳则发作怒狂的病，阳入于阴则发作呆静的病。

针灸诀

主治各种横邪癫狂病证的针灸方法

及时准确地诊治癫狂疾病，需要先弄清患者症状，查明患病原因。病因不同，其表现也是不一样的。医者，可根据以下所列症状判定癫邪病证的形成与发展：有的裸露形体，有的昼夜游走，有的默不作声，有的话语很多、虚妄，有的在沟渠边睡觉与呆坐，并吃粪秽之物；有的歌唱，有的哭泣，有的吟诵，有的喜笑，有的自觉见到鬼神，手脚慌乱，眼睛惶急，有的怒骂无度，这些症状都可以用针灸和方剂来进行治疗。用占卜法推断病因，通常是通过风邪侵害人体的时间来断定病因，这种方法也把风邪断论为鬼。

诊治各种病邪所引起的疾病，有十三处穴位可以用针法。用针的体例，比如女从右起用针，男从左起用针，从鬼宫开始，接着刺鬼信，再至鬼垒，又至鬼心，期间不一定全都刺到，刺五六处穴位就会应验。若刺了几处未逼出风邪，则十三处穴位都刺到，依照这个原则诊治，针刺与灸灼都用上后仍然需要依照掌诀，按程序治疗则万无一失。

黄帝掌诀可以医治各种风邪所致的病证。其方法仅需在两掌十指节间按图索骥即可。

用针第一处刺人中，也就是鬼宫，从左边下针，从右边出。

第二处刺手大拇指的爪甲下，即鬼信，让针

入肉三分。

第三处刺足大趾爪甲下，即鬼垒，入肉二分。

第四处刺掌后横纹，称做鬼心，针入半寸，此即太渊穴。

第五处刺外踝下白肉边缘的足太阳经，此即鬼路，火针七锃，锃三下，此即申脉穴。

第六处刺大椎向上入发际一寸处，是鬼枕，火针七锃，锃三下。

第七处刺耳前发际宛曲中，耳垂下五分处，也就是鬼床，火针七锃，锃三下。

第八处刺承浆，也叫鬼市，针从左入从右出。

第九处刺手横纹上三寸两筋间，属于鬼路，即劳宫穴。

第十处刺从鼻梁直往上入发际一寸处，即鬼堂，火针七锃，锃三下，即上星穴。

第十一处刺阴下缝，灸三壮，女人即玉门头，也称作鬼藏。

第十二处刺尺泽横纹外头接白肉边缘，也叫鬼臣，火针七锃，锃三下，即曲池。

第十三处刺舌头一寸当舌中下缝，针贯出舌上，也就是鬼封，需用一木板来搁好嘴巴，安好针头，使舌头不能转动，然后再刺。

对于以上所指各穴，如果是手足上的，刺其相对的两穴；如果是只有一穴，则单刺即可。

患邪鬼妄语证，灸悬命穴十四壮，穴在口唇往里的中央弦线交错处。这里又名鬼禄。

中邪患病昏睡，无知觉，风府穴主治，又名鬼穴。

患邪病，四肢沉重疼痛，以及各种杂候，尺泽穴主治，在尺部动脉，这里又名鬼受。

患邪病，大叫乱骂狂跑，灸十指末端离爪甲一分处，这里又名鬼城。

患邪病，大叫乱骂远跑，三里穴主治，这里又名鬼邪。

患邪病，鬼癫，四肢沉重，囟上穴主治，这里又名鬼门。

患邪病，说话不止及各种杂候，人中主治，这里又名鬼客厅，凡是人中恶时，先押鼻下。

仓公法

就是由西汉初期著名医学家仓公创立的方法。

见下：

灸百会穴九壮，对狂痫不省人事，癫病眩乱的症状有疗效。

灸玉枕上三寸，主治狂跑抽搐证，又一法于顶后一寸灸百壮。

灸大幽一百壮，主治狂跑癫疾证。

灸季肋端三十壮，主治狂跑癫痫证。

灸顶后二寸处十二壮，主治狂跑癫疾证。

灸天窗九壮，主治狂邪鬼语证。

灸手逆注（左右手腕后六寸处）三十壮，主治狂癫哭泣证。

灸河口穴五十壮，主治狂跑惊痫证，穴在腕后凹陷中动脉处，这与阳明相同。

灸胃脘一百壮，主治狂癫风痫吐舌证，不能用针。

灸足阳明经上的穴位三十壮，主治惊恐、狂跑、恍惚证。

灸足少阳经上的穴位，主治狂癫痫，易发病的症状，根据患者岁数决定具体灸的壮数。

灸足大趾三毛中九壮，主治狂跑，癫厥发作时如死人的症状。

灸八会穴（阳明下五分的地方），主治狂跑、喜骂人的症状，根据患者岁数决定具体灸的壮数。

灸脑户、风池、手阳明经、太阳经、太阴经、足阳明经、阳跷经、少阳经、太阴经、阴跷经、足跟各处的穴位，主治发怒、嘻笑、骂人、狂癫惊恐、乱跑、中风恍惚、唱歌、哭泣、胡言乱语的症状，病人有多少岁就灸多少壮。

灸大横穴五十壮，主治惊惧、心跳、无力的症状。

灸天枢穴一百壮，主治狂言恍惚证。

灸间使三十壮，主治狂邪发作无常，披发大叫，想要杀人，不避开水火以及狂言乱语证，穴在腕后五寸臂上两骨间。

灸巨觉穴，主治狂跑喜怒悲泣证，根据患者岁数决定具体灸的壮数。穴在背上肩胛内侧，反手达不到的部位，骨芒穴上，捻它时痛的地方即是。

灸伏兔穴一百壮，主治狂邪鬼语证。

灸天府穴五十壮，主治悲泣鬼语证。

灸慈门穴五十壮，主治悲泣邪语，鬼忙歌哭证。

灸承命穴三十壮，主治狂邪惊痫病证，穴在内踝后向上行三寸动脉上。

灸巨阳穴五十壮，主治狂癫风惊，厥逆心烦证。

灸足太阳经上的穴位四十壮，主治狂癫鬼语证。

热阳风证患者，证候为狂邪、谩骂、击打、用刀斧砍击他人，灸口两唇边燕口处赤白际各一壮，又灸阴囊缝三十壮，让病人站立，以笔正面点注，当灸下处时，卧倒，找准卵上灸，不宜靠近前边而灸中卵核，恐伤阳气。

灸口角赤白际穴一壮，又灸两肘内宛屈中五壮，又灸背胛中间三壮，重复灸，主治狂跑杀人，或欲自杀，叫骂不休，说鬼话等病证。

如果患者突然口噤，身颤抖，中邪魅，神志不清，灸鼻下人中及两手足大指趾（爪甲根部），使艾丸一半在爪上，一半在肉上，各灸七壮即可，如果病证未消除，再灸十四壮。艾炷如雀屎般大。

治狐魅，合两手大指缚紧，灸合间二十一壮即可。

灸入发际一寸处一百壮，主治鬼魅，又灸间使穴及手心各五十壮，效果更佳。

风虚惊悸第六

◎ 茯神汤（一）

主治风邪经过五脏，而大虚惊悸，须安神定志等病证

茯神、防风各三两，远志、独活、甘草、龙骨、人参、桂心各二两，细辛、干姜六两、酸枣一升、白术一两。

将所列药物分别研细，用九升水来熬煮，取三升汤药，分服三次即可。

◎ 茯神汤（二）

主治风邪虚满，颈项强直，心气不足，吃不下饭等病证

茯神、麦门冬各四两，半夏、黄芪、防风各三两，紫石、人参、远志、当归、甘草、五味子、羌活各一两，酸枣三升、生姜五两。

将所列药物分别研细，用一斗三升水来熬煮酸枣，取一半去掉枣，再加入其他药，熬取三升半汤药，一次服七合，白天三次，夜间两次，即可痊愈。

◎ 远志汤

主治中风，惊悸、心气不足、言语错乱，恍惚昏愦、耳鸣、心烦闷等病证

远志、黄芪、麦门冬、茯苓、芍药、当归、桂心、人参、甘草各二两，附子一两、独活四两、生姜五两。

将所列药物分别研细，用一斗二升水来熬煮，取四升汤药，每次服八合，瘦弱的人可减少药量服五合，白天三次，夜间一次。（另一方无桂心。）

◎ 镇心汤

主治风虚劳冷、神志不安定、心气不足、健忘恐怖等病证

防风、当归、大黄、麦门冬五分（一云五两），紫菀、茯苓各二分（一云各三两），干姜二分，菖蒲、人参、桔梗、桂心、远志、薯蓣、石膏各三分，泽泻、大豆卷各四分，附子、茯神各二两，甘草、白术各十分，白蔹四分（一云三两），秦艽六分，大枣十五枚，粳米五合。

将以上所列药物分别研细，用一斗二升水将粳米煮熟，然后去渣，再加入其他药，熬取四升汤药，每次分服八合，白天三次，夜间一次。（《千金翼方》不用粳米，而是制成蜜丸，每次用酒送服如梧桐子大的十丸，逐渐增至二十丸。）

主治惊劳失志的处方

甘草、桂心各二两，防风、远志、龙骨、麦门冬、牡蛎各一两，大枣二十枚，茯神五两。

将所列药物分别研细，用八升水来熬煮，取二升汤药，分服两次，相距一段时间后再服一次，方可痊愈。

◎ 小定心汤

主治虚弱羸瘦，心气惊弱，梦魇纷繁等病证

人参、芍药、远志、甘草、干姜各二两，茯苓四两，枣十五枚，桂心三两。

将所列药物分别研细，用八升水来熬煮，取二升汤药，分服四次即可，白天三次，夜间一次。

◎ 大定心汤

主治心气虚悸、恍惚多忘，或梦中受惊吓，志少不足等病证

人参、赤石脂、茯神、当归、甘草、远志、

龙骨、干姜、桂心、紫菀、白术、芍药、防风、茯苓各二两，大枣二十枚。

将所列药物分别研细，用一斗二升水来熬煮，取二升半汤药，分服五次即可，白天三次，夜间两次。

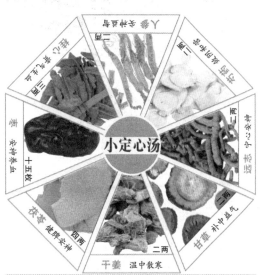

人参 补益脾气
二两
远志 宁心安神定惊 二两
甘草 补中益气 二两
干姜 温中散寒 二两
茯苓 健脾安神 四两
枣 安神养血 十五枚
芍药 养血敛阴 二两
桂心 温补心阳 三两

小定心汤

煎药方法

将所列药物分别研细，用八升水来熬煮即可。

服药时间	服药次数	服药温度
饭后	一日四次	温

主治功效

本方具有益气、安神、养心等功效，可治疗虚弱羸瘦，心气惊弱等病证。

好忘第七

◎ 孔子大圣知枕中方

龟甲、远志、菖蒲、龙骨。

将所列药物等份，治择捣筛，然后调制成散药，一日服三次，每次用酒送服方寸匕，常服可使人听力更好。《千金翼方》说：每次在饭后以水送服。

主治使人不健忘方

人参、茯神、茯苓各五分，菖蒲二分，远志

七分。

将所列药物治择捣筛，然后调制成散药，每次用酒送服方寸匕，白天三次，夜间一次，五日后即可见效。

◎ 开心散

主治多忘等病证

远志、人参各四分，菖蒲一两，茯苓二两。

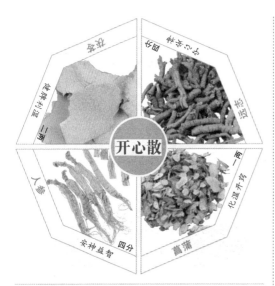

开心散

远志 一两

化湿开窍

菖蒲 四分

安神益智

人参

配伍补益

二两

强壮

养心安神

好眠

煎药方法		
将所列药物治择捣筛。然后制成散药。		
服药时间	服药次数	服药温度
饭后	一日三次	温
主治功效		
本方具有安神、补气、利湿化浊等功效，可治疗健忘、多忘等症。		

将所列药物治择捣筛。然后制成散药，每次用汤水送服方寸匕，一日三次即可。

◎ 治健忘的处方

天门冬、远志、茯苓、干地黄各等份。

将所列药物研成粉末状，制成如梧桐般大小的蜜丸。每次用酒送服二十丸，一日服三次，逐渐增至三十丸，连续服用，莫断绝，效果显著。

治健忘，长期服用使人聪明、增强智力的处方

龙骨、虎骨、远志各等份。

将三味药物治择捣筛，然后制成散药，一日服两次，每次在饭后服方寸匕，坚持服用，效果更佳。

◎ 菖蒲益智丸

主治健忘恍惚，止痛，安神定志，破除积结，使耳聪目明等病证

菖蒲、牛膝、远志、人参、桔梗各五分，茯苓七分、附子四分、桂心三分。

将所列药物研成粉末状，制成如梧桐子般大小的蜜丸。一次服七丸，逐渐增至二十丸，白天两次，夜间一次。此药禁忌如平常服药法。

◎ 养命开心益智方

干地黄、茯苓、人参各二两，菟丝子、远志、苁蓉各三两，蛇床子二分。

将所列药物治择捣筛，然后制成散药，一日服两次，每次服方寸匕。忌食兔肉。

◎ 北平太守八味散

天门冬六分，石韦、远志、五味子、菖蒲各三分，桂心、茯苓各一两，干地黄四分。

将所列药物治择捣筛，然后制成散药，每次在饭后用酒或水来送服，约方寸匕药末，坚持送服，三十日可气力倍增，六十日可强壮有力，志意完足。

〔卷十五〕

脾脏

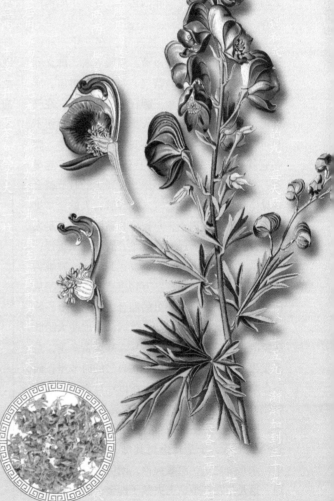

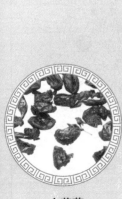

山茱萸

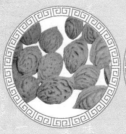

桃仁

芫花

脾脏脉论第一

脾脏为仓廪之官，统领其余四脏之所藏。脾主意，脾脏是意归藏的地方。心中有所忆称为意，意的存在称为志，因志而存在和变动的称为思，因思而远慕称为虑，因虑而处理事情称为智。口唇为脾的外在器官。脾之气与口相通，于是口就能识别五谷的味道，所以舌唇为己属阴土，口为戊属阳土，循环中宫，向上从颐颊出来，接着表现在唇上；向下回到脾中，舌是脾色诊的器官，脾在内主滋味的运化，在外主肌肉的营养。

脾重约二斤三两，长五寸，宽三寸，脾四周脂状膜半斤，主统摄血液，温暖五脏。脾又称俾俾，名为意藏，主藏营气，与时节相对应，所以说脾藏营气，营藏意。脾在液表现为涎，在气表现为噫。脾气实就会让人感到腹胀，大小便不利；脾气虚就会导致五脏不安稳，四肢不举。脾气盛就会梦见欢歌笑语，身体沉重手足不能举动；脾气虚容易梦见吃不饱，在属土的时节就会梦见搭建房屋。逆乱之气入侵脾脏，人就会梦见风雨大作。脾脏属土，与胃合为腑脏，属于足太阴经，与足阳明胃经互为表里，脾脉脉象缓慢，脾气从夏天开始上升，在季夏达到最旺。脾脏为土，象征厚实而有福气。万物根茎扎实，叶子从树枝尖头生出，以及小虫的喘息、蠕动，全靠脾土的力量。有德就缓，有恩就迟，所以使太阴脉脉象既迟又缓，尺脉寸脉各异。酸咸苦辛辣，是土里出产的精华，各自运行在自己的时节里，而不会交叉在一起互相制约，所以尽可常吃。土热时则吃凉性食物，土寒时则吃温性食物。土生子，取名为金，上怀抱金，从不分离。金怕火，恐热气来蒸，于是就逃离其母——土，藏到水中。水是金之子，而藏火神，闭门塞户，内外不通，这是指在冬季，土失其子即金，就会脾气微弱，水气固之而洋溢，浸渍脾土，水气入侵皮肤，导致水肿。

愚医一见面目浮肿，立即用下法泻水，就会导致胃空脾虚，水就乘机侵入脾中，于是肺受邪开始咳喘，而肝木畏惧肺气，所以肝向下沉降，但下面有阻挡，肝为求自保，只能让水横流。又因为在冬季，水旺自然心气衰微，心气衰微自然脉伏，肝气微而脉沉，因此脉象沉而伏。良医来治，于是选取不同的穴位，畅通大小便，水道通后，甘液下流；阴阳相和，喘息得以平息，汗液排出体外。脾土恢复常态，肝木得以根植于土，肝木气升而生心火，心气因势而起，阳气在四肢通行，肺气畅通，于是喘息平稳如常。肾水不再泛滥侵入肺而使声音得以安定，肾水为咸味，因为金衰败，所以汗出污臭如腥味。土得子金，即成为山，金得母土，名叫丘。

四季的顺序，是五行逆顺的变更。脾脉属

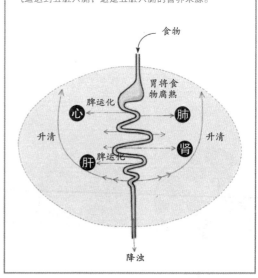

脾的运化与升清

进入胃中的食物被腐熟，然后由脾将胃中的水谷精气运送到五脏六腑，这是五脏六腑的营养来源。

食物

胃将食物腐熟

脾运化　心　肺

升清　升清

肝　肾

脾运化

降浊

土，脾脏与其余四脏不同，它以水之精气，灌养其他四脏。健运的脾脉单独是不可见得的，只有当脾脏发生病变时，才可以发现恶脉。恶脉是如何体现的呢？恶脉脉势如鸟啄，叫作不及，显示病在内；恶脉脉势来如水流的，叫作太过，显示病在外。不及就会使人九窍壅塞不通，名为重强；太过就会使人四肢沉重不能举动。

脾脉脉势柔和，好像鸡走路那样相间隔的称为平脉。脾脉在长夏以胃气为根本，脾脉来时实而盈，如鸡举足，称为脾病。脾脉脉势坚锐如鸡啄，如鸟爪、如水流、如屋漏，称为脾死脉。真脾脉来时，脉象弱而乍散乍疏，肤色青黄没有色泽，到毛发枯黄时就会死去。

长夏里胃气濡微而弱的脉象称为平脉，脉象弱多而胃气少的称为脾病脉，只有代脉而没有胃气的称为死脉，濡弱而有石脉的是冬天生的病，石脉现象严重的是这个长夏时节生的病。

脾藏营气，营气藏意。郁郁寡欢就会伤意，意伤就会生烦闷，四肢不举，毛发枯萎面色暗黄，一般在春天就会死去。

如果足太阴脾经脉气微弱，脉气就不能供养唇和口，口唇是肌肉之本，脉不营运，肌肉就会濡软，肌肉濡软导致人中胀满，人中胀满导致口唇外翻，唇外翻的，肌肉就先行死去了。若在甲日病危就会在乙日死去，这是因为甲乙在五行上属木，而脾属土，木克土。

脾失去所藏的意，真脾脉显现，浮诊得脉象非常缓，按诊得脉体如倒扣的杯子，像是在摇动的，必死。

六月季夏，月建为未，坤与未之间，是土的方位。脾旺的时节，它的脉象长大而缓的，称为平脉。如果反而诊得浮大而洪的脉象，是心邪欺脾，心火为脾土之母，母归子位，为虚邪，即使生病也容易治疗；如果反而诊得沉濡而滑的脉象，是肾邪欺脾，水凌土，为微邪，虽病即愈；如果反而诊得弦而长的脉象，是肝邪欺脾，木克土，为贼邪，大逆，会不治而死；如果反而诊得微涩而短的脉象，是肺邪欺脾，肺金为脾土之

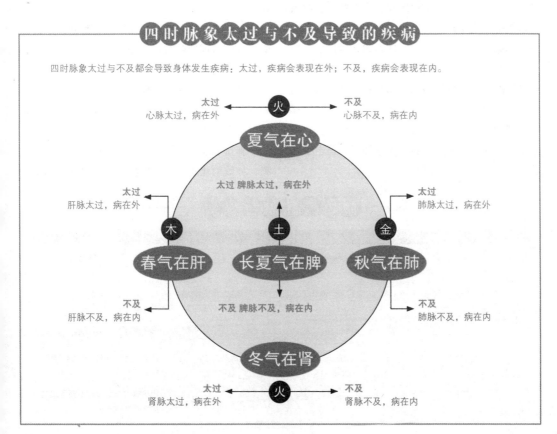

四时脉象太过与不及导致的疾病

四时脉象太过与不及都会导致身体发生疾病：太过，疾病会表现在外；不及，疾病会表现在内。

太过　　　　　火　　　　不及
心脉太过，病在外　　　　　　心脉不及，病在内

夏气在心

太过　　　　太过 脾脉太过，病在外　　　　太过
肝脉太过，病在外　　　　　　　　　　　肺脉太过，病在外

木　　　　土　　　　金

春气在肝　　长夏气在脾　　秋气在肺

不及　　　不及 脾脉不及，病在内　　　不及
肝脉不及，病在内　　　　　　　　　　　肺脉不及，病在内

冬气在肾

太过　　　　火　　　　不及
肾脉太过，病在外　　　　　　肾脉不及，病在内

子，是子欺母，为实邪，即使生病也会自愈。

右手关上脉象重按搏指有力的，是脾气实。其病苦于肠中坚燥，大便困难，治疗时应针刺足太阴脾经上的穴位。右手关上脉象重按微弱欲绝的，是无脾脉。生病苦于少气下痢，腹满身体滞重，四肢不想动弹，想呕吐，治疗时最好针刺足阳明胃经上的穴位。

脾脉长而弱，来时疏，去时密，在呼气一次的时间里脾脉搏动两次的称为平脉，搏动三次的称为离经病，搏动四次的为脱精证，搏动五次的就会失去知觉，搏动六次的就会命绝，这是从足太阴经脉象反映出来的病况。

脉非常缓的是生痿厥，症状如下：四肢痿弱寒冷，不能行走。微缓的是患风痿，症状为：四肢无力，因脾虚中风所致，四肢不能动，心中明亮仿佛未曾生病一样。脾脉非常急的是患抽风，微急的会患膈中满，饮食咽下就会吐出，然后吐泡沫。脉象非常大的患击仆症状是突然倒地，微大的是患痞疝，肠胃之外有气裹大脓血。脉象非常涩的患脱肛，微涩的患肠痈，多下脓血。脉象非常小的是生寒热病，微小的是生消瘅病。脉象非常滑患的是阴囊肿大，小便癃闭，微滑的是患虫毒、蛔虫，肠中鸣响发热。脾脉搏坚而长，脸色发黄的，患有少气的病。那些脉象软而散，面色无光泽的，患水肿。

脾脉来时，大而虚的，是腹中有积气，有逆乱之气，这种病名为厥疝。得这种病，是由于四肢出汗当风受风邪侵袭引起的。

扁鹊说过：脾有病面色就会枯黄，脾气实就会舌根僵硬，脾气虚就会患食癖以及食量大的病，应当下泻通利其实气。如果脾脏的阳气壮，就会梦见大吃大喝的情景。

脾在情志上体现为思考，在声音上体现为唱歌，在动作上体现为嗳气。忧思则伤脾，精与气会聚在脾中就会让人感到饥饿。惊恐过度就会伤精，精受伤就会导致骨头酸软无力，精不时自下就是精生病。所以五脏是主藏精的，不能损害，一旦损害五脏就会失去守固而导致阴虚，阴虚就会无气，无气的人必然会死去。

病先从脾上开始，腰酸背痛，身体壅塞不通，病邪第一天到达胃部，就会引起腹胀腹痛；第二天就会迁延到肾脏，导致小腹疼，腰脊痛；第三天病邪到达膀胱，引起背脊筋痛，小便不通；第十天过后还未康复，人必定会死亡。夏天死于傍晚，冬天死于亥时。病在脾脏，早上严重，中午相持即病不愈也不死，可以支持，午后申酉时平静，下午二时左右神情清爽，病情有所缓和。

如果是因吃野鸡和兔肉以及各种野果而使脾脏得病的，即使当时未立即发病的，也会在春天起病，得病的时间是在甲乙日。

饿得比别人快，身体时常感到沉闷无力，腿脚沉重，行走时常常筋脉痉挛，脚底疼痛。这是脾得病的症状。

脾虚就会感到腹部胀满，而且还能听到肠鸣，导致消化不良而发生呕吐。此时可针刺足太

面色、脉象与疾病

面色	脉象	表现	属性	病因
赤	脉象急疾而坚实	气滞于胸，饮食困难	心脉	思虑过度，心气伤邪气乘虚侵袭人体
白	脉象躁而浮，且上虚下实	易惊恐，胸中邪气压迫肺而致喘息	肺脉	外伤寒热，醉后行房
青	脉象长而有力，左右弹及手指	腰痛、脚冷、头痛等	肝脉	伤于寒湿
黄	脉象大而虚	气滞于腹，自觉腹中有气上逆，常见于女子	脾脉	四肢过度劳累，出汗后受风侵袭
黑	脉象坚实而大	邪气积聚在小腹与前阴的部位，致使小腹胀痛	肾脉	用冷水沐浴后入睡，受寒湿之气侵袭

阴脾经，足少阴肾经和足阳明胃经。

脾脉浮取为虚，沉取为濡，不欲食，会腹胀烦满不堪，大便困难，胃中有热，食不消化，四肢常常麻木。妇女脾虚，会月经不来，如果来得话就会频繁不绝。脾生病则面色发黄，身体滞重，饮食不消，腹内胀气，大便不利，骨节生痛。脉象微缓而长的，春天应针刺隐白穴，冬天针刺阴陵泉穴，都用泻法，再服用平胃丸、附子汤、茱萸丸、泻脾丸，可治脾病。而夏天针刺大都穴，季夏针刺公孙穴，秋天针刺商丘穴，都用补法，再加上艾灸章门穴五十壮，脾俞穴一百壮即可。

病邪在脾胃中，肌肉会发酸发痛。阳气不足阴气有余，就会患寒中病，寒邪侵脾胃导致脘腹痛、肠鸣一类的病；阳气有余阴气不足，就会患热中病，此病症状是发热，多饮多尿，容易饥饿等；阴阳都有余，或者都不足，就会有热有寒，都应调理三里。

如果曾经醉饱过后肆意交合，或者突然晕倒，或者汗出迎风就会伤脾。脾受伤就会使体内阴阳之气不合，阴气不随从阳气，所以用三分诊脉法可得知人的生死。患脾胀的，四肢急，易干呕，身体沉重。患脾水的，津液不生，小便困难，苦于少气，四肢沉重不堪。脾受风邪侵袭，身体会发热，形同酒醉之人，皮肉瞤动，短气，腹中烦重。患脾约的人，大便坚燥，小便利通反而不渴。脉象浮而涩，脉浮则表示胃气强，脉涩则小便次数多。浮涩两种脉气互相争斗，就会使大便坚燥。

如果脾气弱，会泻出白色脓状物或者黏液，汗出不止，大便坚燥，不易便出，或者唾注出青、黄、赤、白、黑汗涕泪涎。

寸口脉象弦而滑，脉滑则脾实，脉弦则会酸痛，痛就会脉急，脾实则脉跳，脉急和脉跳相搏，导致胸肋疼痛。寸口脉脉象缓而迟的，脉缓即是阳脉，卫气长；脉迟即是阴脉，荣气促。荣卫都冲和，刚柔相得，三焦相承，正气必强。只见气入不见气出即寸口脉双紧，心下痞坚，有里无表。

跌阳经的脉象涩而浮的，脉涩导致脾气衰，

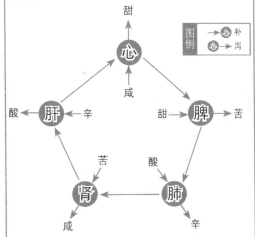

五味与五脏疾病的治疗

中医认为，五脏与五味有一一对应的关系，当某一脏发生病变时，就是根据五脏所喜之味采取或补或泻的方法。

甜

心

咸

肝　辛　　　甜　脾　苦

酸

图例　→心 补　→心 泻

苦　　　酸

肾　　　肺

咸　　　辛

中医认为

肝喜条达，应服辛味药促其散，用辛味药补，用酸味药泻。
心适宜软，应服咸味药使其软，用咸味药补，用甜味药泻。
脾喜弛缓，应服甜味药使其缓，用甜味药补，用苦味药泻。
肺喜收敛，应服酸味药使其收，用酸味药补，用辛味药泻。
肾喜坚实，应立刻服苦味药使其坚实，用苦味药补，用咸味药泻。

脉浮导致胃气微，衰微的脾气和微弱的胃气搏击，就会引发脾脏失调，出现呼吸困难。跌阳脉脉象涩而微的，脉涩就是脾虚，脉微就是胃伤，有寒邪在胸膈，寒邪向下，就会导致寒积不消，脾虚胃伤，于是谷气运行不畅，饭后就会嗳气不断。

寒邪在胸膈，上虚下实，谷气不通，就会导致便秘。跌阳经脉象紧而滑的，脉紧即脾气伤，脉滑即胃气实，脾脏失调导致饮食不能消化。能饮食而腹部不饱胀的，说明胃气有余。腹满而不欲饮食的却有饥饿感，这表明心气虚，胃气不能畅行。一饮食就会感到腹满的，这是脾脏失调。

嘴唇黑说明胃有病，嘴唇干燥而渴的可治愈，不渴的不可治愈。肚脐翻出来的，这是脾先死。鼻微黑的患有热病，鼻青的是有寒病，病人鼻下平的，胃有病。鼻微赤的是患痫病，鼻白的就不能治。

有时，人的病感觉好像快好了，然而晚上却变得更严重了，这是因为强行让病人饮食，然而此时脾胃之气却还很微弱，根本不能消化吸收谷物，所以晚上的时候，人感到病情又加重了，这时只要减少食物即可痊愈。

患有脾积病的病人脉象浮长而大，腹饱就会出现肿胀，腹饥时腹胀消减，是否腹胀与食物增减相一致。患有脾积病的人面色发黄，肌肉减损，呕泄，腹中胀满，厥冷不能安睡，肠鸣，足胫发肿，四肢沉重。

脾的积气名叫痞气，在胃脘中如一个倒扣的大盘，久久不愈，四肢不收，能饮食却不生肌肉，这种痞气是在冬季的壬癸日患上的。肝病传给脾，脾传给肾，肾刚好在冬天最旺，肾旺就不会受邪，因此脾又想将病还给肝，肝当然不肯接收，于是在脾中留结成积，所以痞气是在冬天容易得的病。

脾有病的人脸色发黄，身体发沉、发青，爪甲发青，大小便不利，唇外张，饮食吐逆，四肢不举，骨节酸痛，脾的脉象反而弦急。健康人的面色本该为淡红色，脾有病的人面色就会发青，这是木克土，不能治愈。

脾在声音上表现为歌，在情志上表现为愁，在五音上表现为鼓音。脾的经脉是足太阴经。逆乱之气上逆阳明经，于是就会阴阳变位，荣卫闭塞，阴气外伤，阳气内击。阴气外伤就会生寒，寒生导致脾气虚，脾气虚就会全身消瘦，语言沉涩，如像鼓破之音，舌头僵硬不动，而频频吞咽唾液，口噤唇黑，身体沉重如山，四肢不举，大小便失禁，如果不及时救治，很可能不可治愈。要及时使用依源麻黄汤医治。

◎ 依源麻黄汤

白术、石膏、杏仁各四两，桂心、干姜、茯苓、人参各三两，甘草、当归、川芎各一两，麻黄六两，大枣五十枚。

先加水一斗二升煮麻黄，去沫后，置入其余几味药，煎取药汁三升，起渣分三次服。

说话时，舌根卷缩，声音充满恐惧，这是木克土，阳击阴，阴气败，阳气升腾的表现。阳气升腾气就会气实，气实就会生热，热生就会导致闷乱，心燥，四肢不能举，气深不转，说话拖声。这是邪热伤脾，严重的不可救治。如果唇虽然枯黄，语音还能打转的，还可医治。

脾经受伤的疟疾，人会感到寒冷，腹中鸣叫，厉害的还会疼痛，满身汗流，此时可用恒山丸诊治。平常很少嗔怒的人，忽然反常，嗔怒喜笑无度，对人的话语不答理，这是脾病在声音上的表现。如果一直这样八天、十天不治愈的话，灾难必定会到。此时医生应该寻究病因，弄清病理是在经络上，然后施治，这样才能根除病证。

◎ 恒山丸

恒山、知母、甘草、大黄各十八铢，麻黄一两。

五味药混合制成末，用蜜制成药丸，如梧桐子大小，每次五丸，一日两次。

脾主口唇，唇是脾外在的器官，脾与肌肉相应。脾对应的颜色为黄色，黄如鳝腹的为吉。禀土气最全的人，头大脸圆，肩背娇美，肤色黄，肌肉丰满，腹大，手足小，上下相称，行走脚踏实地，心平气和，乐于助人，不图名利，怕热不怕寒。春夏容易因热而生病，可按摩足太阴经。脾与月相应，月有盈亏，则脾有虚实。脾与口唇的大小相似，上唇厚下唇薄，没有腭龈。如果唇有缺破的话，这种人的脾位一定不正，一般有以下几种情况：口唇宽大且下垂，则脾位低，位低就会脾虚，脾虚则生寒，寒生就会身体沉重，无法行走；口唇外翻的，脾位高，位高则脾气实，脾气实则生热，生热就会肋满疼痛；唇翘且歪的，脾容易胀。唇如果坚实而且上下相称，脾就健康；唇坚的，脾也坚，脾坚就会脾安，不会生病；唇上下相称，脾就端正，脾胃冲和，人不易生病。

如果人的十二经脉在皮肤的分属部位有突起或陷下的，必定是得病了。拿脾来说，脾的分属部位是阳明胃经，脾气在内通流，外部皮肤也随之而显示它的相应状况。脉象浮清是外病，沉浊是内病。如果病邪从外面入侵，脾经所分属的部位阳明胃经就会突起，这时可用先泻阳，后补阴的治法；如果病邪从内出，阳明胃经就会下陷，这时可用先治阴，后治阳的治法。阳就是实热，主内热；阴就是虚寒，寒主外。人要是生病，五脏所藏的元气就会先在外表显示出异常。如果脾得病，唇就会出现干枯不滋润；如果脾死，唇的颜色青白、干裂，并且渐渐缩急，开合不便；如果天中等分而有暮色相应，必定难以治疗。

脸色的深浅，可得知病人死亡的时间。快的在十天半月之间，慢的不过在四百天之内。脾病稍有好转也会突然猝死，例如脸颊上出现像拇指大小的青黑色斑点，必然猝死无疑。再则脾脉绝后十二天也会猝死。如果病人脚肿口冷，腹热胀痛，面色发青，眼睛发黄，五天之内必定死去。如果病人不能行走，气短心痛，百天后似乎恢复，可以起来走动，但是病人一旦跌倒磕碰，必定卧床而死，不可能有人可以医治。另外，面色黄、眼睛赤的不死，黄如枳实的死。吉凶的颜色，在脾经的分属部位，表现得非常明显。黑黄色入唇必生病，不出当年。如果当年不应，三年之内，灾祸必应。

季夏为土，脾脉色为黄，管辖足太阴脉。脾脉的本在中封之前上面四寸之中，与背俞和舌根相应。中封在内踝前一寸大筋的凹陷处，脾脉的本在中封上面四寸处。脾脉之初始是隐白穴，即脚大趾端内侧之穴位。

脾经从足大趾端内侧出发，向上与内踝聚合。主经上行在膝内辅骨上相交于肝经，再沿着大腿内侧与髀骨相交，聚集在阴器上，再上行到腹部并相交，再沿着腹部里侧上行与肋相交，在胸中散开，靠里的一支依附脊骨。

脾脉从足大趾端出发，沿着趾内侧白肉外缘，过核骨大趾后内侧起的圆骨后进入踝骨前侧，上行进入腓肠肌小腿肚子并沿着胫骨后面，在足厥阴经之前相交而出，再沿着膝和大腿内前侧上行进入腹部，属脾系，与胃连通，上膈夹咽，与舌根相接，在舌下散开。它的支脉，又从另行上隔流入心中，与足阳明经联结互为表里。足阳明经的本经，在厉兑脚背上大趾间上面三寸骨节中，与手太阴肺经汇合。

足太阴脾经的别络为公孙穴，在离本节趾掌交接的骨节后一寸处，别走足阳明经。它的支脉

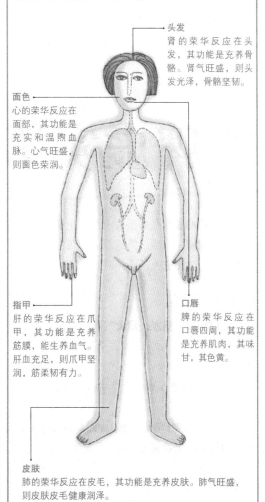

人体藏象的对应

藏（同"脏"），是指藏于体内的脏器；象，是指表现于外的生理、病理现象。藏象学说，就是以人体生理、病理现象为中心，结合脏腑与形体、诸窍的关系，以及脏腑和自然界关系的学说。

头发
肾的荣华反应在头发，其功能是充养骨骼。肾气旺盛，则头发光泽，骨骼坚韧。

面色
心的荣华反应在面部，其功能是充实和温煦血脉。心气旺盛，则面色荣润。

指甲
肝的荣华反应在爪甲，其功能是充养筋膜，能生养血气。肝血充足，则爪甲坚润，筋柔韧有力。

口唇
脾的荣华反应在口唇四周，其功能是充养肌肉，其味甘，其色黄。

皮肤
肺的荣华反应在皮毛，其功能是充养皮肤。肺气旺盛，则皮肤皮毛健康润泽。

进入肠胃中并聚合成络，管辖脾生病。脾生病，脾虚就会胃寒，胃寒就会腹胀，腹胀则是阴经得病，阴脉反比寸口脉小一半，生病就会心烦，泄水，不能睡卧，不能行走，如筋被折纽一样，脉不时颤动，颤动剧烈，无法可治；脾实胃必热，胃热则腹痛，痛就是阳脉得病，阳脉反比寸口大三倍，生病舌头就会强直，缩睾丸并牵引大腿引起髀痛，体沉腹胀，无法进食，心下急，烦躁。

季春、季夏、季秋和季冬四脏所主的时节，

各余十八天，这四个十八天，管辖脾胃四立前为土。该时节容易得黄肉随病，它的根源在于阳明经和太阴经脉气相关格，由于节气变换，三焦内寒湿不相协调，四时关格而导致的。于是脏腑受到疠风的侵害，随着时节转换，导致阴气内伏、阳气外泄，然而两者的病恰恰相反：如果脏实而受阳邪所伤，就蕴结成核，在喉颈的两侧生出，并将毒热分布在皮肤之中，向下直贯颊骨，向上散入发际，隐隐发热，从不停息；如果腑虚而受到阴邪侵害，就会皮肉强痹，头重颈直。

扁鹊说：灸肝脾两俞穴，可主治丹毒。虚实病证，皮易发热，这就须划破患处，敷贴药膏来治疗，没有不痊愈的。所以，四季随病，应当根据病源采取补泻方法。

脾虚实第二

脾虚冷

脾虚冷的表现是右手关上脉象重按无力，即足太阴经虚寒，泻痢，气逆腹胀，肠中鸣叫，呕吐不止，心烦无法入睡。

◎ 补虚药方

治疗胁痛，腹胀，肩耸气喘

五加根皮、丹参、橘皮各一斤，干姜、白术、地骨皮各八两，干地黄、川芎、附子各五两，桂心、桔梗各四两，大枣五十枚，甘草三两，猪椒根皮二斤。

以上共十四味草药研细，加四斗酒浸泡三十五日，一日两次，每次服七八合，后加至一升。

◎ 槟榔散

治疗饮食不消，疲劳，脾寒，气胀噎满，闷闷不乐

白术、人参、陈曲、厚朴、茯苓、麦蘖、吴茱萸各二两，带皮槟榔八枚。

将以上八味药磨成粉末，饭后用酒送服二方寸匕，一日两次。

◎ 温脾丸

治疗久病虚弱，脾气不足，消化不良，连连嗳气

大黄、黄柏、黄连、大麦蘖、吴茱萸、曲、桂心、细辛、附子、当归、干姜各一两。

将以上十一味草药研末，用蜜制成如梧桐子大小的药丸，空腹用酒送服，一日三次，每次服十五丸。

◎ 白术散

治疗脾胃俱虚冷

吴茱萸、白术、麦蘖、川芎、厚朴、人参、

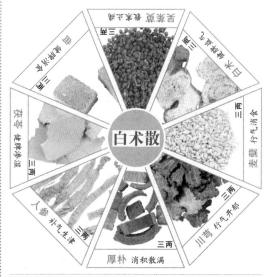

煎药方法		
将以上八味草药磨细。		
服药时间	服药次数	服药温度
饭后	一日三次	温
主治功效		
本方具有行气、消积、健脾开胃等功效，可治疗脾胃俱虚冷等症。		

茯苓、曲各三两。

将以上八味草药磨细，饭后用酒送服一方寸匕，一日三次。

◎ 麻豆散

治疗脾胃虚弱，食欲不振

大麻子三升炒香，大豆黄卷二升。

将以上二味草药磨细，用汤送服一合，一日四五次。

脾胃俱虚

脾胃俱虚的表现是右手关上脉象浮取沉取均无力，即足太阴经与足阳明经俱虚，呼吸困难，四肢冰凉，脾胃空虚，气少，泻痢。

◎ 补虚药方

治疗腹胀嗳气，四肢沉重，喉痹，呕吐，泄下，口干，好怒，烦躁

干姜、白术各三两，黄连一两，大麻子五两，桑白皮八两，禹余粮二两，大枣二十枚。

将以上七味草药研细，加一斗二升水煮汁二升，分四次服用。

治疗脾胃俱虚，饥寒疼痛不堪方

桂心、川芎、人参、当归、白术、茯苓、桔梗各五两，甘草、厚朴、吴茱萸、橘皮各二两，麦蘖一升。

将以上十二味草药研细，加一斗二升水煮汁三升，分三次服用。

🌀 脾劳第三

阴阳四季，是万物的根本。心脏肝脏为阳，脾肺肾为阴，违背根本势必疾病缠身。如果患脾劳病的，就应该补益肺气，让旺盛的肺气充盈脾气，所以一定要遵循春夏养阳，秋冬养阴的养生之根本。

◎ 通嗳消食的膏酒方

治疗脾虚寒劳损，气胀，嗳气，食欲不振

白术、吴茱萸各一升，姜汁五升，猪油三升。

将以上一升白术和一升吴茱萸捣碎，细细研磨制成散剂，放入姜汁和猪油中煎取六升，用一升温清酒送服一方寸匕，每日两次。

◎ 半夏汤

治疗脾劳实，腹胀，五脏反张，四肢不用，气急不安

半夏、宿姜各八两，杏仁、茯苓、白术各三两，橘皮、芍药各四两，大枣二十枚，竹叶切一升。

将以上九味草药研细，加一斗水煮汁三升，分四次服用。

🌀 肉极第四

肉与脾相合，脾与肉相应，如果脾生病则肉会变色。肉极病就是由脾伤引起主脾生病。肉极病的证候有以下的表现：肌肉麻木、肌痹、疼痛，

此时如果再受到病邪入侵，就会伤害到脾脏，于是身体瘙痒难忍，像蚂蚁在咬，身体开始脱水，大汗淋漓，皮肤腠理开张，鼻端颜色泛黄。

如果风邪气毒藏于皮肤下，肌肉颜色就会发生变化。脾风就是因为在季夏的戊己日被风邪中伤所致，表现的症状是汗多。如果阴经被扰动而被寒邪中伤，有寒邪就会导致气虚，气虚就会身体疲倦，沉重，下坠，四肢不想举动，不欲饮食，吃饭就会咳嗽，咳嗽则会引起右胁下疼痛，隐隐牵引肩背作痛，不能够转侧运动，那么就会患疠风病；如果阳经被扰动而伤热，有热邪会导致气实，气实身体就会瘙痒，如有蚂蚁在爬行，口唇干裂，肤色变样，身体汗大泄，津液脱，腠理开张，那么就会患恶风病。在风邪刚刚进入皮肉、肌肤、筋脉中的时候，要抓紧时间治疗，是实就泻实，是虚就补虚。如果等到风邪进入五脏六腑，那救治起来就不那么容易的。

扁鹊有言："肉绝而不治，五天会死去。"肉与足太阴经相应，只要患者腠理不开，气就不能外泄，足太阴经气绝就会导致血脉无法供养肌肉，嘴唇外翻的气尽肉已先死，纵使是良医神药也不能挽救。

◎ 解风痹汤

治疗肉极热，肌痹，身体发痒，如有鼠爬，腠理开通，汗液大泄，是脾风。风邪毒气藏在皮肤，肌肉颜色恶化，鼻上出现黄色

麻黄、白术、防己、枳实、细辛各三两，防风、生姜、附子各四两，桂心、甘草各二两，石膏八两。

将以上前十味草药研细，加九升水煎煮，去掉泡沫，然后加入石膏，煮取药汁三升，一日两次，分三次服用。

◎ 越婢汤

治疗患者肉极发热，腠理开张，身体津液脱，厉风气，汗大泄，脚软。

麻黄六两，甘草二两，白术四两，大附子一枚，大枣十五枚，生姜三两，石膏半升。

将以上七味，研细，加七升水先煮麻黄两沸后去泡沫，然后加入其他药煮汁三升，分三次服，服后蒙被发汗。

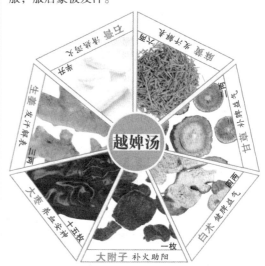

越婢汤

煎药方法		
将以上七味药研细并加入七升水。先煮麻黄，两沸后加入其他药再煮。		
服药时间	服药次数	服药温度
饭后	一日三次	温
主治功效		
本方具有发汗、益气、清热等功效，可治疗腠理开张，脚软等症。		

肉虚实第五

肉实则坐卧安静，不稍动，喘气。肉虚则坐卧不安，好动。肉虚实的反应在脾上，如果脏腑因肉生病，是热病就会反应在脾脏上，寒病就会反映在胃腑上。

◎ 五加酒

治疗肉虚，坐卧不安，好动，主脾病，因寒气所伤，可饮服

五加皮、地骨皮各二升，干地黄、丹参各八

两，杜仲、石膏各一斤，附子三两，干姜四两。

将以上八味草药研细，取二斗清酒浸三宿，一日两次，一次服七合。

◎ 半夏除喘汤

治肉实，坐得安稳但活动不便，喘气，主

脾病

半夏、宿姜各八两，细辛、橘皮各四两，麻黄一两，杏仁五两，射干二两，石膏七两。

将以上八味草药研细，加九升水煮取三升，分三次服用。

秘涩第六

有的人在流行病治愈后，却患上了便秘，以至于死亡。这种大便不通的病看似无关紧要，因未及时去就诊耽误了最佳治疗时间，而发展到无药可医的地步，实在令人扼腕叹息。凡是大便不通，都可用润滑的东西以及凉水来疏通，如果面色发黄，就可以知道是大便困难。趺阳脉浮而涩，脉浮是胃气强，涩就是小便多，浮涩两种脉气相搏，大便就会变得干燥，也就是脾约病。患脾约病的人，大便干燥，小便利而不渴。

◎ 麻子仁丸

芍药、枳实各八两，厚朴一尺，麻子仁二升，大黄一斤，杏仁一升。

将以上六味药研磨成粉状，用蜜调制成如梧桐子大小的药丸。每次五粒，一日三次，以后渐加至十粒。

◎ 便秘方

麻仁二两，杏仁、芍药各四两，桑白皮、芒硝、乌梅各五两，大黄八两。

将以上共七味草药研细，加水七升煮汁三升，分三次服用。

治疗大便秘塞不通神方

猪胆一个，用筒导灌入肠中三合左右，让胆汁深浸进去，大便即可排出。大便如果未完全排出，过一会儿再灌。一方加冬葵子汁混合，效果也不错；也可取椒豉汤五升，和猪油三合一起

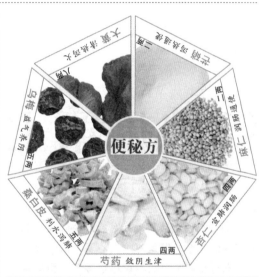

便秘方

大黄 泻热通肠・二两
栀子・二两
麻子仁 润肠通便・二两
杏仁 宣肺润肠・四两
芍药 敛阴生津・四两
桑白皮 利水泻肺・五两
乌梅 益气养阴・五两

煎药方法		
将以上共七味草药研细，加水七升煮汁三升。		
服药时间	服药次数	服药温度
饭后	一日三次	温
主治功效		
本方具有清热、泻火、养阴等功效，对于治疗便秘效果十分明显。		

灌肠，效果更好；还可蜜煎如手指大，深放入肠道中，效果很好；也可取无灰浓酒半升，盐三钱匕，炼制、用法如上。

◎ 三黄汤

治疗下焦热结，大便不通

大黄、栀子、甘草、黄芩。

将以上四味草药研细，加水五升煮汁一升八

合，分三次服。若大便秘结十分严重，可加芒硝二两。

灸第七椎两旁一寸处，各七壮。另外，也可灸承筋二穴各三壮，在腓肠肌中央内陷处。可治愈大便困难的症状。灸玉泉两边相隔各二寸的地方，名叫肠遗穴，有多少岁灸多少壮。另外，也可灸大敦穴四壮，在足大趾聚毛处中央，可治大便不通。灸石门穴一百壮，可治大便闭塞，气结心坚满。灸足大都穴，有多少岁灸多少壮，可治大便闭塞不通。灸两脚大趾离甲一寸处，各三壮。另外，也可灸大趾缝各三壮，可治老人小孩大便失禁。

治疗大小便不利方

硝石二两、葵子一升。

共二味，加水五升煮取二升，分两次服用。

治疗小孩大小便不通方

将白花胡葵子捣制成末，煮汁服下。

灸围罔穴一百壮，穴位在小肠俞下二寸处，横三寸灸之，可治腹热闭，不时出现大小便困难，腰痛连胸；灸脐下一寸三壮，也可灸横纹一百壮，可治大小便不通；灸八髎穴一百壮，穴位在腰目下三寸处，对称分布在脊柱两旁，相隔四寸处，两边各四穴，共计八穴，所以称为八髎，可治大小便不利；灸两口角各一壮，可治小孩大小便不通；灸屈骨端五十壮，可治小便不利，大便数注；灸天枢穴一百壮，穴位在夹脐两旁相隔三寸处。魂魄的居舍不能用针刺，在脐旁一寸，连同脐两穴相隔约三寸，可治小便不利，大便注泄。

🦋 热痢第七

许多人都一生患过热痢，患此种病一天要上厕所百十遍，甚至想把床搬到厕所，真是苦不堪言。只要是及时就医治疗的病人，都是很快就能痊愈，但是有些人心骄气傲，放纵任性，觉得良药苦口而不肯尽早服药，指望着疾病能自然痊愈。如此错过最佳治疗时机而使病势一天天严重，胃气渐渐衰弱，心力俱微，饮食和药物都吃不进去了，自然过了很久疾病也不能痊愈，于是就说痢病难以治疗，其实都是自己耽误了的。大家都应该明白这个道理。这种病通过服用合适的药物都能使其好转，只需病人用意志力克服自己强迫服药，就没有不能痊愈的。另外，患者应该特别忌口，病情严重的在病愈一百天后仍须谨慎，病情稍轻的也须忌一个月。古今治泻痢的处方成千上万种，不可能全都记录在这里，只选择其中疗效确切的药方。但发挥它们的功用，则全在人们了。在忽然下痢时服用陟厘丸、松皮散、乌梅丸等，完全可以治愈。痢大致有四种：冷痢、热痢、疳痢、蛊痢。冷痢下白；热痢下红；疳痢则红白混杂，嗜睡、眼涩；蛊痢则完全是下瘀血。若是热痢就多加黄连而去除其中的干姜，若是冷痢就加用热药，是疳痢就以药吹灌肛门，是蛊毒就用蛊法来治疗。病人自觉服用，药物也完全对症，完全是可以痊愈的。

凡是服用止泻药的，刚开始都会感觉病情加重，有人不懂得其中道理，就停止服药，这样做是完全错误的。如果不对症下药，当然就不能继续服用了；只要是对症下药，就算病情一时加重也应坚持继续服用药物，两三次后，效果就出来了。

凡是痢病，忌冷食、生食、滑食、醋、鸡肉、猪肉、干肉、鱼肉、油、乳、粉、酥、酪、酱、咸食，所有各种食物，最好要煮得烂一点。患痢的人，也不能吃得过饱，这是将息调养的原则。如果将息不恰当，圣人也无法救治。

下利，脉象滑而数的，是有宿食，应当用下法治疗。

下利而不想进食的，是有宿食，应当用下法治疗。

下利而腹中硬的，应当用下法治疗。

下利，脉象反滑的，这是腹中有排泄物，泻下后就会痊愈。

下利，脉象迟而滑的，这是实证，下痢还未停止，应当赶紧催下。

下利而腹痛满的，是寒实证，应当用下法治疗。

下利，三部脉象皆平或作浮，按其心下坚实的，应当赶紧用下法治疗。

下利而胡言乱语的，这是腹中有燥屎，应当用下法治疗。

下利已经痊愈，一年后却再次复发，这是因为没有下泻尽，应当再用下法治疗，就会痊愈。

因患风寒而得下利的，不能再用下法治疗，下泻之后，心下疼痛，脉象迟或作浮这是寒证，只应当用温法治疗。脉象沉紧的，下泻后也如此。脉象大、浮、弦的，下泻之后，就会痊愈。下痢，脉象浮大的，这是虚证，是因为强制性地下泻而造成的。假若脉象浮革，并因此发生肠鸣现象，应当用温法治疗。

下利，身体疼痛的，要赶紧救治其里，使用各种温类药物，可给病人服用四逆、理中、附子汤之类热药。

下利引起腹胀满、身体疼痛的，治疗时，应当先温其里，再攻其表。

下利，脉象迟紧，并因此而疼痛，且这种情况将有愈演愈烈的势头，应当用温法治疗。如果反而觉得冷，就会使肠满而有肠垢。

下利，脉象沉而弦的，下体沉重；脉象大的，是下利还没有停止；脉象弱、微、数的，表明下利将自然停止，就算发热，也不会令人丧命。

下利清谷表现为泄泻清冷之物，杂有不消化食物的病证。此证多因虚寒导致，应该用通脉四逆汤来温中散寒，不可攻其表，否则，汗出后必然会胀满。

下利而气胀的，应当使其小便顺畅。

下利引起肛门扩张、疼痛的，应当温暖它。

下利，脉象数而口渴的，病证会自行消失，若不愈必定会泻痢脓血，因为有热的缘故。

下利，脉象反弦、发热，身体出汗的，自会痊愈。

下利，脉象沉而迟的，病人脸上缺少血色，身上微微发热。下利清谷，必会郁闷，昏沉，汗出后才得解除，病人必发作微厥。这是因为发生下部真寒而上部假热的面戴阳证候，病人下部虚的缘故。

下利，脉象大、浮、弦的，其下痢很快就会停止。

下利，有微热而发渴，脉象弱的，症状会很快消失。

下利，舌黄燥而不渴、胸中实、下利不停的，会丧命。

下利，脉象数而有微热，出汗者，当使其自愈。

下利，脉象反而浮数，尺部中自涩，病人必定会泻痢脓血。

下利，手足厥冷，脉象无的，用灸法而不用温法来治；如果脉象不回复，反而微有气喘者会死去；少阴经脉象弱于趺阳脉的为正常。

下利后脉象绝，手足厥冷，如果一周后脉象回还、手足温暖的能够回生；脉不回还手足不温暖的会死去。

五脏之气封于内的，自己无法控制下利。六腑之气挡于外的，气逆脚缩，手足冰凉；下利严重的，手足麻痹不能动弹。仔细地辨别脉象与症状来判断病证，才可对症下药。

《黄帝内经·素问》说：春天如果被风邪所伤，到了夏天就会有脓血。凡是下利，多数情况是有积滞才出现的。如果夏天被风邪所伤，到了秋天就必定会发生痢疾，秋天常常下利的是水，怕冷。对于忽冷忽热以及水谷实而患下利的病人，可用大黄汤来使其下泻。强壮的人用两剂药就足够了，如果不见效的，三两天后可再进服一剂。

◎ 陟厘丸

治各种下利的病，以及伤寒，头痛目赤，胁

热下利，四肢疼痛；或医生让病人吐下后，病人腹内觉得烦虚，想食凉食，食后却不消化、腹中急痛，可是吃了温热的食物后就呕吐不止；忽冷忽热，像是得了温疟的症状；或小便不畅，胀满呕逆，下痢不止。以上病证都可用此药方治疗

陟厘五两，木防己六两，当归四两，豆豉三升，紫石英三两，厚朴一两，黄连二两，三年醇苦酒五升。

准备好以上八味药物，先用二升苦酒浸泡防己十分钟，充分浸润后取出防己，留下苦酒，用刀将防己切成厚薄全部相当等份，然后把厚瓦片放在炭火上，再将厚纸垫在瓦上，将防己片放在纸上，直到药片颜色槁燥，再浸泡到以前的苦酒中，再取出放在瓦上煎，这样反反复复直到浸完苦酒为止，不能用大火，要慢慢地煎，使药片尽量干燥，再捣细成粉末，然后捣一千杵。

用剩余的三升苦酒浸泡豆豉一晚上，次日清晨用瓦盆盛装，用另一只盆覆盖好，放在旺火上蒸至上汽，即熟。取出后，在盆中研磨豆豉，

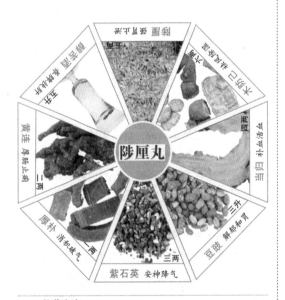

煎药方法

将八味药浸于苦酒中，取出防己，放入炭火中烧，染色变化后再浸泡于苦酒中。

服药时间	服药次数	服药温度
饭后	一日一次	温

主治功效

本方具有补血、解毒之功效，主要治疗下痢、伤寒、头痛等症。

用纱布滤其浓汁，再将它和其他药物一起捣三千杵，全部一次制成如水中鸡头子那么大的药丸，分开放在几个通风的袋里，悬挂，阴干，再用坛子盛装好，立即用蜡密封好。这种药以三丸为一剂，凌晨时以井水送服一剂，白天服一剂，傍晚服一剂，都用水送服。起初服药时应该少吃饭或不吃饭，就算吃饭时也必须吃水泡饭。刚开始服药时没有调和好自我身心的，应当用水泡饭来催促药力。如果病重而药力未达到的，必须加大用量，每天可以服四五剂；或时常下利不止的，应当再增加，使腹中有药力，让饮食消化；如果饮食已消化、腹中调和的，可每天服一次；如果病已痊愈的，可两三天服一次；如果开始不喜欢吃冷食之时，正是药力已尽的缘故，再服一剂药，过一晚就又想吃冷食了；如果想不再服药的，只需稍稍温热食物，药力就自然用尽了。服药时不必强制多饮水，随自己的身体调节而定。长期下利虚弱无力的，也可照此方法服用。不吃热食、生食、猪肉、生菜、酒，因为酒会催发药力，使病人烦热难耐；忌食辛辣食物，及各种肥腻难以消化的食物。如果病人羸瘦虚弱，可加石斛一两；如果有风病，可加防风一两；如果是妇女产后生病，加二两石硫黄；如果是曾经患过下痢症，肠胃虚弱的病人，可加二两半太一余粮；如果病人小便黄赤不通利，加蒲黄一两。医者依照处方斟酌用量，没有不能见效的。

治积久三十年常下痢的神妙处方

将赤松皮去掉黑色表皮，切一斗来做成散药。每次以一升混合的面粥送服，每日三次，直到痊愈为止。不能过度，服一斗后永不复发。三十年痢病者，服此药后，百日就可痊愈。

◎ 白头翁汤

治赤白下痢，几个月也不痊愈的处方

白头翁、阿胶、黄连、秦皮、附子、厚朴、黄柏、茯苓、芍药各二两，甘草、干姜、当归、赤石脂、龙骨各三两，大枣三十枚，粳米一升。

将以上十六味药研细，先以一斗二升水将米煮熟，滤出米后加入所有药物，熬取三升汤药，分四次服用。

◎ 苦参橘皮丸

治热毒痢

用苦参、蓝青、鬼白、橘皮、黄柏、甘草、独活、黄连、阿胶。

将以上八味草药等份，研成细末，以蜜与融化的阿胶相调和，制成如梧桐子大的药丸，阴干。每次以汤水送服十丸，每日三次，突然下泻与久痢的病人用此方有很好的疗效。

治下痢而热的处方

乌梅一升，黄连（金色者）一斤。

将以上二味药研成粉末，用蜜调和，每次服二十丸，夜间两次，白天三次。效果神妙。

治各种热毒引起的下泻黄汁，腹痛而壮热的处方

黄柏、黄芩、升麻、石榴皮各六分，犀角、寄生、当归、牡蛎、甘草、白头翁各一两，艾叶二分，黄连二两。

将以上十二味药研细，以六升水来熬取三升汤药，分三次服用。

治数年泄下赤血的处方

鼠尾草、地榆各一两。

将以上二味药研细，以二升水来熬取一升汤药，分两次服用。如下血仍不止，取屋檐水澄清去渣，得一升，分两次服用。

治大热毒导致的纯血痢，不能痊愈的处方

将六两黄连研细，以七升水来熬取二升半汤药，夜里放在星月下吸收露水，早上起来空腹一次喝完，再睡一觉，就能痊愈。如果不愈，可加黄芩二两再制作汤药来服。如果还是不好的，就要用治痔痢的办法来治疗。

治下痢过久而呈红白色，以脾胃冷实不清的证候，用温脾汤方

干姜、甘草、人参各二两，大附子一枚，大黄四两。

将以上五味药研细，以八升水来煎取二升半汤药，分三次服用。起锅时加入大黄。

治下痢绞痛，滑肠而不得痊愈的处方

阿胶、鼠尾草、当归、干姜各三两，黄连六两。

将以上五味药分别研细，若大便冷、白、多，以一斗清酒来熬取三升汤药，分作三次服用。若发热以及不痛者，去掉干姜、当归，以水来熬。

治赤白泄下的处方

清酒五合，猪膏三合。

以上二味，以温火熬十沸，等温度适宜时一次服完。如此一直服到病愈为止。

❀ 冷痢第八

治疗久积的冷痢，应该先让病人服用温脾汤下泻，然后用健脾丸来滋补，一般没有不可以治愈的。

◎ 健脾丸

治疗脾胃冷，饮食不消化，腹中胀满雷鸣，泻痢，虚劳羸瘦

赤石脂、当归、好曲、大麦蘖、黄连、人参、细辛、桂心、龙骨、干姜、茯苓、石斛各二两，钟乳粉三两，附子一两，蜀椒六两。

将以上十五味药研成粉末，加白蜜制成如梧桐子大小的药丸。以酒送服，每次十丸，每日三次，慢慢增到每次三十丸，体弱者以汤水送服。

◎ 桃花丸

治疗脐下绞痛，冷痢

干姜、赤石脂各十两。

将以上两味药制成如豇豆大的蜜丸，每日三

次，每次服十丸，以后逐渐增加到二十丸。

如果有人长期患有冷痢而且便血，这是长期睡在寒冷地方而引起的。患者脾胃俱冷，腹痛难忍，日夜上厕所四五十次。如果是白痢属冷证，如果是赤痢属热证。可参考下面的治疗方法：

好曲末五升，炒香，将清粥醇酒温热，和一升曲末，每日服三次，空腹一次服完。正餐时，将一升蒜捣熟，加入少许椒末、姜粉，调和，不加盐。然后用水来调和二升曲末，做成烂糊状的面饼，趁热加入蒜蓸臼中相混合，一次吃完。到感觉饥饿时，仍照以前的方法吃曲末酒，这一次服后即能痊愈。

治疗长期腰腹寒冷，欲痢而不痢的处方

取新蜀椒三升，用醋浸泡一晚，再加入三升曲和一升椒，搅拌均匀，熬成粥状，空腹一次服完。可加适量葱、豆豉和盐。此方不仅可以治疗受冷，还可以治疗各种虚损冷极的病证。不超过三升椒就能痊愈。

◎ 温脾汤

可以治疗长期患冷热赤白痢

大黄、桂心各三两，附子、人参、干姜各一两。

将以上五味药分别研细，用七升水来熬制二升半汤药，分三次服用。

◎ 椒艾丸

治疗三十年下痢，消化不良，四肢沉重，容易晕倒，肌肉松垮，两足冰凉，腹中火热

蜀椒三百粒，熟艾一升，乌梅一百枚，干姜三两，赤石脂二两。

将蜀椒、干姜和熟艾筛过，乌梅放于一斗米下蒸至饭熟，去掉核，加入蜀椒、干姜，一起捣三千杵，以蜜调和制成梧桐子般大的药丸，每日服三次，每次十丸。如果不愈，可增加到二十丸，另加黄连一升。

◎ 七味散

治疗下痢长期不愈

龙骨、赤石脂、厚朴、乌梅肉各二分，甘草一分，阿胶三分，黄连八分。

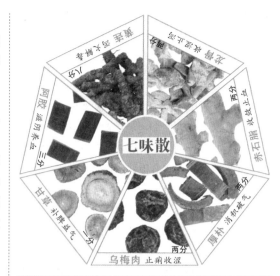

七味散

- 黄连 清热止痢
- 龙骨 收敛固涩 二分
- 阿胶 滋阴养血 三分
- 甘草 补脾益气 一分
- 乌梅肉 止痢收湿 两分
- 厚朴 消积顺气 两分
- 赤石脂 收敛止血 两分

煎药方法		
将以上药物经拣择捣筛制成散药即可。		
服药时间	服药次数	服药温度
饭后	一日两次	温
主治功效		
本方具有止泻、健脾之功效，主治长期下痢不止等顽疾。		

将以上药物经拣择捣筛制成散药，每次用浆水送服，每日服两次。

◎ 厚朴汤

治疗三十年痢病未绝

厚朴、阿胶、干姜各二两，艾叶、石榴皮三两，黄连五两。

将以上六味药分别研细，以七升水来熬取二升汤药，分两次服用。

◎ 四续丸

治三十年注痢病，肠滑而不愈

附子、白术、女蔌各二两，云实五合，龙骨三两。

将以上五味药研成粉末，以蜡熬制成药丸，每丸如梧桐子大小。每次服五丸，每日三次，五六服即可痊愈。

◎ 马兰子丸

治积冷而下白脓痢

干姜、附子、甘草各二两，阿胶、神曲、麦

蘖各五两，黄连三两，蜀椒五合，炒熟马兰子一升。

将以上九味药研成粉末，制成如梧桐子大的蜜丸，每次服二十丸，每日一次，直到见效为止。

◎ 乌梅丸

治疗已经数十年长期下痢，各种药都不能治愈

乌梅肉、黄连、吴茱萸、干姜各四两，当归

三两，桂心二两，蜀椒一两半。

将以上七味药研成末，制成如梧桐子大小的蜜丸。每日饭后服十丸。

◎ 猪肝丸

治疗肠滑下痢

黄连、乌梅肉、阿胶各二两，胡椒三两，炒干的猪肝一斤。

以上五味药研成末，制成如梧桐子大的蜜丸。每次用酒送服二十丸，每日三次。

疳湿痢第九

在酷暑时节过量地食用油腻的食物，又在冷处睡眠就会引起疳湿痢。《礼记》记载：君子在夏季，要减损滋味，不吃肥、浓之物及煎饼之类的食物，因为此时吃这些东西不利于人的健康，养生的人应该深戒它们，否则，就会患上疳湿痢。

发生疳湿痢的部位，有的在口中齿龈，有的在咽喉下部，因为不会疼痛，人们不易察觉。其治疗方法是，用五月五日的虾蟆、角蒿、月食时救月击物的木杖、寒食日的淘米水，只要其中一种来单独使用，烧作灰与腊月猪脂一起调和，用来敷患处，敷上即愈。

敷药时一定要注意禁口。如果患疳湿痢，一定要注意禁忌盐、酱、醋、酥、油、枣等，只有白饭、豉、苜蓿、苦苣、芜菁可以食用。如果是吹药入肛门，没入中指左右那么深就应该停止。

◎ 苦参汤

治疳痢不止

苦参、熏黄、甘草各二两，葱白五根、蜀椒

三十粒、豉一升半。

将以上六味药，以苦参等三种药物分别捣后筛过，用五升水熬葱白、豉、椒取汁水三升，汁中加入苦参末、甘草末和熏黄末。先饮少量豉汁，吃一口饭，就侧卧，尽量多睡一会儿，药液不流出最好。大便急时，会看到有白马尾模样的疳湿虫，其头为黑色，这就是药的功效。病情严重者，肛门变大难愈，应当取桃枝并用药棉裹住一端，沾上药汁，在寒温适中时烙肛门近脊处，一次烙三十遍就能痊愈。

◎ 硫黄散

治患月食恶疮息肉的处方

硫黄、茼茹、斑蝥各等份。

将以上三味药物治后经拣择捣筛制成散药，用来敷疮。由于药末是干的，应用猪脂来调和湿润，白天三次夜间一次。

小儿痢第十

◎ 黄柏汤

治疗小孩在夏季受凉，因寒生大热而热邪入胃，下赤白滞，身热头痛，这是太阳经之气外伤于寒，使热气乘机进入胃中。若误用泻下药，或以温脾汤来下泻，那么热邪就会加剧，以痢药下泻者，就会大便频繁，下赤汁如烂肉；或下泻不止，后又用涩热药来使其止；或是患温病热盛，又遇暴寒打击，热邪进入腹中，下血如鱼脑者，服此方有良效。其处方是

黄柏、黄连、白头翁、升麻、当归、牡蛎、石榴皮、黄芩、寄生、甘草各二分，犀角、艾叶各一分。

将以上十二味药分别研细，用三升水熬取一升二合汤药，两百多日至周岁的婴儿，一次服二合半；百天至两百日的婴儿，一次服三合。

◎ 温中汤

治疗小儿在夏季积冷。例如洗浴过度，以及乳母也用冷水来洗浴而用冷乳来哺儿，使小孩患壮热证，又或者忽然遇上暴雨，又加倍受凉导致小孩下痢如水，胃虚弱，面青肉冷

干姜、厚朴各一分，当归、桂心、甘草各三分，人参、茯苓、白术、桔梗各二分。

将以上九味药分别研细，加二升水来熬取九合汤药，六十日至百日的婴儿一次服二合半，其余根据孩子的大小而用药。

◎ 枳实散

治疗小孩长期下痢淋漓

将二两枳实炙后经拣择捣筛制成散药，三岁以上的小孩每次用汤水送服一方寸匕；若孩子太小，就斟酌服，每日三次。

◎ 温中大黄汤

治疗小孩受暴冷而下泻，或是因乳汁冷而下泻青结，不消化，又或是患冷实吐下证，干呕烦闷，以及泻下冷滞赤白痢的证候。若已经服过各种起通利作用的汤药来消除了实证，而胃中虚冷，所下如水，干呕，烦扰，不宜再通利者，可不加大黄；如果伤乳，因乳母洗浴后水汽未消削哺乳小孩而使小孩发作霍乱者，只用大黄；小孩患各种霍乱证宜通利者，就用大黄；不需通利而宜温和者，就除去大黄

干姜、桂心、厚朴、甘草各一分，当归、人参、茯苓、白术各二分，大黄六分、桔梗三分。

将以上十味药分别研细，加二升半水熬取八合汤药，凡是三十天至六十天的婴儿，一次服二合；七十天至一百天的，一次服二合半；二百日以上的，一次服三合。

胃腑

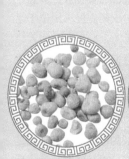

半夏

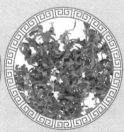

大戟

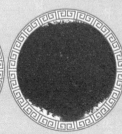

代赭

胃腑脉论第一

胃受制于脾，口唇是其外在表现。胃受纳水谷，被称为"仓廪之官"。肌肉隆起部小而细的，胃不坚实。肌肉隆起部坚硬较大的，胃就厚。肌肉隆起部与身体不相称的，是胃的位置低。胃的位置低的，胃脘收束。肌肉隆起部不坚实的，是胃平缓。肌肉隆起有像小果核那样突起的，是胃急。肌肉隆起部有很多小果核一样相连的，是胃结。胃结的人，是胃上脘收束而不通利。

胃迁回盘屈，一般一次可以接纳水谷三斗五升。平常人不饮不食，七天就会死去。这是什么道理呢？因为，人一天一般要上一到两次厕所，每次排泄二升半，一天中就要排泄近五升。七天，五七就是三斗五升，而留在肠胃中的三斗五升水谷就排泄完了，水谷精气与津液也就消耗完了，所以，人不吃东西七天便会死去。

如果胃被五谷充满，就会出现脸颊涨红，胸部突张，颈部肿胀，而且从上焦泄出了五谷的精微之气；同时，会从下焦向下泄到小肠，这样，肠胃所接受的水谷之气就被泄尽了。一般人不会出现上面所说的情况。胃一旦充实，肠就会空虚；而肠充实的时候，胃就会空虚。因为只有胃与肠交替空虚与充实，气才能够上下运行，血脉才能得以通顺，五脏才能和谐。所以，五脏之气不足时，可以通过补胃气来调和。

右手关上脉象浮而芤时，脉象浮就是有阳邪，脉象芤就是有阴邪，阳邪与阴邪相抗争，就会使胃气生热，而将胃的阳气推向极致。跌阳脉浮大的，这是胃虚烦，每天排泄至少两次。就算轻微的运动也会引起头疼脑热，这是胃气过旺。但是如果人没有了胃脉，就会出现吞酸，头痛，胃冷等症状。此时可针刺足太阴脾经上的位于足大趾后一寸的公孙穴；右手关上脉象阳实的人，是胃实证，人会苦于肠中急促，不思食物，消化不良，此时可针刺足阳明胃经上的位于足上动脉处的冲阳穴。腹胀满，胃腑疼痛，胃气上逆引起两胁膈咽不通，饮食不下，可针刺三里穴。

胃脉可以作为诊断病情的依据。胃脉虚就是胃泄漏，胃脉实就是胃胀满。胃脉搏坚而长，病

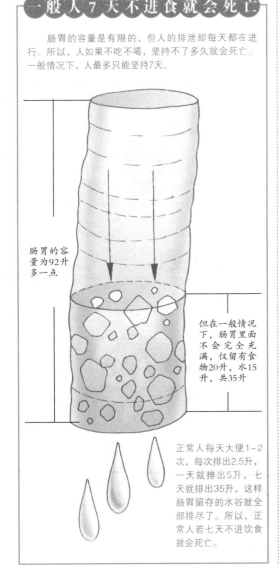

一般人7天不进食就会死亡

肠胃的容量是有限的，但人的排泄却每天都在进行。所以，人如果不吃不喝，坚持不了多久就会死亡。一般情况下，人最多只能坚持7天。

肠胃的容量为92升多一点

但在一般情况下，肠胃里面不会完全充满，仅留有食物20升，水15升，共35升

正常人每天大便1~2次，每次排出2.5升，一天就排出5升，七天就排出35升，这样肠胃留存的水谷就全部排尽了。所以，正常人若七天不进饮食就会死亡。

人脸面发红，是患有股部痛病；胃脉软而散的，是患有胸膈闷痛，饮食不下的病。病先从胃中发作的，出现胀满现象，五天后传变到肾，引起小腹、腰、脊疼痛，脚发酸，再过三天就会传变到膀胱，引起腰背疼痛，小便不通，再过五天就会向上传变到心和脾，引起心痛，身体疼痛。《黄帝内经·灵枢》说：三天不停止传变的，就会死亡，夏天死于日落时，冬天死于夜半后。

胸膈闭塞，饮食不下，那么邪气必在胃腑。如果病邪在胃腑上部，就用刺法来抑制住它继续上逆；如果病邪在胃腑下部，就用消散的方法去消灭它。逆气侵入胃中，就会梦见饮食。胃中有癖块的人，不适合吃冷食。胃胀的病人，会出现腹满，胃腑疼痛，而且鼻中可闻到一股臭味，不思饮食，大便不通。胃疟，一般在早晨发病，人容易饥饿却吃得很少，就算勉强吃点也会腹胀腹痛，应该刺足阳明胃经和足太阴脾经的横斜的络脉出血。如果脾先患病而传变到胃，病人就会咳嗽不止，严重的还会呕吐长虫。胃气已绝的不治之症，病人舌头发肿，小便带血，大便带红，五天就会死亡。

胃受邪则影响到血就会发病：狂疟，口歪，鼻孔流血，颈肿，唇紧，喉痹，腹部水肿，膝髌肿痛，沿着胸乳部、大腿、伏兔、足胫外侧、足背上都痛，足中趾不能屈伸。足阳明经经气盛就会使身体前面都发热，这是胃气有余，就会容易消化谷物而易饥饿，尿色发黄；足阳明经经气不充足，就会身体前部都寒冷战栗，胃中受寒而胀满。

足阳明胃经，从鼻翼两旁开始，交会于鼻禀中部，再向旁交于足太阳经，向下沿鼻柱外侧，进入上齿龈中，又出来环绕口两旁，环绕嘴唇，在颏唇沟承浆穴处左右相交，折回来循颐后下侧，出于大迎穴，又沿颊车穴，上行到耳前，经过上关穴，沿着发际到达前额。它的一条支脉，从大迎穴前向下行至人迎穴，沿着喉咙，进入缺盆穴，向下穿过胸膈，会属于胃部，联络脾脏。另一条直行的经脉，从缺盆向下经过乳房内侧向下，侠脐两旁，到气街腹股沟动脉部位，即气冲。它的又一条支脉，起于胃的下口即幽门，经过腹里，下到气街中与直行的经脉会合，再从这里向下行经髀关穴，抵达伏兔穴，经过膝进入髌骨中，向下沿着胫骨前外侧，进入足背部，进入足中趾内侧。它的另一条支脉，从膝下三寸处分出，向下到中趾外侧。它的又一条支脉，从足背上入大趾间，出于足大趾末端。足阳明胃经发生病变就会使人脸色发黑，颤抖发冷，哈欠连连，听到嘈杂的声音就会惊恐烦躁，不愿见人，如果病重就会脱了衣服到处乱跑大声高歌，并有腹胀肠鸣症状，这就是足阳明经经气逆乱的病状。

足阳明胃经与足太阴脾经互为表里。如果脾胃实，就会被热邪所伤常常觉得口渴，一直喝水也不解渴；如果脾胃虚，就会被寒邪所伤常常觉得饥饿，吃得过多就会胃疼，四肢也会肿起，腹部胀满膨大，全身发肿。

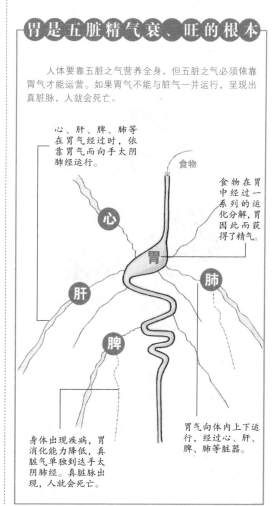

胃是五脏精气衰、旺的根本

人体要靠五脏之气营养全身，但五脏之气必须依靠胃气才能运营。如果胃气不能与脏气一并运行，呈现出真脏脉，人就会死亡。

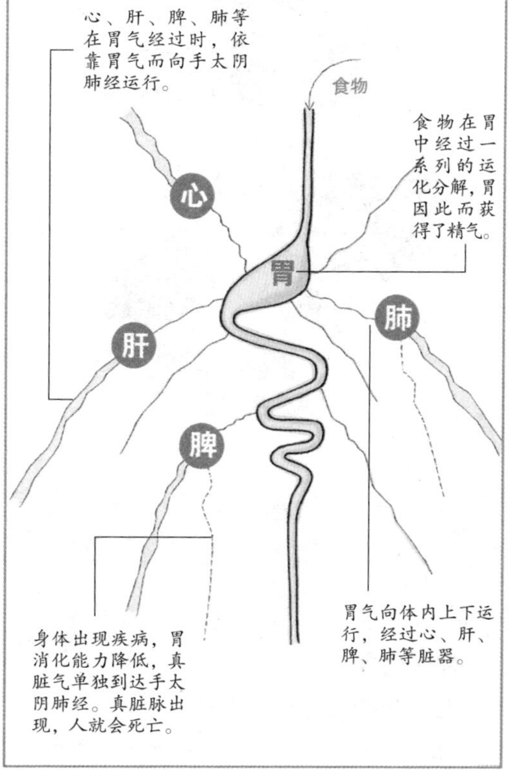
心、肝、脾、肺等在胃气经过时，依靠胃气而向手太阴肺经运行。
食物
食物在胃中经过一系列的运化分解，胃因此而获得了精气。
心
胃
肝
肺
脾
身体出现疾病，胃消化能力降低，真脏气单独到达手太阴肺经。真脏脉出现，人就会死亡。
胃气向体内上下运行，经过心、肝、脾、肺等脏器。

胃虚实第二

胃虚冷

足阳明胃经阳虚会出现右手关上脉象浮取无力的征象。病人会出现腿脚发冷，失眠，目痛，腹痛，耳鸣，忽冷忽热，唇口发干，面目浮肿的胃虚冷症。

◎ 人参散

补胃中虚寒，全身骨节痛，身体消瘦面色枯黄

人参、细辛、甘草各六两，麦门冬、桂心、当归各七分，干姜二两，远志一两，吴茱萸二分，蜀椒三分。

将以上十味草药筛后制成散药，饭后，用温酒送服下方寸匕。

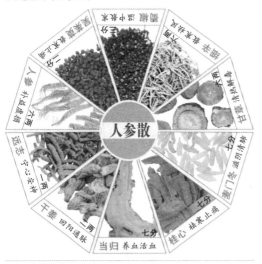

煎药方法		
将以上十味草药筛后制成散药即可。		
服药时间	服药次数	服药温度
饭后	一日三次	常温
主治功效		
本方具有止痛、安神之功效，主治胃中虚寒，身体消瘦之症。		

◎ 补胃汤

治皮肤干燥，少气、口苦

桂心、防风、细辛、柏子、橘皮各二两，川

芎、吴茱萸、人参各三两，甘草一两。

将以上九味药研细，用一斗水煎出汤药三升，分成三次服用。

胃实热

足阳明胃经阳实会出现右手关上脉象浮取搏指有力的征象。病人会出现头痛发热，唇口发干而常呕哕，不出汗，如温疟证候的胃实热证。胃中热病，可灸位于膝下三寸的三里穴三十壮。

◎ 泻胃热汤

射干、茯苓、栀子仁、升麻各二两，蜂蜜、生地黄汁各一升，芍药四两，白术五两。

将以上八味药研细，加七升水煎汁一升半，去掉药渣，又熬两沸，然后再加入一升蜂蜜煎取三升汤药，分三次饮用。老人小孩酌情加减。

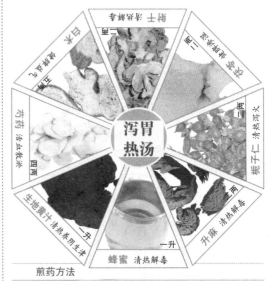

煎药方法		
将以上八味药研细，加入七升水，煎制一升半后去药渣并放入蜂蜜。		
服药时间	服药次数	服药温度
饭后	一日三次	温
主治功效		
本方具有清热、解毒之功效，主治唇口发干、胃中生火之症。		

喉咙论第三

喉咙长约一尺二寸，重约十二两，宽约二寸，与十二时相应有十二层，是通利水谷的道路，神与气从这里上通头顶，下达全身，是脾胃的外在证候。如果喉咙常常觉得如有物哽阻其中，引起发堵、发痒、流涎吐痰，说明六腑中有寒邪；如果喉咙红肿，说明五脏中有热物，使气堵塞不通。如果是寒证就用温通的治法，如果是热证就用发散的治法，既非寒证又非热证，就根据五脏关系进行调理。

反胃第四

反胃时会出现寸口部脉象紧、尺部脉象涩。患者会出现胸中胀满，呕吐，下泻的症状。

脾胃虚冷，命门火衰，不能运化水谷就会导致趺阳脉浮而涩，脉象浮就是虚证，脉象涩就是伤了脾，脾受伤就不会运转，导致胃里留积的食物不消化。

治疗反胃而口渴的处方

泽泻、茯苓、半夏各四两，甘草、桂心各三两。

将以上五味药研细，用五升水煎取汤药二升，分成三次服用。

治反胃，此方特别灵验

生姜、前胡各四两，阿胶一两，大麻仁五合，橘皮三两，吴茱萸四合，桂心三寸，甘草五寸，大枣十枚。

将以上九味药研细，用三升水、二升酒煎取汤药一升七合，分两次服用。

治疗脾胃虚弱的处方

甘草、泽泻、桂心各二两，干姜、橘皮各三两，人参一两，茯苓四两，青竹茹五两，大黄六两。

将以上九味药研细，用八升水煎取汤药三升，白天三次夜间一次，每次七合。

治反胃，胃不接纳饮食，食后就立即呕吐，用大半夏汤方

白术一升，半夏三升，生姜三两，人参二两。

将前四味药研细，加入五升水和一升白蜜煎取汤药一升半，分三次服用。

治疗呕吐不止，反胃，消化不良的处方

泽泻、人参、桂心各二两，甘草、橘皮、黄芪各三两，茯苓四两，大黄一两半，生姜八两，麦门冬三升，半夏一升。

将以上十一味药研细，用一斗二升水煎取汤药三升二合，白天三次夜间一次，一次八合。瘦弱的人一次服六合，已经通利不加大黄。

治疗冷邪留积在胃中导致朝食暮吐，食完后腹中刺痛，反胃的处方

厚朴、甘草、茯苓、细辛、桂心、杏仁、竹皮各二两，橘皮三两，人参一两，前胡八两，槟榔十枚，生姜五两。

以上药研细，用一斗三升水煮至三升汤药即可，分三次服。

治嗳气又吐酸的处方

吴茱萸半斤，人参二两，生姜三两，大枣十二枚。

将以上四味药研细，加六升水煎取汤药二升，每天两次，饭前服用。

治食后吐酸水方，胃冷的人服后立即见效

干姜、食茱萸各二两。

将以上两味药捣筛后制成散药，每次用酒送服方寸匕，每天两次。

治反胃，吃下就吐出，气逆的处方

芦根、茅根各二两。

将以上两味药研细，加入四升水煎取汤药二升，一次服下，下泻后，病便会痊愈。

治吐酸的处方

曲末一斤，地黄三斤。

将以上两味药一起捣烂，然后在太阳下晒干。每次用酒送服三方寸匕，每天三次。

华佗治反胃的处方

雄黄、丹砂、珍珠各三两，朴硝五两，干姜十累。

将以上五味药磨成粉末，用蜜调和成如梧桐子大小的药丸，饭前服三丸。服药后如果出现轻微的烦闷，可适量饮水便可化解，十分有效，不妨一试。

呕吐哕逆第五

关上脉数，病人会呕吐。呕吐病人，一般饭后就立即呕吐，病人的阴脉数而阳脉紧，脉的形状好像刚起床时的样子。寸口部脉象芤而紧，脉象芤是虚证，脉象紧就是寒证，虚与寒搏击，脉象就会变得阴结而迟，病人就会哕气。趺阳脉微而涩，脉微就会引起下利，脉涩就会引起呕吐，不思饮食；趺阳脉浮，胃气虚弱，忧气在下，寒气在上，二气相搏，只出不入，患者就会呕吐，且不思饮食，胃中宽敞后一般就会自己恢复。

如果呕吐而且脉弱，身体有微热，小便通利，气逆，这种情况一般很难治疗。

如果服用汤药时因为打嗝汤药无法入腹的，可将甘草三两加水三升，煎取汤药二升，一次服用完毕就会呕吐了，只是服药后不吐则更好，等症状缓和后，再服用其他汤药，就不再会呕吐，这样汤药也能顺利地流通到全身。生姜是治疗呕吐的良药，呕吐的人可多吃。

◎ 桂心汤

主治呕吐，气逆，腹热，四肢冷痛麻木，三焦不调的处方

桂心、前胡、川芎、甘草、当归、人参、橘皮、石膏各二两，芍药三两，半夏四两，生姜五两，大枣三十枚。

将以上十二味药研细，加水一斗三升下黄芩三两合煎取汤药三升，分三次服用。一方不用黄芩。

◎ 小麦汤

主治呕吐不止

厚朴、人参各四两，甘草一两，青竹茹二两半，生姜汁三合，小麦一升。

将以上六味药研细，加水八升煎取汤药三升，除去药渣，分三次服用。

◎ 前胡汤

主治恶寒发热，膨胀满腹，不思饮食，呕逆，少气，心下结聚，消渴的处方

前胡、甘草、生姜、朴硝、大黄各二两，当归、半夏、麦门冬、茯苓、芍药、石膏、滑石、瓜蒌根、黄芩、附子、人参各一两。

将以上十六味药研细，用水一斗二升煎取汤药六升，分四次服用。

◎ 猪苓散

治呕而膈上寒

猪苓、白术、茯苓各三两。

将以上三味药制成散药，每天三次，每次用汤水送服方寸匕。口渴的人，可多饮水。

◎ 小茯苓汤

主治气上冲而逆气，心中烦闷的处方

茯苓、桂心各五两，生姜一斤、半夏一升。

将以上四味药研细，加水八升煎取汤药二升半，分三次服用。如果有少气症状，加入甘草二两。

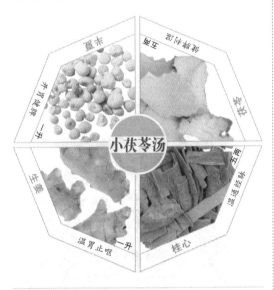

小茯苓汤

煎药方法

将以上四味药研细，加水八升煎制即可。

服药时间	服药次数	服药温度
饭后	一日三次	温

主治功效

本方具有开胃、解表之功效，主治胃湿、腹胀、心中烦闷之症。

◎ 犀角人参饮子

主治呕逆，邪风热，胃虚，饮食不下

犀角、人参各三两，粟米一合，薤白五两。

将以上四味药研细，加水四升半煎取汤药一升七合，加入大米煮熟，分四次食用。

◎ 枇杷叶汤

治呕哕的处方

枇杷叶八两，人参一两，橘皮一分，胡麻仁八合。

将以上四味药研细，用水一斗煮枇杷叶，取五升药汁，再加入其他三味药一起熬取汤药三

升，最后加入麻仁服用。

◎ 生姜汤

治气厥，呕哕，呼吸困难的处方

人参、前胡、桂心、甘草各一两，生姜二两，豆豉一升，半夏八两。

将以上七味药研细，加水九升煎取汤药三升，分三次服用。

治食后即吐的处方

大黄四两、甘草二两。

将以上两味药研细，加水三升煎取汤药一升半，分两次饮用。

治恶心的处方

取一升苦瓠穰和子，研碎，用三升酒水来熬取一升汤药，一次服完。一会儿后就会呕吐并泻痢出恶物。

艾灸治疗呕吐

	症状	取穴（或部位）	灸量
治吐逆	呕而不能饮食	心俞	一百壮
	不得下食，今日食，明日即吐	膈俞	一百壮
	不能下食	胸堂	一百壮
	不能饮食	巨阙	五十壮
	食物不在胃中停留	胃管	一百壮，重复三次
	饮食后立即吐出	脾募（即章门穴）	一百壮，重复三次
	宿汁吞酸	神光（又名胆募）	一百壮，重复三次
	霍乱吐血	手厥阴心包经上的穴位	五十壮
	嗳气，干呕，膈中气闭塞	腋下聚毛之下附肋宛曲中	五十壮
	嗳气，干呕，呕逆	石关穴	一百壮

噎塞第六

《古今录验》中记载：五噎，即气噎、忧噎、劳噎、食噎、思噎。气噎，指上下不通，嗳气，心悸，胸胁苦痛；忧噎，指阴天时就厥逆，心下悸动，手足逆冷；劳噎，是指气膈，胁下支撑胀满，胸中填塞，手足逆冷；食噎，是指吃食物引起胸中堵塞闷痛，气喘；思噎，是指心中悸动，健忘，视力下降。这些都是由于忧虑与恼怒，导致寒气向上侵入胸胁所致。

◎ 五噎丸一

主治五种气使人噎的处方

桂心、防风、人参、甘草、半夏、小草、附子、细辛各二两，食茱萸、芍药、乌头、紫菀、干姜各六分，枳实一两。

将以上十四味药研为粉末，用蜜调制成如梧桐子大小的药丸。每天三次，每次用酒送服五丸。如果效果不显著，就加到每次十五丸。乌头与半夏相反，但去掉一味相合即可。

◎ 五噎丸二

主治胸中痼冷久寒呕逆，逆气，饮食不化，气郁的处方

干姜、食茱萸、桂心、蜀椒、人参各五分，细辛、茯苓、白术、附子各四分，橘皮六分。

将以上十味药研磨成粉，用蜜调和成如梧桐子大小的药丸。每天三次，每次用酒送服三丸。如果效果不显著，就加至每次十丸。

◎ 竹皮汤

主治噎气而不能出声的处方

竹皮、细辛各二两，生姜、通草、甘草、人参、桂心、茯苓、麻黄、五味子各一两。

将以上十味药研细，用水一斗煮竹皮，减去两升，然后除去竹皮加入其他药，一起煎取汤药

三升，分三次饮用。

◎ 干姜汤

主治饮食之时噎气的处方

干姜、石膏各四两，桂心、桔梗、人参各二两，半夏、小麦各一升，吴茱萸二升，赤小豆三十粒，甘草一两。

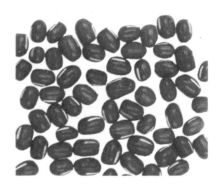

赤小豆

将以上十味药研细，加五升酒和一斗水煮枣二十枚，然后去掉枣加入上述药物，熬取汤药三升，分三次服用。

◎ 通气汤

主治胸满气噎的处方

桂心三两，半夏八两，生姜六两，大枣三十枚。

将以上四味药研细，加水八升煮取汤药三升，分成五等份，白天三服，夜间两服。

◎ 羚羊角汤

主治饮食不下，气噎不通的处方

羚羊角、橘皮、通草各二两，厚朴、吴茱萸、干姜各三两，乌头五枚。

将以上七味药研细，加水九升煎取汤药三升，分成三等份，每天三服。

治疗误吞异物之偏方

处　方	用　法
治疗忽然噎着的处方	喝蜂蜜，食物自会下咽。
治疗诸噎方	可经常食用干粳米饭，就会不噎着了。
治疗哽咽方	用虎骨末如狸骨，服用方寸匕。
治疗鱼骨噎在喉咙方	取如鸡蛋黄大的饴糖丸，吞下。如果不下，又吞丸，逐渐加大丸，可增到十丸。
治疗误吞钱方	艾蒿五两，用五升水煮取一升，一顿服下，钱易下。
治疗误吞金银方	白糖二斤，一顿渐渐食下，多食更好。
治疗误吞钗方	将韭菜蒸熟不要切，食一束即出。或生麦叶筋缕如韭法，皆可用。
治疗误吞铜铁而哽者方	烧铜弩牙令赤，内酒中，饮之立愈。
治疗误吞针方	取悬针磁石末，饮服方寸匕，即下。

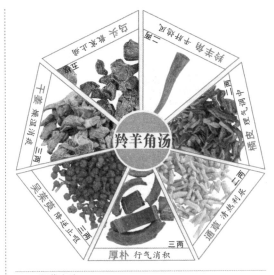

羚羊角汤

- 羚羊角 平肝去热 二两
- 桔梗 下气开胸膈 二两
- 橘皮 理气调中 三两
- 通草 清热利尿 二两
- 厚朴 行气消积 三两
- 吴茱萸 降逆止呕 三两
- 干姜 温中消痰 三两

煎药方法

将以上七味药研细，加九升水煎制即可。

服药时间	服药次数	服药温度
饭后	一日三次	温

主治功效

本方具有平肝、理气、消积等功效，可治疗饮食不下，心肺生热之症。

胀满第七

患有腹胀的病，喜按的，是虚证，拒按的，是实证。腹中胀满不能减轻，即使腹中胀满减轻也不舒服，这应当取下法。舌黄没有下利的，下利后黄色就会自然消除。腹胀当时减弱后，又会如原来一样胀，这是寒，应当用温药。腹胀，口中苦而且发干，是腹间有水，这是饮；趺阳脉象微而弦，应当是腹中胀满，如果不胀满的，必定下部闭塞，大便艰难，两胁下疼痛，这是虚寒；气从下向上，应当用温药服下就会痊愈。腹中胀满转为疼痛，而移向小腹，这是要下利。一说，腹中疼痛，如转为气向下趋向小腹，这样就会下利。或说，腹中疼痛，如果转为气向下趋奔小腹，是将会自利。

◎ 温胃汤

主治胃气不平，时时胀咳，不能饮食的处方

附子、当归、厚朴、人参、橘皮、芍药、甘草各一两，干姜五分、蜀椒三合。

以上九味药分别研细，用九升水煮取三升，分成三服用。

◎ 大半夏汤

主治胃中虚冷，腹满塞，下气的处方

甘草、附子、当归、人参、厚朴、茯苓、枳实各二两，半夏一升，大枣二十枚，桂心五两，生姜八两，蜀椒二百粒。

将以上十二味药分别研细，用一斗水煮取三升，分成三服用。

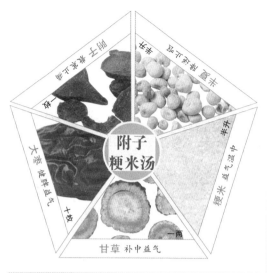

附子
粳米汤

甘草 补中益气

煎药方法

以上五味药分别研细，用八升水煮熟即可。

服药时间	服药次数	服药温度
饭后	一日三次	温

主治功效

本方具有降逆、止呕、补脾等功效，可治疗腹中有寒，呕吐之症。

◎ 附子粳米汤

主治腹中有寒气，胀满肠鸣切痛，胸胁逆满，呕吐的处方

半夏、粳米各半升，甘草一两，大枣十枚，附子一枚。

以上五味药分别研细，用八升水煮熟米，去渣，一服一升，每日三服。《集验》加干姜二两。

◎ 厚朴七物汤

治腹满气胀方

仲景说：治腹满，发热数十日，脉浮数，饮食如故的。

甘草、大黄各三两，大枣十枚，枳实五枚，桂心二两，生姜五两，厚朴半斤。

将以上七味药分别研细，用一斗水煮取五升，去渣，加入大黄煮取四升，服八合，每天三服。呕逆的，加半夏五合；下痢的，去大黄；寒多的，加生姜到半斤。

❀ 痼冷积热第八

如果人中了寒邪，就会流鼻涕、口干燥、打哈欠，下利，打喷嚏，严重的还会发热，这是因为里虚。如果中寒邪，人的脉象沉而弦；如果脉象双弦的，是寒证。脉数而弦的，应当祛除患者的寒气。脉弦的情况如张弓弦，按起来沉稳不动。脉迟的为寒，脉涩的无血，寸口脉微弱，尺中脉紧而涩，脉紧就是寒，脉微就是虚，脉涩就是血不充足，所以知道发汗之后再泻下。脉双弦而迟的，心下坚实。脉大而紧的，是阳气中有阴邪，可以取下。右手寸口脉弦的，就是胁下拘挛引急而疼痛，患者寒冷且恶寒。

◎ 大建中汤

主治心下两胁寒痛，呕吐不能饮食，饮食下

咽后好像腹中寒气向上冲，上下疼痛的处方

蜀椒二合，人参二两，干姜四两，饴糖一升。

将以上四味药研细，加水四升煎取汤药二升，去渣加入饴糖，用微火煮取一升半，分成三份。服汤间隔如煮三斗米饭的时间，可辅助食用粥二升左右，服后注意保暖。

◎ 曲末散

主治心腹寒冷痼块的处方

桂心、干姜各三两，蜀椒、吴茱萸各二两，曲末三升，白术五两。

将以上六味药碾成粉末后，捣筛成药散。空腹，用酒饮服方寸匕，每天两服。连服五剂，寒气顿消。无禁忌。

◎ 露宿丸

主治伤寒，寒气入心，呕逆，饮食不化的处方

附子四两，礜石四两，乌头四两，桂心四两。

将以上四味药碾成粉末，加入蜂蜜制成如黄豆大小的药丸。用酒送服三丸，每天三服，逐渐加至十丸。药性寒凉，宜冷食饮。

◎ 生地黄散

主治风眩，脐下冷，手足发冷，胃寒。可健胃，补中益气，怀子的神验处方

生地黄（榨汁）十五斤，大豆三升半，乌头一百五十枚。

将以上三味药研细，先用一斗半酒和地黄汁浸乌头，滤渣，取出晒干，用汁又浸，然后晒干，至汁完全用完，药就制成了。刚开始用酒送服二豆，慢慢增加到二十豆。如果患病空腹服用，无病则先吃点东西再服用。此药使人食欲大增，补中益气，易于怀子，长牙，白发变黑。

主治寒证的处方

马蔺子九升，空腹服一合，每日三次，服完后一会儿，用饮食压，服到愈为止。

治积年冷病处方

蜀椒二两，香豉一升。

先将蜀椒捣为末，然后和香豉一起又捣三千杵。用酒送服下如梧桐子大小七丸，每天一服。

◎ 匈奴露宿丸

主治寒气入体的处方

桂心、干姜、附子、礜石各二两。

将以上四味药碾成粉末，加入蜂蜜制成如梧桐子大小的药丸。每天三次，一次服十丸。

◎ 茱萸消石汤

主治不思饮食，久寒的处方

吴茱萸八合，生姜一斤，硝石一升。

将以上三味药研细，将一斗酒用水稀释到二斗，煮药取四升。服用二升后，病自然就会消除，病好后可不再服药。病初下如米泔，后如污泥，如果如沫渣呕吐，又可以服下。

◎ 赤丸

主治厥逆寒气的处方

桂心、茯苓各四两，附子、乌头各二两，射罔如大枣一枚，细辛一两。

将以上六味药碾成粉末，先用蜜调和成如麻子大的丸，再用真朱上色，空腹酒服一丸，白天一服，夜间一服。如果药效不显著，可增加到二丸。

◎ 半夏汤

主治心腹发冷，胸满胀气的处方

半夏一升，生姜八两，桂心四两。

将以上三味药研细，加水七升煎取汤药二升，每天三服，每次服用七合。

◎ 大黄附子汤

主治胁下疼痛，发热的处方

大黄、细辛各三两，附子三枚。

将以上三味药研细，加水五升煎取汤药二升，分成两次服用。

跌阳脉迟而浮，迟就是寒疝，脉虚浮说明有风。寸口脉象紧而弦，脉象紧说明不思饮食；脉

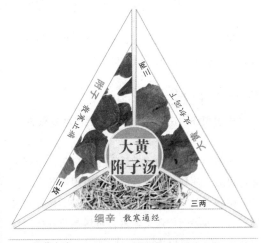

煎药方法		
将以上三味药研细，加水五升煎取汤药即可。		
服药时间	**服药次数**	**服药温度**
饭后	一日两次	温
主治功效		
本方具有攻下、止痛、散寒等功效，可治疗胁下疼痛、身体发热之症。		

象弦说明卫气不运行，容易得恶寒，弦与紧相结合表示寒疝。如果身体瘦弱的人肚脐周围疼痛，那么肯定得了风冷，这样谷气不行必定就会上冲，如果不上冲的，心下就有痞。

◎ 生姜汤

有温中下气的功效

生姜一斤，桂心四两，甘草三两。

将以上三味药研细，加水六升煎取汤药一升半，每天三服，每次服用五合。

◎ 甘草汤

主治瘦弱、惊恐的处方

甘草、生姜、五味子各二两，人参一两，吴茱萸一升。

将以上五味药研细，先加水四升煮沸吴茱萸，去渣后加入其他四味药，煎取汤药一升六合，分成二服。

◎ 五石汤

主治胃热，热病后仍发热，烦闷，口渴的处方

赤石脂、寒水石、硝石、龙骨、牡蛎、甘草、黄芩、瓜蒌根各五分，石膏、知母、桂心各三分，大黄二分。

将以上十二味药研细，用水七升煎取汤药三升，分成四服，白天三服夜间一服。

◎ 乌头桂枝汤

主治腹痛，逆冷，寒疝，手足麻木的处方

乌头五枚，白蜜一斤。

先将乌头除去角，然后用蜜煎乌头，煎到一半再去渣，用桂枝汤五合混合，服用一升左右。刚开始服用时，先服二合，如果药效不显著，再服三合，如果药效还不显著，可增加至五合。直到病有好转才可停止服药。

如果人患有大热病，都必须诊脉。如果高热热病就不能完全依据处方用药，而要根据实际病情用药。大热难耐的，要两三倍用药。高热难退的，十倍用药才可控制住病。

◎ 朴硝煎

金、石膏各二两，朴硝一斤，芒硝八两，寒水石四两。

先将朴硝和芒硝加入八升汤中搅到完全溶解，然后密封一夜，次日，将该汤置于铜器中，接着将寒水石和石膏捣碎如一般豆粒，放入绢袋中，跟着放入盛有汤的铜器中，用微火煎，等这上面有沫起，就把汤急下泻在盆中，等到凝结后取出，置于烈日下晒干。上火闷热的人，服用方寸匕，白蜜一合和冷水五合，搅和到全消，一顿服下，每日三服，热定即止。五脏热及身体发热，脉眩急的，可针灸第十四椎棘突肾俞与脐相对处，五十壮。老人和小孩酌情加减灸的壮数，如果是虚寒，可增到一百壮。

◎ 细丸

主治寒热结塞不流利的处方

大黄、葶苈各三两，杏仁、巴豆各三分，香豉三合。

将以上五味药碾为粉末，加蜜制成如梧桐子大的药丸。饮服二丸，每日一服。

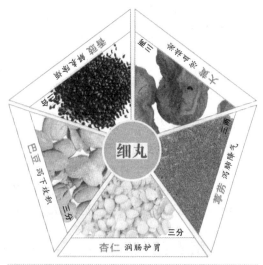

细丸

大黄 寒热可除 三两

葶苈泻肺降气 三两

杏仁 润肠护胃 三分

巴豆 泻下宿积 三分

香豉宣散解郁 三合

煎药方法		
将以上五味药碾为粉末，加蜜制成如梧桐子大的药丸即可。		
服药时间	**服药次数**	**服药温度**
饭后	一日一次	温

主治功效

本方具有解表、润肠、消积等功效，可治疗热结塞而不流利之症。

肺脏

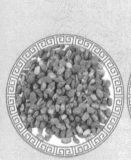

淡豆豉

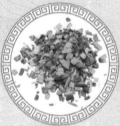

桂枝

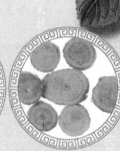

黄芪

肺脏脉论第一

肺的经脉是手太阴经，与手阳明经互为表里，在五行中属金。肺是五脏的顶棚，相当于相傅，肺主魄，魄是藏在肺里所有物质的精华，与精一起出入。鼻是肺功能的外在体现，肺之气通于鼻，通过鼻子就能体会到香臭的气味。肺脏的脉象为浮脉，肺气在季夏开始上升旺盛，直到秋季才会达到旺盛的顶峰。秋季是草木开始枯黄的季节，但是秋风气爽，秋气依存，此时的脉象是微浮的。秋天的脉象浮，由于秋脉为肺脉，属西方金，此时万物收成，因此其气之来轻虚而浮，来时急，去时散，因此说浮，如果与这种脉象相反的，说明身体患病了。如果肺脉来时忽上忽下，如鸟的羽毛排列，说明肺有疾患；如果肺脉来时如羽毛浮在半空中，这种脉象是肺死症的表现；如果肺脉来时如被微风吹动而上下翻飞的树叶，这叫平肺脉。若阳气不能下降，阴气又不能

四时脉象太过与不及的表现

正常的四季脉象应为春弦、夏钩、秋毛、冬石。但是有时候也会出现太过与不及的情况，太过会表现为体表的疾病，不及会表现为体内的疾病。

火
夏气在心
太过：脉气来时盛去时亦盛。
不及：脉气来时不盛去时反盛。

太过 脉来时如水流

木 春气在肝
太过：脉气来时实而强。
不及：脉气来时不实为微。

土 长夏气在脾
不及 脉来时如鸟喙

金 秋气在肺
太过：脉气来时毛而中央坚，两旁虚。
不及：脉气来时毛而微。

冬气在肾
火
太过：脉气来时如弹石。
不及：脉去时虚而似数非数。

上升，邪气就会乘虚而入。阴气被外邪所侵就会紧缩，阴气紧就变为战栗，阳气被外邪所侵就会收敛，阳气敛就会恶寒，战栗与恶寒相逼迫，人就会患疟疾。如果早晨被邪气所侵，人就会在早晨发病；如果是傍晚被邪气所侵，人就会在傍晚发病。

脏腑有远近，脉象也有迟数，肺气的运行也自有其度数和规律。如果这时卫气应当内陷却反而在上，就会使人肤色苍白，而营气应当上升却反而在下，就会伤害下焦。中焦有所恶就会表现出来，有所善则藏匿在里。阳气下陷，阴气就温热，阳气反而在下，阴气反而在顶峰。

肺有三斤三两重，六叶加两耳，共八叶。肺气运行在紫宫，上出于颊，下出于鼻，流回到肺中，它的盛衰表现在毛发，在内主胸，在外主气，与乳相对，右乳为辛属阴金，左乳为庚属阳金。肺藏魄，被称为"魄脏"，又有：气藏于肺中，而魄又居于气中，其病变在液表现为鼻涕，在气表现为咳嗽。如果肺气虚弱就会导致短气，鼻息不通；如果肺气实就会出现气喘，胸满；如果肺气与时令相得就会梦见战争场景；如果肺气虚弱就会梦见白色场景，有人失血过多而死的模样；如果肺气旺盛就会梦见惊恐痛哭；如果邪气侵入肺，会梦见铁、金等东西，或者自己能飞翔。

因为气藏于肺中，而魄又居于气中，如果嬉笑无常必会伤及魄，魄受伤后就会疯癫，发狂，出现面色苍白，毛发干枯，丧失意识，皮肤发黑的症状，一般会在夏天死亡。手太阴经顺畅运行会使皮毛得到润泽，如果手太阴经的脉气不正常，皮肤和毛发就会干枯发黄，皮毛焦枯就会失去津液，津液失去后皮肤骨节就会受伤，皮肤骨节受伤就会使指甲干枯，毫毛折断，这种人气已经死去了，如果在丙日病重，

四时五脏脉象常异的对照

人体脉象会随着不同季节气候冷暖的变化而变化，所以，每个季节都有其对应的常脉与之不相应的脉则是病脉或死脉。

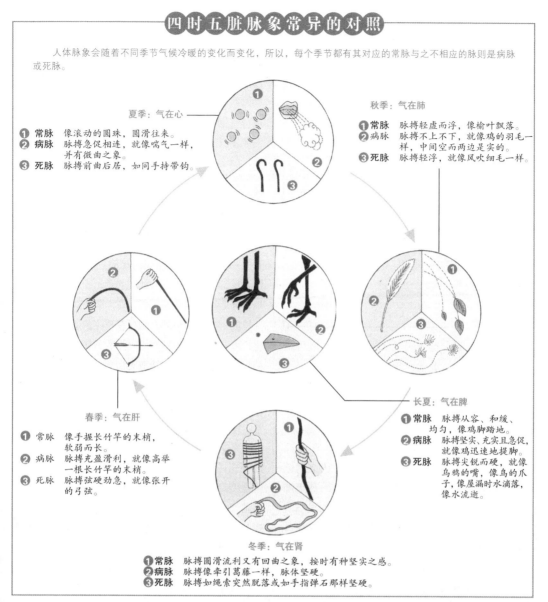

夏季：气在心

① **常脉** 像滚动的圆珠，圆滑往来。
② **病脉** 脉搏急促相连，就像喘气一样，并有微曲之象。
③ **死脉** 脉搏前曲后居，如同手持带钩。

秋季：气在肺

① **常脉** 脉搏轻虚而浮，像榆叶飘落。
② **病脉** 脉搏不上不下，就像鸡的羽毛一样，中间空而两边是实的。
③ **死脉** 脉搏轻浮，就像风吹细毛一样。

长夏：气在脾

① **常脉** 脉搏从容、和缓、均匀，像鸡脚踏地。
② **病脉** 脉搏坚实、充实且急促，就像鸡迅速地提脚。
③ **死脉** 脉搏尖锐而硬，就像乌鸦的嘴，像鸟的爪子，像屋漏时水滴落，像水流逝。

春季：气在肝

① **常脉** 像手握长竹竿的末梢，软弱而长。
② **病脉** 脉搏充盈滑利，就像高举一根长竹竿的末梢。
③ **死脉** 脉搏弦硬劲急，就像张开的弓弦。

冬季：气在肾

① **常脉** 脉搏圆滑流利又有回曲之象，按时有种坚实之感。
② **病脉** 脉搏像牵引葛藤一样，脉体坚硬。
③ **死脉** 脉搏如绳索突然脱落或如手指弹石那样坚硬。

那么在丁日就一定会死去，因为火克金。丙丁在五行上属火，而肺属金。

秋天属金，肺气旺盛，正常的脉象是平脉，微涩而短。如果是沉濡而滑的脉象，那么说明肾邪在侵害肺脏，由于肾水为肺金之子，子袭母位，此为实邪，就算有病也会自己痊愈，无须烦心；如果是大而缓的脉象，那么说明脾邪在侵害肺脏，由于脾土为肺金之母，母居子位，此为虚邪，就算有病治疗起来也相当容易；如果是弦细而长的脉象，那么说明肝邪在侵害肺脏，由于肝

木是肺金所克者，木侮金，此为微邪，就算有病也会立即痊愈；如果肝邪侵害肺脏，那一般没有大碍；如果是浮大而洪的脉象，那么说明心邪在侵害肺脏，由于心火是肺金之敌，火克金，此为贼邪，一般很难救治。

肺脉来时，轻若微风吹动鸟背上的羽毛，在呼气一次的时间内肺脉搏动两次为平脉，搏动三次为离经病，搏动四次是脱精的证候，搏动五次为死症，搏动六次就会命绝，这是从手太阴肺经表现出来的证候。右手关前寸口部位脉象阴绝的

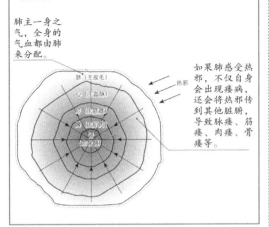

肺对脏腑的影响

肺在人体中具有重要作用，全身气血都由它来分配，所以，如果肺感受邪气，不仅自身会发生病变，其所主的皮毛也会发生病变，还会将这种邪气传到身体其他脏腑。

肺主一身之气，全身的气血都由肺来分配

热邪

如果肺感受热邪，不仅自身会出现痿病，还会将热邪传到其他脏腑，导致脉痿、筋痿、肉痿、骨痿等。

肺（主皮毛）
心（主血脉）
肝（主筋膜）
脾（主肌肉）
肾（主骨髓）

病人，是无肺脉，会患短气咳逆的病苦，喉中堵塞，嗳气，呃逆。其治疗须取刺手阳明大肠经上的穴位。右手关前寸口部位脉象阴实的病人，这是肺实证，会患短气的病苦，胸中胀满，牵动两肩，其治疗应取刺手太阴肺经上的穴位。

肺脉下实上虚，浮而喘，多半是由于惊吓后有积气积留在胸中；肺脉喘而虚者，大多是因为醉后行房所引起的，称为肺痹寒热证。如果肺脉表现得特别缓慢，说明这是多汗证；如果肺脉表现得微缓的是痿漏偏风证，除了头部，身体各部位汗流不止；如果肺脉特别大的是胫肿证；如果肺脉特别小的是消化不良；如果肺脉微小的是消渴证；如果肺脉特别滑的是气急上逆，右肋肿块，发热恶寒，胸闷呕逆，咳嗽并带有脓血；如果肺脉微大的是肺痹证，怕见光；如果肺脉表现得特别急速说明是患有癫痫病；如果肺脉是微急的说明是患有热证肺寒，缓则就会表现出咳嗽唾血，慵懒，腰、背、胸部不适，鼻塞不通的症状；如果肺脉微滑的是出血证；如果肺脉濡而散的，是患有漏汗的病漏汗又作灌汗，指汗出如水，泄漏不止，这种病大多是因为阳虚，这种脉来时绝对不能用散发汗来治疗；如果肺脉特别涩的是呕血证；如果肺脉微涩的是溃疡证；如果肺脉搏坚而长的，是患有唾血的病。

如果肺实热就会胸满，喘逆；如果肺有病，则鼻孔张开；如果肺之阳气盛就会梦见惊恐的场面；如果肺之阴气盛就会梦见发大水；如果肺虚且寒就会咳嗽不止，短气、下利连连。肺在变动上属咳，在声属哭，在志属忧，所以忧必伤肺，精与气同入于肺就会悲伤不已。肺与秋相应，在五味上主秋，如果在秋季时吃下过多的辛辣之味，就会导致痞结胀满而咯血；以及因为饮食没有节制而患病的，其治疗应取刺手太阴肺经的合穴即尺泽，所以说伤于五味太盛者应取治合穴。

十二经脉中，唯有手太阴肺经可以一直跳动而不停止，这是因为胃之脉是足阳明经，而胃又是五脏六腑的营养储存和消化的场所，胃脉诊候部位在足趺阳脉上，大趾间向上行三寸，骨缝中即是，胃是收纳水谷的场所，在六腑中，胃是位于第一位的。五味入口后，储存在胃中，通过脾脏的运化，将五味转化为精微用以滋养五脏的精气，胃之精气向上传输到肺，转变为清气，即肺气，肺气依照太阴经来运行，它的运行与呼吸一致，所以人呼一次则脉搏动两次，吸一次脉也搏动两次，只要呼吸不停，脉也就会不停地跳动。

冬天被病邪所侵入，导致肺病的，一般要到夏天病邪才会离去。病在肺脏，下午五时三刻病情会有所缓解，到了中午就会加重，夜半之时，病情又会缓解。病先从肺上发作的，开始时会出现咳喘，三天之后就会传到肝脏，然后就会出现支撑胀满，胁痛的症状，四天之后就会传到脾脏，跟着出现身体闭塞不通的症状，五天之后就会传到胃腑，紧接着出现腹胀的症状。如果十天还不能治愈的，一般就会死亡。

一旦肺有问题，一定会出现逆气咳喘，腰背疼痛，汗流不止的症状；如果肺虚，就会出现短气，呼吸困难，耳鸣，喉咙干燥的症状。要想治疗好此病应该针刺手太阴肺经和足太阳膀胱经的外侧，厥阴经的内侧，要有出血。

肺病发生时，病人的面色苍白，身体寒，咳嗽不止，如果脉象微迟的还可以救治，可以服用五味子大补肺汤、泻肺散，在夏天可针刺鱼际穴、在春天可针刺少商穴，要用泻法；在冬天可针刺尺泽穴，在秋天可针刺经渠穴，在季夏可针刺太渊穴，要用补法；也可艾灸膻中一百壮，艾灸背部第三椎棘突下的肺俞穴二十五壮。病邪在肺，就会出现皮肤酸痛，发寒，气喘出汗，咳嗽剧烈等症状。肺有病则身体就会发热，咳嗽短气，唾出脓血，其脉象应当是短涩的，而现在的脉象反而浮大；其色应当是白色而反显红色，这就是火克金，是特别逆反的症状，十成会死而无救治。这种病的治疗应针刺胸部外侧的中府穴和云门穴，以及背部第三椎棘突旁的肺俞穴，然后针刺任脉的天突穴，这样就可以散去肺中的邪气。

在身体寒冷的时候又吃了冰冷的食物就会伤及到肺，由于这两种寒冷相感应，使身体里外都受伤，就会出现气逆而上行的证候。肺受伤而身体又疲劳，就会咳嗽唾血，其脉象细、紧、浮、数的，都会吐血，这是因为急躁发怒而导致的病，肺受伤后气壅闭所致。肺胀的病人，虚而满，喘咳，眼睛像脱出的模样，其脉浮大。肺被风邪侵害，就会出现口干舌燥，气

喘，晕眩，身体沉重等症状。肺脏有水滞留，身体就会浮肿而大便溏泻，小便难。肺被寒邪所侵害，就会流脓涕。

如果肺中有积液，脉象就会浮而毛，身体就会出现胁下疼痛，气逆，腰背疼痛，气短、健忘，生痛等症状，严重的皮肤会时时作痛，时时作痒，如虫移行的感觉，更严重的有针刺的感觉，面色发白。这些症状就算秋天好了，一到夏天病情又会加剧。肺中的积液名叫息贲，在右肋下，久治不愈，恶寒，气逆喘咳，发作肺痈。这种病一般在春天发作，这是为什么呢？心得病就会伤害到肺，肺病就会传到肝，而春天恰好是肝气的旺季，由于肝气旺而不受病邪，所以肺会将病邪还给心，心肯定不肯接受，病邪也只能在肺中积聚留结，因此，春天是息贲病的高发期。

肺得疟疾，病人就会心寒，寒到极点又会发热，发热时还会出现惊恐的症状，好像被可怕的东西追赶，此症可用恒山汤来治疗。如果患者原来声音洪亮，突然声音沙哑，说话十分吃力，而

鼻穴与身体的对应

诊断疾病时，观察鼻部周围颜色的变化是其中重要一环，要想诊断准确，首先必须明确鼻部不同穴位与身体的对应关系。图中左侧穴位与右侧相同。

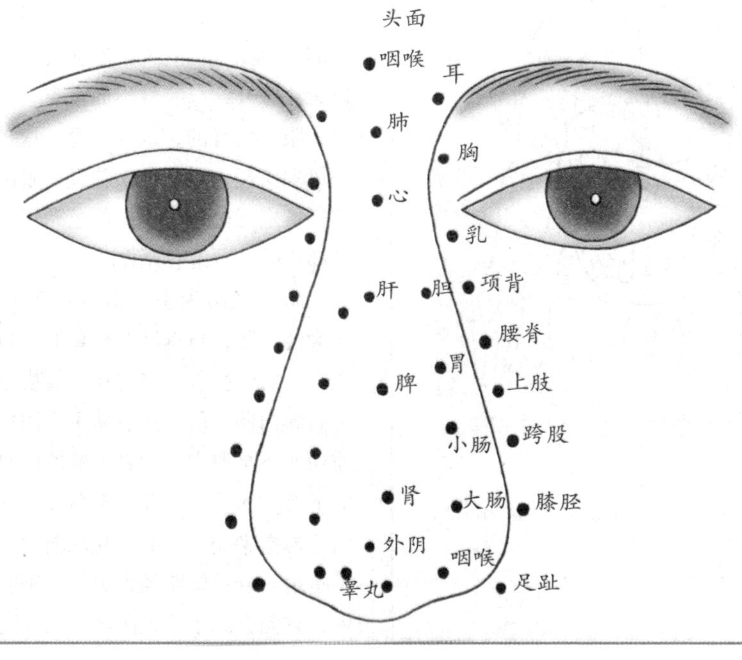

与平常相反，有人招呼他，他也不愿意管理，就算还没有生病，这种情况也不会持续太长时间就会病倒了。这其实是从声音上来诊断肺病，疾病的表里是一致的，由表及里地推断病因，并根据病因进行治疗，就能药到病除了。

肺主管鼻，鼻是肺功能的外在表现形式。在五色中肺为白色，正常的肺脏是白色，白色像猪油样是最好的。一个人肩部和胸部的端正与倾斜，薄与厚，肺脏都与之相应。皮肤纹理粗糙的人，肺就大，肺大，容易虚寒，多饮，喘鸣，也容易使人患喉痹、胸痹和气逆之类的病；皮肤白皙，纹理细密的人，肺就小，肺小，不会使人喘

手太阴肺经循行路线

手太阴肺经的循行路线：起于中焦（1），下络大肠，还循胃口（2），上膈（3），属肺（4）。从肺系横出腋下（5），下循臑内（6）行少阴、心主之前，下肘中（7），循臂内上骨下廉（8），入寸口（9），上鱼（10），循鱼际（11），出大指之端（12）。另外，手太阴肺经还有一分支：从腕后，直出次指内廉，出其端。此经脉联系的脏腑：肺、胃、大肠、肾。

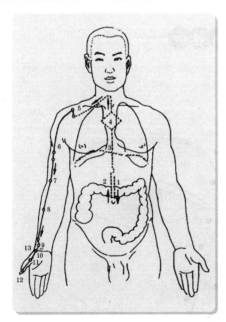

名词解释
肺系：指喉咙。
臑内：指上臂。屈侧称臑内，即肱二头肌部；伸侧称臑外，即肱三头肌部。
心主：指手厥阴心包经。
廉：指侧边而言。

息。肩背部肌肉松弛的人，肺脏就柔弱，肺脏柔弱的，就容易被热邪伤害，出现喘息，鼻衄的症状；胸膺突出，两肩高耸而咽喉内陷的人，肺的位置就会偏高，肺位偏高，高则实，实则热，气机就会上逆，使人咳喘；肋骨偏斜而稀疏的人，肺脏偏斜不正，肺脏不正的，容易使人出现胸痛和鼻病；背胸肌肉厚实的人，肺脏端正，那么肺气和顺通畅，人就不易被邪气所伤；胁部张开，两腋内收的人，肺的位置就会偏低，肺位偏低，就会使人出现胁下疼痛、鼻塞、气壅、流涕、生息肉等症状；肩背肌肉发达的人，肺脏就结实，肺脏坚实，人就不容易咳逆上气。

如果人的各脏腑在皮肤的反射区部位出现突起或凹陷的，那么说明肯定该脏腑有疾病正在发生。阳明大肠经为肺在皮肤的反射部位，肺气在阳明大肠经中流通，外部也随之而呼应它。浮清为外，沉浊为内；阴主管其内，阳主管其外；虚则补之，实则泻之。如果病邪从体内向外而出，那么它的反射区就会凹陷，从内而出的，先治阴后治阳；如果病邪从外侵入体内，那么其反射部位就会突起，此时应该先治阳后治阴。

人的身体健康与否，五脏神色都会先显现在外面。如果人的肺有病，鼻孔就会张开而且干枯；如果肺死，鼻子就会呈青黑色，鼻孔紧闭，鼻梁也会塌陷；如果面颊上突然出现如拇指般大小的红色黑痣，病人必然会突然死亡。病人一旦口无法张开，只有气出而没有气入，而且脸色发白，眼睛发青的，这叫乱经。这是因为饮醉酒后被风邪所侵，风邪进入肺经，眼睛就发青，如果这样肯定无药可医了。脸色蜡黄，眼睛发白像枯骨那样的，一定会死亡。

肺的经脉为手太阴经，起于中焦腹部，向下缠绕大肠，再返回循行胃的上口，向上经过膈肌，入属于肺脏，接着从气管横走出腋下，沿着上胳膊内侧下行，然后从手少阴经与手厥阴经的前面，下至肘内，顺着前臂的内侧，经掌后高骨的下缘，入寸口，前行至鱼际，并沿着其边缘，出于拇指尖端。它的分支从腕后直达指内侧，出于指端。合手阳明经为表里，阳明经之本在肘骨中，它们会同于手太阴经。手太阴经的支络名列

缺，起于腕上分间，与太阴经直入掌中，散入于鱼际，它的支脉走手阳明经。

若肺生病，病实则大肠热，热则手掌红锐突起，突起则阳病，阳脉反逆大于寸口三倍。其发生病变后，就会咳嗽，掌心发热，口渴，心烦躁，气逆，胸胀闷。手太阴经的脉气旺盛有余就会出现肩背痛，中风；手太阴经的脉气虚弱则大肠寒，寒就打哈欠，小便遗数，小便数则是阴病，阴脉反而比寸口脉小一倍，病则肩背寒痛，气短不足供应呼吸，季肋空痛，小便变色，终至于大小便不禁。

肺脉在季节上对应秋季，在五色上对应白色，在五行上属金，主管手太阴经脉，在秋天灸刺五输穴之经穴和腧穴。秋天是肺、大肠易患白气狸病的时节，原因是病邪从太阳经侵入手太阴经，太阴经受淫邪之气，则导致经络壅滞，毫毛皮肤绷紧，如果发汗泄气而生邪，那么脏腑就会被湿气所伤，一旦在秋天受到病害，如果肺虚

就会被阴邪所伤，寒热不定，损肺伤气而发生咳嗽，和呕逆；如果肺实就会被阳毒所伤，而出现体热生斑，气喘，多饮等症状。

秋季金气开始旺盛，肺将收杀，金将比火更旺，阳气渐渐收敛，阴气开始旺盛，湿气侵入人体，阴气未盛而无法深入。所以可针刺腧穴来泻除其阴邪，取合穴来虚其阳邪，此时阳气始衰，所以取合穴。其脉本在寸口之中，掌后两筋间二寸中，与腋下动脉相呼应，其脉根于太仓，太仓在脐上三寸，即一夫，指将患者食指、中指、无名指和小指并拢，以中指中节横纹为准，四指横量作为三寸的方法。手太阳肺经的筋，起于手的大拇指之端，沿指上行，结聚于鱼际部之后，经过寸口的外侧，沿臂内结聚于肘中，再上行于臑部内侧，进入腋下，出于缺盆，又结聚于肩髃前方，然后上行结于缺盆，再下行结聚于胸里，分散而贯穿贲门下部，与手厥阴经的筋相合后，下行直抵季胁。

肺虚实第二

肺虚冷

肺虚冷是指右手寸口脉象重按无力，出现少气，呼吸不畅、喉咙干燥，津液少等症状。凡患肺风，气痿绝，四肢满胀，喘逆胸满等证，可针灸肺俞各二壮，肺俞的位置，正对乳部引绳测量，在第三椎棘突下，两旁相距各一寸五分处。

主治被狂风所伤导致的肺虚寒

酥、崖蜜、饴糖、姜汁、百部汁、枣肉、杏仁各一升，甘皮五具。

将以上八味药混合在一起，用微火煎熬约一顿饭时间，此期间要经常搅动，让药液沸腾三次，到药汁减少一半时即可出锅，每次以一升温酒送服方寸匕，夜晚一次，白天两次。

主治风邪入肺导致的肺虚冷

防风、独活、秦椒、干姜、川芎、黄芪各

四十二铢，天雄、五味子、山茱萸、麻黄、甘草各三十六铢，杜仲、秦艽、薯蓣、桂心、人参、细辛、防己各三十铢，甘菊花、紫菀各二十四铢，附子七分，贯众二枚。

将以上二十二味药碾成药散，每次用酒送服方寸匕，每日服两次。

主治肺寒，鼻塞，咳嗽

杏仁（熬研为脂）、酥、生姜汁、白糖、生百部汁、白蜜各一升，枣肉（研作脂）二升。

将以上七味药混合在一起，用微火煎熬约一顿饭时间，此期间要经常搅动，然后取下，以温酒送服二合，每日两次。

主治肺气不足，咽喉发干的处方

取去核干枣一升，加五升水来调和使其均匀，绞去药渣，澄去上面的清液，取浊的纳入

饴中搅拌，在温火上煎熬一顿饭功夫即可。病人每次服用如鸡蛋那么多，细细吞下，夜间两次，白天三次。

◎ 麻子汤

主治肺气不足，咯血，气短的处方

人参、桂心各二两，阿胶、紫菀各一两，饴、桑白皮各一斤，生姜三两，干地黄四两、麻子一升。

将以上九味药研细，用一斗五升酒、一斗五升水合熬取四升汤药，分五次服用。

肺实热

肺实热是指右手寸口气口以前脉象重按搏指有力，这是手太阴肺经阴实的征象，一般会出现肺胀、汗出若露、上气喘逆、咽喉中堵塞像要呕吐的样子的症状。肺胀，气抢胁下，热痛，灸阴都，病人有多少岁就灸多少壮，穴在夹对胃管两边相距一寸处，胃管在心下三寸。肺胀胁满，呕吐上气等病，灸大椎及两乳上第三肋间，各灸七壮而止。

主治肺实热，胸闷善叹息处方

白前、杏仁各三两，橘皮、白术各五两，赤蜜七合，枸杞（根皮切）二升，石膏八两。

将以上七味药研细，加水七升来熬取汤药二升，除去药渣，加入赤蜜再熬三沸，分三次服用。

◎ 泻肺散

主治酒后受风，面目黄肿，晕眩，咳逆上气，心中烦闷，心下弦急，不思饮食，胸痛累及背，支满欲呕

百部、五味子各二两半，茯苓、附子、苁蓉、当归、石斛、远志、续断各一两，防风、蜀椒、紫菀、桂心、款冬花、干姜各一两半，细辛、甘草各七分，桃仁六十枚，杏仁三十枚。

将以上十九味碾成散药，每次用酒送服方寸匕，每日三次，渐渐加至二匕。

主治肺热，酒后受风邪入肺

甘草、五味子各三两，杏仁五十枚，淡竹叶一升，母姜五两，麻黄四两。

将以上六味药研细，先用七升水来熬麻黄，去渣，再加入其他药熬取二升汤药，去渣，分为三次服用。

主治肺热喘息，鼻衄

羚羊角、鸡苏、玄参、射干、芍药、升麻、柏皮各三两，淡竹茹一枚，生地黄一升，栀子仁四两。

将以上十味药研细，加水九升煎取汤药三升，分三次服用。

◎ 橘皮汤

主治肺热，气上逆咳嗽

橘皮、麻黄各三两，宿姜、杏仁各四两，干紫苏、柴胡各二两，石膏八两。

将以上七味药研细，加水九升来煎熬麻黄两沸，去沫，加入其他药，熬取汤药三升，去渣，分三次服下，若未愈，就给病人服两剂药。

肺与大肠俱虚

右手寸口气口以前脉象为重按轻取均无力者，这是手太阴肺经与手阳明大肠经俱虚的征象，一般会出现耳鸣嘈杂，经常看见虚妄的光明，心中不乐或如恐怖等症状，称为肺与大肠俱虚之症。

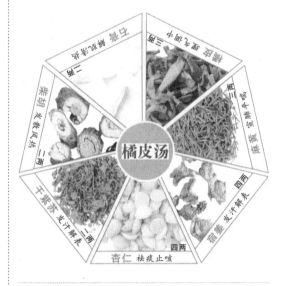

橘皮汤

柴胡 发表退热 二两

麻黄 宣肺平喘发表退热 三两

橘皮 宣肺止咳下气 三两

石膏 清肺平喘泄热 八两

宿姜 发汗解表 四两

杏仁 祛痰止咳 四两

干紫苏 发汗解表 二两

煎药方法		
将上述七味药物研细，放入九升水中，煮至三升药汁即可。		
服药时间	服药次数	服药温度
饭后	一日三次	温
主治功效		
本方能温中散寒，对受风寒所致的肢体收缩困难，手脚软弱有疗效。		

◎ 小建中汤

主治肺与大肠俱虚导致小腹拘急，腰痛的处方

生姜、桂心各三两，甘草二两，大枣十二枚，芍药六两。

将以上五味药研细，加水八升煎取汤药三升，除去药渣，加入八两糖，熬三沸，分三次服用。

肺与大肠俱实

右手寸口的脉象重按轻取均搏指有力者，这是手太阴肺经与手阳明大肠经俱实的征象，一般会出现头痛，惊狂，唇外翻，目眩，喉痹痛，手臂麻木等症状，称为肺与大肠俱实之症。

主治肺与大肠俱实，使人气滞的处方

茯苓、麻黄各六分，黄芪、桂心、大青各三分，细辛、杏仁各五分，五味子、甘草、川芎、贝母、橘皮各一两，石膏二两，丹参半两，枳实三枚。

将以上十五味碾成粉末，制成粗散药，用帛裹一方寸匕半，加一升五合井花水熬取汤药七合，每日服两次。

肺痨病第三

补肾气可以治疗肺痨病，只要肾旺，肾气就传到肺了。如果违背了秋季收藏的特点，肺气就不能很好地收敛，肺上就易有积热，从而导致气郁胀满。人只有顺应时气才能养生，违背时气自然就会疾病缠身，顺应时气就有规律，违背时气就会混乱。喉痹，气逆咳嗽，口中流涎，可针灸肺俞七壮，也可病人有多少岁就灸多少壮，不可超过百壮。

◎ 半夏汤

主治肺痨、虚寒、气逆、胸胁气满、呕逆、吃了饭就吐

甘草、厚朴各二两，人参、橘皮、麦门冬各三两，半夏一升，生姜一斤，桂心四两。

将以上八味药研细，加水一斗煎取汤药四升，分成四次饮用。

◎ 厚朴汤

主治肺痨，风邪虚冷，失眠，上气胸满，气喘

厚朴、黄芩、麻黄、桂心、石膏、橘皮、大戟各二两，枳实、秦艽、甘草、茯苓、杏仁各三两，细辛一两，生姜十两，大枣十五枚，半夏一升。

将以上十六味药研细，加水一斗三升煎取汤药四升，分为五次饮用。

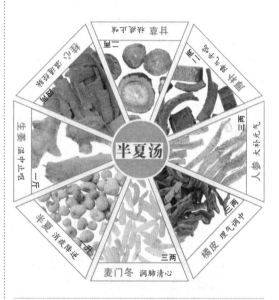

半夏汤

煎药方法		
将以上八味药研细，加水一斗煎制即可。		
服药时间	服药次数	服药温度
饭后	一日四次	温
主治功效		
本方具有止呕、润肺、消痰等功效，可治胸胁气满、呕逆之症。		

气极第四

气极的病证，都是由于肺的病变引起的。如果肺脏得病就会先表现在气的运行上，气就会上冲于胸，导致无缘无故地发怒。秋天，肺得病就会出现皮痹，再加上病邪入侵于肺，那么寒湿之气就侵入六腑了，这样就容易引发肺风，肺风的症状是多汗。

如果阳气受伤就会导致发热，发热就会引起气喘，呼吸只能到达胸部而无法深入体内；如果阴气受伤就会导致寒战，寒战就会引起咳嗽、气逆、短气，而且到了傍晚会更加严重，因为此时阳气弱而阴气、湿气也重，所以咳嗽就更加严重，不过，到白天因为阳气回升咳嗽也就好转了；因为阴阳表里是机体衰旺的根本，所以阴气病了就治阳，阳是阴之表；阳气病了就治阴，阴为阳之里，由此可知阴阳之气相互调理是可以治疗疾病的，阳气实就用决泻之法，阴气虚就用引导之法。病邪刚开始进入皮毛、肌肤、筋脉时是治疗的最佳时机，一旦等到病邪到达五脏六腑，那治疗起来就相当困难了。呕吐上气可灸位于腕后肘中横纹尺泽穴，三壮或七壮。腹中雷鸣相逐，积食不化，逆气可灸太仓穴七壮。

◎ 竹叶汤

主治气极，气喘，气短，纳呆，口干舌燥

麦门冬、小麦、生地黄各一升，生姜、石膏各六两，麻黄三两，甘草一两，大枣十枚，竹叶二升。

将以上九味药研细，加水一斗煎取汤药三升，除去药渣，分作三次服用。

◎ 黄芪汤

主治气极虚寒，毛发干枯，虚劳，体力不支

人参、白术、桂心各二两，大枣十枚，附子三十铢，生姜八两，黄芪四两。

将以上七味药研细，加水八升煎取汤药三升，除去药渣，分作四次服用。

◎ 大前胡汤

主治气极，气喘，莫名发怒，腹满，烦躁不安

半夏、麻黄、芍药各四两，枳实四枚，生姜五两，黄芩三两，大枣十二枚，前胡八两。

将以上八味药研细，加水九升煎取汤药三升，除去药渣，分成三次，温服。

◎ 大露宿丸

主治气极虚寒，皮痹不愈，寒气入侵六腑，腹满，寒积

矾石、干姜、桂心、皂荚、桔梗、附子各三两。

以上六味药碾成药散，用蜜调制成丸，每次用温酒送服如梧桐子般大小的十丸，每日三次，可增加到每次十五丸。

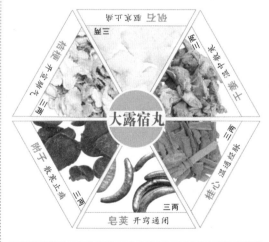

大露宿丸

桔梗 开窍排脓 三两
矾石 除湿止痛 三两
干姜 温中散寒 三两
附子 祛寒止痛 三两
桂心 温通经脉 三两
皂荚 开窍通闭 三两

煎药方法		
以上六味药碾成药散，用蜜调制成丸即可。		
服药时间	服药次数	服药温度
饭前	一日三次	温
主治功效		
本方具有驱寒、止痛等功效，可治气极虚寒、腹满、皮痹不愈之症。		

积气第五

恚气、喜气、怒气、忧气、愁气、寒气、热气七种气导致人体犯病时，就会出现腹内积气，腹中疼痛难忍，无法进食。恚气，是指气聚集在心下，致使人不能正常饮食；喜气，是指人走得不快，也不能站立太久；怒气，是指气逆上攻于肺，热痛上攻于心，气短，呼吸急促、困难；忧气，是指容易劳累，夜晚睡眠不佳；愁气，是指耳聋和健忘，不能着急，否则就会四肢浮肿，手足筋挛，握住手就举不起来；寒气，就是呕逆恶心；热气，就是易于发怒和着急。这些都是七气所致的病状。男人饮食无规律就会患此病，妇女如果产后被风邪所侵害也会患此病。

◎ 人参汤

主治气逆，胸胁胀满

人参、麦门冬、干姜、当归、茯苓、甘草、五味子、黄芪、芍药、枳实各一两，桂心三两，半夏一升，大枣十五枚。

将以上十三味药研细，加水九升煎取汤药三升，除去药渣，趁热服用，一次服九合。

◎ 七气丸

主治七气病。例如：寒气引发的吐逆心满；热气导致的恍惚失常；怒气引发的上气于肺，气向上冲逆于心，气短急促；恚气引发的积聚心满，不得饮食；喜气导致的不可快走久站；忧气引发的不能劳作，卧不安席；愁气导致的易于发怒，健忘，四肢浮肿，不能向上抬起

人参、半夏、吴茱萸、柴胡、干姜、细辛、桔梗、菖蒲各二分，茯苓、川芎、甘草、石膏、桃仁、蜀椒各三分，大黄二两半。

将以上十五味药碾成粉末，用蜂蜜制成如梧桐子大小的药丸，每次用酒送服三丸，每日三服，渐渐加到十丸。

◎ 五膈丸

主治忧膈、气膈、食膈、饮膈、劳膈五种病

麦门冬、甘草各五两，蜀椒、远志、桂心、细辛各三两，附子一两半，人参四两，干姜二两。

将以上九味药碾成粉末，加入蜂蜜调和制成药丸，白天服用三丸，夜间服用二丸，连服七日便可痊愈。

◎ 槟榔汤一

主治成年积气，心腹绞痛，腹中坚实

橘皮、桂心、当归、甘草、枳实各二两，槟榔二十八枚，柴胡三两，半夏一升，生姜八两，附子一枚。

将以上十味药研细，加水一斗煎取汤药三升，分成三次服用，五日一剂，连服三剂，可除病根。

◎ 海藻橘皮丸

主治风虚支满，膀胱虚冷，气上冲肺

海藻、橘皮、白前各三分，杏仁、茯苓各二分，人参、吴茱萸、白术、葶苈各一两，桑根白皮、枣肉、昆布各二两，芍药、桂心各五分，苏子五合。

将以上十五味药碾成粉，用蜜调制成药丸。每次以汤水送服如梧桐子大的十丸，每日两次，渐加至十五丸，以小便通利为限度。

◎ 槟榔汤二

主治气实若积聚，喘息，不能饮食

大黄、紫菀、柴胡各三两，橘皮、甘草、紫苏、茯苓各二两，槟榔二十一枚，细辛一两，半夏一升，生姜八两，附子一枚。

将上十二味药研细，加水一斗煎取汤药三升，分成三次服用。如果有癥结坚实如石，就加鳖甲二两，防葵二两；如果气上逆，可加桑白皮二升，枳实、厚朴各二两，斟酌病人的气力强弱，进二剂后，隔十日，再服以前的桔梗破气丸。

灸心下四寸的太仓穴一百壮，可治心腹病，坚满烦痛，忧思结气，心痛吐下，积食不化，肠鸣泻痢；灸太冲穴，可以治疗上气冷证发作，腹鸣，呕逆不食的病证；灸两乳间六百壮，可治上气厥逆；灸阙俞穴可治胸膈中气郁；灸肓募，可治气机郁滞而凝敛不舒；灸肺俞穴百壮或者太冲穴五十壮，可治下气；灸脐下三寸的关元穴百壮，可治冷气导致的脐下绞痛；灸肘后两筋之间的天井穴百壮，可治短气，也可灸肝俞百壮、大椎百壮、小指第四指间交脉上七壮、肺俞百壮、尺泽百壮、手十指头各十壮；灸第五椎下，可治乏气，病人有多少岁就灸多少壮。灸位于大横外正对脐的季肋端的章门百壮，可治奔豚腹肿；灸位于脐下一寸半的气海穴百壮或者位于脐下三寸的关元穴百壮，可治奔豚穴；灸位于脐下四寸的中极五十壮，可治奔豚攻心呼吸困难；灸位于乳上三肋间的中府穴百壮，可治奔豚气忽上忽下，腹中与腰相引而痛；灸位于正对两乳下第二肋端旁一寸五分处的期门穴一百壮，可治奔豚；灸位于心下八寸，脐下横纹处的四满穴十四壮，可治奔豚气忽上忽下。

肺痿第六

寸口脉数，咳嗽，口中有浓唾涎沫流出，这是肺痿病的表现。病的热邪在上焦，因为咳嗽而成为肺痿。出汗，呕吐，消渴病，大便困难，严重地损失了津液，都可能会导致患上肺痿病。患肺痿病想咳却咳不出来，咳出来的也是干沫，小便不通。患肺痿吐涎沫而不咳嗽的，病人不口渴，必遗溺，小便数，之所以这样，是因为上虚而不能制下的缘故，这是肺中冷，必定发生晕眩。

◎ 桂枝去芍药加皂荚汤

主治肺痿，吐涎沫不止

桂枝、生姜各三两，甘草二两，大枣十二枚，皂荚一挺。

以上五味药研细，加水七升煎取汤药三升，除去药渣，分成三次服用。

◎ 甘草干姜汤

主治肺痿多涎唾，小便频数，肺中冷，不渴不咳，小便不利

甘草四两，干姜二两。

将以上两味药研细，加水三升煎取汤药一升半，除去药渣，分成两次服用。服汤药后稍稍盖上被子，如果发渴，属消渴病。

◎ 生姜甘草汤

主治肺，咳唾涎沫不止，喉咙干燥

生姜五两，甘草四两，人参三两，大枣十二枚。

将以上四味药研细，加水七升煎取汤药三升，除去药渣，分成三次服用。

◎ 甘草汤

主治肺痿涎唾多，出血

取二两甘草研细，加水三升煎取汤药一升半，去掉药渣，分成三次服用。

◎ 麻黄汤

主治肺胀，咽喉燥而喘，心下有水

麻黄、芍药、桂心、生姜、细辛各三两，半夏、五味子各半升，石膏四两。

将以上八味药研细，加水一斗煎取汤药三升，分成三次服用。

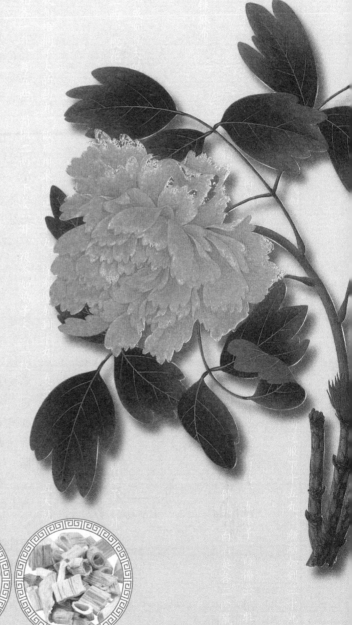

【卷十八】

大肠腑

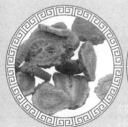

木香

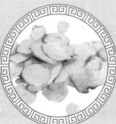

芍药

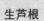

生芦根

大肠腑脉论第一

手阳明大肠经循行路线

手阳明大肠经的循行路线：起于大指次指之端（1），循指上廉，出合谷两骨之间，上入两筋之中（2），循臂上廉（3），入肘外廉（4），上臑外前廉（5），上肩（6），出髃骨之前廉（7），上出于柱骨之会上（8），下入缺盆（9），络肺（10），下膈（11），属大肠（12）。另外，手阳明经还有一分支：从缺盆上颈（13），贯颊（14），入下齿中（15）；还出挟口，交人中左右，上挟鼻孔（16）。

此经脉联系的脏腑：大肠、肺。

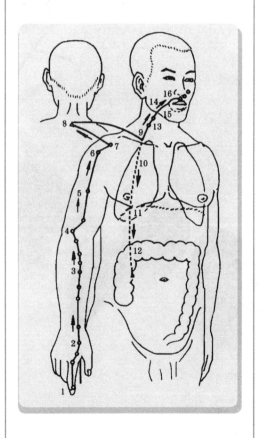

名词解释

两筋：指拇长伸肌腱、拇短伸肌腱的过腕关节处。

髃骨：髃读隅，角的意思。此指肩峰部。

会上：指大椎，为六阳经所聚会，也就是第七颈椎下。

被称为"传导之官"，主掌肺的大肠腑，是通行疏导传泻的腑脏，它的色诊部位是鼻梁中央。大肠在脐的右边堆叠，一共十二个弯折，能储存水谷一斗二升，主十二时辰，可安定血脉，和利精神。肺与皮肤相应，皮肤厚的大肠厚，皮薄的大肠也薄，皮肤松弛腹大的大肠松弛而长，皮肤紧的大肠急而短，皮滑的大肠直，皮肉不相离的大肠结。另外，从一个人鼻孔的深浅程度，也可以预见大肠的疾病。如果无大肠脉，右手关前寸口阳脉绝，就会出现少气，心下有水，立秋节一到就会出现咳嗽等症状，此时，应该调治在鱼际之间的阴经；如果大肠脉实，右手关前寸口阳脉实，其病证表现为肠中疼痛，犹如针扎，此时应调治位于手腕中央的阳经。

大肠彻痛，发出咕咕的声音，站立时间不能长久，可按摩上巨虚穴；肠中雷鸣，气逆，胸闷，气喘，不能久立，可针刺气海穴、上巨虚穴和足三里穴。

厥气侵袭大肠，夜晚会梦见田野。大肠宿便过多，就会时冷时热，好像得了疟疾一样。大肠发胀，肠中疼痛鸣响，就会出现泻泄，消化不良。大肠受寒气侵袭，就会患鹜溏，粪便青黑色如鸭屎；大肠被热邪侵袭，就会下痢，粪便出现腐蚀垢腻状物。肺感受病邪在前，后迁移至大肠，就会咳嗽，一咳嗽就会流屎便利。

手阳明经的脉从示指端外侧开始，沿着手指上侧，从合谷两骨之间出来，上行进入两筋之中，沿着手臂上侧，向上进入肘外侧，再沿着肱骨外前侧上行至肩，从髃骨前侧出来，再向上从脊柱的大椎穴会上穿出，返下进入缺盆与肺经结而为络，再下至膈，属大肠经。它的支脉从缺盆穴直上颈并穿过面颊，进入下齿缝中，返出夹口两边并在人中交会，左脉到右，右脉到左，向上夹鼻孔两侧。手阳明大肠经与手太阴肺经互为表里，大肠伤热就会导致口中生疮，腹满不通。食物进入肠道后，大肠实，此时胃中刚好虚，食物自然下胃，此时胃中实而肠中虚，肠实胃虚，胃实肠虚，两者交替进行。大肠脉绝的不可治，病人泄利无度，利绝人就会死亡。该脉扰动就会牙齿疼痛面颊发肿。主津液生病，症状是眼睛发黄，口干，鼻出血，喉痹，肩痛。脉气盛有余，脉所经过的地方当会热肿，脉气虚的寒栗不复，气虚的在人迎处脉象反比寸口处脉象小，气盛的在人迎处脉象比寸口处脉大三倍。

大肠虚实第二

大肠虚冷

大肠虚冷是指右手寸口、气口以前阳脉虚，即手阳明经虚，此病一般会出现胸中气喘，肠鸣，唇干虚渴，目急易惊，泻白痢等症状。如果肠中常鸣，气上冲心，灸脐中可治；如果肠鸣发痛，温溜穴可治；如果患者饮食不下，腹中雷鸣，大便不节，小便赤黄，针刺阳纲穴可治；如果患者出现肠中雷鸣接连不断，下痢的症状，可灸位于巨阙两旁，相隔五寸的承满穴五十壮；如果患者腹胀肠鸣，气上冲胸，腹痛鸣响，泄泻，肠胃之中有气游动并彻痛，食不消化，厌食，体沉，天枢穴可治。

大肠实热

大肠实热是指右手寸口、气口以前阳脉实的，即手阳明经实，病人一般会出现肠满，体热面赤，喘气，咳嗽等症状。肠中以及胪胀不消，可灸大肠俞四十九壮。大肠有热，肠鸣，腹满，脐四周疼痛，不能久立，食不消化，喘气，可灸上巨虚穴。

◎ 生姜泄肠汤

主治大肠实热，口中生疮，腹胀不通的处方

生姜、橘皮、栀子仁、青竹茹、黄芩、白术、茯苓、芒硝各三两，桂心一两，生地黄十两，大枣十四枚。

将以上十一味分别研细，加入七升水煎取汤药三升，除去药渣，再下芒硝，分成两次服用。

◎ 黄连补汤

主治大肠虚冷，下青白痢，肠鸣不停的处方

黄连四两，川芎、茯苓各三两，酸石榴皮五片，地榆五两，伏龙肝一枚。

将以上六味草药分别研细，加七升水煎取二升半药汁，滤去药渣，然后加入伏龙肝，分三次服。

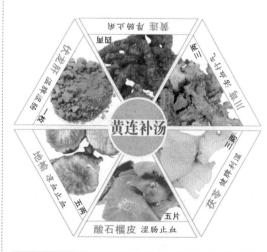

煎药方法		
将所有药物研细，加水七升，煮至二升半药汁即可。		
服药时间	**服药次数**	**服药温度**
饭后	一日三次	温
主治功效		
本方具有温中、涩肠、健脾之功效，主治泻痢、肠鸣。		

肛门论第三

中医称肛门为"魄门"，魄与粕通，传送糟粕，故名魄门。肛门重十二两，长一尺二寸，宽二寸二分，与十二时相应。肛门是人体排除浊气，浊去新生的所在，既受脏气控制，也能影响脏气。

如果肺过热，那么肛门就会闭塞，大便不畅，肛门就可能红肿，导致生疮，此时就应开通肛门；如果大肠受寒，肛门就会张开，大便通泻无度，肛门凸出，此时就应补益，以使虚实平和。

皮虚实第四

在外与肤肉皮毛相应，在内与骨髓相联结的是五脏六腑。如果病从外部开始，那么肤肉皮毛营卫闭塞不畅，皮肉紧绷；如果病从内部开始，那么骨髓就会疼痛。皮虚是因为有寒气，皮实是因为有热气。肺和大肠主掌在人体上的皮虚实，热在肺上则病在皮毛上发作。

◎ 蒳蒮蒸汤

主治皮虚，大肠病，寒气关格

桃叶皮、秫米各三升，细糠一斗，菖蒲叶二升，蒳蒮根叶三升。

将以上五味草药，加一石五斗水煮至米熟即可，用大盆盛好，在盆上用小竹床罩住，人坐在床

上，四面不能透风，盖上被子让汽蒸。如果盆里不够热，盆下可安上炭火；如果气急时，可开孔向空中泄气。全身一定要适当地冒汗，最好可持续两顿饭工夫。如此蒸上三日，不光能治寒，还可治愈皮肤的一切冷疾。

◎ 栀子煎

主治皮实，肺病热气

栀子仁、枳实、大青、杏仁、柴胡、芒硝各二两，生地黄、淡竹叶（切）各一升，生玄参五两，石膏八两。

将以上十味分别研细，加九升水煎取三升药汁，除去药渣，再下芒硝，分成三次服用。

咳嗽第五

肺与容易感受病邪的皮毛相合，而且它的位置靠上又靠外，所以最容易咳嗽的是肺。肺咳是指外界的风邪侵入肺就导致人体忽冷忽热，气

上逆，喘息，出汗，咳嗽，严重的还会吐血。如果肺咳长时间不能治愈，病邪就会传入大肠，出现一咳嗽就会失禁的症状；如果出现腰背疼痛，

寒邪在脏腑的传变引起的不同咳证

五脏六腑的病变都会引起咳嗽，所以对于表现一致的咳嗽必须认真审察，区别对待，以免贻误病情，造成不必要的麻烦。

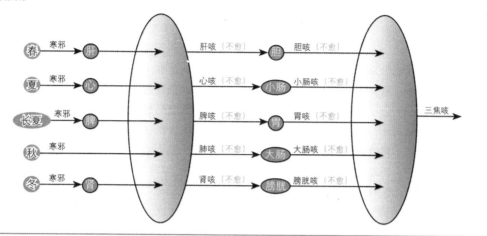

咳涎的症状就是肾咳，肾咳时间一长，病邪就会传入膀胱，症状是咳嗽便遗尿；肝咳的症状是左胁痛，严重的不能转侧，肝咳经久不愈，会传入胆，出现咳嗽时吐清苦汁水的症状；如果出现右胁痛，隐疼牵引肩背，不能转动，一动就会咳得更厉害，那就是脾咳，脾咳发展到严重时，病邪就会传入胃，出现一咳嗽就呕吐的症状；如果长期咳嗽，病邪就会传给三焦，三焦咳的症状是咳嗽腹满，不能饮食；如果一咳嗽心就痛，那么是心咳，严重的喉咙会肿大麻痹，心咳长久不愈，病邪就会传入小肠，出现一咳嗽就开始放屁的症状。

人因脱衣解帽不当而受风寒冷邪冒犯，寒邪中伤皮肤与肺，寒邪侵入腑脏，于是出现咳嗽，或者胸胁疼痛的情况。如果咳嗽时痰中带血，大多是因为热受到寒气的冲击，热无法渐散，导致肺易发痛而咳嗽出血。如果因咳嗽而服温药，会导致咳得更加剧烈，甚至出现吐脓血、出汗畏寒的症状。这些都是因为天气有违背季节而突然寒冷。

咳嗽有十种，有寒咳、风咳、支咳、心咳、肝咳、脾咳、肺咳、肾咳、胆咳以及厥阴咳。寒咳是指吃了冷寒的东西，因此而咳嗽；风咳是指想说话，因咳嗽而说不完的；支咳是指心下坚满，咳嗽痛，脉象反而迟的；心咳是指咳嗽吐血，牵引手

少阴；肝咳是指咳嗽引起胁下疼痛；脾咳是指咳嗽流口水，连续不止，牵引小腹；肺咳是指咳嗽牵引颈项而且吐涎沫的；肾咳是指咳嗽时听不见声音，牵引腰部和脐中；胆咳是指咳嗽引起头痛，口苦；厥阴咳是指咳嗽牵引舌根。

◎ 小青龙汤

主治咳逆倚息不能躺卧

麻黄、干姜、芍药、细辛、桂心、甘草各三两，五味子、半夏各半升。

先将以上八味草药分别研细，加一斗水用大火煮麻黄，除去浮沫，然后加入剩余的草药，煮取汤药三升，除去药渣，分成三次服用。

注意事项：体弱的服半升。如果有点拉肚子的，去掉麻黄，加如鸡蛋大的荛花；如果喝完感觉发渴的，下一次煎药时刻去掉半夏，加瓜蒌根三两；如果小便不利，小腹满的，去麻黄，加茯苓四两；如果气喘，去掉麻黄，加杏仁半升；如果食欲不好的，减去麻黄，加附子一枚。

◎ 茯苓桂心甘草五味子汤

主治气冲，二便困难，时时感冒

桂心、甘草各三两，茯苓四两，五味子半升。

将以上四味草药分别研细，加水八升煮取汤药三升，除去药渣，分成三次服用，不宜过

热服用。

◎ 伏苓干姜甘草细辛汤

主治冲气遇阻即返，咳嗽，胸满

干姜、甘草、细辛各三两，五味子半升、茯苓四两。

将以上五味草药分别研细，加八升水煮取汤药三升，除去药渣，温服半升，一日三次。

◎ 大黄利热方

主治面热如醉，胃热上行冲熏耳面

五味子、杏仁、半夏各半升，大黄、甘草、干姜、细辛各三两，茯苓四两。

将以上八味分别研细，加一斗水煮取汤药三升，除去药渣，温服半升，一日三次。

◎ 小青龙加石膏汤

主治咳而上气，肺胀，心下有水，胁下痛

石膏、细辛、干姜、桂心各二两，芍药、甘草各三两，半夏半升，麻黄四两，五味子一升。

将以上九味分别研细，先加水一斗大火煮麻黄，接着放入剩余的草药煮取汤药二升半。

注意事项：体强的人服一升，羸弱的人减量，小儿服四合。

◎ 泽漆汤

主治上气，脉沉

紫菀、生姜、白前各五两，甘草、黄芩、桂心、人参各三两，泽漆三斤，半夏半升。

将以上九味分别研细后，先用东流水五斗煮取一斗五升去渣澄清后，加入泽漆汁中煮取药汁五升，一次服五合，晚上一次白天三次。

◎ 厚朴麻黄汤

主治咳而上气，胸满，喉中不利

杏仁、半夏、五味子各半升，干姜、细辛各二两，厚朴五两，麻黄四两，小麦一升，石膏三两。

将以上九味分别研细，加一斗二升水将小麦煮熟，除去小麦再加入余药，煮取三升药汁，除

去药渣，一日三次。

◎ 苏子煎

主治咳嗽上气

苏子、白蜜、生姜汁、地黄汁、杏仁各二升。

先将苏子捣碎，用地黄汁、姜汁浇苏子，并用绢过滤汁水，再捣，再用汁浇，除去药渣。将杏仁炒成黄黑色研成粉末，再用苏子汁浇，用绢反复绞六遍至七遍，去掉药渣。加入蜜混合，放入铜器中，在滚水上煎成饴状。昼三次夜一次，一次服一方寸匕。

◎ 十枣汤

主治支饮，咳嗽，胸中疼痛

大戟、甘遂、芫花各等份，大枣十枚。

将以上前三味草药碾成粉末，加一升五合水煮大枣十枚，煎取药汁八合，除去枣渣放入药末即可。

注意事项：瘦小的人服半钱匕，身体结实的人服一钱匕，饭前服用。

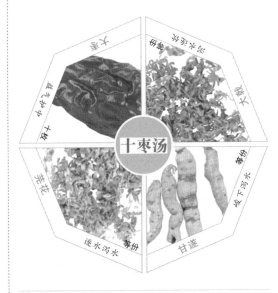

煎药方法		
将前三味药碾成粉末，大枣煮水，取八合大枣水冲泡药末。		
服药时间	服药次数	服药温度
清晨空腹	一日一次	温
主治功效		
本方能泻水、散结，主治咳嗽痰多、胸中烦闷、疼痛之症。		

◎ 麻黄石膏汤

主治上气胸满

麻黄四两，石膏一枚，杏仁半升，厚朴五两，小麦一升。

将以上五味草药分别研细，加一斗水先煮熟小麦，去掉小麦后，下余药煮取药汁三升，去渣，分三次服用。

◎ 温脾汤

主治饱饭后咳嗽

甘草四两，大枣二十枚。

将以上两味草药分别研细，加五升水煮取二升汤药，温服，分成三次。如果咽中疼痛，声音鸣响的，加干姜二两。

治咳嗽的熏法

把熟艾薄薄地铺在纸上，纸宽四寸，再将硫黄末薄铺在艾上，务必将它们调匀，用长短与纸相同的荻杆将纸卷起来，一共做十个。先用火点燃缠在荻杆外的纸和药，去掉荻杆，药烟即从孔中冒出，用口吸烟，直到呕吐为止。第二天早上依样再熏，一天一两次即可，病会自然痊愈。治疗期间吃白粥，其余的都应忌吃，以免食物像硫黄一般，见火生焰伤及人体。

凡是气上逆，很多通过服用吐药得以痊愈，也有通过针灸祛除的，应当深加体会并领悟其中的道理。

咳嗽，灸两乳头下黑白交界线各一百壮，即愈。另外，过乳头用蒲条围绕身体一周，务必前后相平，在蒲条正对脊骨的缝隙上灸十壮也可痊愈。

上气咳嗽，短气气满，饮食不下，灸肺募穴五十壮。

上气，咳逆短气，风劳百病，灸肩井穴二百壮。

上气，短气咳逆，胸背疼痛，灸风门、热府一百壮。

上气，咳逆短气，胸满多唾，唾恶冷痰，灸肺俞五十壮。

上气气闭，咳逆咽塞，声音嘶哑，灸天瞿五十壮。天瞿又名天突。

上气胸满，短气咳逆，灸云门五十壮。

上气咳逆，胸痹背痛，灸胸膛一百壮，不能针刺。

上气咳逆，灸膻中五十壮。

上气咳逆，胸满气短，牵引背痛，灸巨阙、期门各五十壮。

咳嗽，将手臂屈折，捻横纹外侧的骨端，灸有痛感的地方十四壮。

逆气、虚劳、寒损、忧愤、筋骨挛痛、心中咳逆、泄注、腹满、喉痹、颈项强直、肠痔、逆气、痔血、阴急、流鼻血、骨节疼痛、大便涩、小便涩、鼻干、烦满、发狂、走气，总共二十二种病，都可灸绝骨五十壮，穴位在外踝上方三寸处骨节缝隙中。

🌀 痰饮第六

饮病有四种：痰饮、悬饮、溢饮、支饮。痰饮是指人本来强壮却一下变得消瘦，水在肠中来回游走；悬饮是指饮水后水流注到肋下，咳嗽吐唾牵引发痛；溢饮是指饮水过多，水游走而来到四肢，当有汗而汗不出，身体疼痛沉重；支饮是指人咳逆倚息，气短不能睡卧，身体如像发肿。

心下有水，悸动，短气恐惧，头晕，如果先觉热的为实，先觉冷的为虚。如果水在肾中，心下就会惊悸；如果水在心下，心下会坚硬，气短，不想饮水；如果水在肝中，就会一直打喷嚏；如果水在肺中，人就会一直想饮水，一直吐涎沫；如果水在脾中，人就会少气，身体发沉。

如果吃得少但是饮水多，那么水就会停留在心下，严重的会出现轻微的短气和心悸。脉象偏弦的，为饮病。支饮是喘气不能睡觉，加上短气，脉为平脉。患肺饮的脉象不弦，只是容易喘息短气。脉象微，烦满，不能吃饭，脉象沉滑的，是留饮病。留饮在身体上不发作，也不会出现发热的症状。留饮病，会导致胁下疼痛并牵引缺盆，而且严重咳嗽，失眠，颈痛，抽搐。如果胸中有留饮，病人就会出现短气发渴，四肢骨节疼痛；如果心下有留饮，背部发冷，喘息耸肩上引。生痰饮病的，应当用温药来治疗。

◎ 甘草汤

主治心下有痰饮，目眩，胸胁支满

桂心、白术各三两，甘草二两，茯苓四两。

将上四味中药分别研细，加水六升浸泡一夜，次日煮取三升药汁，除去药渣，每次服一升，一日三次。

◎ 小半夏汤

主治心腹虚冷，气逆，胸胁胀满，饮食不化，呕逆，胸冷

半夏一升，橘皮四两，生姜一斤。

将以上三味中药分别研细，加一斗水煎三升药汁，分成三次服用。

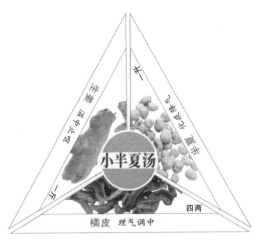

小半夏汤

橘皮 理气调中

煎药方法		
将诸药研细，加一斗水煎至三升药汁即可。		
服药时间	服药次数	服药温度
饭后	一日三次	温
主治功效		
本方能止咳温中，主治心腹虚冷、呕逆。		

注意事项：如果心急、心痛，可另加桂心四两；如果腹痛，可加入当归三两。老人以及身体瘦弱的病者尤其适宜服用本方。

◎ 木防己汤

主治膈间有支饮，喘气胀满，心下痞坚，面色黧黑，脉象沉紧

木防己三两，石膏十二枚，桂心二两，人参四两。

将以上四味中药分别研细，加六升水煎取药汁二升，分成两次服用。虚的即愈，实的三天复发，复发须再服此药。

◎ 椒目丸

主治腹满，口干燥，肠间有水声

椒目、木防己、大黄各一两，葶苈二两。

将以上四味中药碾成粉末，用蜜制成如梧桐子般大小的药丸。饭前饮服一丸，一日三次，以后逐渐增加，直到口中有津液生成便可停药。

注意事项：干渴的，加芒硝半两。

◎ 大茯苓汤

主治胸中结痰饮，脐下拘急满胀，呕逆

茯苓、白术各三两，当归、橘皮、附子各二两，生姜、半夏、桂心、细辛各四两。

将以上九味中药分别研细，加一斗水煎取三升药汁，除去药渣，分成三次服用，三剂便可痊愈。

◎ 甘遂半夏汤

主治下利，下利后反觉痛快，虽然下利但心下继续坚满

甘遂三枚，甘草一两，半夏十二枚，芍药三枚。

将以上四味中药，加蜜半升和水二升，煎八合药汁，顿服。

◎ 五苓散

主治体瘦的人脐下惊悸，吐涎沫而颠眩

猪苓、白术、茯苓各十八铢，泽泻三十铢。

将以上四味中药，治后过筛，每次用水送服一方寸匕，一日三次。

◎ 当归汤

主治留饮，积食不消，腹胀

当归、人参、桂心、甘草、芍药、芒硝、黄芩各二两，泽泻、生姜各三两，大黄四两。

将以上十味中药分别研细，加一斗水，煎取三升药汁，分成三次服用。

◎ 干枣汤

主治发肿以及支满澼饮

芫花、茺花各半两，甘草、大戟、甘遂、大黄、黄芩各一两，大枣十枚。

将以上八味中药分别研细，加水五升，煎取一升六合药汁，分成四次空腹服用。

◎ 吴茱萸汤

主治胸中积冷，心中烦乱，饮食不下，背痛

吴茱萸、生姜各三两，桂心、人参各二两，大枣二十枚，半夏四两，甘草一两。

将以上七味中药分别研细，加九升水，煎取三升药汁，除去药渣，分成三次服用，一日三次。

◎ 旋覆花汤

主治胸膈痰结，饮食不下，唾痰如胶

旋覆花、细辛、前胡、甘草、茯苓各二两，

生姜八两、半夏一升、桂心四两、乌头三枚。

将以上九味中药分别研细，加九升水，煎取三升药汁，除去药渣，分成三次服用。

◎ 前胡汤

主治胸中长期有冷寒澼实，隔塞胸痛，三焦冷热不调，气不通利，不思饮食，冷热体沉

前胡三两，黄芩、麦门冬、吴茱萸、大黄、防风各一两，人参、当归、甘草、半夏各二两，杏仁四十枚，生姜四两。

将以上十二味中药分别研细，加一斗水煎取三升药汁，除去药渣，分成三次服用。

◎ 姜椒汤

主治胸中积聚痰饮，饮食减少，胃气不足，咳逆呕吐

桂心、附子、甘草各一两，橘皮、桔梗、茯苓各二两，姜汁七分，蜀椒三合，半夏三两。

将以上九味中药分别研细，加九升水煎取二升半药汁，除去药渣，注入姜汁煮取二升，分成三次服用，连服三剂。

◎ 杜衡汤

主治呕吐

杜衡、松萝各三两，瓜丁二十一枚。

将以上三味中药分别研细，加一升五合酒浸泡两天，除去药渣，分成两次服用。

🌀 九虫第七

人体内有九虫，分别是伏虫、弱虫、赤虫、蛲虫、蛔虫、白虫、肉虫、肺虫、胃虫。伏虫是人体九虫的首领；弱虫又名膈虫，使人多吐口水；赤虫使人肠鸣；蛲虫生在大肠中，多则生痔疮，严重的生为癞；蛔虫穿心就会杀人；白虫繁衍，子孙众多，母虫变大，可长达四五丈，也会杀人；肉虫使人烦闷；肺虫使人咳嗽；胃虫使人易呕。同时，人的腹中还有尸虫，它是人体的大害，它依附在脾上，长短都是三寸长，它的形状像大马尾。用白筵草沐浴可以驱逐尸虫，根叶都可用。

主治肺劳热，肺中生虫而生病

狼牙三两，吴茱萸根白皮五合，桑根白皮

一升。

将以上三味中药分别研细，加七升酒煎取一升药汁，每天早晨服用。

主治心劳，心热，蛊虫穿心而成病

雷丸、桃仁、橘皮、石蚕各五分，青葙、干漆、芜荑各四分，贯众两枚，僵蚕二十一枚，吴茱萸根皮十分，头发灰一钱，狼牙六分。

将以上十二味中药碾成粉末，用蜜制成药丸。用酒空腹送服七丸，以后渐渐加至十四丸，一日服两次。

主治肾劳热，四肢发肿，肾中有蛲虫

胡粉、槐皮、芜荑各一两，吴茱萸五十枚，杏仁四十枚，贯众三枚，干漆二两。

将以上七味中药治后过筛，用早上的井水送服一方寸匕，以后逐渐加至一匕半。

主治胃中有蛔虫，渐渐瘦弱

好漆、白蜜、醇酒各一升。

将以上三味中药放入铜器中，用微火煎，制成药丸，不食晚餐，早晨服下，虫必下。

主治肝内生长虫而发病，惊恐，红眼

吴茱萸皮、蜡各二两，粳米粉半斤，蛋清一个，干漆四两。

先将吴茱萸皮碾成粉末，然后和其余的药一起放入铜器熬煮，制成如小豆大的药丸。晚饭不吃只服药丸，次日清晨虫就会腐烂排出。

主治脾劳热，脾中有白虫，呕吐

吴茱萸根一尺，橘皮二两，大麻仁八升。

将以上三味中药分别研细，用水煎服，即可痊愈。

如果人得了流行热病以及伤寒，腹热，食欲下降，肠胃空虚，三虫便会在体内四处游荡寻找食物，甚至吞蚀人的五脏。如果患者下唇内生疮，嗜睡，这是虫在下吞蚀下部；如果齿龈无色，舌上尽白，四肢沉重，嗜睡，唇上有疮，吐血，心痛，这是虫在吞蚀人的五脏。

◎ 懊憹散

主治湿蜃疮烂，杀虫除蜃。

藿芦、雷丸、桃仁、青葙子、女青各三两，萹竹半两。

将以上六味中药捣碎后过筛，用粥汁送服一方寸匕，一日三次，以后加至二匕。

◎ 桃皮汤

主治蛲虫、蛔虫以及痔疮，蜃虫蚀下部生疮

桃皮、艾叶各一两，大枣三十枚，槐子三两。

将以上四味中药分别研细，加三升水煎取半升药汁，顿服。

◎ 青葙散

主治热病有蜃，下部生疮

橘皮、萹竹各二两，青葙子一两，藿芦四两，狼牙三分，甘草一分。

将以上六味中药处理后过筛，用米汤调和一合服用，一日三次。

◎ 杏仁汤

主治蜃虫

杏仁五十枚，盐一合，苦酒二升。

将以上三味中药碾成粉末，加水煮取汤药五合，顿服。

◎ 猪胆苦酒汤

主治热病，蜃虫上下攻移，杀人方

取猪胆一只，用半升苦酒调和，在火上烧开，沉浮三次药成后，放温，空腹饮三满口，虫必死。

【卷十九】

肾脏

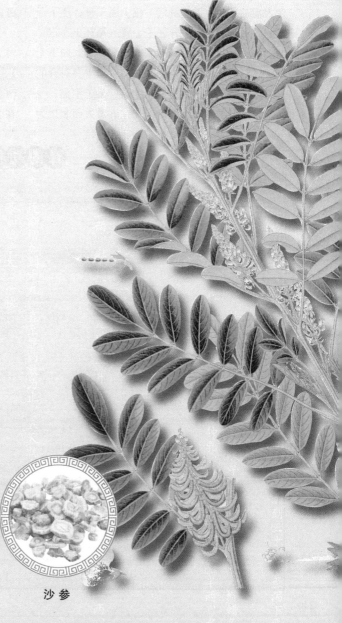

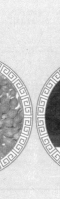

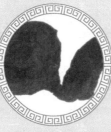

枸子　　黄精　　沙参

肾脏脉论第一

肾共有两颗，重一斤一两。它是阴脏，主藏真精，是封藏的根本。肾藏先天之精，是人的灵性的本源。人依附天德、地气而生，天德地气上下流动、相交相融而有人诞生。精先生成而后人才能生成，而精是藏在肾脏里的，肾脏功能的外在表现是耳朵。但是肾气不仅上通于耳，还下通于阴。右肾属癸，左肾属壬，肾气循环于玄宫，向上出于耳门，可听到四面八方的声音，向下至膀胱。肾脏外主骨，内主膀胱。肾位于夹对脊的左右，与脐相当，肾气经于上焦，荣于中焦，卫于下焦。肾藏精，肾气的变化在五液方面表现为唾，在五气方面表现为呵欠。

肾气虚就会引起厥逆，使人梦见船上的人溺水；肾气实就会引起胀满，四肢呈黑色，使人梦见自己没在水中，惊恐万分。肾气盛就会使人梦见腰脊向两边分解不能相连，一旦邪气侵入于肾脏就会使人梦见自己掉入深渊，无法自拔。

肾脏与膀胱合为腑，取象于水，它的经脉是足少阴肾经，与足太阳膀胱经互为表里。肾气从秋季开始上升，冬季最旺，冬天百虫蛰伏，万物闭藏，阳气下陷，阴气上升变为霜雪。此时阴气在表面，而阳气深藏于内，千万不能用下法，否

肾 的 功 能

肾藏精纳气，主管人体内的津液，以其阴制约心火，并通过气化作用将体内多余的水分排出体表，肾阴肾阳在体内相互制约，相互依存，共同维持着人体的生理平衡。如果这一平衡状态被打破，人体就会产生疾病，如当人的肾精大虚时，就会出现气喘、不能平卧的现象。

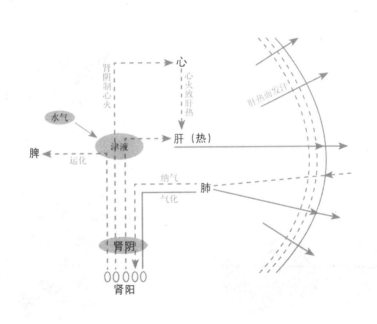

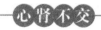

则就会伤害脾脏。脾脏在五行中属土，如果脾土受到伤害水气便会妄行，此时用下法便将加重病情。另外，也不能用熏法，因为熏法会使邪气逆行，引起气喘、口生烂疮、血瘀不通的病证。

肾藏精，精舍志，大喜大怒就会伤害到志，志受伤后就容易忘记自己说过的话，腰脊疼痛，不能够俯仰屈伸，毛发掉落，面无血色，一般人就会在季夏死去。肾脏精气衰竭，真脏脉现，为不治之症，此时浮取其脉，脉象坚实；按取其脉，脉象乱如转丸，更向下缩入尺脉中段的就会死亡。

如果肾经脉气衰竭，骨骼就会萎缩，这是因为肾经深深地潜伏在体内，涵养与滋润骨髓。如果骨骼不滋润，肌肉就不能附着在骨头上，骨肉就不能相连在一起，于是就会出现牙齿突出而长垢，头发失去光泽，头发失去光泽的人说明是骨骼开始不滋润了，要是不及时医治，一旦戊日病危，在己日便会死去，这是因为肾在五行中属水，戊己属土，土能克水的原因。

冬天肾水旺，肾脉沉濡而滑叫作平脉；脉象反而浮大而洪的，是心邪在侵凌肾，心火乃肾水所克者，为微邪；脉象反而微涩而短的，是肺邪在侵袭肾，肺金为肾水之母，这是母占子位，是虚邪；脉象反而弦细而长的，是肝在侵袭肾，肝木为肾水之子，这是子承母位，是实邪；脉象反而大而缓的，是脾在侵袭肾，脾土为肾水之敌，是土克水，为贼邪，大逆，十成是死而无救治。肾脉沉细而紧，呼气一次肾脉搏动两次叫平脉；搏动三次叫离经病，指脉搏背离常度；搏动四次叫脱精，精气衰脱；搏动五次就会昏死；搏动六次就会生命消失，这是足少阴肾经显示出来的脉象。

如果没有肾脉，那么右手关后尺中阴脉脉象阴绝的，其症状是足逆冷，胸痛，梦中惊叫，感到有黑色的东西压在人身上，可刺足太阳经上的穴位；如果肾实证，那么左手关后尺中阴脉脉象实的，其症状是神思恍惚，健忘，眼睛模糊不清，耳聋、耳鸣，可刺足少阴经上的穴位；如果肾脉实，那么右手关后尺中阴脉脉象实的，其症状是骨疼，腰脊痛，内有寒热，可刺足少阴经上

心肾不交

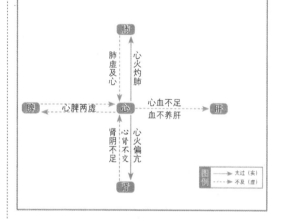

心属火，藏神；肾属水，藏精。正常情况下，心火与肾水互相作用，互相制约，以维持正常的生理活动。肾中真阳上升，能温养心火；心火能制肾水泛滥而助真阳；肾水又能制心火，使不致过亢而益心阴。如果肾阴不足或心火扰动，两者失去协调关系，称为心肾不交。主要表现为：心烦，失眠，多梦，怔忡，心悸，遗精等。

肺 — 心火灼肺
肺虚及心
脾 — 心脾两虚 — 心 — 心血不足 血不养肝 — 肝
肾阴不足 心肾不交 心火偏亢
肾

图例　→ 太过（实）　┄→ 不及（虚）

的穴位；如果没有肾脉，那么左手关后尺中阴脉脉象绝的，其症状是足下发热，腿骨里拘急，精气枯竭衰少，可刺足太阳经上的穴位。

患上骨痿病时，肾脉会特别急，此病是由邪热伤肾，髓虚骨枯导致的，其症状是腰脊酸软，下肢痿弱，面黑，癫病；患上奔豚病时，肾脉会微急，此病多是由于肾脏阴寒之气上逆或肝经气火冲逆而致，其症状是气从小腹上冲胸部咽喉，如豚在奔突一样；患沉厥证，下肢沉重厥冷，足不能收缩，不能前后移动；如果肾脉很涩，则是大痈；如果肾脉特别小的是洞泄证；如果肾脉微小的是消渴病；肾脉特别大的是阴痿证；肾脉如果特别缓的，脊痛得快要折断；如果肾脉微缓的，一般是洞下病，其症状是饮食不消化，呕吐不止；如果肾脉特别滑，那么是癃癫证，其症状是阴囊肿大，小便癃闭；如果肾脉微滑，则是骨痿症，其症状为坐下就不能起来，起身时视物模糊；如果肾脉软而散的，是患有少血的病；如果患有腰折病，那么肾脉搏坚而长，患者脸色黄中透红。

肾在变动中表现为震颤，在声音上表现为呻吟，在情志上表现为惊恐，惊恐就会伤肾。肾脏主管冬季感受的病，在冬天受病就取刺井穴。如

五气对人的影响

　　自然界中的风、热、湿、燥、寒五气依次交替主时。气的来临，如果与时令之气相一致，则为正气，与时令之气不一致，则为邪气。五气对人的影响如图所示。五气对疾病变化的影响是，如果来气与时令之气相一致的，则病轻微；来气与时令之气不相合的，则病严重。

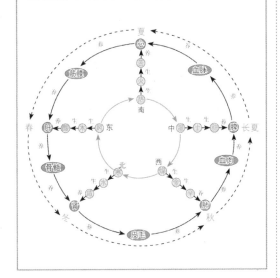

果肾有病，一般会出现耳聋的症状，这是因为耳朵是肾的外窍，又因为肾气上通于耳，如果五脏不协和，就会使九窍闭塞，阴阳失调，这叫做关格证，患了这种阴阳失调的关格证，一般不能够活到先天命定的年龄。

　　病起源于肾脏的，其症状为腰脊痛，小腿酸；一天后传变到膀胱，背脊、脊、筋痛，小便闭塞；两天后传变到心脏，导致心痛；三天后会传变到小肠，会胀满；病到第四天不能治愈的，冬天在天大亮后，夏天在黄昏，肯定就会死亡。肾患病，夜半时病情轻，白天病情加重，辰戌丑未四时病更重，下午五时三刻病情安宁。

　　腹大、足肿、气喘、咳嗽、身体沉重，睡觉时流汗，胸中疼痛，大腹及小腹疼痛，清冷厥逆，这些都是肾病的症状，刺足少阴肾经和足太阳膀胱经上的穴位可治愈。

　　洗浴后，身体没有擦干就行房事以及劳倦就会引发肾脉沉取坚实，苦于手足骨肿，痿厥而阳不举，腰脊痛而小腹肿，心下有水气，时而胀闭时而泄出。过度用力举重物，或者行房过度之后，出汗或者洗浴都会伤肾。

服用内补散、建中汤、肾气丸、地黄煎等，可治疗出现脸色发黑，气息虚弱，呼吸急促，气短，耳聋，腰痛，饮食减少，脉象沉滑而迟的肾病症状。另外，夏天发病刺然谷穴，季夏发病刺太溪穴，都是用泻法。春天发病应可刺涌泉穴，秋天发病可刺复溜穴，冬天发病应当刺阴谷穴，都是用补法。

　　阴痹即寒痹，主要是因为受到寒邪侵袭肾脏所致，症状以疼痛为主：骨痛，腹胀腰痛，大便艰难，肩背颈项强直疼痛，治疗时可将涌泉穴和昆仑穴刺出血。

　　肾水病是指患者出现脐肿腹大，腰痛，小便不利，足逆冷，大便坚燥，面部瘦削等各种。

　　肾着病是由于肾气虚弱，寒湿内着而导致的，这种病会出现身体沉重，腰以下发冷，腰部沉重如带有五千钱，口反而不渴，小便无法控制等症状。

　　肾积病名叫奔豚，病发于小腹，邪气向上奔突到心下，如豚在奔跑的样子，上下移动没有规律，长期不见好转，出现小腹里急，口干，咽喉肿，眼睛模糊，骨骼中发寒，骨髓厥而健忘，脸色发黑等各种症状。

　　肾脏作为人体最重要的器官之一，其基本功能是生成尿液、清除体内代谢物及某些废物、毒物，同时具有吸收功能保留水分及其他有用物质，如葡萄糖、蛋白质、钠离子、钾离子、氨基酸、碳酸氢钠等，以调节水、电解质平衡及维护酸碱平衡。五音、五行及人体五脏，是有一一对应关系的。比如羽属水，与肾、膀胱相通，主辖肾之声，肾的声音是呻吟，肾脏在五音为瑟，肾志为恐，足少阴经是肾脏的经脉。当足太阳膀胱经厥逆时，荣卫（中医学名词，荣指血的循环，卫指气的周流）就会堵塞不通，阴阳颠倒违逆，阴气在外上升，阳气在内潜伏，如果阴气上升，人体则容易生寒，寒则虚，虚就发作疠风。

　　麻风病就是因为邪气侵入经脉，营卫（中医学名词）郁热不清而导致的。患者的症状为语音凌乱，舌头不转动，半身不遂，脚偏跛，如果病邪在左，说明左边肾受到损伤，患病在右即右边的肾受伤，倘若是半身不遂的身体，症状为从鼻到脚有一半身子，口眼歪斜，语声浑浊，缓弱不遂，耳偏耳聋，腰背相牵引，入厕解便也得倚需他人扶持，重者无药可治。通常肾沥汤对这种病症有比较好的疗效，处方可参考第八卷。

患者如果出现易怒、呻吟、健忘、动怒以及神思恍惚如有所思的症状，这主要是邪热伤害了肾的结果。在五行上，这属于土克水，说明人体阳气冲击阴气，阴气深藏则阳气上升，阳气上升便生热，发热即实证，实证就会发怒，发怒常导致健忘，比如耳朵听不见声音，少便且呈赤黄，口动但发不出声，笑着看人，四肢胀满引急，重者救治非常困难。这其中若患者脸色黑黄、仅耳朵不能听见声音的，还可以进行救治的。

如果肾脏患症疾，则患者会出现生寒，目眩，身体颤抖不定，手足寒冷，腰脊侧转会疼痛，大便艰难等症状。此时可采用恒山汤进行医治，处方可参考第十卷。倘若患者本来不吃东西，忽然嗜吃且好怒，与平素相反，这表明肾已受伤。此时病证还未发作，但证候已经明显表现

出来了。对于肾脏所患病证，在声音上的反应就是患者说话前先开口笑，进而却闭口不作声，举手蒙眼或举手捂腹。诊治时需要仔细辨明病证的表里虚实，清浊浮沉，进而根据病情进行治疗最好。

以五色命五脏，则青为肝，赤为心，白为肺，黄为脾，黑为肾。肾合骨（生理学名词，指五脏与五体相合，肾之合为骨），如果黑色如鸟的羽毛一样则为吉利的征兆。与肝主目一样，肾主耳（生理学名词），耳是肾脏功能的外在延伸。水形气质的人，皮肤呈黑色，头大、面部曲凹、颊部宽广，腹大，手足小，肩部瘦小、行走时摇动下半身，背脊部和尻尾部较长，脾气上对人不敬重也不惧怕，喜骗人，易被杀而死，能耐寒凉而不能耐受温热，因此在春夏季节容易感邪生病，医治的方法是取足少阴肾经上的穴位诊治。

作为肾脏的外部延伸，耳朵的厚、薄、扁、圆、大、小、高、低，都与肾有着紧密的对应关系。纹理粗的肾大，大就虚，虚则容易使肾寒，寒则导致耳聋或耳鸣，出汗，腰痛得不能俯仰；

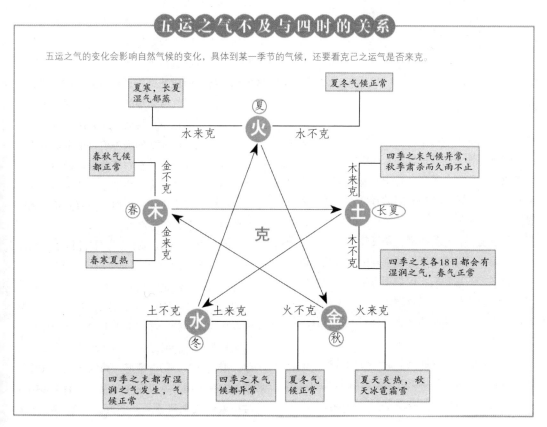

五运之气不及与四时的关系

五运之气的变化会影响自然气候的变化，具体到某一季节的气候，还要看克己之运气是否来克。

夏寒，长夏湿气郁蒸

夏冬气候正常

夏 火

水来克　水不克

春秋气候都正常

金不克

四季之末气候异常，秋季肃杀而久雨不止

木来克

春 木　　克　　土 长夏

金来克

木不克

春寒夏热

四季之末各18日都会有湿润之气，春气正常

土不克　土来克　火不克　火来克

水 冬　　　金 秋

四季之末都有湿润之气发生，气候正常

四季之末气候都异常

夏冬气候正常

夏天炎热，秋天冰雹霜雪

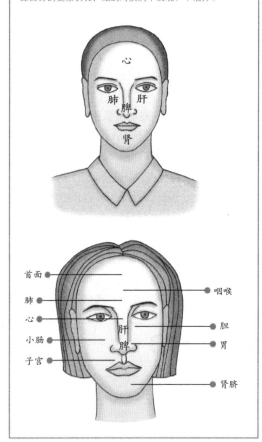

面部色泽、斑点等的变化都是五脏六腑健康状况的外在表现。通过观察自己面部的不同部位的变化，可以把握自身的健康状况，做到对疾病早发现、早治疗。

面诊图

心
肺 脾 肝
肾

首面
肺
心
小肠
子宫

咽喉
胆
胃

肝
脾

肾脐

肤色黑、纹理细密者，肾小，肾小则安定，不易受到侵害；耳朵高者肾也高，高则实，实就会引起肾热及背部拘急掣痛，耳中有脓血出，或生息肉塞住耳等病证；耳朝后陷的肾低，肾低容易腰尻股疼痛，俯仰困难，发作狐疝、腹股沟疝；耳薄者其肾脆弱，肾脆弱则容易受热邪侵扰，进而耳中吼闹，引发消渴证；对于耳坚实者则肾也坚实，肾坚实不易受病，比如不患腰痛；两耳完好端正，接近颊车的人，肾端正，肾端正就平和通利难以受伤；耳偏高的其肾也偏斜不正，肾偏斜不正就腰尻偏痛。

倘若各脏腑在皮肤的分属部位处骨骼下陷，则表明病证严重，甚者必定死亡。在膀胱两边及太阳经的地方，属于肾在皮肤的分属部位，人体

内的骨在该处下陷，肾脏之气通于内，外部也就跟着相应变动，浮清为外，沉浊为内。若颜色的变化是从外到内，则表明病患从外产生的，该部位就会隆起，可采用先治其表，后治其里的办法；如果颜色是从内到外变化，则说明病患由内而生，此部位就会下陷，可采用先治其里，后治其表的方式。人的健康与疾病，生存与死亡，在脏腑精气上会提前有所征兆的。如果肾脏患病后，患者会出现耳朵枯萎并呈黑色状；肾脏已先死的话，耳朵则会焦枯黯黑；当天中等分且呈暮色，是死亡的征兆，通过观察症状，并结合患者病症相应颜色的增加与减少，诊断患者死期的远近，远不超四百天，最短是半月到一月的时间。

如何诊断肾病未愈而忽然死亡的症状？

从患者的症状上判断，通常患者耳朵上会出现如拇指大的黄黑色黑点，此时就容易忽然死亡。

如何判断患者肾脏已死，四天内人就会死亡的症状？

这种症状主要是因为肾气内伤，病因留积所致。患者八天内便死亡。通过观察患者症状诊断，脸色非常黑，眼中发黄发青，或说眼白，牙齿突然变黑，腰中像要折断似的，白汗流出如流水般快。患者面黄目黑则无生命危险；倘若黑如炱（烟气凝积而成的黑灰）者则会死；吉凶的判别，通过阴阳之气在面部的不同表现即可辨别，从天中等分，颜色不正的话，左右两边有很大区别。相法上说，此症状如果不遭官事也是会死亡的。患者面目连接耳朵左右带黄黑色，四十岁以上者会在一百天内死去。特别危险的情形是天中偏在一边的，其必定死亡；而两边有而年上无吉凶之色的，大概在三年之内。

与五行相对，肾脏属水，与四时相应，肾脏属冬，而在五色上则属黑色，足少阴肾经是其脉。

为什么少阴经是肾脏的脉呢？

这是因为肾属阴，阴即水，都生于肾，其经脉也称为太冲脉，共有五十七穴。冬天诊治时取井穴和荣穴。四时之中，冬天水开始冻结，肾闭藏，阳气衰少，阴气繁盛，而太阳经之气深伏潜藏，阳脉不用，所以取井穴以下而治。当阴气逆时则取荣穴来疏通（《素问》中也称为实阳

气），脉之本在内踝下二寸，与舌下的两脉相应，其脉之根在涌泉，涌泉在脚心下，大拇指筋的位置。

肾脏的筋，从足小趾的下方开始进入足心，与足太阴脾经并列，同时斜走内踝骨下方，在足跟集结后又和足太阳膀胱经的筋聚合，向上行，在内辅骨下与足太阳经的筋合并，继而沿大腿内侧上行后在生殖器处结聚，再沿脊内夹脊柱骨上行至项，会集于枕骨处，与足太阳膀胱经的筋相合。

肾脏的经脉，则开始于足小趾下方，斜出直向足心，至足内踝前下的舟骨之下，沿内踝骨的后方，另向下行进入足跟，继续上行至腓肠肌内侧，从腘窝内侧穿出，上至大腿内侧的后缘，贯穿脊柱，入属于肾脏，且与膀胱相连。其直行的经脉是从肾上贯穿肝，如横膈膜而入肺中，沿喉咙，在舌根两边会集。其支脉是从肺穿出而与心脏相连，注于胸中。足太阳膀胱经与足少阴肾经为表里，足太阳膀胱经本在足跟以上五寸中，它们同会于手太阴肺经。

大钟属于足少阴肾经另出之络脉，起始于内踝之后，绕脚跟而至足外踝侧，又另行进入足太阳膀胱经。它的另一条别出络脉，与本经相并于行至心包络下，继而向外贯穿腰脊之间。此经脉络与肾有密切关系，其可影响肾脏患病。肾虚证首先表现为患者膀胱寒冷，寒则容易引起腰

痛，腰痛会使阴脉反而小于寸口脉，症状为脸色黑得如炭的颜色，饥饿、不想进食，咳嗽时唾液中带血，喉鸣且伴有气喘，坐立不安，目光模糊不清，看东西困难，心中悬起如同患了饥饿病一样，气不足时有恐怖感；当患者心中警惕好像有人在追捕他，则属于骨厥病。与肾虚证对应的，是肾实证，它首先表现为患者膀胱发热，膀胱发热则癃闭，癃闭为外病，阳脉反逆大于寸口脉二倍，症状为口热、舌干、上气，咽喉干而痛，咽喉肿，脊柱和大腿内后侧疼痛，痿厥嗜卧，心烦心痛，伴有黄疸肠澼痢，足下发热且疼痛。倘若用灸法就会强食而生害处，披散头发、放宽衣带，拄着拐杖且步履沉重。

寒冷冬季容易患上与肾和膀胱相关的病证，比如黑骨温病，其根源为足太阳膀胱经与足少阴肾经相搏，邪气蕴积于三焦，上下壅塞，阴毒在内运行，脏腑受外邪侵伤而患病。与其病相反的是，如果脏实就会被阳热邪毒之气所损伤，胸胁切痛，犹如刀刺，转动困难，热势极盛；如果腑虚就会被阴寒邪毒之气所伤，进而引起患者里热外寒，想靠近火炉取暖而心里又想饮水，或者腰痛得像折断了一样。此时服用冷药超过限度，就会引发洞泻，这就是黑骨温病的表现。扁鹊解释说，根据病源施治，调理脏腑，用灸脾俞、肝俞、肾俞的方法，对丹金毒黑温病证很有疗效，清浊之病也因此得到预防。

肾虚实第二

肾虚寒

足少阴肾经阴虚的征兆为：患者左手尺中神门之后的脉象重按无力，此即为肾虚寒，其症状表现是烦闷，下肢沉重，足肿，触地困难。足少阴肾经阴虚的另一征象为患者右手尺中神门之后的脉象重按无力，症状是足寒，上重下轻，行走时脚不能着地，足胫瘦小脆弱，恶寒，脉象为代

脉，不相延续，小腹胀满，邪气向上冲胸引至肋下疼痛，这种病证也称为肾虚寒证。

如果患者的症状为阳痿，腰脊疼痛，肾气虚寒，身体沉重缓弱，言语混乱且阳气顿绝，建议参考下面药方

苁蓉、杜仲、甘草、白术、牛膝、五味子、麦门冬、茯苓、巴戟天各八两，干姜、车前子各

五两，生干地黄五斤。

将所列药物治择捣筛后制成散药。饭后用酒送服方寸匕，日服三次即可痊愈。

对于肾风虚寒病证，患者也可采用灸肾俞穴一百壮的方法医治。肾俞穴在正对脐的两边向后至夹对脊柱相距各一寸五分处。

肾膀胱俱虚

足少阴肾经与足太阳膀胱经都虚的征象也表现为：患者右手尺中神门脉之后的脉象为重按浮取均无力，症状为下肢沉重，或患者心痛，二阴不能自行收摄，向外反出，苦于洞泄。足少阴肾经与足太阳膀胱经都虚的征兆为患者左手尺中神门脉之后的脉象为重按浮取均无力，症状为患者心痛，背部寒冷，小便利，时常小腹胀满。由于是肾和心都痛，寒中而泄，因而也称为肾与膀胱都虚之症。

肾实热

足少阴肾经阴实的征象为：患者左手尺中神门脉之后的阴脉脉象重按有力，症状表现为心烦，咽喉发干，舌干燥，咽喉肿痛，胸肋不时疼痛，出汗，气喘，咳嗽，小腹胀满，腰背强直挛急，身体沉重，足下热疼，四肢发黑，骨发热，耳聋，小便赤黄，好发怒、健忘等，即为肾实热病。

◎ 泻肾汤

主治肾实热，小腹胀满，气喘急促，四肢皮肤呈黑色，耳聋等病证

芒硝、茯苓、黄芩各三两，生地黄汁、菖蒲各五两，细辛、玄参各四两，大黄（切，并在密器中用水浸泡一宿）一升，磁石（碎如雀头）八两，甘草二两。

将所列药物分别研细，加入九升水来熬煮除地黄汁、大黄、芒硝之外的七味药，然后取二升半去掉药渣，将大黄放入药汁中再熬到减去二三合时，去掉大黄，再加入地黄汁，用微火熬一两沸后加入芒硝，分服三次即可。

对于多怒健忘，肾热，耳中听不见声音，四肢胀满引急，腰背转动强僵直等病证，患者可配制以下药方

柴胡、黄芩、茯神（《外台》为茯苓）、杏仁、升麻、泽泻（碎）、羚羊角各一两，大青、芒硝、地黄各三两，淡竹叶（切）一升，磁石四两。

将所列药物分别研细，加一斗水来熬取三升去掉药渣后加入芒硝，分服三次即可。

肾膀胱俱实

足少阴肾经与足太阳膀胱经都实的征象为患者右手尺中神门脉之后的脉象重按浮取均搏指有力，此时很容易患癫病，症状多为患者头沉重，进而眼睛疼痛剧烈，四肢厥冷，有想奔跑来缓解的冲动，眼睛上翻，风邪侵入经脉而多汗。足少阴肾经与足太阳膀胱经都实的征象为患者左手尺中神门脉之后的脉象为重按浮取均搏指有力，症状表现为患者眼圈发黑，脊背强直反折，邪气向上冲逆心胸，脊柱疼痛，反侧困难，此即是肾与膀胱俱实之症。

❀ 肾劳第三

肾劳，属于中医五劳病证之一，是因劳损伤肾所致的病证。症状通常为小腹满急、遗精、白浊、阴囊湿痒，腰痛，小便不利或有余沥等。采用补肝气的方法就可进行有效医治。因为肝旺就会感应到肾。人应该顺应四时之气，肾脏应该顺应冬季时令之气，否则就会使足少阴肾经不能伏藏，而肾气沉浊；顺应则生存，逆反则亡；顺应则人体和谐，逆反就会使人体生理混乱，如果人的活动与四时之气相悖而造成生理上的逆阻，就会患上关格，即小便不通与呕吐不止并见。人们把小便不通叫关，呕吐不已称为格。

◎ 麻黄根粉

主治肾劳热，阴囊生疮等病证

麻黄根、石硫黄各三两，米粉五合。

将所列药物治择捣筛后制成散药，再用棉签蘸取药末擦在疮上，如平常用粉法一般。待药粉浸湿后再擦上，反复涂抹，即可痊愈。

◎ 栀子汤

主治小腹胀满，肾劳热，阴囊生疮，阴茎中疼痛，小便赤黄，小便结束时有余沥，频数而少等病证

栀子仁、芍药、通草、石韦各三两，淡竹叶（切）、生地黄、榆白皮各一升，子苓四两，石膏五两，滑石八两。

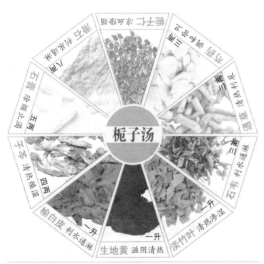

栀子汤

煎药方法

将所有药物放入锅中，加一斗水煮至三升汤药渣即可。

服药时间	服药次数	服药温度
饭后	一日两次	温

主治功效

本方能利尿、通淋，主治小腹胀满、小便赤黄。

将所列药物分别研细，加一斗水来熬煮，取三升汤药除药渣，每次一升，分服三次见效。

对于妄怒，肾劳热，腰脊俯仰屈伸艰难，可采用散药加水煎熬的药方

丹参、牛膝、葛根、杜仲、干地黄、甘草、猪苓各二两半，茯苓、远志、子苓各一两十八铢，生姜、橘皮、羚羊角各一两，石膏、五加皮各三两，淡竹茹（鸡蛋般大）。

将所列药物治择捣筛，然后制成散药，为粗散，加三升水，熬两方寸匕药末，不断搅动，用帛将药末裹好，熬取八合汤药为一服，每日熬取二服即可。

对于患者出现阴阳失调，伤筋损脉，虚劳，气息缓弱，气短，泻痢，遗精滑泄，小便赤黄，下阴湿痒，腰脊痛得如折断了一样等症状可采用此药方

生地黄、杜仲、麦门冬、枣肉、桂心、草薢各一斤。

将所列药物分别研细，加一斗五升酒来浸泡，三宿后取出药，晒干后再浸，如此反复直到把酒浸取完，再取晒干的药物治择捣筛制成散药。饭后以酒送服方寸匕，日服三次，疗效神验。

主治虚冷干枯，肾劳，忧愤恼怒引发的内伤，或因久坐湿地而损伤肾等病证

秦艽、牛膝、川芎、防风、桂心、茯苓、杜仲、独活各四两，麦门冬、干姜（又写作干地黄）、地骨皮各三两，薏苡仁一两，大麻子二升，五加皮十两，侧子五两，石斛六两，丹参八两。

将所列药物分别研细后加入四斗酒浸药，七日后服用，每次七合，日服两次。

🟤 精极第四

精极，属于中医六极病证之一，是指脏腑精气衰竭等疾患。通常患者会出现皮肤不润泽，眼

睛黯然无光，瘦弱无力，头晕耳鸣，毛发脱落，腰痛遗精等症状，这些症状都与人体五脏六腑有

关。倘若五脏六腑衰弱，则最容易使人形体每一处的病患达到最严重的程度，阳邪会损害五脏，阴邪则损伤六腑。阳实可以将病邪从阴引到阳，阴虚则能够把病邪从阳引到阴。如果阴病，则病邪向下，下则虚，虚则寒，身体沉重，发生肾水病，耳聋，行走歪歪倒倒，邪气入内，邪气行到五脏便引发咳嗽，咳嗽则鼻涕唾液，面肿气逆，因而也称为精极。若是阳病，则病邪向上走高处，高则实，实则热，而使眼睛看不清楚，牙齿焦枯，头发脱落，腹中胀满，腹满就会周身骨节不定点地疼痛，疼痛时刻用泻法来治其内。医治因生病而肌肉骤减患者，可以调理其气的办法温补，精不足患者用五味食物温补比较有疗效。诊治精极病证者，最佳时机是病邪在肌肤筋脉中就先着手治疗；如果病邪发展到六腑中时再诊治就比较困难了，倘若邪气已至五脏，那已经到半死的地步了，十分危险。

扁鹊就曾指出，五脏之气枯竭后是没法救治的。脏气断绝很容易引起目眩晕，而目之精已被夺，这是神志已先死的征兆，患者通常不过一天半日就会死亡。要诊治精极病候，这是需要医务人员精确地钻研，以左来治右，以右来治左，从表来治里，以我知彼，这样才有可能使精极病证痊愈。

◎ 枣仁汤

对于梦中泄精，阳痿无力，虚劳至极，血气枯竭，不能行房，或醉酒后行房而致内伤，小腹里急，心中惊悸等病证多有疗效

泽泻、桂心、芍药各一两，黄芪、白龙骨、牡蛎、甘草、茯苓、人参各二两，枣核仁二合，半夏一升，生姜二斤。

将所列药物分别研细，加九升水来熬煮取四升汤药，每次七合，日服三次。

注意事项：如果小腹急，不能饮食，可加入桂心六两，可见疗效。

◎ 韭子丸

主治因房事儿过度，精泄自出而不禁，腰背不能屈伸，食后不生肌肉，两脚软弱等病证

甘草、天门冬、细辛、桂心、紫石英、山茱萸、当归、天雄、紫菀、薯蓣、茯苓、菖蒲、僵蚕、人参、杜仲、川芎、附子、白术、干姜、石斛、远志、禹余粮各一两半，蛇床子、干地黄、苁蓉、黄芪、菟丝子各二两，干漆、牛髓各四两，大枣五十枚，韭子一升。

将所列药物研为末状，将牛髓加入白蜜中，再与枣膏一起捣三千杵，配制成如梧子大的丸药，空腹服用十五丸，日服两次，可逐渐加至二十丸。

◎ 羊骨汤

主治失精多睡，目光模糊不清等病证。

生姜、甘草、麦门冬、芍药、人参各三两，厚朴、阿胶、桑白皮各一两，生地黄、白术各三斤，桂心八两，饴糖半斤，大枣二十枚，茯苓四两，羊骨一具。

将所列药物分别研细，加入五斗水煮羊骨，然后取三斗汁，将羊骨取出后，再加入其他药物一起熬煮，取八升汤药，加入阿胶、饴糖使其熔化，早晨服一升，次日晨再服一升，两次即可见效。

◎ 竹叶黄芩汤

主治形体衰弱、疼痛，精极实热，全身虚热，眼睛看不清楚，牙齿焦枯，头发脱落等病证

病邪在人体的传变

由外邪导致的疾病，总是先侵入人的体表，然后逐渐向体内入侵。根据身体的表现，我们很容易知道病邪所在的部位，从而及时遏制疾病的发展。

体寒，毫毛竖起，腠理开泄
络脉中邪气盛满，颜色改变
经脉之气空虚，导致邪气内陷
寒多则痉挛骨痛；热多则筋弛骨消，皮枯毛败

皮毛
络脉
经脉
筋骨
脏腑
肠胃

外邪

疾病侵入脏腑，将病邪滞留于肠胃

麦门冬、甘草、大黄各二两，黄芩、茯苓各三两，生姜六两，芍药四两，生地黄（切）一升，竹叶（切）二升。

将所列药物研细后加九升水，熬煮三升汤药，除药渣，分服三次即可。

对于虚热，全身烦疼，骨节酸痛，精极，五脏六腑都受到损伤及烦闷症状的药方

黄芩、麻黄、甘草、人参、桂心、川芎各三两，麦门冬汁、赤蜜各一升，竹沥一合，石膏八两，生地黄汁二升，当归四两。

将所列药物研细，用七升水来熬煮八味药，取二升汤液去除药渣后，加入地黄等汁，一起熬煮成四升汤药，分服四次，白天三次，夜间一次，即可见效。

◎ 禁精汤

主治失精赢瘦，气短，目光模糊不明，不想听到人声，肌肉酸痛而消瘦等病证

粳米一合，韭子二升。

将以上二味放入铜器中，炒到米变成黄黑色时，趁热用一斗好酒注入，绞取七升汁，一次一升，一日三次，如此服用，两剂后即可痊愈。

主治梦泄失精等病证

取韭子一升治择捣筛后制成散药。以酒送服方寸匕，一日两次，效果显著。

治疗虚劳、尿中夹精

稻米三升，韭子二升。

将所列药物加一斗七升水熬煮成粥状，取六升汁，分服三次即可。

灸第七椎棘突两旁各三十壮，对虚劳尿精等病证有疗效。

灸肾俞一百壮，主治丈夫梦中失精及男子小便浊难等病证。

灸列缺五十壮，主治男子小便中带血夹精，阴茎中疼痛等症状。

灸脾募穴一百壮，主治男子腰脊冷疼，小便多白浊的症状。

灸屈骨端曲骨穴五十壮，对于失精，五脏虚竭有疗效。穴在阴上横骨中央，宛曲如弦月中央之处，这里叫横骨。

灸大赫穴三十壮，对男子虚劳失精，阴上缩，阴茎中痛有疗效。穴在夹对屈骨端三寸处。

灸三阴交十四壮，对于梦中泄精及淫梦，效果如神。穴在内踝之上的大脉上，离踝骨有四指相并那么宽的距离处。

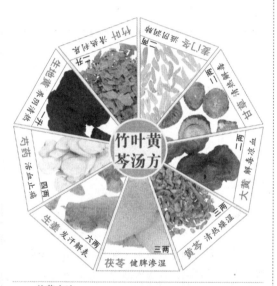

竹叶黄芩汤方

竹叶 除烦利窍 二升
麦门冬 养阴润肺 一升
甘草 清热解毒 二两
大黄 解毒凉血 二两
黄芩 清热燥湿 三两
茯苓 健脾渗湿 三两
生姜 发汗解表 六两
芍药 活血止痛 四两
生地黄 清热凉血 一升
人参 补气养血 二两

煎药方法

将除芒硝的诸药放入锅中，加九升水熬煮二升半放入芒硝即可。

服药时间	服药次数	服药温度
饭后	一日三次	温

主治功效

本方清热解表能力甚强，故可调理肾脏温病所致的腰痛。

❦ 骨极第五

骨极病，为中医六极病证之一，用现代医学名词的说法，就是骨质疏松症，是一种受肾制约的病证。一种解释说因为肾与骨相应，骨与肾相合，冬天伤于风寒湿气，邪气侵入骨髓关节而引起骨痹，骨和关节便出现沉重酸痛及全身寒冷的症状；此时若骨痹病不能痊愈，又受邪气损伤，若邪气入肾，就会引起耳鸣，呈现出黑色，这就是肾病的症状。肾病进而就容易引起骨极，牙齿苦痛，不能久站，屈伸麻木，手足骨节酸痛，身体麻痹，脑髓酸痛。按照中医解释，骨极多是因为肾风（冬季的壬癸日被风邪所伤）尽伤全身骨节所致。如果气为阳，气阳就充实，充实则发热，发热易使脸色发黑，牙齿、脑髓苦痛，手足酸痛，性机能衰退、膀胱不通利、耳鸣、面色发黑，这也说明骨极病达到了顶点。如果其气为阴，气为阴则为虚，虚就引起寒，寒就引起脸肿而有黑色的污秽之物，腰脊疼痛不能长时间地站立，屈伸不灵。患者气衰弱时，头发容易脱落，牙齿槁枯，腰背相牵引而疼痛，痛得严重的就会引起严重咳嗽吐唾。医务人员应该仔细辨别患者的阴阳之气，审察症状的清浊，准确断定病患的分属部位，应该在病入皮肤筋脉时，尽早进行医治，否则当病入脏腑后再治疗就非常困难了。

扁鹊曾指出，骨已先死的征兆通常为骨骼枯萎，头发无光泽；因为骨与足少阴肾经相应，所以此时足少阴肾经的脉气也是呈现出衰竭状的。患者应该及时诊治骨极病证，否则就会出现骨节非常酸痛，不能伸缩，十天就会死去的情形。

◎ 三黄汤

主治容颜焦枯发黑，耳鸣虚热，以及由肾热病引起的骨极，膀胱不通，大小便癃闭等病证

大黄（切，用一升水单独浸泡）、黄芩各三两，栀子十四枚，甘草一两，芒硝二两。

将所列药物分别研细，用四升水先熬三种药物，取一升五合，去掉药渣，然后加入大黄，再熬两沸，加入芒硝，分服三次即可。

灸第二十一椎棘突两边相距各一寸五分处，可医治腰背不灵活，筋挛痹缩，虚热闭塞等症状，可根据患者岁数决定具体灸的壮数。

🌀 骨虚实第六

骨实患者，常受烦热折磨；骨虚患者，容易疲倦，经常出现全身酸痛不安的症状。所以这些骨虚实病疾，都受到肾及膀胱的制约。倘若患者脏腑有病是从骨骼中表现出来，其与发热相对应的就为脏的病变，与发寒相对应的则是腑的病变。

对于骨实以及酸疼烦热症状的煎药处方

葛根汁、赤蜜、生地黄汁各一升，麦门冬汁五合。

将所列药物混合后，均匀搅拌，用微火熬煎三四沸，分服三次，疗效神验。

主治骨髓中疼

芍药一斤，生干地黄五斤，虎骨四两。

将所列药物分别研细，加入一斗清酒浸泡三夜，取出后暴晒，再放入酒中，直到酒尽为止，然后捣筛，制成散药，以酒送服方寸匕，日服三次即可见效。

主治骨髓冷痛

将一石地黄取汁后加二斗酒相搅后熬沸腾两次，温服，每日三次，具有补益骨髓的特殊功效。

主治骨节疼痛无力，虚劳畏寒

地黄八斤，豉二升。

将所列药物蒸两遍，然后晒干，制成散药，在饭后用一升酒送服二方寸匕药末，一日两次。此方对于虚热病证也有很好的疗效。

腰痛第七

腰痛，就是一种以腰部一侧或两侧疼痛为主要症状的病证。中医理论认为，造成腰痛病证的原因有以下五个方面：

一是因为肾虚，也就是过度劳累而伤肾所引起的腰痛；二是因为取寒，睡在地上，受地气侵伤而腰痛，腰痛不止的还会引起腰脊疼痛；三是因为足少阴肾经发生病变，十月时，万物阳气衰弱，进而导致腰痛；四是腰部突然疼痛，多是因从高处坠下而伤腰引发的腰痛；五是因为风痹，风寒邪气伤害腰就容易引起腰痛。

对于腰背疼痛患者，应该尽早尽快进行诊治。因为其病证大多是因肾气虚弱，或睡卧在冷湿当风之处所致，而风湿邪气特别容易流入脚膝之中，进而引发半身不遂、冷痹、缓弱疼重的病证；或者造成脚痉挛、腰痛、重痹。医治时可采用独活寄生汤，药方可参考第八卷。

◎ 肾著汤

主治小便自利，肾着病，不渴，身体沉重，腰中像水洗过一样发冷，但饮食依旧等病证

白术、茯苓各四两，干姜三两，甘草二两。

将所列药物分别研细，加五升水熬煮，然后取三升，分服三次即可，腰中立即温暖。《古今录验》名甘草汤。

◎ 杜仲酒

主治肾脉脉象逆，小于寸口脉，膀胱虚寒，腰痛，胸中动荡不安等病证

杜仲、干姜各四两，桔梗、甘草、续断、瓜蒌根、地骨皮各一两，干地黄、防风、草薢、羌活、桂心、川芎、乌头、细辛、秦艽、天雄、蜀椒各三两，石斛、五加皮各五两。

将所列药物分别研细，加四斗酒浸泡四宿，初次服五合，加至七八合，一日两次。多种原因引起的腰痛病也可治愈。

主治肾虚引起的腰痛

桂心、白术、草薢各三分，牡丹皮二分。

将所列药物治择捣筛，然后制成散药，也可以制作汤药。每次以酒送服方寸匕，一日三次，效果显著。

对于腰脊苦痛不遂等症状的药方

准备三斗大豆，煮一斗，炒一斗，蒸一斗；用六斗酒，一口瓮，蒸到极热，豆也热，纳入瓮中封闭瓮口，秋冬季节封藏十四日。取时可在瓮下作个孔，每次取五合，日服两三次。

对于男子腰腿冷不灵活，行动不便症状的药方

准备三斗上好的醇酒，与三斗水合瓮中，在温暖时浸泡从脚到膝盖部位，三日为止。

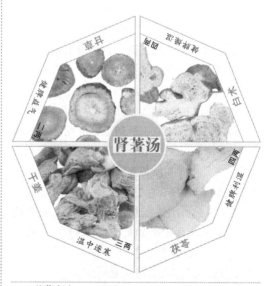

肾著汤

草斗　理脾和中　白术　四两　健脾利湿　茯苓　温中逐寒　三两　干姜　健脾益气　二两

煎药方法		
将所有药物放入锅中，加五升水煮至三升汤药渣即可。		
服药时间	**服药次数**	**服药温度**
饭后	一日三次	温
主治功效		
本方能利水渗湿、健脾益气，对肾病、腰冷有调理作用。		

注意事项：若冷后，可在瓮下常置灰火保持温暖。

灸穷骨上一寸处七壮，左右一寸处各灸七壮，可治疗腰突然疼痛的症状。

灸脚跟上横纹中赤白肉边缘十壮，对腰痛症状有特效。

🌀 补肾第八

这一节主要是补肾处方，对于七伤、六极、五劳等虚损证都有很好的疗效。所谓七伤属于表里受病，六极是六腑病，五劳则是五脏病。

七伤，一是心伤，健忘；二是肝伤，多梦；三是脉伤，经常咳嗽；四是肺伤，容易萎缩；五是骨伤，容易饥饿；六是肾伤，常吐唾液；七是脾伤，好饮水。精极、骨极、血极、筋极、髓极、气极，称为六极。疲劳、忧劳、思劳、志劳、心劳，也就是我们所说的五劳。

由此我们可以看出，如果我们忧愤悲哀，或者极力思虑遥远的将来的事是有损健康的；愤怒而不得缓解，或喜乐过度是对己有损的；常提心吊胆，或者急于实现自己愿望同样是对己有损的；还有那些整天无休无止地吹牛也对己无益。要详细论述五劳、六极及七伤，可以罗列很多，暂且介绍这些，大家可多看看诊治这些症状的药方。

针对五劳七伤病证，黄帝曾经问过高阳负。

高阳负的回答是：所谓七伤症状，一是精清，二是阴衰，三是阴消，四是精少，五是阴囊下湿，六是腰或胸胁苦痛，七是不想行走，骨热，膝部厥逆冷痛，远视时流泪，口发干，腹中鸣，时常有热，小便淋沥，阴茎中疼痛，或者精液自己流出。而五劳症状，一是心劳，二是疲劳，三是志劳，四是忧劳，五是思劳。

诊治五劳七伤的方法，就是石韦丸方。

◎ 石韦丸

石韦、蛇床子、肉苁蓉、菖蒲、杜仲、山茱萸、续断、薯蓣、远志、茯苓、细辛、礜石、桔梗、天雄、牛膝、泽泻、柏子仁各二两，赤石脂、防风各三两。

将所列药物研为末状，用枣膏或蜜调和成如梧桐子般大的丸药。每次以酒送服三十丸，一日三次，七日即可痊愈，二十日后消除百病，长期服用效果更佳。崔氏记载中此方也叫白水候方，其中没有泽泻、礜石、茯苓、桔梗、薯蓣，有瓜蒌根二两半。

◎ 大建中汤一

主治因虚劳而引起的阳气虚乏，多梦失精，气短，饮水后，水停在胁下，且饮水如同从一边流下一样，内痛里急，目光模糊不清，健忘等病证

甘草二两，饴糖八两，生姜一斤，蜀椒二合，人参三两，半夏一升。

将所列药物分别研细，加一斗水来熬煮，取三升汤药，去除药渣后加入饴糖使其融化，服七合即可。手足厥逆，腰背发冷的，加入附子一枚；虚劳的，加入黄芪一两；里急拘挛、引急的，加芍药三两、桂心三两。

◎ 大建中汤二

主治小腹急，脐下及两胁胀满，引至腰脊，鼻口干燥，目光昏暗，视物不清，胸中气急逆，不下饮食，阴茎刺涩疼痛，小便黄赤，尿有余沥，惊恐虚乏等五劳七伤病证

甘草、芍药、人参、龙骨各二两，当归（《千金翼方》中无当归）、泽泻、黄芪、远志各三两，生姜八两，大枣二十枚，饴糖半斤。

将所列药物分别研细，加一斗水来熬煮，取二升半汤药，熬成后，再加入饴糖使其溶化，

一次服八合，片刻后再服一次。（在《深师方》中此方没有远志、饴糖、泽泻、龙骨，有半夏一升，桂心六两，附子一枚。）

◎ 小建中汤

主治大病后还未恢复时四肢沉滞，骨肉疼酸，或气息缓弱而少气，心中虚弱惊悸，咽干唇燥，全身少血色，或饮食无味，不能行房事，悲忧惨戚，多卧少起，五脏气竭，动则气喘虚乏或小腹拘挛引急，腰背强直疼痛等积劳虚损病证

生姜、桂枝各三两，甘草一两，大枣十二枚，芍药六两，胶饴一升。

将所列药物分别研细，加九升水来熬煮成三升汤药后，除药渣，加入胶饴，每次一升，日服三次。间隔三日再做一剂，各种丸散药也可服用。张仲景说过，症状若为呕，则不宜服此方。《古今录验》也称此方为芍药汤。《胡洽方》中此方有半夏六两，黄芪三两。《肘后方》记载，加黄芪二两、人参二两，药效最佳，对于痰满及溏泄患者，可去除胶饴。

◎ 石斛散

主治恶风病，四肢不能收缩，自己不能翻身，两肩中疼痛，身体沉重、脚胫急、筋脉发肿，不能行走，时寒时热，小腿肚子如被刀刺，身体不能承受自己的重量，全身血脉发寒，阴下湿，茎消，使人郁闷不乐，恍惚，常常悲伤等病证。同时，此方还可除风邪，使身体轻健，明目，强阴，益气，使人有子，补肾气不足等

细辛、桂心、芍药、山茱萸、菟丝子、松脂、泽泻、萆薢、云母粉、防风、柏子仁、石龙芮各三分，杜仲、附子各四分，石斛十分，牛膝二分。

将所列药物治择捣筛后制成散药，以酒送服方寸匕，日服两次。若腰部中风，加倍用防风；腹中疼痛，可加倍用芍药；阴茎不勃起，加倍用菟丝子、杜仲；跌仆不能行走，加倍用泽泻；膝中疼痛，加倍用牛膝；背疼痛，加倍用萆薢；少气，加倍用柏子仁。

注意事项：患者可根据病证的情况，加倍或

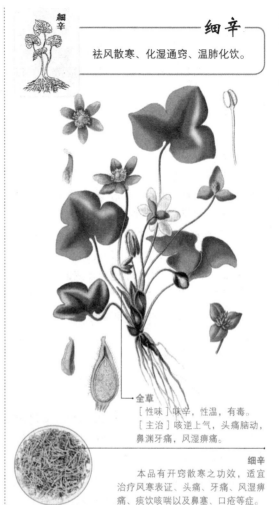

细辛

祛风散寒、化湿通窍、温肺化饮。

全草
[性味]味辛，性温，有毒。
[主治]咳逆上气，头痛脑动，鼻渊牙痛，风湿痹痛。

细辛
本品有开窍散寒之功效，适宜治疗风寒表证、头痛、牙痛、风湿痹痛、痰饮咳喘以及鼻塞、口疮等症。

减量用药，也可用枣膏来制成如梧桐子般大的丸药，用酒送服七丸即可。

◎ 内补散

对男子五劳及六绝症状有特别疗效。比如肺伤患者的少精，腰背疼痛，四肢厥逆症状；心伤患者的惊悸，妄怒无常；脾伤患者的面目萎黄，腹胀满常嗳气，食后就想睡卧；肝伤患者面色发黑及少血；肾伤患者的积聚，小腹腰背满痹，咳唾，小便艰难等

诸多症状，大都起于大劳脉虚，内受寒热，外受风邪所致，患者癃闭或下痢，面目发肿，心中昏闷，不想言语，厌恶听到人声，或者膝以下发冷，手足疼痛，腹中雷鸣，时时泄利等。

附子、人参、甘草、苁蓉、石斛、五味子、桂心、茯苓、麦门冬各一两半，菟丝子、山茱萸、地麦、干地黄各五分，远志、巴戟天各半两。

将所列药物治择捣筛，然后制成散药，每次以酒送服方寸匕，逐渐加至三匕，一日三次即可。服药期间无所禁忌。

◎ 五补丸

主治肾气虚损，五劳七伤，目昏暗看不清东西，心中多怒，恍惚不定，夜卧多梦，醒后口中发干，食不知味，心中常常不快乐，多有愤怒，房事时阳痿不举，心腹胀满，四肢疼痹，腰脚酸疼，肢节苦痛，口吐酸水，小腹中有冷气，尿有余沥，大便不通利等病证

人参、五加皮、五味子、防风、远志、狗脊、天雄、牛膝、石斛、薯蓣各四分，蛇床子、草薢、白术、石南各二分，茯苓、菟丝子各五分，苁蓉、干地黄各十二分，杜仲、巴戟天各六分，鹿茸十五分，覆盆子、石龙芮八分，天门冬七分。

将所列药物研为末状，用蜜调和成如梧桐子般大小的丸药，以酒送服，每次十丸，一日三次。有气滞的病人，加厚朴、橘皮、枳实各三分；发冷的病人，加附子、细辛、吴茱萸、蜀椒、干姜、桂心各三分；泄精的病人，加韭子、白龙骨、牡蛎、鹿茸各三分；有风邪的病人，加当归、天雄、川芎、黄芪、五加皮、独活、柏子仁、石南、茯神、白术各三分；泻痢的病人，加赤石脂、黄连、龙骨、乌梅肉各三分。

春季按照处方服，夏季加地黄五分、麦门冬四分、黄芩三分；天冷后去除，另加干姜、蜀椒、桂心各三分。

若不热不寒，就无须增减，依方服用即可。服用期间，忌醋、蒜、陈臭食物与大冷食物，除醉吐外，其余的百无所慎。三剂以后，就能感觉到平凡琐事都会快活。逐渐加至三十丸，以此为限，一年后万病皆除。长期服用延年不老，四季不断绝。

◎ 薯蓣丸

主治各种虚劳伤损等病证

巴戟天、牛膝、泽泻、干地黄、赤石脂、茯神（或写作茯苓）、山茱萸各一两，杜仲、菟丝子各三两，苁蓉四两，五味子六两，薯蓣二两。

将所列药物研为末状，用蜜调和成如梧桐子大的丸药。饭前用酒送服二十丸至三十丸，禁食醋、蒜、陈臭等食物。日用两次即可见效。七日后可恢复强健体质，患者会明显出现面有光泽，音声清明，唇口泛红，四肢润泽，手足温暖，消食，身体安和等可喜变化。十日后患者即生长肌肉。因为此药方中药性通利，可入脑鼻中，所以大多会引起酸疼，因此不要奇怪。对于希望体质变得特别丰腴的患者，可加入敦煌出产的石膏二两；若有失性健忘症状，建议加入远志一两；倘若是体少润泽患者，加柏子仁一两。

在《古今录验》中薯蓣丸方有白马茎二两，共十六味，主治男子头痛目眩，手足逆冷，或阵发性的烦热，或冷痹肩疼，腰髋不遂，进食虽然多却不生肌肉，或少食而胀满，身体涩滞无光泽，阳气衰绝，阴气不运行等五劳七伤症状，并可补益十二经脉，开三焦，破积气，起阴阳，通内制外，安魂定魄，使肠胃增厚，消除五痔邪气，明目，除风去冷，祛除心内伏热，还有强筋练骨的功效。长期服用，健体强身效果更佳。

【卷二十】

膀胱腑

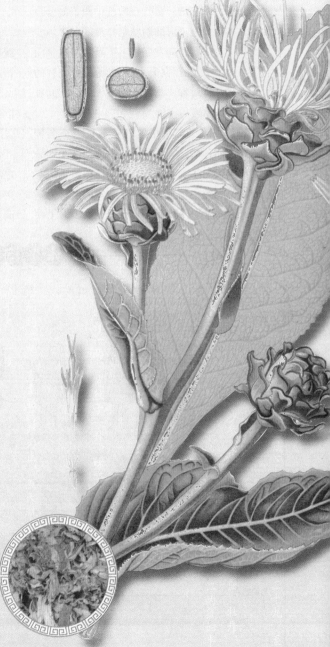

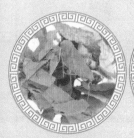

淫羊藿

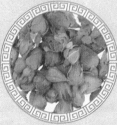

月季花

艾

膀胱腑脉论第一

俗话说："膀胱与肾相表里。"简单地讲就是膀胱与肾息息相关。耳朵是膀胱色诊的器官，观察耳朵可了解膀胱。肾气在膀胱中积聚凝合。被称为水曹掾或是玉海的膀胱是津液的贮存地，它重九两二铢。膀胱向左回旋上下叠积，从纵向看它宽九寸，能贮存九升九合津液。膀胱有两个，大小相等且对称，与二十四节气相应，膀胱主要功能就是津液的排放。

黄帝说：人的五脏中的四脏都是一个名称一只器官，而肾却独有两只，这是为什么呢？岐伯说：作为腑的膀胱有两个地方，所以肾也应有两只分别与两腑相应。因此虽然脏器的名称为一个，而相对应的腑的名称有两个，即多出了一腑，所以才有了五脏和六腑。另一种说法与肾有关，依据肾有左右两只而推出，由于膀胱没有两个，于是就用左肾与膀胱相合，右肾与三焦相合。

"左手关后尺中脉象阳绝者"，就是没有膀胱脉。这种脉象的人，往往会患使人遭受逆冷之苦的病，主要症状为妇女月经不调、旺月闭经；男子则会有遗精、尿不尽的感觉，这种病证应采取针灸的方法治疗，应针刺位于足内踝下面动脉处的足少阴经穴位来调治。

"右手关后尺中脉象阳绝者"，即是没有子户脉。患此病的人，脚部会遭受逆寒之苦，不能生育。针灸治疗时，应通过针刺足少阴经穴位来调治阴中偏冷的问题。

人体生长规律

《内经》认为，身体的衰老是由于气血的衰退，只要进行合理的调养，就能保持精气充盈，延缓天癸的衰竭，这就是有些人高寿而不显得衰老的原因。

| 7岁 齿更发长，生命力旺盛 | 14岁 天癸产生，有了生育能力 | 21岁 发育成熟 | 28岁 发育到极点 | 35岁 气血衰退，身体开始衰老 | 42岁 气血继续衰减，身体继续衰老 | 49岁 天癸尽竭，形体衰老 |

| 8岁 齿更发长，生命力旺盛 | 16岁 天癸产生，有了生育能力 | 24岁 发育成熟 | 32岁 发育到极点 | 40岁 肾气衰退，身体开始衰老 | 48岁 上身阳气衰退，身体继续衰老 | 56岁 肝气衰退，身体继续衰老 | 64岁 天癸尽竭，形体衰老 |

名词解释

天癸

促进人体生长、发育和生殖机能，维持女性月经和胎孕所必需的物质。它源于男女之肾精，受后天水谷精微的滋养而逐渐充盛。

"左手关后尺中脉象阳实者"，即是膀胱实。这种病人会遭受逆冷的折磨，时常觉得肋下有寒气引起的钻痛。针灸治疗应针刺位于足小趾外侧骨节后下陷处的足太阳经穴位调治。

"右手关后尺中脉象阳实者"，即是膀胱实。患此病的人常常会觉得小腹坠胀，时常饱腹，腰酸难耐。针灸治疗时，应针刺足太阳经穴位调治阳经。

疾病先在膀胱发作的，背脊和筋会感觉疼痛，小便会出现不畅。疾病发生五天后会迁移到肾，此时小腹腰脊就会疼痛，更有甚者会出现腿酸痛。若不及时治疗，拖一天就会迁到小肠，此时小肠会发胀。再拖延一天会迁延到脾脏，此时人体全身会闭塞不通，身体疼痛感加剧，若再得不到及时治疗，在两天之内不痊愈的则会出现死亡，若是疾病发生在冬天，则会死于鸡鸣的黎明拂晓，若是疾病发生在夏天，则会死于傍晚时刻。

如果人的小腹肿痛，用手一按小腹立即便有尿意但又解不出来，肩上会觉得发热，则说明你的膀胱出现了毛病。查找病因，如果脉的分属部位下陷，脚小趾外侧以及胫踝后部位都会感觉发热，则可针灸取委中穴。

如果你感觉你的膀胱发胀，觉得自己小腹有饱胀感，则说明你的体内有气阻塞，会有小便不畅的毛病。

如果人的肾先感受了疾病的侵害，就会把这种侵害传给膀胱，常见的症状就是咳嗽不止，并且一咳就会感觉有小便发生。

如果坏气侵害并留在人膀胱内，在人的梦里可能会有先兆，人会梦见自己出门远游。

人的肾与骨相对应，皮肤纹理的密疏与三焦及膀胱的厚薄成正相关，皮厚的，三焦及膀胱就厚；皮肤纹理粗而薄的，三焦及膀胱就薄。腠理松弛的，三焦膀胱就舒缓；紧密没有毫毛的，三焦膀胱则急。毫毛密而粗的，三焦膀胱直；毫毛稀的，三焦膀胱结。

扁鹊说：六腑有病，就会表现在脸上以及身体其他各部位，肾、膀胱与足少阴、太阳经为表里，膀胱与五脏都相通，所以五脏有病就会在膀胱上有所反应，膀胱有病就会在阴囊上有所反

应。人体伤热，小便就会不通，尿的颜色为黄赤，则说明膀胱炎症。小便次数多，尿颜色清白时，人可能会遭受伤寒，这种情况严重的可引发石水病。石水病的病根在膀胱，其症状是人的四肢都很小，而唯独小腹很大。在治水一篇中可找到治疗的药方。

若病人会出现牙齿发黄脱落，则预示此人得

足太阳膀胱经循行路线

足太阳膀胱经的循行路线：起于目内眦（1），上额（2），交巅（3）。其支者：从巅至耳上角（4）。其直者：从巅入络脑（5），还出别下项（6），循肩膊内，挟脊（7）抵腰中（8），入循膂（9），络肾（10），属膀胱（11）。其支者：从腰中，下挟脊，贯臀（12），入腘中（13）。其支者：从膊内左右，别下贯胛，挟脊内（14），过髀枢（15），循髀外后廉（16）下合腘中（17）以下贯腨内（18），出外踝之后（19），循京骨（20）至小指外侧（21）。

本经联系的脏腑器官：膀胱、肾、心。

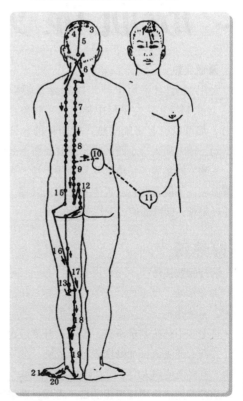

名词解释

挟脊：指挟行脊柱两旁。
膂：挟脊两旁的肌肉。
髀枢：髀骨外侧的凹陷部分。也称髀臼。
京骨：指突出的第五趾骨粗隆部，京骨穴在其下方。

了骨绝，此人病入膏肓，病已经不可救治了，十天后会死去。

从眼睛内角开始，向上行经过人的额头，与正中百会交会交在头顶处就是人的足太阳经的脉。延伸到从头顶到耳上角的区域是它的支脉；它从人腰中往下行在后阴交会，再下行穿过臀部，进入膂中；从头顶进入与脑结络，再返出下行至人颈后，沿着肩膊内侧，夹脊两边抵达腰中位置，进入脊柱并沿着脊柱与肾相交结络的地方是主脉，主脉属膀胱经；它分别从胳膊内左右两边，另行向下穿过胛，夹脊柱两边的肉过髋关节，沿着髋骨外后侧，下行交会在腘中，再向下穿过腓肠肌，从外踝后部穿出，沿着京骨第五蹠骨粗大隆起部抵达小足外侧。

如果先感觉头痛，后眼睛跟着下陷则说明你的膀胱经遭受外来毒气的侵害，等出现颈项强直僵硬，脊背酸痛，腰部疼痛好像被折断，骨髓不能弯曲，腘不能活动，腓肠肌如撕裂扭拽时，你就患上踝厥病了。痔疮狂癫，头脑颈项疼痛，目黄流泪，鼻出血，颈后、背、腰、臀、腘、腓肠肌以及脚全都疼痛，小趾不能活动等诸类症状都是太阳经主筋受损的表现。人迎处脉象比寸口脉大两倍，则说明人的脉气盛；人迎处脉象比寸口脉小是脉气虚的反常表现。

膀胱虚实第二

膀胱实热

太阳经实(右手尺中神门以后脉象浮取有力)、足太阳经实（左手尺中神门以后脉象浮取有力）都可以引起膀胱实热，但两种的病证表现不同，前者病人会小便困难，膀胱肚脐下处疼痛，头脑发眩钻痛，情绪低落易烦躁牢骚，脊梁后背僵硬，不能弯曲；后者主要是病人腰疼，仰俯伸弯艰难，腰部僵硬，无法劳动。

◎ 除热汤

治疗膀胱实热

石膏八两，栀子仁、茯苓、知母各三两，生地黄、淡竹叶各一升，蜜五合（半升）。

将七味中药按剂量研细，加水七升煮后再取药汁二升，滤去渣，加蜂蜜煮至二成沸，分三次服用。有必要使病人泻下时，添加芒硝三两。

治疗膀胱热中出现严重的口干舌燥，咽喉肿痛症状

蜂蜜七合，蔷薇根白皮、射干、生玄参、黄柏各四两，升麻、大青叶各三两。

将七味中药研细，先加水七升煮取药汁一升，过滤去渣，加入蜜煮两成沸，取汁液分多次含服。

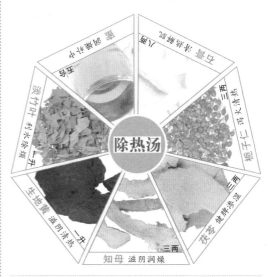

除热汤

膀胱肚脐下处疼痛 石膏 八两

鼻热 头脑发眩钻痛

栀子仁 泻火清热 三两

茯苓 健脾养湿 三两

知母 滋阴润燥 三两

生地黄 滋阴凉热 一升

淡竹叶 利水除烦 一升

煎药方法		
将除蜂蜜外的药物放入锅中，加水煎至二升，后加蜂蜜煮沸。		
服药时间	服药次数	服药温度
饭后	一日三次	温
主治功效		
本方清热利湿功效甚强，对膀胱实热所致的病证均有疗效。		

膀胱虚冷

足太阳经虚（左、右手尺中神门以后脉象浮取无力）可以引起膀胱虚冷，患者害怕风吹、易有脚疾，极易扭脚和腿部浮肿、转筋。左手阳虚引起者身体偏于瘦弱，脚外踝后部常会疼痛，腹部疼痛以及腰背硬直酸痛，屈伸不得，右手阳虚引发者易患耳疾，耳朵不灵敏，听力有障碍，身体肌肉跳动厉害，肌肉易抽搐。

治疗膀胱虚冷食欲不振，面呈黑炭色，腰痛乏力

黄芪、茯苓各三两，杜仲、五味子各四两，白术、白石英各五两，磁石六两。

将以上七味药研细，加水九升煮沸后取药汁三升服用，一日三次，每次取一升，三次用完。

治疗咳嗽，哮喘咯血，咽喉肿痛喘息困难的膀胱冷

羊肾一具，黄芪、人参、玄参、桂心、川芎、甘草各三两，茯苓四两，地骨皮、生姜各五两，白术六两。

将以上十一味药按照用量备好，研细，先加水一斗一升煮羊肾，煮沸后水减至三升，此时拿出羊肾放上其余十味药，煮后取药汁三升，过滤掉渣子。每次取一升服用。

◎ **龙骨丸**

治疗萎靡不振，肾虚乏力，视力模糊，血气匮乏，骨骼萎缩

龙骨、柏子仁、甘草、防风、干地黄各五分，桂心、禹余粮、黄芪、茯苓、白石英各七分，人参、附子、羌活、五味子各六分，玄参、川芎、山茱萸各四分，磁石、杜仲、干姜各八分。

用法：将以上二十味药，研末，制成龙骨丸（梧桐子大），每天早晚各一次，第一天每次用酒送服三十粒，以后加至四十粒每次，切记服药时要空腹不食。

治疗小便频繁，男性遗精黏稠恶臭等

赤雄鸡肠、鸡内金各两具，干地黄三分，桑螵蛸、牡蛎、龙骨、黄连各四分，赤石脂、白石脂各五分，苁蓉六分。

用法：将上面八味药研细研磨后过筛，塞进鸡肠及鸡内金的缝隙中，放锅中蒸熟后晒干，将它们混合在一起捣碎为粉末。一日三次，每次取一方寸匕，用酒送服。

针灸治疗膀胱类病的方法同治肾虚一样。

胞囊论第三

胞囊是贮存津液和尿液的器官。肾、膀胱有病可通过胞囊表现出来。若胞囊发涩，小便不畅，尿液发黄则说明肾脏有热火炎症。若小便频繁且尿液多发白则说明膀胱受寒气所害，由于寒气晚上易存体内，晚上尿偏多。身体有热火需下泻，身体虚弱要滋补，阴阳调和，身体会无病无灾。

将大葱叶去掉尖头，插入阴茎中三寸深，用嘴轻轻吹气至胞囊胀起止，可治疗胞屈僻膀胱屈曲折叠（尿液不在胞囊，津液不通，伸展困难）。

◎ **榆皮通滑泄热煎**

治疗由肾热引起的阴囊潮湿，燥热，小便不畅呈红黄色，也可治疗妇女难产

蜂蜜、榆白皮、葵子各一升，车前子五升，滑石、通草各三两。

将以上六味药研细后加水三斗煮，取药汁七升，过滤掉渣放上蜂蜜后再煎，取药汤三升，一日三次，每次服用一升，三次吃完一服。

◎ 滑石汤

治疗膀胱发炎燥热，尿液呈橙色

子芩三两，榆白皮四两，车前子、冬葵子各一升，滑石八两。

将以上五味药研细，放上水七升煮，熬好后取药汁三升，每次服一升。

◎ 榆皮汤

治疗膀胱炎症，人体虚易劳，尿液发白且有杂物

榆白皮二斤。

将榆皮切碎加二斗水煮，取煮汤五升，每次一升，分五次服用。

胞转即小便不通，肚脐下烧灼疼痛，吃饱后憋尿，饱饭后骑马，憋着尿行房事，都是其诱因。

药方1：将乱发绞成两拳头大小，烧成灰末，配醋四合制成方寸匕。饮完后立刻蹲坐在炒熟的黑豆叶子上面。

药方2：榆白皮一升，滑石四两，鬼箭三两，葵子、通草、石苇、甘草各一两。

研细放上一斗水煮液，取药汁三升，每次服用一升。

药方3：葵子一升，滑石粉、寒水石各一斤。

研细，放上一斗水煮液，取五升，共三次服完。

药方4：葱白二十八段，蜂胶一两，琥珀三两，车前子一升。

研细，配水一斗煮汤，取药汁三升，每次服用一升。

药方5：针灸疗法。灸关元穴下方一寸的成人从心向下量取八寸的玉泉穴七壮。穴位位置，儿童的则据实际而定。也可灸第十五椎五十壮、灸神阙穴一寸或是四寸，时间长短，与本人年龄相同，多大灸多少壮。

三焦脉论第四

三焦名三关，亦称玉海，是中清之腑。它的形状、厚薄、大小，都与膀胱的情况对应。虽名分三，实无其形，共同起作用，是五脏六腑来回的通道，它贯穿人全身，能听到却看不见。它调理肠胃，补精养血，疏通行水的经络，与膀胱相合，虽相合却不相同。上中下三焦同称为孤腑，而经脉的气道卫、络脉的气道荣分别从上、中焦生出。

三焦生了病，腹部肿胀，小肚子坚硬，小便不畅或是小便急迫，有时会来不及致人尿裤子，出现漫溢的水肿，滞留的发胀。在太阳、少阳经之间，色诊查看人的脉搏迹象都会发现有病变的三焦，要调治，需针灸委阳穴。

三焦有病证会出现小肚子肿胀酸痛，不能小便，针灸时应取太阳经大络，查看结脉（结，促也，是一种脉象。脉象迟缓而呈不规则间歇）和足厥阴小络结，若针灸时，出现血，则说明肿胀病变已经到达胃了，此时需要针刺足三里穴。

皮肤表层脉气实满浮肿但不刺痛说明三焦出现肿胀。

若长久咳嗽不止，病会发展到三焦，出现咳嗽时肚腹肿胀气满，人厌食。

手少阳经的脉，主要是指三焦手少阳之脉，从无名指指端开始，向上并从两指之间出来，沿着手腕表面上行，从手臂外两骨间穿出，向上通过肘，再沿着肱骨外侧上行至肩，在足少阳经的后面交出，再进入锁骨下窝。与位于胸部，当前正中线上，平第四肋间，两乳头连线的中点的膻中相会。散络包裹心脏外面的一层薄膜，下行到胸腔和腹腔之间的膈上，主要是指三焦手少阳经。它的一支支脉，从膻中上行出缺盆，再上行至人颈，夹耳后，直上从耳上角出来，再折向额部向下抵达颧骨；它的另一支脉，从耳后进入耳

三焦之争

"三焦"是中医学中的一个重要概念，但是对三焦的概念至今仍有许多争论。实际上，中医学中的脏腑器官并不是现代解剖学中的脏器概念，而是指一组功能系统。所以，关于三焦概念的争论是没有意义的，关键是我们如何利用它来指导临床实践。

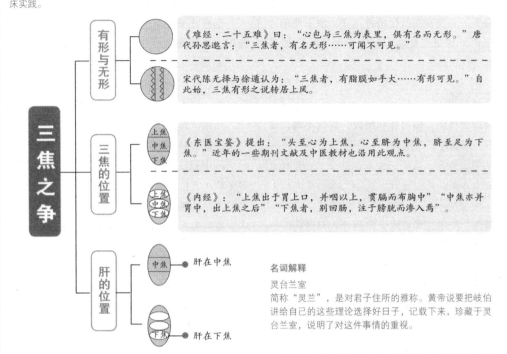

有形与无形

《难经·二十五难》曰："心包与三焦为表里，俱有名而无形。"唐代孙思邈言："三焦者，有名无形……可闻不可见。"

宋代陈无择与徐遁认为："三焦者，有脂膜如手大……有形可见。"自此始，三焦有形之说转居上风。

三焦的位置

《东医宝鉴》提出："头至心为上焦，心至脐为中焦，脐至足为下焦。"近年的一些期刊文献及中医教材也沿用此观点。

《内经》："上焦出于胃上口，并咽以上，贯膈而布胸中""中焦亦并胃中，出上焦之后""下焦者，别回肠，注于膀胱而渗入焉"。

肝的位置

肝在中焦

肝在下焦

名词解释
灵台兰室
简称"灵兰"，是对君子住所的雅称。黄帝说要把岐伯讲给自己的这些理论选择好日子，记载下来，珍藏于灵台兰室，说明了对这件事情的重视。

中，从耳前出来，过颧弓上缘与前一支脉相交于颊部，再到外眼角。

手少阳经脉受损可能会导致咽喉肿痛、甚至耳聋、失声。三焦主气所生的病，如出汗，外眼角疼痛，面颊发肿，耳后、肩、肘、肱、手臂外疼痛，无名指不能活动。生了这种病，若盛虚热寒则泻补祛留，若虚则补，若热则祛，是热就留，经分属部陷下就灸，不盛不虚，就按经治取调理。盛时人迎比寸口处脉象大两倍；虚时人迎反比寸口处脉象小。

三焦虚实第五

上焦似雾，上焦的气从胃上管开始，进入咽中，穿过膈散布于胸，进入腋部，离开后，沿足太阴的支脉穿行，返回后注入手阳明经，上焦之气从手阳明经经过舌部，下行到足阳明经，与荣卫一同在阳经中周游二十五次，同理它也在阴经中周游二十五次，这就是一个周期。一昼夜游遍全身五十次，最后在手太阴大会合。上焦主心脏的病，气流只进入不流出。人如果有热，食物下胃，胃气不平，汗会在脸上，或背后流出，人体内发热。　为什么不沿着卫气之道出来呢？这是在外被风邪中伤，体内腠理开张，毛发蒸而体汗出，于是卫气外泄，因此不沿着卫气之道运行。

上焦之气剽悍滑疾，只要有开张的地方就会泄出，所以不能循着卫气之道运行，这叫作漏气。生有这种病就会肘挛痛，饮食下则先吐后下，因上焦之气不相续接，膈间烦闷，所以饮食下则先吐而后下。三焦有寒就会精神不守，泄下便痢，说不出声。如果三焦实，就上绝于心；如果虚，就引气到肺。

◎ 泽泻汤

治疗泄气病，体内郁积热火，胃气不调，食欲不振，出虚汗，泄热火

泽泻、半夏、柴胡、生姜各三两，地骨皮五两，石膏八两，莸心一升，茯苓、人参各二两，甘草、桂心各一两。

研细，配水二斗煮沸，取药汁六升做药，分五次服用。

◎ 黄芪理中汤

治疗上焦虚寒，长吁短叹，话不出声

黄芪、桂心各二两，桔梗、干姜、五味子、茯苓、甘草、川芎各三两，丹参、杏仁各四两。

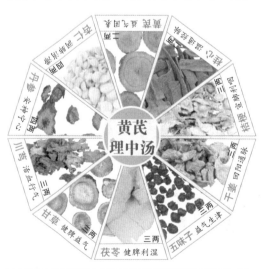

煎药方法		
将上述药物放入锅中，加九升水煮至三升即可。		
服药时间	服药次数	服药温度
饭后	一日三次	常温
主治功效		
具有健脾益气、升举阳气之功效，可缓解上焦虚弱所致的病证。		

研细，混水九升煮，取三升作药用，每次一升，三次服完。

◎ 麦门冬理中汤

治疗上焦热，腹胀不想吃饭，饮食后呕吐腹泻，胳膊痛

麦门冬、生芦根、竹茹、廪米各一升，甘草、茯苓各二两、橘皮、人参、姜菔各三两，生姜四两，白术五两，莸心五合。

研细，配水一斗五升煮，取汤药三升，一天三次，每次服用一升。

胸中膈气聚痛好吐，灸厥阴俞，有多少岁灸多少壮。穴位在第四椎两边，各相距一寸半。

灸第四椎两边各距一寸五分得厥阴俞穴，有多少岁灸多少壮可治疗打嗝胃酸易吐。

◎ 黄连丸

治疗上焦湿冷，腹内咕噜不宁，饮食后易下泻

桂心二两，榉皮、川芎、黄柏各三两，干姜、附子、阿胶各四两，黄连、乌梅肉各八两。

研细研末，制成蜜丸（如梧桐子大）第一次服用二十粒，此后加至三十粒。

◎ 厚朴汤

治疗上焦不通，热少冷多，经常吐白沫，胃酸胃寒倒清水，干呕想吐又不得

桔梗、附子、人参、橘皮各三两，厚朴、茯苓、川芎、白术、玄参各四两，生姜八两，吴茱萸八合。

研细，混水二斗煮汤，取五升，每次服用一升。

中焦似浸在胃中，中焦主导阳明经，阳明经又叫丰隆经。其气从上焦之气的后面的胃中部起始。中焦之气，主要作用是分化吸收饮食之物的滋味，使营养与杂质分离，蒸化津液，气化为精微之液，它在人体中作用重要，上流入肺脉中，形成用来滋养全身的血液。中焦之气被称自我营养之气，在外踝上，从离踝有八寸的地方开始连向足太阴经，结络各种经脉，上下与胃结为络，主要是消化食物，保证食物在体内的正常运行，使人更好吸收，既能进食又不完全泄出。中焦实就会生热火，此时就会出现上下隔断阻绝、闭塞不通的症状，中焦虚会生寒，此时会出现腹痛、洞泄、便痢、霍乱等证，中焦的病多与胃有关，形状不同性质一样，精神是卫血气之称，血与气名称不同性质一样。而脱血的不取汗，那是神气；夺汗的不取血，那是精气。人有两死阴阳之气只有同时具备，人才能生存，脱阳会死去，同理，脱阴亦会死，人没有两生，气与神气相隔绝一般。如果中焦虚就补胃，中焦实就泻脾，调理中焦，调和病源，会万无一失。

◎ 蓝青丸

治疗由中焦湿热、脾胃气虚，引起的腹中微痛，大便中夹带食物残渣与脓血，脉细无力人困倦乏力的水谷痢

黄连八两，黄柏四两，乌梅肉、白术、地榆、地肤子各二两，阿胶五两。

研细研成粉末后调配上三升蓝青汁用小火翻煎，差不多九成熟后搓成药丸似杏仁大即可，一日两次，每次三粒。

◎ 黄连煎

可治疗脾胃虚寒，小儿春天换脱衣服受风吹，到夏天出现的洞泄下痢，也可治遭受霍乱后出现的拉黄白痢不止，肚子痛，腹部难受

黄连、酸石榴皮、地榆、阿胶各四两，黄柏、当归、厚朴、干姜各三两。

研细配九升水熬煮，取药汤三升，过滤掉药渣，放入四两阿胶让它溶于药汤中。

四肢不能举动，多汗，洞泄下痢，灸大横穴，有多少岁灸多少壮。穴位在脐两边各二寸五分处。

下焦的功能主要是排泄人体的废弃物，像排水一样，下焦如渎。下焦之气从胃下部，经肠，流入膀胱里贮存。水谷之类饮食之物往往留在胃里，消化后的残渣与废物一同流入大肠中。下焦主要是足太阳经的活动范围，它注入和保存津液；主要是允许膀胱津液向外排泄，但不允许津液向内倒流回

膀胱。并且分辨甄别津液的清浊，其运行不畅会影响肝肾的健康。"走哺"病是下焦满实，引起的大小便不顺畅，肝肾之气倒行不畅，使人呕吐不止；相反的下焦损虚，则会大小便不止，津液气断。酒，是谷物的精液，人喝酒时，往往会小便频繁，就是由于酒气强，虽比谷物食物后进入肠胃，但由于其滑，在食物消化之前就先排出体外了。人下焦实热就要泻肝火，下焦寒就要补肾源。

◎ 柴胡通塞汤

治疗肠胃不适，发热干燥，便秘，小便不利

柴胡、黄芩、橘皮、泽泻、羚羊角各三两，生地黄、香豉各一升，另装栀子四两，石膏六两。

九味研细放水一斗熬，取煮好汤药三升过滤掉渣后放入二两芒硝，分三次服用。

◎ 赤石脂汤

治疗肠胃燥热脓痢带血，精神不安，狂躁易怒，心烦气闷

加水一斗将一升廪米煮熟，过滤掉米粒放上已经研细的赤石脂八两，乌梅二十枚，栀子十四枚，白术、升麻各三两，干姜二两。

继续熬煮，成后取二升半作药用，分三次服完。

◎ 止呕人参汤

治疗下焦热，气血不顺，呕吐不止，浑身乏力

人参、葳蕤、黄芩、知母、茯苓各三两，白术、橘皮、生芦根、栀子仁各四两，石膏八两。

研细放水九升熬煮，过滤掉渣子后取三升作药用，分三次服用。

◎ 香豉汤

治疗各种便痢顽疾，大便带血，肚脐下部钻痛不止，大便不通

香豉、薤白各一升，栀子四两，黄连、黄柏、白术、茜根各三两，黄芩、地榆各四两。

研细放水九升煮后取三升药汁作药用。分三次服用。

针灸小肠俞穴五十壮（艾灸中烧完一注艾炷所用的时间为一壮）可治疗膀胱的津液到达肠子中引发的寒气，热气，痢疾，腰酸背疼，脊柱发麻，小便困难，妇女白带异常多。

◎ 黄柏止泄汤

可治疗肠胃虚寒不适，大小便失禁，治疗下焦虚寒，津液排泄不止，短气欲绝

艾叶一升，黄柏、人参、地榆各三两，黄连五两，茯苓、桦皮各四两。

七味研细放水一斗煮取三升药汁过滤掉渣后放上三两阿胶让它溶化在药汁中，分三次服完。

◎ 大黄泻热汤

治疗中焦郁热不通，关格，腹部饱胀，吐泻不得，喘气急促，能开关格，通隔断

黄芩、泽泻、升麻、芒硝各三两，羚羊角、栀子各四两，生玄参八两。

研细加上用水一升浸泡的地黄汁混水七升熬汁，取二升三合后再放蜀大黄煮，煮到两次沸锅止，过滤去渣加上芒硝，分三次服。

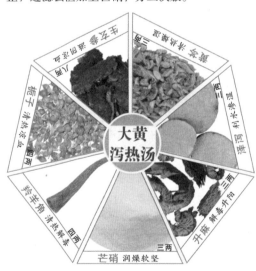

煎药方法		
将上述药物放入锅中，另加地黄汁和蜀大黄煮，最后放芒硝。		
服药时间	服药次数	服药温度
饭后	一日三次	温
主治功效		
本方的清热解毒功效较强，对中焦郁热所致各种不适均有疗效。		

◎ 人参续气汤

治疗肠胃虚寒，心短气慌，大小便失禁

吴茱萸三合、桂心二两，人参、橘皮、茯苓、乌梅、麦门冬、黄芪、干姜、川芎各三两，白术、厚朴各四两。

十二味药研细，放水一斗二升煮沸后取三升药用，分三次服用。

◎ 伏龙肝汤

治疗肠胃虚寒受损，先见血后见大便，时而下痢，时而正常

黄柏、阿胶、甘草、干姜、黄芩、地榆、牛膝各三两，伏龙肝五合取末五两、干地黄五两。

研细放水九升煮，取药汁三升，过滤掉渣，放上三两阿胶等其溶化后放上二合发灰，分三次服用。

◎ 续断止血方

治疗多因寒冷劳累引发的肠胃虚寒受损，先见粪便后见脓血，时而下痢，时而正常

续断、当归、桂心各一两，甘草二两，干姜、干地黄各四两。

以上六味研细，加水九升煮，取药汁三升半，过滤掉渣后放上一两阿胶，待其溶化再放上一两蒲黄，分三次服。

针灸第一腰椎棘突下，旁开一寸半属于膀胱经的三焦俞，有多少岁灸多少壮，可治疗五脏六腑及心腹等器官的肿胀饱撑，腰酸背痛、呕吐反胃、不时地伤寒或发热，人瘦弱无力，精神不振，小便不畅。

针灸小肠俞，有多少岁灸多少壮，可治疗心、肺、咽、脾胃、肝肠胃肾等器官受寒发热。针灸位于腰部，当后正中线上，第三腰椎棘突下的下极俞，有多少岁灸多少壮，可治疗背腰部位的炎症，背酸腰痛，下肢酸痛，肠炎，腹痛泄泻，小腹冷痛膀胱炎，小便不利，遗尿等。

针灸脐下五寸距离屈骨两端各二寸，位于下腹部，当脐中下三寸，距前正中线二寸的水道穴，有多少岁灸多少壮。可治疗因热伤害的心、肺、咽、脾胃、肝肠胃肾，以及膀胱等器官的病证。

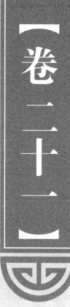

【卷二十二】

消渴淋闭

尿血水肿

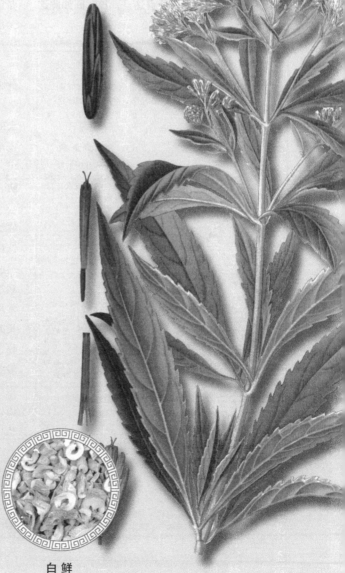

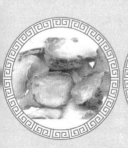

天南星

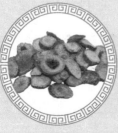

白芍药

白鲜

消渴第一

酒性酷热，贮存时间久不会冰冻而是越醇越香。人饮酒后，体温会比平常高，用手摸醉酒的人往往感觉很烫，脯炙盐咸之类的食品，是爱好喝酒人的嗜好，人在狂饮三大杯之后，就慢慢失去自制力，不能控制自己，开始没有限度的大吃大喝，对于菜肴不择咸淡，不去细细咀嚼，而是囫囵吞咽，且如此行为通宵达旦，长时间如此这

般，会使人的三焦骤然升热，五脏干燥，人体内出现"干涸"却禁不住体外的小便频繁。人会因内渴而得病，这就是我们俗称的消渴症，此病的病因在于患者，治愈亦在于病人。病人如果能依照可行的方法节制调养，谨遵不要酗酒，不要频繁的进行性生活，少吃咸食和面食，懂得好好慎养自己，即使不服用灵丹妙药，十五天或是三十天也可能痊愈；要是一意孤行，仍坚持不良嗜好，治好病的希望将很是渺茫。

那么消渴病究竟是怎样的一种病？它对人体健康有哪些危害呢？

消渴病会在人的大骨节间发出痈疽，这会给人的健康带来危害，不论患者治愈与否，这种痈疮都会在病人身上出现，要是人身上出现大的痈疮，可能使病恶化。平时我们应多注意，加强预防，切戒大痈。

渴利病是消渴病的一种，由服用石药、性生活过度所引起。主要症状表现为口干舌燥，随饮而小便，多发痈疽。开始在春天发作，夏天经过服用栝楼瓯汁，病情逐渐有所好转，然而小便频数还很严重，一天一夜要上厕所二十多次，常常尿三四升，完全好转后也多于二升，要经过很长时期才能控制住。如果在治疗期间多吃肥腻食物，会引起人体虚热，饭量比平常多一倍，反而没有气力。人一天天变得羸瘦，咽喉、口、唇都很干燥爆裂，呼吸急促，心短气吁，不能过多言语，五心烦热，两脚酸软。长期服用栝楼汁除热，采用牛乳杏酪来滋补身体。

◎ 消渴除热方

治疗渴利病，清除肠胃热实

枸杞子（或地骨皮）、栝楼根、生姜屑各十分，麦门冬、茯苓、黄连、石膏、葳蕤各八分，人参、龙胆、黄芩各六分，枳实五分，升麻四分。

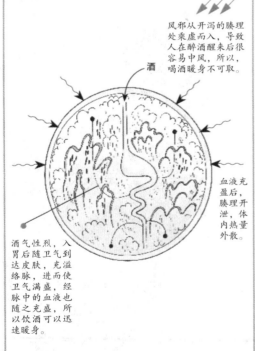

喝酒暖身不可取

许多人在冬天有喝酒暖身的习惯。从实际效果来看，喝酒确实能迅速使身体暖和起来，但是，喝酒暖身并不是以增加身体热量为前提，反而会增加身体的散热，导致风邪乘虚而入。

风邪从开泄的腠理处乘虚而入，导致人在醉酒醒来后很容易中风，所以，喝酒暖身不可取。

酒

血液充盈后，腠理泄，体内热量外散。

酒气性烈，入胃后随卫气到达皮肤，充溢络脉，进而使卫气满盛，经脉中的血液也随之充盛，所以饮酒可以迅速暖身。

名词解释

频繁饮酒容易造成酒精性脂肪肝，特别是老年人饮酒极易诱发心脑血管疾病，所以，饮酒暖身的方法并不一定可取。

以上十三味药研成粉末，制成蜜丸（梧桐子大小），一天两次，每次十粒，用事先熬好的研细的茅根一升，粟米三合，放上六升水熬到米熟火候的米汤送服。

◎ 茯神汤

治疗胃脏实热，多饮而渴，通治渴病

大枣二十枚、天花粉、生麦门冬各五两，生地黄六两，葳蕤四两，小麦二升，切碎的淡竹叶三升，知母四两，茯神（茯苓）二两。

以上九味分别研细，用三斗水来熬小麦、竹叶，取九升，去掉药渣，加入其他药熬取四升汤药，分作四次服，只要觉得渴就可以服，不分时间间隔。

◎ 猪肚丸

治消渴

如食法治过的猪肚一具，黄连、梁米各五两，栝楼根、茯神各四两，知母三两、麦门冬二两。

以上六味药研成粉末，纳入猪肚中缝塞好，置于甑甑中蒸，待很烂后趁热纳入药木臼中捣碎，制作成丸，加蜂蜜来调和可使干硬的变软，制作成如梧桐子大的丸药，一天两次，每次送服三十粒，用温开水；此后几天可加至三十粒，也可渴时就吃，不按时间。

◎ 浮萍丸

治消渴，治虚热

干浮萍、天花粉各等份。

以上二味药研成粉末，用人乳汁调和，制成如梧桐子大的丸药，一天三次，每次二十丸，空腹用温开水送服。连服三日可使积病三年者痊愈。

◎ 消渴方

治消渴，饮水多者更宜使用此法

天花粉、葛根各三两，铅丹二两，附子一两。

以上四味药研成粉末，制作成如梧桐子大的蜜丸，一天三次，每次十粒，用温开水送服，也可以只要发渴就服用。春夏季减掉附子。

◎ 黄连丸

治消渴病

生地黄、黄连各一斤。

以上二味药物，先绞碎生地黄取汁来浸黄连，然后取出晒干，干燥后再纳入地黄汁中，直至汁全部被吸干，捣末制作成如梧桐子大的蜜丸，一天三次，每次服二十丸，若制作成散药，一天三次，每次服用一方寸匕，用黄酒送服。

◎ 枸杞汤

枸杞枝叶一斤，天花粉、石膏、黄连、甘草各三两。

以上五味药分别研细，用一斗水来熬取三升汤药，分五次一天服用完，白天三次，夜间两次。对病情严重的病人，可多制药，多服用。

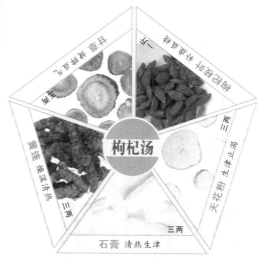

煎药方法		
将诸药放入锅中，用一斗水熬煮至三升汤药即可		
服药时间	服药次数	服药温度
白天三次夜间两次	一日五次	温
主治功效		
本方能生津止渴、清热润燥，主治消渴证。		

◎ 瓜蒌粉

治大渴

深挖出大天花粉。

将其削皮至白处为止，切成一寸左右的小节，加水浸泡一天一夜，再换水，经过五日后取

267

出，捣烂研碎，用绢袋过滤，要制成粉则使其干燥，一天三至四次，每次服用一方寸匕，用开水送服；也可做成粉粥加入乳酪中吃，没有药量限制，吃多少都可，按病情酌情增减。

以瓜蒌粉与鸡蛋调和晒干，再捣碎成末，一天三次，每次服用一方寸匕，开水送服，也可做成丸药来用。

唐朝的名叫李文博的梓州刺史，因先长期服用白石英，忽然性欲强旺，经过一个多月，渐渐患上了消渴，经过几天后小便大利，每天要上厕所100次之多。四肢瘦弱，精神恍惚，脉象沉细微弱，枸杞汤、铅丹散、除热宣补丸等治疗一般渴病的药，都没挽回他生命的事实，向我们证实了消渴病的根源。内消为消渴病的病因之一，服用各类石药，石热结于肾而使小便频繁，所食的水谷之物都化为尿，排尿比饮的水还多，患上热中病，最终体虚气短，口干燥热。

◎ 铅丹散

治疗消渴，小便频数和消中

铅丹、胡粉各二分，瓜蒌根、甘草各十分，泽泻、石膏、赤石脂、白石脂（贝母）各五分。

以上八味治择捣筛后制成散药，一天三次，每次服一方寸匕，用开水送服。体强者每次可一点五方寸匕。病情严重的，夜里可添加服用二次；腹痛的据病情酌量增减，制成丸药每次服十粒，一天三次也可。若是腹痛，可用浆水汁来送服，或是麦汁送服，切忌用酒送服。服药后，经过两三天，最好空腹食用烂煮羊肝肚，或是喝羊肝肚羹，最好要淡食。

◎ 酸枣丸

治疗口舌干燥，内消渴

乌梅五十枚，酸枣一升五合，酸安石榴子五合，干子、葛根、覆盆子各三两，麦门冬四两，茯苓、瓜蒌根各三两半，桂心一两六铢，石蜜四两半。

以上十味药研成粉末，制成蜜丸大小如酸枣。只要口中有唾液就将蜜丸含在口中。

◎ 鹿角炙散

治疗消中，每天小便七八升

将鹿角炙若干烤焦，研成末，一日两次，每次五分匕，用酒送服，此后可加至一方寸匕。

❀ 淋闭第二

坚症是郁热凝结于中焦，尿血是郁热凝结于下焦。淋指尿血人淋闭不通小便滴沥涩痛，闭是小便急满不通。淋、闭患者多是虚损的人，仔细诊断病因，有因服用散药过多，热侵害下焦并且停留在此引起的，也有很少的是下焦自然发热。

气淋病是由肾虚、膀胱实热胀气滞留引发的，它往往表现为小便困难、尿有余沥。石淋病也就是尿路结石病，主要是湿热蕴结在下焦，凝结而成的杂质贮存在尿中。它的临床表现为小便困涩疼痛，尿中有砂石，阴茎疼痛，尿排出比较困难，不是突然流出的，可以采取同治气淋病一样的方法治疗。膏淋病是由于肾虚不牢、湿热蕴蒸下焦而成。主要表现为小便如淘米水般混浊，也有尿不畅尿中带如膏的膏脂类物，其治法亦参照气淋病。劳淋病是因劳伤肾气，使肾发炎生热而引起，临床表现为尿不畅且次数多，尿不出滞留于阴茎内，使小腹坠痛，人疲劳困倦时，疼痛引着气下冲，疾病就会发作。其治法参照气淋病。热淋病因湿热蕴结下焦而引起。临床表现为小便热痛、赤涩，频繁，同时伴有寒热、腰痛、小腹胀痛，当发热时甚至可引发尿血，其治疗方法照气淋病。

◎ 地肤子汤

治疗各种淋病，治下焦蕴结湿热，小便频数而量少，小便赤黄不利，阴茎出血，温病后余热以及霍乱后遇风而感受寒凉之邪，过度饮酒，性事过多，以及因走路时冒受热气出汗喝冷水来解热气，使湿热蕴结下焦，关格指大小便都不通，或指小便不通因而吐食者小腹肿胀如斗。

地肤子、知母、黄芩、猪苓、海藻、瞿麦、通草、葵子各一两，枳实（或松实）、升麻各一升。

以上十味药研细，用一斗水来熬三升汤药，分作三次服用。额外加大黄三两，可治疗大小便都不通；可用一斗半水先煮猪肾，取一斗汁，然后加入其他药来熬。治疗女人房事疲劳，肾脏燥热，小便急且难且不畅，肚腹胀满酸痛，脉象细弱下沉。

治疗各种淋病，如寒淋、热淋、劳淋、腹急痛、小便涩等症

通草、石韦、王不留行、甘草各二两，滑石、瞿麦、白术、芍药、冬葵子各三两。

以上九味药分别研细，用一斗水熬成三升药，五次服完。《古今录验》中有当归二两，治后捣碎过滤掉渣后制成散药，一日三次，每次服用一方寸匕，用清麦粥送服。

治疗各种淋病，尤其对治疗石淋效果好

贝子五合，甘草一两，通草二两，石首鱼头石、茅根各三两，大麻根五两，葵根八两。

以上七味药研细，用一斗二升水来熬取五升汤药，分五次服用，一日五次。每次一升，白天三次夜间两次。

治疗淋痛

贝子七枚烧碎，滑石、茯苓、白术、通草、芍药各二两。

以上六味治择捣筛后制成散药，一日两次，每次服用一方寸匕，用黄酒送服。

治疗小便不通，小腹急痛，阴茎疼痛

通草、茯苓各三两，葶苈二两。

以上三味治后挑择捣碎筛去粗料后制成散药，一日三次，每次服用一方寸匕，用水送服。

治疗小便排出不顺畅，膀胱肿胀有炎症

取水上浮萍若干，在太阳下晒干后磨成末，一日三次，每次服用一方寸匕。

治疗小便排出不顺畅

滑石、葵子、榆白皮各一两。

以上三味经治后挑择捣碎筛滤制成散药，熬麻子汁一升半，取一升，配合两方寸匕散药服用，分两次服用。

治疗瞬间小便不出，憋屈难受

车前草一把、桑白皮半两。

以上二味药分别研细，用三升水来熬取一升汤药，一次服完。

治疗女人骤然小便不畅

杏仁十四枚。

将杏仁炒黄后研成细末，根据病情酌量服用，一日可服两至三次。

治疗黄疸病人出现的小便淋沥

猪肾一具（切）、茯苓一斤、瞿麦六两、黄芩三两，泽泻、地肤子各四两，椒目三合，车前草根（切），三升以药棉裹住。

以上八味药分别研细，先用两斗水来熬车前草根，取一斗六升，去掉药渣加入猪肾，熬取一斗三升，去猪肾加入其他药，熬取三升汤药，每次服用一升，三次服完。

治疗气淋

用三升水熬一升豆豉，第一次沸锅后滤去渣，加入盐熬煮，最后取一合，一次服完。也可单熬豉汁，不放盐。

灸关元穴五十壮，或是灸夹对玉泉相距一点五寸的地方，三十壮。

治疗石淋、热淋

取两升车前子，盛放在绢类性质的袋子中，加水九升来熬取三升汤药，一次服完，切记服药前须整夜不吃食物。

治疗石淋、小便不能，以及脐下三十六种病

灸关元穴三十壮或是灸气门穴三十壮。

治疗石淋、小便不能

灸位于足大敦穴的水泉三十壮。

治疗膏淋、淋漓、尿血

捣葎草汁两升，调配上两合醋，一次喝完，

切记得要在饭前空腹。

也可熬浓草汁和醋的混合物饮用。

治疗小便不通，小腹疼痛不可忍受以及由五劳七伤、八风、十二痹结而引发的淋病，如：劳结成的血淋，热结为肉淋等

滑石、王不留行、冬葵子、桂心、通草、车前子各二分，甘遂一分，石韦四分。

以上八味炒治择捣碎滤筛后制成散药，一日三次，每次服一方寸匕，配用五合麻子汤来送服。也可加三分榆白皮来配方。

针灸治疗劳淋

灸位于内踝上三寸的足太阴一百壮，一日灸三次。

治疗热淋

大枣十四枚、葵根一升，夏季用葵苗（冬季用葵子）切。

以上二味药，用三升水来熬取一升二合汤药，一日两次，每次六合，添加黄芩一两，可治疗发热，加二两滑石，小便困难；加茜根三两，不能出血者，加芍药二两，可缓解疼痛。

◎ 石韦散

治疗血淋病

石韦、当归、蒲黄、芍药各等份。

以上四味治后挑选捣碎滤筛后制成散药，一日三次，每次服用一方寸匕，用黄酒送服。

治疗血淋，小便不畅

竹叶一把、生地黄半斤、小蓟根一两、鸡苏二两，滑石、通草各五两。

以上六味药分别研细，用九升水来熬取三升汤汁，过滤掉药渣，每次一升，用温开水服用。

也可针灸治疗血淋

灸丹田穴，病人有多少岁就灸多少壮。又灸复溜穴五十壮，也可按照病人的年龄，有多少岁就灸多少壮。

治疗不能小便的淋病

灸位于内踝前一寸斜行小脉上的悬泉穴十四壮。

治疗淋病，阴茎疼痛，不能小便

灸足太冲穴五十壮。

治疗九部各种疾病

灸足太阳五十壮。

治疗小便频繁，肚腹饱满

灸尿胞（屈骨端）位置在玉泉下一寸十四壮，儿童可据病情自由控制时间长短。

治疗小便排出不畅，遗尿

阿胶二两，桑耳三两，牡蛎、鹿茸各四两。

以上四味药分别研细，用七升水来熬取两升汤药，一日分两次服，《古今录验》说：不用桑耳亦可以配方。

治疗遗尿，尿不尽

灸遗道即在夹对玉泉五寸的地方，也可灸阳陵泉穴或是足阳明穴，灸多长时间按照年龄：病人有多少岁就灸多少壮。

治疗遗溺失禁，尿不自控

按照病人的年龄有多少岁灸儿壮的长短灸阴陵泉。

治疗小便失禁

用三升水煮一只鸡的鸡肠，取一升，一日三次，每次服用一升。

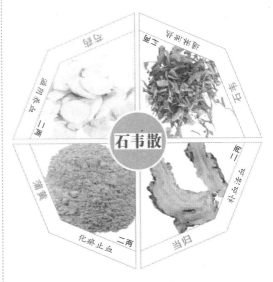

石韦散

煎药方法		
将诸药捣碎后制成散剂即可。		
服药时间	服药次数	服药温度
饭后	一日三次	温
主治功效		
本方具有止血、通淋、泄热的功效，主治血淋病。		

尿血第三

治疗性生活过度引发的尿血症状

黄芩、牡蛎、车前子、桂心各等份。

以上四味治择捣滤筛后研磨制成散药，一日三次，每次服用一方寸匕，以后可加至两匕，用温开水送服。

治疗小便带血

柏叶一把，生地黄八两，黄芩、阿胶各二两。

以上四味药研细，加八升水来熬取三升，过滤掉药渣加入阿胶，分三次服用。另也可加甘草二两配方。

治尿中有血

大枣十枚，戎盐六分，甘草、蒲黄、鹿角胶、芍药各二两，矾石三两。

以上七味药分别研细，加九升水来熬取二升汤药，三次服完。

治疗小便下血

将龙骨捣碎磨细研为末，一日五至六次，每次服用一方寸匕，用温水送服也可用酒送服。

治疗小便出血

车前根叶子若干饮取其汁。据病情决定次数。

水肿第四

水肿病是难治的，病愈后更要注意节制口味。由于患水肿病者往往贪吃，不好控制饮食，因此想治愈这种病很难。有时医生会贪恋钱财，忘记"治病救人"的医德，病人想吃肉，医生就劝他放开吃羊肉，像这样的饮食习惯，病是不可能痊愈的。水肿病人百脉之中，气与水俱实，医生多采取下泄的方子来治疗。羊肉是极补的大品，吃了病哪会好呢，治水肿的药，多采用葶苈子来治疗。《本草》中说：人如果长久服用葶苈，就会大虚。若想治愈水肿，绝其根本，人肯定会大虚。水肿和蛊胀病是两种截然不同的病证，只是感觉腹部胀满但并不肿是水胀，腹部胀满而四肢面目都显得浮肿。若医生不仔细诊断，治蛊胀而错用水胀的药，治水胀而错用蛊胀的药，或是见到胀满就都用水胀的药，都会害人。我们严格遵照医嘱，禁忌一切鱼和肉、生冷、醋滑、蒜辣、黏食、米豆之物、滑腻、房事等，尤其是房事，三年之内，更需注意，同时人不能过度劳心，亦不可暴饮暴食。不好好保养，治愈复发后就不能治疗了。

黄帝问岐伯道：如何区别水胀与肤胀、鼓胀、肠覃、石瘕、石水？岐伯说水肿病形成的症状有：病人下眼睑泡略略肿胀，像刚睡醒眼睛睁不开，颈部动脉搏动异常明显，常常咳嗽，肚腹部肿胀肥大，两大腿内侧感到寒冷，足小腿部肿胀，如果人用手按压病人的腹部，一松开手后立即肚子起来，没有凹陷，就像按压充满水的皮袋子一样。肤胀病，是由寒邪之气侵入皮肤时形成的。患者腹部胀大，用手敲击时会发出咚咚的鼓音，按压时感觉空却不硬，病人会浑身胀，皮肤感觉较厚，用手轻轻按压病人的腹部，松开手后腹部不会很快弹起，留有陷窝，并且肚腹部的颜色没有什么不平常的改变。患鼓胀的病人，不仅腹部会肿胀，全身都会浮肿，这点与肤胀病相同，但病人的腹部会出现高高暴起的青筋，并且病人的皮肤会出现暗黄。

肠覃病是寒邪之气侵害人体后，邪气滞存于肠外，与卫气互相搏结，结果造成正气受阻挠停止正常的运作，于是滞留的邪气，附着在肠外，越积越多并且久久不离开，邪气的日渐生长，形成了刚刚开始似鸡蛋大小的息肉，随着时间的推移息肉逐渐增长，等长到一定程度，疾病就会形成，等确诊患此病后，你就会眼看着病人像孕妇一样，肚子越来越大，若是病史久，你用手按压肚腹会发现它很坚硬似石头，轻轻推动它，发现它会移动，即使如此也不会影响月经的月月按时来潮。石痕病都发生在妇女身上，病生在胞宫内，寒邪气来侵害冒犯，停留在子宫颈口，导致宫颈堵塞，气血在此凝结滞留，由于不通畅阻塞了经血的正常排泄，使经血凝结成块滞留在子宫内，血块日益增大，促使腹部膨胀变大，人像怀孕一样，月经也不按时来潮。治疗此病主要是疏导通畅攻下，牵引瘀血下行，药物应当起到活血化瘀的功效。

对于黄帝的疑问，岐伯主张要使用针灸治疗肤胀与膨胀，必须先用针刺能疏通瘀血的脉络，刺去瘀滞的血络，然后根据病情虚实酌情调理经脉。

深师说：风水是水肿病的症状，多由于肺遭受风邪的侵害功能下降，疏通调理水道的作用没有发挥出来，体内滞留很多水湿之气，脾受害虚弱存留湿气多会出现皮水，脾肾阳虚会使湿之气充溢皮肤导致正水，水湿之气滞留于表，向上逼迫于肺会使肝肾阴寒导致石水，此时水气凝聚下焦并且出现黄汗。

脉象自浮是风水的症状，全身骨节疼痛，病人怕风是其外在表现。皮水病人的脉象也会有

皮肤发胀的原因

胀病的产生是由于体内气机逆乱而导致的，包括皮肤胀、脉胀等。

营气在脉内顺行，而卫气在脉外逆行，就会发生脉胀。

正常情况下，人体内卫气与营气相伴而行，且昼行于阳，夜行于阴。

卫气

营气

经气

皮肤

脉病都产生于脏腑之外

卫气

卫气并入脉中循行于分肉之间，就会发生肤胀。

脏腑

正气

胀病发生后，向内排斥挤压脏腑，向外扩张胸胁，使皮肤发胀。

寒邪

如果阴阳之气不相随，就会气逆于下，寒气乘虚而入，正气与邪气相搏结而发生胀病。

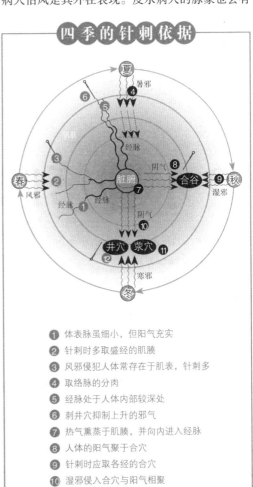

四季的针刺依据

夏
暑邪
肌肤
经脉
脏腑
阴气
合谷
秋
湿邪
春
风邪
经脉
经脉
阴气
井穴　荥穴
寒邪
冬

1 体表脉虽细小，但阳气充实
2 针刺时多取盛盛经的肌腠
3 风邪侵犯人体常存在于肌表，针刺多
4 取络脉的分肉
5 经脉处于人体内部较深处
6 刺井穴抑制上升的邪气
7 热气熏蒸于肌腠，并向内进入经脉
8 人体的阳气聚合于合穴
9 针刺时应取各经的合穴
10 湿邪侵入合穴与阳气相聚
11 阳气潜藏
12 阴气旺盛
13 刺荥穴助长衰退的阳气

过度劳累会引起水肿病

过度劳累会使肾受到损伤，造成肾阴不调，如果再遇外界风寒等邪气来袭，就会使体内汗不得出而形成水肿病，如图所示：

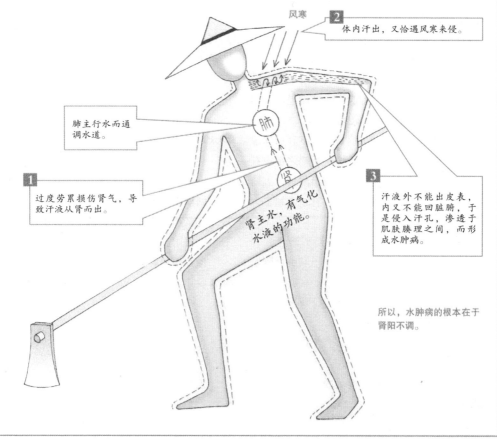

风寒

2 体内汗出，又恰遇风寒来侵。

肺主行水而通调水道。

肺

肾

1 过度劳累损伤肾气，导致汗液从肾而出。

肾主水，有气化水液的功能。

3 汗液外不能出皮表，内又不能回脏腑，于是侵入汗孔，渗透于肌肤腠理之间，而形成水肿病。

所以，水肿病的根本在于肾阳不调。

浮游表现，病人出现浮肿的外在表征，用手指头轻按下去，指头会被淹没，病人不害怕风，他们的腹像鼓，不会肿胀饱满，人不会口干想饮，让病人全身出透汗会使症状减轻以致痊愈。正水病人脉象迟缓沉下，自喘是其外在表现。石水病人脉象也会沉缓，肚子肿胀是其外在表现。严重者会出现腹痛，胸闷，出黄汗，四肢及头脸出现浮肿，两年全身发烧，若长时期治疗不彻底，会使病发展成为痈脓。

心阳虚而水气凌心可使人得心水病。病人阴部肥大，身体沉重臃肿呼吸急促，不可躺卧，容易烦躁郁闷。肝水病患者是由水气侵凌肝，使肝的疏泄功能失常造成的，病人会出现大肚子，自由翻身困难，胁下腋窝及腹中常会疼痛，小便

断断续续，津液不时地生出。脾水病患者多是由脾阳虚，丧失运化作用，使水湿凝聚引起的，病人会出现大肚子，四肢沉重，行动迟缓，津液不生，人缺少水湿之气，小便困难。肺水病患者多是由肺功能失常，疏导作用丧失，水道不能下输到膀胱引发的，病人全身浮肿、小便困难。肾水病患者是由肾阳虚失去化气行水功能引发的，同样病人也会出现肚腹胀大，脸部反而消瘦，肚脐肿胀腰背酸痛，外阴湿得如牛鼻子上的汗，脚底遭受冷的侵袭，小便不能。

治疗腰以下肿的水肿病，应当通畅小便；腰以上肿的，应当发汗。

有的病人下利后，感觉口干想喝水，但小便不畅，腹部肿胀、浮肿。这是典型的水肿病，此

时若是出汗后小便自己忽然顺畅了，则说明病已经好了。

水肿病患者刚开始出现症状时，会在两眼上肿起如蚕的眼泡，并且夹着颈的动脉跳动特别明显，大腿内侧隐隐有冷意，人脚脖子及小腿部会出现浮肿，用手按压，手指会被掩埋住，看不见，听到腹内转侧有声音，就是它的表现。如果发病初期不及时治疗，不久人就会全身发肿；肚腹肿胀，用手一按它就立即起来，这就是由于虚损而导致的水肿病了。此时较易治愈。

水肿常会出现在人得大病后或是下利后体虚或是妇女产后体弱等情况下，由于所喝之水没有立马被吸收分解排出，三焦出现决口漏水，人的小便不尽，都会相互滞留瘀结，并且越来越多，等流向经络时疾病便生成。

水肿病大体有十种，有五种是不治之症，是伤了五脏主要器官的。一种，伤了肝脏，唇黑的；一种，伤了心脏，缺盆平的；一种，伤了脾脏，肚脐突出的；一种，伤了肺脏，背部平的；一种，伤了肾脏，足下平满的。

水肿病最怕腹上流出脓水，若出现脓水，病人一月内就会死去。

治疗口苦干燥，身体暴肿如吹，小腹坠胀，小肠漉漉

将三十枚巴豆和皮分别研细，加五升水来熬取三升，一日五至六次，用药棉吸取汁涂抹早肿处，切忌接近眼睛及阴器。

治大肠水，虚实不定，来去无形

鲤鱼四斤，赤小豆五升，桑白皮（切）二升，白术八两。

以上四味药研细，用三斗水来熬到鲤鱼熟烂，不要放盐，人把鱼吃光，同时细细地喝下四升的药汁加鱼汤。

治疗膀胱石水，四肢瘦弱，腹胀肿大

防己、射干、白术各四两，桑白皮、谷白皮、泽漆叶各三升，大豆五升。

以上七味药分别研细，用一斗半水来熬取六升，去药渣，加入三升好酒再熬后取用五升，一日两次，夜间服一次，剩下的药第二日接着再服。

治疗胃水四肢浮肿，腹满的处方

猪肾一具，大豆三升，茯苓四两，防己、橘皮、玄参、黄芩、杏仁、泽泻（或写作泽漆）、桑白皮各二两，猪苓、白术各三两。

以上十二味药分别研细，用一斗八升水来熬猪肾、桑白皮、大豆、泽泻，并且取一斗，澄清后去药渣后放上其他药熬取三升药，分三次服下，共服三剂，间隔五天服一剂最好。添加三两五味子，可治疗咳嗽。

治疗患气虚损之症没有痊愈，演变成的皮层中水布满脸面，从腰以上肿的水肿

麻黄四两，甘草二两。

以上二味药分别研细，用五升水来熬麻黄，经过两次沸后漂去表层的沫沫，后加入甘草，熬取三升汤药，不要吹风受凉，保证出汗后就愈，分三次服用。

治疗脸部肿胀，小便艰涩，心腹胀满

茯苓、杏仁各八分，橘皮、防己、葶苈各五分，苏子三合。

以上六味药研成粉末，制作成如小豆大的蜜丸，一日两次，每次服用十丸，逐渐加至三十丸。用桑白皮汤送服。

治疗脸面肿胀，手足酸肿

取二升楮叶（冬天要预先取叶阴干保存）细切，用四升水来熬取三升汤液，去药渣，用汤汁来煮米熬成粥，吃粥成为治病和充饥的二合一，要把这作为常年的饮食习惯，坚持下去，同时对于一切生冷食物要谨慎食用。

治疗大腹水肿，气息不通，生命垂危

昆布、海藻各十分，牵牛子、桂心各八分，葶苈子六分，椒目三分，牛黄二分。

以上六味药研成粉末，而葶苈单独拿出捣碎成膏状，配上已经研磨成末的六味药，合制做成药丸（如梧桐子大），一日两次，每次服用十粒，用温开水送服。据病情可适当增加药量。《崔氏》里说：可以用蜜调和六种制成丸药，以蜜汤送服。

下面的实例就很好地说明了此药的疗效：贞观九年汉阳王患水肿，太医都不能救治，使用我方，汉阳王一天尿一至二斗，五六天后病就好

了，他死去是因为本身其他病证发作。

水肿病是一种终身疾病。患者四肢屡弱、腹部胀大，腹部坚硬得像石头，人只要稍稍劳动足部小腿就会浮肿。即使吃少量的食物也会有气不畅、大喘气症状，治疗更需谨慎，不能猛然服用下药强迫病人下泻，这样只会使病人更加疲惫却于治病无益。若想减轻病状，消化体内淤积的食物，通畅小便，祛除风湿，可长久按照下面的方子配药服用。

丹参、鬼箭羽、白术、独活各五两，秦艽、猪苓各三两，知母、海藻、茯苓、桂心各二两。

以上十味药研细，在三斗酒中浸泡五天，一日三次，每次服五合，根据病情病人在按医嘱的前提下可逐渐加药量。

◎ 大豆散

治疗水肿利小便，饮酒过度后出现虚热，又受风呛着，喝凉水引起腹胀，阴部酸胀

甘遂一两，芒硝、吴茱萸、芫花各二两，商陆四两。

以上五味药研成粉末，制成如梧桐子大的蜜丸，一日三次，每次服用三丸，用汤水送服。也可以用吴茱萸、麝香、猪苓各一两，大黄、芫花各二两，来配成另一个方子治疗以上病证。

治疗腹胀如大鼓的水肿病

将一斗乌豆炒香，别太熟，剥掉皮后研成细末，滤筛掉粗渣，第一次服用一合，可用饧或粥送服。此后可据病情逐渐加量。同时服药期间要戒口，不要吃食肥腻油多食物，渴时饮羹汁，若是实在饥渴难耐可食浆粥、牛肉、羊肉、兔肉、鹿肉等，但最好不食，酒、猪肉、鸡肉、鱼肉、生冷食、醋、滑食、房事都要谨慎，最好不涉及。因为只有此大豆散能克服各种丸、散、汤、膏等的不足，可彻底治愈此病，使其永不复发。只是对人的禁口要求苛刻，对于鱼肉咸杂食之类切莫太过贪恋和放纵。

治疗小便不利，膨胀等水气肿

羖羊肺一具（青羊也可）、葶苈子一升。

以上二味药，先洗好羊肺，放到沸水中轻轻涮熟，切成薄片，暴晒于太阳下晾干研细成末，

用三年以上的陈醋浸泡葶苈子一周后取出来用火炒至变色，等熟后捣烂成泥，调和上已经研成末的羊肺，再用蜂蜜掺和其中，捣三千杵后做成如梧桐子大的药丸，一日三次，每次服用四丸，用米二十五粒、麦门冬二十五个，添加一升水熬煮至米熟，去掉残渣的麦门冬饮来送服，饭后服用。

◎ 徐王煮散

治疗水肿，通利小便，解决小便涩而多

人参、丹参、防己、羌活、牛膝、牛角䚡、升麻、防风、秦艽、谷皮、紫菀、杏仁、生姜屑、附子、石斛各三两，桑白皮六两，白术、泽泻、茯苓、猪苓、黄连、郁李仁、橘皮各一两。

以上二十三味治择捣筛后制成粗散药后，再用一升五合水来熬制三方寸匕散药，一日两次，每次服用一升汤药。

◎ 褚澄汉防己煮散

治疗水肿气逆、小便通利

汉防己、泽漆叶、石韦、泽泻、白术、丹参、赤茯苓、橘皮、桑根白皮、通草各三两，郁李仁五合、生姜十两。

以上十二味治择捣筛后制成为粗散药，用一升半水来熬三方寸匕粗散药，用取八合，过滤去渣，一日三次，每次八合。

◎ 茯苓丸

治疗水肿

茯苓、白术、椒目各四分，木防己、葶苈、泽泻各五分，甘遂十一分，赤小豆、前胡、芫花、桂心各二分，芒硝七分（单独研为末）。

以上十二味药研成粉末，制成如梧桐子大的蜜丸，一日一次，每次服用五丸，用蜜汤送服。此后可据病情酌情增加。

治疗水肿，通利小便

大黄、白术（或写作葶苈）、木防己等份。

以上三味药研成粉末，制成如梧桐子大的蜜丸，一日三次，每次十粒，用温开水送服。药量可据病情酌情增加。

◎ 泽漆汤

治疗水气，全身肿胀，四肢无力，因消渴或黄疸引起的邪气停留胸膈间，迫近肺功能下降，人胸闷气短，咳嗽不止不能平躺，腹中膨膨胀满，胸满隐痛，内虚不足，喘息不止，上气不通，眼睛视力模糊，治疗五脏受损引起的咳喘不止，腹中有声响，两脚部位浮肿，小便困难，频繁量少，翕翕寒热

鲤鱼五斤、泽漆根十两、赤小豆二升、生姜八两、茯苓三两，人参、麦门冬、甘草各二两。

以上八味药分别研细，用一斗七升水先煮鱼及豆，等到水熬煮到只剩下一斗时，过滤掉渣，再放上其他药来熬煮，最后取四升半汤药留作治病，一日三次，每次服三合。体弱者可每次服二合，若两次后气开始通咳喘停止，加药量到四合，七天后胀气就消，小便可下。加一斤泽漆，可主要治疗水肿不能睡卧，翻身困难；加二两瓜蒌根可治疗口渴，加二两紫菀、一两细辛、一合款冬花、三两桂心，增二升鱼汁，可治疗咳嗽；

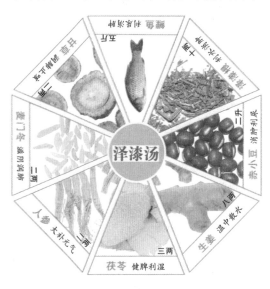

煎药方法		
先下鲤鱼及红豆，捞出后用汤汁煮药，煮至四升半药汁即可。		
服药时间	服药次数	服药温度
饭后	一日三次	温
主治功效		
本方利水消肿、止咳定喘功效较强，主治水肿、咳喘之症。		

胡洽所讲方中没有小豆和麦门冬却添加上五两泽泻和一两杏仁。

◎ 猪苓散

治疗全身肿胀虚满，三焦通利，水道通畅

猪苓、葶苈、人参、玄参、五味子、防风、泽泻、桂心、狼毒、椒目、白术、干姜、大戟、甘草各二两，苁蓉二两半，女曲三合，赤小豆二合。

以上十七味治择捣筛后制成散药，一天四次，白天三次，夜间一次，每次服用一方寸匕，用酒送服，老人小孩每次一钱匕。

治疗水气，全身浮肿，憋闷气急，生命危在旦夕

吴茱萸、荜茇、昆布、杏仁、葶苈各等份。

以上五味药按等份的比例，取若干研成粉末，制成如梧桐子大的蜜丸，出现症状时立即服五丸，但切忌吃得过饱。

◎ 苦瓠丸

治疗大水，脸及全身大肿胀满

将纹理细的刮干研净的苦瓠、白穰实捻成如大豆，用面把它们包起来放水里煮，煮到第一次沸，一次吞食七颗，要空腹，连服三四次后人体内肿水就会自行流出，人就会瘦，病就能愈，但是三年内须忌口。崔氏：把苦瓠的子做成馄饨，每次服十四颗。添加牛乳作为服用饮料可以减轻人因瘦带来的虚，要隔天一服药，可将要量加至二十颗。

◎ 麻黄煎

治疗全身肿裂、风水证

麻黄、泽泻、茯苓各四两，防风、泽漆、白术各五两，杏仁、大戟、清酒各一升，黄芪、猪苓各三两，独活八两，大豆二升（加七升水熬取一升的豆汁）。

以上十三味药分别研细，用豆汁、酒及一斗水合熬取六升汤药，一天把它服完，每次一升左右，分六七次服完。

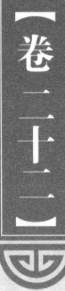

【卷二十二】

疗肿痈疽

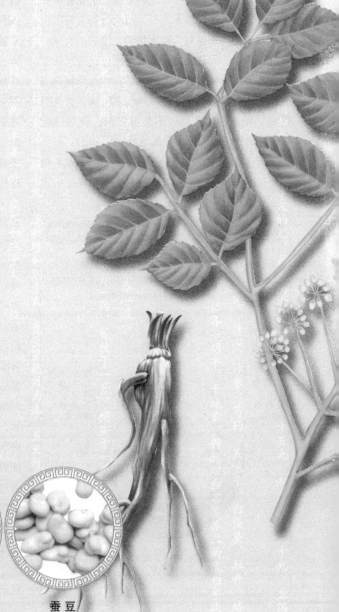

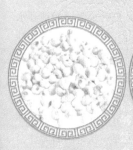
贝母

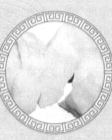
白石英

蚕豆

疗肿第一

生物类是禀承天地之气形成的，需要进行摄养才能生息，若是节制调养的功能失调，百病就会在人身上滋生。阴阳之气遵循季节的变化，一年四季交替，也会随之起变化。在交替时节，阴阳之气，会互相搏结，此时可能会引发各种暴虐之气。虽然这种暴虐之气，每个月都会有。但是交替之际的暴虐对人损害最大，忽然的大风、大雾、大寒、大热，如果不及时回避，人忽然受到这种邪气，就会侵入人的四肢，而忽然损伤皮肤，流注入经脉，于是使腠理壅塞阻隔，营气卫气瘀结阻滞，阴阳之气不能够宣泄，就形成痈疽、疗毒、恶疮等诸多发肿之处。

对于疗肿，如果不预防识别，会使人不超过一个时辰就死。如果等到疗肿完全发作才去求处方，患者已经进入棺材了。所以，善于养生的人，须及早识别疗肿，了解治疗疗肿的方法。这样，凡是疮痈之毒都不能从手中逃脱了。凡是治疗疗肿，都刺疗肿的中心直到疼痛，又刺疮的四边十余下出血，去除血后敷药，使药气能够进入到针孔中为好。如果药不能到达疮里面，治疗起来就不得力。另外，患者的肿处常常生在口中、颊边、舌上，看起来赤黑如珠子，剧痛得钻心，这是秋冬寒毒长期瘀结在皮肤中变化而成的。如果不立即治疗，其寒毒之根日夜生长，流入全身经脉通道，如箭射入身体中，使人不能动弹。如果不慎忌口味、房事，很快就会死亡。经过五六天不痊愈，眼中就如同见到火光一样感到耀眼，心神昏乱，口中发干，郁闷烦乱，就会死亡了。

疗肿的种类很多，第一种是麻子疗，其症状是四边微微发红并且开始会常发痒，从肉上突起颜色有点发黑，像黍米大的小头。第二种是石疗，其症状是皮与肉紧紧相连，颜色像黑豆一样，硬得针都不能刺透，若轻轻触碰肌肉会感到隐隐作痛。这种病对瓦砾、砖石之类有所禁忌。第三种是雄疗，主要症状是像钱孔般大小而略微凸起，像粉刺头或是黑痣，四周向外翻展开着，可能有的会起疮疱，挑破会流黄汁，这种病需要禁忌房事。第四种是雌疗，主要症状是疮头稍稍发黄，里面会像黑痣一样黑，四周是红色长起疱浆，中心下凹，像钱孔大的灸疮。这种病疗亦忌房事。第五种是火疗，主要症状是疮头像黑痣，四周出现疱浆，有的会像红色的粟米，像被开水烫过似的，也像被火烧伤过。这种病疗忌吃炙炒爆烤类食物，害怕火炙烁。第六种是烂疗，主要症状是颜色稍微发黑，有白斑，疮中溃烂地方会流脓水，整个疮疱像汤匙大小如汤的表面。这种病疗警示患者不要吃烂臭、滚烫的食物。第七种是三十六疗，又称黑疱，主要症状是四周大红，

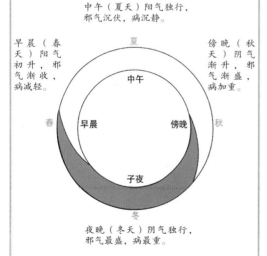

自然阴阳之气的变化对疾病的影响

一般情况下，疾病的变化规律是随着阳气的上升而减轻；随着阴气的上升而加重。此外，各脏腑本身也有其所主之日，它们的盛衰变化也会影响疾病的盛衰。

中午（夏天）阳气独行，邪气沉伏，病沉静。

早晨（春天）阳气初升，邪气渐收，病减轻。

傍晚（秋天）阴气渐升，邪气渐盛，病加重。

夏

中午

春　　　　　秋

早晨　　　傍晚

子夜

冬

夜晚（冬天）阴气独行，邪气最盛，病最重。

状似黑豆，疮头显黑有浮起。它的生长规律很特别，有时会成倍增长，第一天生一个，第二天生两个，第三天可能就是十个或是更多，如果没有长满三十六个，还有方法可以治疗；若是满了或是超过三十六个，就成为不治之症了。这种病疔需要人大度开朗，不生怒火，不锱铢必较，患得患失，积仇储怨。第八种是蛇眼疔，主要症状是疮小如豆，状似蛇眼，头发黑，皮肤上浮，发疮部位坚硬无比。这种病疔忌害红眼病，不要心生炉火和被炉火所烧，不要触及有毒之药。第九种是盐肤疔，主要症状是疮四周都发红，中间突起部分如黑色的粟米粒，像汤匙的表面那样大，这种病对盐咸食物禁忌。第十种是水洗疔，主要症状是疮疔的大小和形状都像钱，外面鼓起的疮头是白色的，越往里越黑，最里面像黑痣，流脓汁但疮仍很硬。这种病疔忌有水的东西，不饮浆水、不水洗、不涉水过河。第十一种是刀镰疔，症状是疮形状似镰刀，宽像韭菜叶，一寸长，两边的症状不太相同，左侧的较严重，肉像烧炙过那般黑。这种病疔可以用药治疗，但千万不要被镰刀刺或割伤。第十二种是浮沤疔，主要症状是里黄外黑，里面用针扎会感觉很疼，外面黑处用针刺不觉痛，疮体似曲圆有些不全拢，狭长得像薤叶。第十三种是牛拘疔，主要症状是肉疱像粉刺般突兀隆起，用力挑掐却不被弄破。

上面所讲的十三种疮，生长初期一般会感觉先痒后痛，先寒后热，热稳定后就会得寒，多数病人可能出现四肢无力，全身沉重，心闷头痛，睡觉不宁，易做噩梦，眼力模糊，似老人般老眼昏花。呕吐是严重的表现，出现这种症状就很难治愈。麻子疔患者会感觉浑身痒，从头痒到尾。要是疮早日治愈，对于以上所要求的禁忌事项，患者要谨记，千万不要触犯。脊背强直，疮极痛不堪忍受，是犯了禁忌后的表现。浮沤疔、牛拘疔这两种疮，没有列出禁忌事项，是由于病证较轻，它们的寒热症状与大多疔疮相同，处方亦遵循它们的。

枸杞

治疗十三种疔疮

枸杞在不同的季节会有不同的称谓，春季

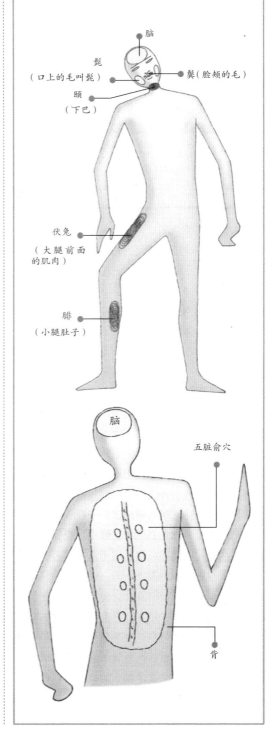

患痈疽难以治愈的部位

《内经》认为，人患痈疽必死有四个重要部位：伏兔、腓、背、五脏俞。后世医家对此又有补充，认为脑、须、鬓、颐，亦为痈疽必死之处。

脑

髭
（口上的毛叫髭）

鬓（脸颊的毛）

颐
（下巴）

伏兔
（大腿前面的肌肉）

腓
（小腿肚子）

脑

五脏俞穴

背

叫天精，夏季叫枸杞，秋季叫却老，冬季叫地骨。春三月上建日，要在北斗的斗柄所指的方向采摘叶，夏三月上建日采枝，秋三月上建日采子，冬三月上建日采根。四季中逢建日，即摘取枝、叶、子、根等四味，并晒干，把原先采摘好的晾干的枸杞，在五月五日端午节午时，一起配成药，对于人的身体大有好处。也可不按照上面的方法，随意采摘即可。用一块棉纱把药裹紧一周，取一团乱发如鸡蛋那么大小即可，牛黄如梧桐子大小，把二十七枚反钩棘针和七粒赤小豆研为末，把乱发薄薄地铺在棉纱上，把等份的牛黄末撒在铺展均匀的乱发上，把棉纱卷作团，用头发把它们捆成十字束状。拿熨斗，用急火把绵团炙沸，然后让它自然干。用绢布细细筛取刮下来的药，捣碎成末，取一方寸匕，取枸杞四味一起捣成末，用绢筛取二匕，与前一匕混合，共为三匕，使它调和均匀，把它分成二等份，一日三次，空腹服用，用酒送服。

◎ 齐州荣姥

治疗各种肿胀

桑白皮，钟乳各二两，白石英一两，桔梗一两半，白姜石一斤，软黄的牡蛎九两。

以上六味药分别捣烂，用绢筛，混和在一起调匀，先取九升伏龙肝研为末，用一斗两升清酒搅拌充分，待澄清后取表面清汁两升，配上前面调拌均匀的药，用手捻做成六分大两分厚的药饼子，把饼子放在笼上，用一张纸盖在盛放浊渣的盆上，使酒气不外溢散，一起放锅里蒸，尽量使其冒热气，让气尽可能地被饼子吸收，过半天后待药饼子干，把它们放在瓦罐中，要先放层纸再放层药地间隔铺好，使药饼子互不粘着，瓦罐上面用泥封好，要待二十一天，干后把药饼子用纸袋贮存，放在干燥的高处，免其受潮。制药最好在五月五日，稍次在七月七日，其他如九月九日、腊月腊日都可制，要是急待用药，华佗日也可制，我们一般也信奉择日不如撞日的说法，急需就急制，药本来就是救人的，相信它也不会因你没有选良日制药而减少发挥作用。但是制药地点有明确的规定：须在清净之处，避免接触污

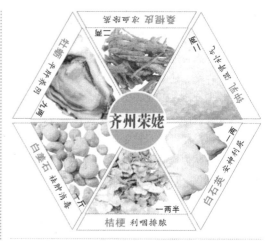

齐州荣姥

二两 桑白皮 利肺平喘
二两 钟乳 补虚强身
一两 白石英 安神利尿
一两半 桔梗 利咽排脓
一斤 白姜石 祛肝消水
九两 牡蛎 平肝潜阳，软坚散结

煎药方法

将以上六味药捣烂，混合在一起用清酒调匀，制作成药饼上锅蒸即可。

服药时间	服药次数	服药温度
早晚各一次	一日两次	温

服药禁忌

得此病的患者应忌房事、猪肉、鸡肉、鱼肉、牛肉等。若是犯禁的此病者应配合枸杞汤一同服用。

秽，忌被不孝子、残疾人、产妇、六畜、鸡犬等发现。有此病者，对房事、猪肉、鸡肉、鱼肉、牛肉、生韭、蒜、葱、芸苔、胡荽、酒、醋、面、葵等要禁忌。要是犯禁忌导致病发的，立即取枸杞根汤来调，配合着此药服用。

先用针刺疮的中心，深入疮根，再刺四周，刺出血，用刀刮取如大豆那么多的药来涂在疮上。病情较轻的，一日两次，白天一次，晚上一次，敷药半天或一天，疮根就烂出；病情较重的，一日三至四次，并且夜间要涂敷一次。用药后两天疮根就开始烂。若发现疮浮起，则证明疮根已经烂出来，此时不要停药，要接着涂擦。此药安全性强，极易使肌肉生长。要是在口腔咽喉及胸腹中发病的，虽然外面有肿疮处，但是此种症状由于与平时不同，要更加注意。若是人怕寒，身体发热，浑身不舒服，又疑似是患了疮症时，需要取如两枚杏仁那么多的药放在温开水或清水中调拌均匀后服下。一日三至四次，即可消除烂疮，也可用手指、筷子、鹅毛、鸭毛等物伸进喉咙里，使自己恶心呕吐，吐完后疮根可能会出，病就会痊愈，如果病人精神状态很佳，即使疮根不出也可能痊愈。

治疗肿病，不能看见麻勃，看见就要病倒的处方

胡麻、烛烬、针沙各等份。

以上三味药研成粉末，配上醋调和均匀涂敷在疮处。

治一切疗肿，拔疮根

以取成一色的苍耳根茎苗子烧成灰，把醋和淘米水混合后将灰放进去，搅拌后调成如泥的沉淀物来涂肿疮处，涂处干后立即再涂换。

治疗疗疮

芜菁根、铁生衣铁锈各等份。

把以上二味药一起捣碎，用大针放火上消毒后将疮刺出孔，将芜菁根削成针状大小，把捣碎的铁生衣涂在针状的芜菁根上刺入孔中，再涂所捣的药来封上口，每次用剂量大约有1方寸匕，也可把药涂在棉贴上，贴换疮处。服药期间不要吃油腻、生冷食、醋、滑食、五辛、陈臭、黏食等怪味食物。

治疗肿疮

按照男左女右，灸手掌后面横纹后五指的地方七壮。

❦ 痈疽第二

痈疽刚发生时的轻微的证候：有长似小疖的，也有白脓如米粒大的，疼痛程度不同的，有严重与轻微之分。由于表现不明显，需要我们仔细观察，时时关注自己的身体异常，警惕病证发作，一经确诊就要极快治疗，迅速服药并且忌好口，及早除去痈毒。也可不服用药物，灸正当头顶一百壮，病较严重的，在疮的四周和中央针灸二百至三百壮，也可灸后再敷上汤膏药。

若用药贴治疗，则先把药贴开个小孔来排泄热邪，再贴在疮头正当处，也可用火针刺疮头正当处四分。

痈、疽、瘤、石痈、结筋、瘰疬这类病，针灸治疗不能刺痈疽的边角，要灸刺病疮的正当处；若针刺边角及周围，则会引起其他病证。

各种痈类，无论形状大小，只要在刚发觉时，未患病之前，即刻取手掌大的一片阿胶，把它放在温水中浸泡软化，与它的大小一致，在痈的当头处开一个钱孔大的孔，把大小相当的胶片贴在痈疮的肿处，不久就会被吸干，若没有脓的，疮就马上停止生长，并且结痂，若已生脓的，脓则会自行流出，若没有流脓，则可用锋针在疮孔上刺破脓，使其被动流出。直到疮痈治愈后方可洗去已经粘在脓疮上的阿胶。

肿的地方，根深到寸以上的是小痈，一寸以下的是疖，疱子则是如豆粒大。这种痈在发病之初，立即并且连续服用五香连翘汤来除病去邪，就可治愈。

用竹叶黄芪汤可以泄此类痈的邪气，它们一般是拱凸、光大、不发热，痈周围的肉呈紫色，正平无尖，肉正平是无脓的痈。用八味黄芪散敷疮痈可治疗痈忽然疼痛，大痈需要涂敷七天，小痈则敷五天。坚强者会忍受痈还没有成熟就被刺破的疼痛。长在背部的痈或乳痈如果发热，不要用手触摸，治疗需内服王不留行药散，外面表面擦涂发背膏。我们用手按痈正当头，手按的凹处能够即刻起来就说明痈成熟了，长在背上的痈不成熟被刺破不会感觉疼痛，而乳痈则需待到痈疮很熟时才可刺破，否则那种疼，常人很难忍受。刺破痈必须用消过毒的针，针刺时要讲究方法，要认真观察后，仔细斟酌着脓处，选在不超过胸或背一寸的地方下手。

根据情况选择刺破脓与否。若刺后不出脓的，则即刻用由松脂、雄黄、雌黄、野葛皮、猪脂、漆头芦茹、巴豆制成的食肉膏散涂敷痈疮的尖端，若身体热邪已排除，可服木占斯散。服用排脓内塞散可治疗刺后5天痈将成痂的情况。

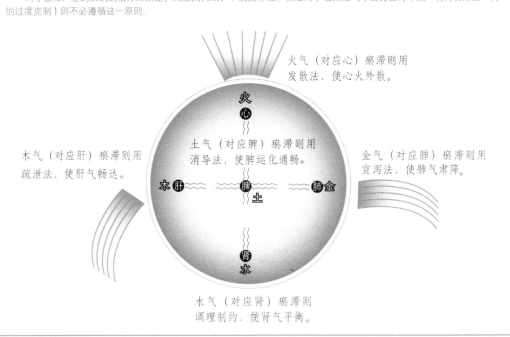

瘀滞严重的疾病的治疗

对于瘀滞严重的疾病的治疗原则是：太过则泻之，不及则补之。但是对于相乘之气（因为五行中某一行对其所胜一行的过度克制）则不必遵循这一原则。

火气（对应心）瘀滞则用发散法，使心火外散。

土气（对应脾）瘀滞则用消导法，使脾运化通畅。

木气（对应肝）瘀滞则用疏泄法，使肝气畅达。

金气（对应肺）瘀滞则用宣泻法，使肺气肃降。

水气（对应肾）瘀滞则调理制约，使肾气平衡。

火心　木肝　脾土　肺金　肾水

痈疮被刺破后，人便会浑身瘫软，体内畏寒，外表却发热。风毒是发肿之处像痈而又不确定的，用手按压肿处，会有无相互联结的疼痛。治疗风毒不可用针刺，应当内服用升麻汤，外涂敷膏药。痈破了口的，应当在上留三分，近下一分之处用针刺，务必到极热时，热了便不会疼痛。痈破后溃烂不愈的，用猪蹄汤来洗，每天两次，在夏季洗两天，冬季洗六七天，用半剂汤也可以。痈坏后有恶肉的，适宜用猪蹄汤洗去污秽，然后敷食肉膏药。恶肉除尽后，敷用生肉膏散以及抹在痈的四边，使好肉尽快生长。应当断绝房事，忌风冷，不要自劳烦，等到筋脉平复后，才可以任意从事。因为，新生的肌肉容易受到伤害，受到伤害就会使里面溃烂，溃烂后就会重新发作，复发后就难以救治。千万注意，白痂最忌讳。

由于起因不同，各种痈肿的突发证候也不相同，无论是哪一种，都可采取服五香连翘汤，针刺除去瘀血后，用小豆研末涂敷患处的方法治疗，治疗期间需要多次针刺去血，只要有血汁就

除去。若没治愈痈已溃烂的，仍服用五香汤，外加漏芦汤来除病邪，据病情加药。

丹毒篇中讲的用升麻汤清洗疮的方子在此处亦可用，若擦升麻膏后生息肉了，则需用白蔹茹散来重新敷疮，如果敷用白蔹茹散，青黑恶肉除不干净的，可以用半钱漆头蔹茹散，和三钱白蔹茹散，轻轻敷患处。待青黑肉清除干净后可停药。若新的肌肉开始长出来，则可继续敷升麻膏，还没长成的，则需敷黄芪散。《集验》中有如何制取各种药散用来治缓疽的细致讲解。

气痛是身体中忽然感觉有被打扑的疼痛状。这种疼痛感人难以忍受，疼痛发作有规律，但疼痛之处不定，无法指出在哪个地方。疼感来时，人会稍发热，等疼一消失身体就会发寒怕冷。病因是由冬季时节受了温暖气，到春天猛然遇到冷侵袭，又受风邪困扰，没有得温病，却患了气痛。可以内服五香连翘汤，外擦丹参膏，或用白酒煎杨柳皮趁热熨敷痛处。若是发现有点点赤气，即可用针刺出瘀血。五香连翘汤以及小竹沥汤的用量可依据病情，不

彩色图解《千金方》

要稍见效就停药，盲目停药会加重病证的，在服药期间可以间服白薇散。气肿痛患者，主要症状跟痈相似。发肿地方没有疮头，只是虚肿，不改变肉色。皮肤痛来得急，人又不敢用手触摸，治疗也要服用五香连翘汤，用白针刺破泻其坏气，最后在疮口处敷蒺藜散。

胸中疼痛、气短的人要懂得断定病痛。进入黑暗无光的室中，用手的中指捺左眼，要是能看见闪光的，证明胸中结痈。若不见光的则是瘰疬在胸中发作后转移，疼痛是病的后遗症。

痈疽是停留在经络中的寒气，阻断血液流通，使血和气无法运行壅结而成的。热气到了寒气之处，无法运行，便发作成痈疽。此后，阳气总在此集聚，寒气便转化为热了，如果热邪堆积郁结到一定程度会使肌肉腐烂成脓。人本身体内就有热与外来寒气相搏致使血脉凝结不通，热气便结为痈疽。可用针灸治疗，当淤积的冷气未变热时可用，也可用温法治，把冷药敷贴在患处，治热时需要用消热的方法使病不发展为脓。藜芦膏敷患处或是用醋和蚌蛤灰调匀后涂抹患处，可以治疗有尖头红色肿处。

痈疽的病源，多是由于药气所引起的，也有上代人服食石药后，其子孙后代多发生这种

痈和疽的区别

痈和疽都是感染毒邪而生的疮，发生于体表，但是它们之间又有区别。

区别\病名	痈	疽
属性	阳证	阴证
初病	急暴	缓慢
深浅	皮肉之间	筋骨之间
颜色	焮红，表皮发红	白色，皮色不变
肿状	根束高肿	漫肿或无根
疼痛	剧烈	不痛或微痛
热度	灼热	不热或微热
脓液	稠黏	稀薄
轻重	易消易溃易敛	难消难溃难敛
预后	良好	较差

疾病的。要处理好饮食中的禁忌问题，不要吃面食及酒、蒜。睡前要先把被伸展好，保暖，不要睡凉床。

◎ 五香连翘汤

治疗恶核、恶肉、恶脉、瘰疬、痈疽、恶肿，风结肿气痛

青木香、沉香、薰陵香、丁香、麝香、射干、升麻、独活、寄生、连翘、通草各二两，大黄三两。

以上十二味药分别研细，用九升水来熬取四升，加入二升竹沥又一起熬取三升汤药。一日三次，每次服用一升，以快利为准。《肘后方》中讲用紫葛、甘草，替代通草。《要籍喻义》中用黄芪六分，甘草六分，芒硝六分。

◎ 黄芪竹叶汤

治疗痈疽发于背部

黄芪、甘草、麦门冬、黄芩、芍药各三两，当归、人参、石膏、川芎、半夏各二两，生姜五两，生地黄八两，淡竹叶一握，大枣三十枚。

以上十四味药分别研细，用一斗二升水先煮竹叶，取一斗，去渣加入其他药，一起熬取三升汤药。一日四次，白天三次夜间一次，每次间隔如人行走三十里路的时间，即间隔一餐饭的时间。

◎ 王不留行散（神散）

治疗不易破溃的痈肿及各种已溃的肿块

王不留行子三合（《千金翼方》作一升）、龙骨、当归各二两，野葛皮半分，干姜一两，桂心一两，瓜蒌根六分。

以上七味药治择捣筛后制成散药，一日三次，每次服用一方寸匕，在饭后用温酒送服，服用几天后效果不明显就可稍加药量，此药性属温和，不太刺激人，人服用后没有觉察，脓就会自行溃烂，平复疮痂。

◎ 八味黄芪散

黄芪、川芎、大黄、黄连、芍药、莽草、黄

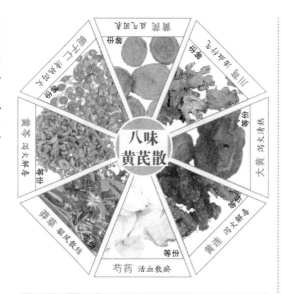

八味黄芪散

（图中各部分标注：）
薏苡 排脓消肿 等份
三七 祛瘀止血 等份
大黄 泻火清热 等份
黄连 泻火解毒 等份
芍药 活血散瘀 等份
甘草 祛风散结 等份
黄芩 泻火解毒 等份
栀子 泻火解毒 等份

煎药方法

以上八味药，治择捣筛后制成散药，选用鸡蛋清调和成泥即可。

服药时间	服药次数	服药温度
早晚各一次	一日两次	温

敷药方法

若是疮未开，则将药涂摸在旧帛布上贴于患处。若是疮开，则涂在疮上即可。

芩、栀子仁各等份。

以上药治择捣筛后制成散药，选用鸡蛋清调和成泥，涂摸在旧帛布上，按照肿的大小来敷，吸干了再换。若是疮开口的，敷在疮上，只需开一个小孔来透气。

◎ 内补散（也称木占斯散）

治疗痈疽病发于背部，或是妇人乳痈诸疖，或是痈疽灸之不能溃破的，或是痈肿坚结

木占斯、人参、干姜（干地黄）、桂心、细辛、厚朴、败酱、防风、桔梗、天花粉、甘草各一两。

以上十一味药治择捣筛后制成药散，一日七至八次，夜间二至三次，每次服用一方寸匕，用酒送服。疮未溃烂的需除败酱，已发胀的加败酱。肠痈是病发在下部，流脓血。此药效果好，长期服用可治诸疮及疽痔。尤其对溃烂的疮效果极佳。痈疽发于背部的除了此方法，没有更好的。刚发病初期觉得背上有不好而口渴的，勤服

此药，等药发挥作用，人就会肿消，口不渴。你只管不间断地服药，不管是溃烂疮还是脓肿，症状都会消失于无形中的。若长期服用的，应需不要添加败酱。此药对治疗妇人乳痈，疗效显著。有的方子中没有桂心。

◎ 排脓内塞散

治疗大疮退热后流脓血不止，疮中虚痛

防风、茯苓、白芷、桔梗、远志、甘草、人参、川芎、当归、黄芪各一两，桂心二分，厚朴二两，附子二枚，赤小豆五合（用酒浸后炒）。

以上十四味药治择捣筛后制成散药，一日四次，白天三次，夜间一次，每次服用一方寸匕，用酒送服。

◎ 猪蹄汤

治痈疽发于背部

黄芪、黄连、芍药各三两，蔷薇根、狼牙根各八两，黄芩二两，猪蹄一个。

以上六味药分别研细，先用三斗水将猪蹄煮熟，待澄清后取三斗，加入其他药，一起熬取一斗汤药，过滤掉药渣，拿药汤来洗疮患处，清洗大约三十分钟，然后用帛布擦拭干净，把生肉切成片做成膏，贴在患处，一日两次，添加二两当归和二两甘草可治疗疼痛。

治疗十指上发作的痈疽，膀胱痈，背后生恶痈

当归、大黄、川芎、芍药、黄芩、独活、莽草各一两，猪蹄一具。

以上七味药分别研细，用三斗水先煮猪蹄，煮好后捞出猪蹄，取八升汤，再放上其他药，一起熬，最后取四升汤药，过滤掉药渣，用汤来浸泡疮患，一次大约浸泡一小时（约两顿饭时间），泡完后擦干，敷抹上麝香膏。

◎ 麝香膏

治疗痈疽发于背部，也治疗恶疮，去除恶肉

茴茹（或珍珠）、麝香、雄黄、矾石各一两。

以上四味药治择捣筛后制成药散，配上猪膏调匀，制成像泥的黏稠物来涂抹疮患。

发背第三

凡疮发在背部的，都是因服食丹药、五石、寒食更生散所引起的，但究其原因会是各种各样，有的只服用过钟乳，有的平时不服药却自发作于背部的，这大多是由于上代人服用导发疾病的药遗传给了下代。发背大多发生在背部两肩胛之间，发病之初似粟米那样大，可能疼痛，可能发痒，色呈赤红，等到发现疮日渐长大时，十天内人就可能死亡。等到疮已长大到宽三寸，高一寸，有数十个小孔，用手轻轻按压，疮孔会流出脓时，就会误了最佳治疗时机。

善于保养自己、乐于养生的人，只要觉得背部稍有异样的痒痛，就即可取些干净的土，用水调搅和成泥巴，做成二分厚一寸半宽的饼子，贴在疮上，把粗艾做成大艾炷在泥上针灸，灸一炷一换饼，可以根据患者病情决定灸的时间，疮像粟米大的，可以灸七个饼子；疮像榆荚大的，灸十四个饼子即可；疮像铜钱大，需要日夜连着不间断。同时要内服五香连翘汤等药来祛除病邪。等到诸多背部发作的疮未形成大脓时，可以用冷水浇射疮患，拿冷水浸泡石头冷熨疮，要不间断。同时，人得了这种病，饮食要注意禁忌，不要吃面食、饮酒、食五辛等。

人若服用石药就必须辛苦劳作，使四体充分运动，充满力量，若非如此，就很大可能会发作痈肿；这样的人也要克服自己的惰性，脱离安逸和太过温暖，让自己多受寒冻，这种辛劳与求苦，是为了避免发生痈肿以延长寿命。

发背是在脚背有肿处，肿头白得像米，四周连接，肿处呈赤黑，人心烦意闷。得了这种病需要做好禁忌，不要行房事，戒酒、肉、蒜、面之类。要是不采取针灸治疗，病很快就会侵入内脏致人死亡。要针灸，需要在疮上灸七百到八百壮。

治发于背部的痈肿

取三升香豉稍微与水调和，捣熟至能做成稠硬的泥，把它做成同疮大小的饼子，涂抹三分厚于肿处，肿处有孔的，不要把饼盖在孔上，铺好豉饼，把艾炷放在饼上开始针灸，灸到温热，毋让肉破溃即止。病情较轻者，一日二灸，据病情可酌情加灸的次数。

治疗背上有硬结肿块的背部痈

大黄、升麻、黄芩、甘草各三两，栀子二十一枚。

以上五味药分别研细，用九升水来熬取三升汤药。分成三次服用，服药后能够畅快地通利的就停止服药，不通利再服。

◎ 内补散

治疗背部痈疽，溃破脓烂

当归、桂心各二两，人参、川芎、厚朴、防

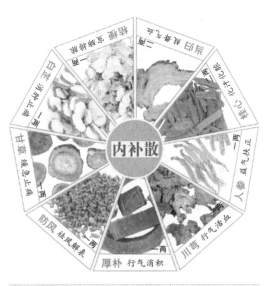

内补散

煎药方法		
以上九味药治择捣筛后，制成药散即可。		
服药时间	服药次数	服药温度
饭后	一日五次	温服
主治功效		
本方具有消肿、止痛、活血等功效，可治疗溃破脓烂之症。		

风、甘草、白芷、桔梗各一两。

以上九味药治择捣筛后制成药散，一日五次，白天三次夜间两次，每次服用一方寸匕，用

酒送服。《外台秘要》中亦有类似方子，只是不用防风、甘草、白芷三味。

丹毒第四

丹毒又叫天火，是肌肉中忽然生长出的像手掌那样大、颜色红如丹涂的、可能引发人全身发痒的肿块。血丹，肌肉中会有突起的肿块，并且疼痛瘙痒，虚肿得呈现吹气状，发作为隐疹。鸡冠丹，因其肉上粟粟像鸡冠肌理的红色突起，又被叫为荼莫丹，大如连钱，小似麻豆粒。水丹，常生长在人的大腿及阴部，患者出现周身发热，遇到水湿相搏击，便郁结成为丹毒，色呈明晃晃的黄赤，皮肤中像有水。

◎ 升麻膏

治疗各种毒肿

升麻、白薇（《肘后》作白敛）、漏芦、连翘、芒硝、黄芩各二两，蛇衔、枳实各三两，蒴藋四两，栀子四十枚。

以上十味药轻微地捣，先用三升水浸泡半天，再用五升猪膏来熬到水气出尽时，过滤掉药渣熬成膏药，用来涂敷疮肿处，一日三次，要趁热敷用。《经心录》中讲的不用枳实。

◎ 升麻拓汤

治疗丹毒、丹疹、赤毒肿

升麻、漏芦、芒硝各二两，蒴藋五两，黄芩三两，栀子仁二十枚。

以上六味药分别研细，用一斗水浸片刻，然后熬取七升汤药，待其冷后，用旧帛布染汁后拓涂在各种丹毒上，浸湿疮，涂覆后要再饮服饮子和漏芦汤。

治疗丹毒毒肿

藻菜是天下极冷之物，取渠中藻菜研细捣

熟，用来敷在丹毒患处，涂抹厚度要三分。

治疗各种丹毒

把芸苔菜捣得熟烂，用来厚厚地敷于患处，肿患不久就会消。

治疗红色流肿丹毒

捣碎大麻子若干，用水调和均匀后敷抹在患处。

治疗小儿丹毒

捣碎一握马齿苋后轧压成汁，取汁饮下，将渣敷在患处。

治疗小儿五色丹

捣碎蒴叶来涂敷在患处上。

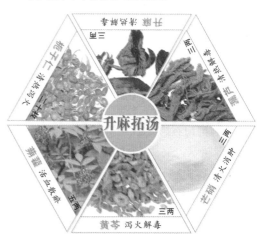

升麻拓汤

煎药方法		
以上六味药分别研细，用一斗水浸片刻，熬制为七升汤药即可。		
服药时间	服药次数	服药温度
饭后	一日两次	冷敷服
主治功效		
本方具有泻火、止痛、散瘀等功效，可治疗丹毒、赤毒肿等疾病。		

治疗小儿赤丹

取芸苔叶压成汁后，服三合，将渣敷在患处上。也可以将芸苔研磨为末，用鸡蛋清调均匀来涂患处。

治疗小儿赤丹斑驳，色彩杂多

把胡粉混合上唾沫液调和均匀，从外面开始往里面涂敷。

治疗小儿火丹，丹毒赤色如朱进入皮肤

将豉研磨成末，用醋调和均匀后涂敷在患处。

将生麻油涂抹在毒疮患处，可治疗小儿天灶妍和野火丹，遍身都发红，肉呈赤丹色，肿疮像手掌那样大或是全身痛痒。

把大蒜捣烂在疮烂处涂上厚厚的一层，可治疗多发作于脚踝的小儿骨火丹。

治疗小儿殃火丹，毒发作于两胁及腋下

将伏龙肝研磨成末，与食用油调和均匀后涂敷患处；把慎火草轧碎取汁口服可治疗已进入腹和阴部的丹毒。

治疗小儿尿灶丹，刚开始时从两大腿起，到脐间感染到阴头都变成赤色

切二升桑白皮碎后取汁，配上二升水来熬成汤，给患儿洗浴。

用熬好的浓棘根汁洗患处可治疗小儿朱游火丹，从背部开始后生遍全身，发病后形成像枣子一般大的疮。可用赤小豆末来敷已经发展成疮的火丹，用先前就破的鸡蛋的清调和研磨为末的小豆涂抹患处，可治疗还没有形成疮的火丹。

隐疹第五

风邪侵入肌肤会使肌肤虚弱，真气涣散，被寒邪侵害皮肤，外发腠理毛孔刚张开，邪气任意穿行，由于失去保护，皮肤会变得发痒。风疹的瘙痒，赤疹的烦痒、白疹的躁痒都是这一原因引起的。赤疹患者，会感觉有蚊蚋叮咬，你挠后会愈发严重，甚至起疙瘩，并且这种感觉引起你心情郁阿、烦躁；用手搔后不久就又发展成赤疹。患白疹的也有同种感觉。赤疹往往会在病人心烦体热时发作，天冷人凉即止。而白疹恰恰相反，会在天阴冷湿潮时发作。熬矾石汁，擦拭患处可治疗白疹，熬莤混合上少量酒来洗浴身体，熬石南汁和用水熬枳实汁来擦拭患处，可治疗赤疹，用治丹毒的方法可治疗被称为风屎或风尸的隐疹。

◎ 大豆汤

治疗风瘙隐疹

取三升大豆，加六升酒熬至四五沸，一日三次，每次服一盏。

治疗隐疹痒痛

大黄、升麻、黄柏、当归、防风、芍药、黄芩、青木香、甘草各二两，枫香五两，芒硝一两，地黄汁一升。

以上十二味药分别研细，用一斗水来熬取三升半，过滤掉渣，加入芒硝让它融化。用帛浸染药汁后拓在患处约一顿饭功夫，每天四五次。

治疗隐疹

取一升景天（慎火草），捣细压榨后用汁来敷患疹处，把双手放在火上烤热并且边烤边相互摩擦。

治疗风瘙隐疹、心烦意乱

把一升吴茱萸，混配上五升酒一起熬，取一升半熬煮好的汁做药，把柔软的锦帛浸湿涂擦患处。

治疗风邪侵入皮肤后引发隐疹并加重化为疮

取洋槐树的枝叶若干放上适量水，熬煮后用汤来清洗患处。

瘭疽第六

瘭疽，是生长在肌肉中的点子，病根深到肌肉里，有根而不浮肿，痛伤时与心相应。它发病突然，一般的似豆粒般大小，严重的能像梅子、李子一样大，小时如米，有的呈红色或呈黑色，有的呈青色或呈白色，症状不确定，经过的时间久了便四周都肿，白色疱疮黯熟成紫黑色，能够使筋骨烂坏。发病之初，指头先发作黯黑色疱疮，此后会出现红肿黑黯，剧痛揪心，要是毒气扩散发作，就会沿着经脉进入内脏器官，致人死亡。可针灸患处一百壮，也可饮用葵根汁、蓝青汁、犀角汁、升麻汁、竹沥黄龙汤等之一药方来治疗，通过除去热邪使病痊愈。这种病由于多发生在十根指头上，与代指有相似之处，医生如果不明确二者的本质区别，出现误诊，把它错当成代指，误了最佳的治愈时机，病就会沿着经脉进入人的内脏致人死亡。

代指，是手指颜色不黯黑，只是红肿、发炎、发热、疼痛，随后沿着指甲边缘会出现肿脓，严重的，指甲可能脱落。如果热邪太厉害，可用漏芦汤来浸泡发生病患的指甲，同时为增加药效可以口服此汤，单独涂敷升麻膏也行，也可以先针刺放出瘀血，再洗净浸泡在药汤中，最后再涂敷上膏。

患恶肉病是身上突然长出形状像赤豆粒的、感觉不到痛痒的肉，上面像鸡冠子，用手向外推挤可挤出似牛、马的乳头状肉芽物，患病时若没治愈，它会不停地生长。

此病是由春冬时节风邪进入人体肌脉之中而得的。可以内服漏芦汤，外用烧铁来烙焦患处，或是单独涂敷升麻膏来治疗。

赤脉病是由春冬季时节风邪进入脉络之中，促使人的血肉瘀结而成的。患者身上忽然有赤色的脉络突起，像死蚯蚓似的盘绕凸耸在外，似乎觉得有水在脉中流动，根据脉络的长短可断定病发部位的长短。可服用五香连翘汤和竹沥，或是用针刺破患处放净瘀血，再涂敷丹参膏等方法治疗。

恶核病是由于冬天受到温风，到春夏又忽然受寒，寒温相搏，邪气郁结而形成的，多由壮热恶寒而引起的，患者皮肤、肌肉都会感觉剧痛，肉中突然堆积起像梅子、李子的核，也有小似豆粒的。此病有着与疮根、瘰疬、结筋等类似的症状。只是疮根、瘰疬随疮而发生，发作缓慢的则无毒。恶核病是忽然发作的，发生得较快，有毒。不及时医治，病毒会侵入人体内脏使人烦闷而死。可服用五香连翘汤和涂敷小豆末，或是熬汤浸洗，等病核消肿后再在患处涂用丹参膏。恶核病，发病之初，病人是中了射工毒，常觉得有部位隐隐痛，但又无法确定痛处。由于发病初期人们的大意，很多患者会出现救治过迟，这就导致患者出现死亡的可能性增大。我们要做的就是提早预防，及时治疗。在饮食方面对于各种肉如牛、鸡、猪、鱼、马、驴肉等都要禁忌。此病会肉里硬得像粉刺，发之初人会畏寒，核会像粟米或是麻子般大小，生长得很快，不一会儿患者就会气短。取五合吴茱萸研为末，用一升水调和，绞取汁来一次服完，阻断毒气向人的腹中扩散，将药渣敷上，让毒气尽，加强功效及时治愈。

偏病，多发生在四肢，主要症状有急痛而发高热，赤脉高高突起像编织器皿的绳子。脚上发病者，亦称偏病，从小腿肚子起至足踝，这些部位像编织的绳子。手臂发病者，常伴发牵连腋下。这种病是由于长期劳热气盛，被湿凉之气侵犯，气在筋中郁结形成的。不立即治疗，时间久了就会溃烂流脓，会使人筋脉挛缩。不消除溃烂，不疏散热气，就会形成浮肿，可采用漏芦汤来泻毒，泻后，用锋针刺多针去除坏的血肉，能泻其病根，可在病的核心部位敷小豆末，消除溃烂。可用治丹毒法来治疗，也可用治痈疽的三味甘草散来敷。要是溃烂，就用敷膏散来治疗。

附骨疽，多生长在大骨节缝中，男子、产妇的疽往往会生长在臀部，小儿的疽生长在脊背。主要症状是嗜睡、沉重、忽然耳鸣，患处不破，依附贴近骨头部位化成脓。贼风风肿和附骨疽有明显的不同，很多时候，人们会把二者混为一谈，不知道是疽还是贼？人们身体觉得燥热，就想透过风来乘凉解热，此时，风邪进入骨缝之中，风热相搏，便可形成附骨疽。秋夏季在外面露天露地而躺卧，被冷风所侵，凉风与体热相互纠结，也可使人患这种病。此病有急、缓之分。病情急的是热多风少，病情缓的是风多热少，小儿得这种病是由于小孩的血气旺盛却肌肉太嫩，一经被风邪所侵犯，血就会凝结。

成年人患急性疽的，先感觉痛得无法忍受，用手按会觉得骨头疼痛，一天后会发现皮肤红肿得透明，周围肌肉逐渐引急。患慢性疽的，先是感到肌肉中热烘烘的，一天后便觉得疼痛麻木，愀气揪心。小儿患疽，肢节会疼痛难忍，大人刚靠近患处，他们就会大声啼哭，哭声撕心裂肺，观察会发现小儿四肢动摇困难，不灵活，看肢节骨缝中，会感觉肌肉热烘烘，若不及时就诊，误了时间，可能会出现全身脓肿溃烂，身体都有青黯。患附骨疽病初期，须即刻服漏芦汤来排除病毒，同时患处敷小豆散可让它消肿，还可以服用五香连翘汤。

贼风，患者身体突然中风寒冷，顿时不热，骨关节间不能转动，感觉深痛，轻轻一按会觉得骨痛，时间长了会结痛或结瘰疬；而附骨疽，时间久了就会发肿而且结脓，这是二者的不同所在。若是出现误诊，把附骨疽当作贼风来治，会使病情加重，患处部位流脓更加严重；若是把贼风当作附骨疽来治，会加重风冷，使人患瘰疬、偏枯、挛曲等更严重的疾病。由于诊断错误，可能会耽误最佳的治疗时机，因为病初期的治疗是最有效的，因此我们要尽量地把握这个治病关键。我们要明确附骨疽与贼风的不同，附骨病初发时，不肿只是疼痛，患贼风是只痛不热；附骨疽是患处壮热，四肢忽冷忽热，小便红赤，大便坚涩，身体却没有汗。

除去热并开发腠理，就会使病痊愈。

贼风患者痛处不发热，也不时寒时热，多感到身体不住地发冷，时而又有汗出。并且夜间疼痛得骨不能自由伸仰，不能够来回转动，用热来熨痛处会使病减轻，最好是先针灸熨熁，然后服用治风药即会痊愈。

风热毒，是人遭受风热毒气侵害，二者互相搏击使身体变得红肿，主要表现为肿处生瘭浆，如火在灼烤此处，用丹毒治法来治疗。

洪烛疮，是人身上突然长出的瘭浆，在毒肿顶部含有黄白色浆液，溃破后就会流出，此疮可在身体其他部位蔓延，人像淋在沸腾的开水里，严重者满头和脸发红，胸胁腰腹也会缓慢发肿，感觉全身似火或是开水灼烫就会即刻得此病。可尽快服用漏芦汤来除病毒，外用涂敷麻膏于患处。敷升麻膏可按外敷丹毒的方法来治。

肥疮，是热疮发作，生白脓黄烂，疮起时虽浅，只出黄汁的病。

患浸淫疮的人，浅搔它，疮蔓延生长不止。搔痒的人，刚开始时如疥疮，搔后疮便会转生疮汁，相连不绝。

患瘑疮的人，刚刚发作时也像肥疮，容易生长在手足上，常常相对称而生长，随着月的盈虚而生长或消除，痛痒得如同裂开一样，春夏秋冬随时会好转了又严重。

深疽，是长期患痈余疮恶化后出现的一种严重症，这种痈往往会长在小腿肚子与脚胫踝间。

骨疽，也叫月行疮，是痈疮遭受凉水侵袭后又受恶露水和酷寒冷冻后没有治愈，经过一年形成的，它会深烂而呈青黑色。它中央溃脓，流碎骨一样的脓汁或是血汁，其余皮肤处都虚肿，四边坚硬。我们会采用清洗患处的办法治疗，夏季天天洗，冬季四天洗一次。清洗时常用温热的赤龙皮汤来进行。也可将采用白蔹茹散散法，除去受侵蚀的坏肉。实在是难治的骨疽，可在疮上依一定的顺序灸。骨疮不愈，或治愈后再复发的，骨从疮孔中流出的，叫作骨疽。

治瘰疽

射干、甘草、枳实、干地黄、升麻、黄芩各二两，大黄、麝香各二分，犀角六分，前胡三分。

以上十味药分别研细，用九升水来熬前八味药取三升，加入大黄，第一次沸后去掉药渣，加入二分麝香，此药分成三次服用。《外台》书中讲方子中无黄芩，《千金翼方》中此方无黄芩，另外添加上了麻黄、白薇、枳实、升麻、松叶。

将芜菁子炒后捣碎研磨成末，用帛裹药，一层层敷在患处，可治疗在手、足、肩、背数量多得如豆的忽然发作的瘰疬。

将盐放入水中制成盐开水，用水洗拭疽溃的患处，再涂抹上事先烧好的皂荚灰粉。

治疽与痈相似而却又不同，治疗方法亦各有侧重，脓很容易除去，可除脓后又会溃满。

取皂荚若干熬汤药来洗疮患处，洗完后擦干，再敷上柏皮末，可治疗脓如小豆汁。

疽发生在五指上，筋很紧伸曲不得的，针灸脚踝骨中央数十壮，也可到达一百壮。

◎ 苦瓠散

治疗浸淫疮

蛇蜕皮、蜂房各半两，苦瓠一两，梁上尘一合，大豆半合。

以上五味药治选捣碎过筛后制成散药粉，一日三次，把药粉放少量水做成粥状调匀后，将其涂在干净的纸上，把纸贴于患处。《古今录验》也讲此方，只是方子中不用大豆。

治疗浸淫疮和小儿秃疮及各种恶疮

取苦棟皮或枝若干，将其烧作灰配上猪油调和均匀后涂敷在患处部位。

治疗病疮

先将一升醋煮沸，再把一把生藘加入醋中，封在疮上，如此直到痊愈。

将醋和灰按照一定的比例调和好后涂抹于患处，可治疗燥病。

将蛤蟆烧干混合上猪脂调均匀后敷涂于患处可治疗湿病。

各种治疗方法都难愈的病疥

地榆根、桃皮、苦参各五两，棟实一升。

以上四味分别研细，用一斗水来熬煮，取五升做药汤汁，一日一次，稍稍温热时用来清洗患处。

治疗患病时间长，发作面积大，疼痒难耐，抓挠后流黄汁，愈又复发的患病疥湿疮。

将羊蹄根去除泥土洗干净，研细，炒熟，用适量的醋调和熟羊蹄跟，并把混合物捣烂，把湿漉漉的药汁敷在清洗干净的疮上，待一段时间后，用冷水将药汁洗去，一日一次。也可将阴干的已经洗干净的羊蹄根研成末，等发痒被人挠破流出黄汁后，把末涂抹于患处。也可用生葱根来擦。

针灸脚大踇趾间或是大趾头十四壮，可治疗一切病疮。

风疽，是多发生在脚、小腿肚子及膝盖部位的疼痒，用手一搔便会有黄汁流出。把胡麻用牙齿嚼烂后涂敷在患处，并且用药棉包裹起来，一日一换。

将谷子捣碎后涂敷在患处，治疗形状像痤疖、皮厚的石疽，也可治疗金疮。

骨疽，是疮经久不愈，愈后又复发，疮孔中会流出像骨头的脓汁，可以将猪胆和楸叶捣烂敷在患处，治疗疮蔓延。

治疗久疽

将鲫鱼划破肚腹后放上白盐，使其各种部位和器官完好，用针缝好，用中火放在用铜做成的燃烧器皿里煎干，捣碎研成末涂敷在疽疮患处。若是没有脓汁流出的，则需用猪油调和已经研好的鲫鱼末涂敷在患处。

治疗附骨疽

按照病人的年龄：病人有多少岁就灸多少壮，针灸间使后一寸的地方。

治疗受风邪引发诸疮脓肿

将三十斤栎树根皮锉成段研细，用三斛水煮到发热，放上一把盐，到水发出"滴滴"的声时即可，用此热汤来浸洗痈疮。

治疗恶露疮

捣碎薤白将其涂敷在疮口上，同时用艾灸方法，点燃大艾炷在药上灸，使热气进入体内，排除脓毒，病可愈。

治疗反花疮、积年诸疮、长期不愈的各类肿、恶疮、漏疮

取牛蒡根捣碎，混腊月里的猪脂油调和好后涂敷在疮上，封住使病扩展的源头。

【卷二十三】

痔漏

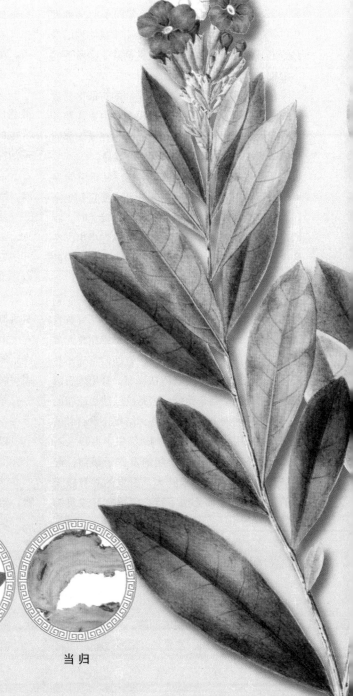

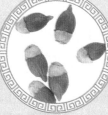

甘草　　　　槟榔　　　　当归

九漏第一

由于寒热失调引起的狼漏、鼠漏、蝼蛄漏、蜂漏、蚍蜉漏、蛴螬漏、浮沮漏、瘰疬漏、转脉漏等被称为九漏。寒热多是随着四季的交替发生。瘰疬生长在颈项和腋下，是由于鼠瘘病的寒热气邪，滞留于血脉中，没有被消除干净留下的后遗症。

鼠瘘的病根都在内脏，若是病的特征主要表现在颈项和腋下，则说明毒邪没有在内里伤及各种脏器和肌肉，只是浅浮在血脉中，在浅表部位形成了脓血，此时治疗起来就比较容易。

要治疗，主要是从病因着手，寻找引导患部的邪毒，想方设法使它弱减并且不使它发生寒热。仔细查找发病之邪所属的经脉，针灸时，我们好循经找穴，下针时好把握力度慢进慢出，在减少病人疼痛的前提下祛除毒邪。小的像麦粒的瘰疬，遵循上法，不出几次就会痊愈。

如果颈项边和腋下部位先有瘰疬出现的，则可能要发作漏病了，此时要注意禁忌，不要饮食五辛、酒、面及各种热食。漏病有累累相叠而成疬子，核在两颈及腋下，形状像石痈但不痛不热的，可内服五香连翘汤来泻祛毒邪，外用炼石散药敷抹患处的外部来治疗。若是已经溃烂流脓的可采用治疗痈的方法治疗，各种结核还没有破的漏病，可以用消毒火针准确刺透结核中央。

治疗由于忧恚抑郁一起的发作于颈部，起于缺盆之上，连延耳根肿大，引发的肿有根无头的，其气上逆而无法下行，病根在肝或是肺的狼漏

空青、猬脑各二分，独活、乳妇蓐草、黄芩、鳖甲、斑蝥、干姜、商陆、地胆、当归、茴香、矾石各一分，川芎半分，猬肝一具，蜀椒粒三十粒。

以上十六味药捣碎制成药散，一日三次，连服十五天，每次服用一方寸匕，用酒送服。

治疗始发于颈部，没有头，尾像鼹鼠，人发寒热怕冷，明显消瘦，因食物被鼠毒破坏所以没有消化掉而得病，病根在胃的鼠漏

狸骨、鲮鲤甲、知母、山龟壳、甘草、桂心、雄黄、干姜各等份。

以上八味药捣碎配成散药，一日三次，每次一方寸匕，用温开水送服。同时拿蜂蜜调和散药成泥，把它涂抹在疮中；若是病没有发作成疮的，先针灸它，使发作为疮，再用药来敷疮治疗。

治疗病根在大肠，始发于颈项，形状好似肿胀，所食的瓜果毒没有被消除的蝼蛄漏

桂心、干姜、桔梗、矾石、独活、川芎各一分，茌子、龙骨各半两，蜀椒一百粒，附子一两。

以上十味药研成粉末，用二十枚枣和捣，以醋浆来调和，制成丸药形状，像大豆般大小，一日三次，每次服用五丸至十丸，用温开水送服。

治疗由于饮流水，水里面的蜂毒没被驱除干净，病根在脾，始发于颈部，瘰疬三四处相连且出现溃破的蜂漏

雄黄、黄芩各一两，鳖甲、茴香、吴茱萸、干姜各半两，蜂房一具，蜀椒二百粒。

以上八味药制成药散，一日一次，连续用药十天，用来敷抹疮口患处。

治疗所吃食物中没有消除蚍蜉毒，病根在肾，始发于颈项，患病时症状如同伤寒的蚍蜉漏

礜石、防风、桃白皮、知母、雌黄、干地黄、独活、青黛、斑蝥、白芷、松脂（又写作柏脂）、芍药、海藻、当归各一分，白术、猬皮各四分，蜀椒一百粒。

以上十七味药研磨为末制成散药，一日三次，每次服用一钱匕，用温开水送服。

治疗由于喜怒哭泣等过激情绪引发的病根在

心，始发于脖颈下部，形状像枣核般堆累，没有头和尾，漂移在皮里，导致人发寒热畏冷、心里烦满的蛴螬漏

矾石、白术、空青、当归各二分，猬皮、斑蝥、枸杞、地胆各一分，细辛一两，干乌脑三大豆左右。

以上十味药研末制成散药，一日三次，每次服用一方寸匕，用醋浆送服。

治疗浮沮漏，即由于思虑忧懑导致的，病根在胆，始发于颈项，形状像两根手指并排的，人发寒热，人嗜睡没有精神

地胆、雄黄、干姜、石决明、续断、莒蒳根、龙胆各三分，细辛两分，大黄半分，甘草一分。

以上十味药研末制成散药，一日四至五次，用来敷疮。《古今录验》中讲此方为丸药。（用雌黄主治，芍药为佐药）

治疗瘰疬漏，即洗完澡后把湿头发扎起来而使汗流于颈部引发的，病根在肾，始发于颈部，有根，发作时人很痛苦，并且发寒热

雌黄、茯苓、芍药、续断、干地黄、空青、礜石、干姜、桔梗、蜀椒、恒山、虎肾、狸肉、乌脑、斑蝥、矾石各一分，附子一两。

以上十七味药研磨成粉末，制成像大豆般大小的蜜丸。一日两次，每次十丸药（用斑蝥主治，白芷为佐药）

治疗转脉漏，即由于惊卧失枕，病根在小肠或是在心的始发于颈部，常常脉转，时常受惊惕所苦，身体寒战发热

斑蝥、白芷、绿青、大黄各二分，人参、当归、桂心各三两，麦门冬、白术各一两，升麻、钟乳、甘草、防风、地胆、续断、麝香、礜石各一分。

以上十七味药研成粉末，制成像大豆般大小的蜜丸。一日三次，每次服用十丸，用酒送服。服药期间不要吃各种蔬菜，同时要在一百天内，不行房事。《外台》中所讲的类此方子中不用大黄、桂心、麦门冬、白术、钟乳。

治疗九漏

空青、商陆、知母、狸骨、桔梗、防风、茬子、礜石、黄芩、白芷、芍药、甘草、雌黄、白术、皂石、地胆、斑蝥、雄黄各等份。

以上十八味药研成粉末，制成似大豆般大的蜜丸。一日三次，连续服用六十天，每次服用三丸，用醋送服。同时要注意禁忌：节制性生活一百天。也可把十八味药按方子制成散药，一日三次，每次服用一刀圭，用醋送服，老人小孩药量要减半。

治疗一切"漏"

地胆、生大豆黄各十枚，蜈蚣一寸半，犀角枣核那么大，牛黄枣核那么大，斑蝥十枚，豉四十九枚，元青二十枚。

以上八味药研磨成粉末，制成像梧桐子大小的蜜丸，隔一日服一次，饮粥如常，小弱的人隔三至四天，每次服用二丸，用汤水送服。服药后要观察小便，病邪从小便而出，尿盆中等看到有像虫子形状的胶汁物时就说明有病邪开始排出了，等到没有虫状物排出时，病疮就会痊愈。吃药期间要注意禁忌：尤其忌油腻，一切器物用时必须用灰清洗干净。崔氏说：治疗九漏第一次用药，夜晚要少进食，第二天凌晨一早服二丸，到第七天等你感觉虚闷时，可以煮蔓菁菜羹来吃，像脂、腻、醋、果子之类都不要吃，强壮的人隔日服药一次，体弱的人两三日用一次，痊愈后仍休养调护二十天。

治疗发作于心胸以下的漏病

武都雄黄、松脂各三两。

以上二味药和成块，用刀子刮末制成散药，一日两次，每次一方寸匕，用温开水送服。

治疗漏病

锻落铁屑、狗颊车连齿骨炙、虎粪、鹿皮合毛烧成灰各等份。

以上四味药，研末制成药末，用猪油来调和，把它按涂于疮中，一日五至六次。

治疗各种漏病

取经霜打过的瓠花暴晒至干，捣碎研成末，按敷于患处。

治疗鼠漏愈后复发，出脓血不止

先把若干生地黄研细，加入没有沾水的纯猪脂，让脂与地黄完全浸泡在一起，熬至六七沸，再把桑枝或是桑叶烧成的灰倒在汤中，用汁来洗

疮，除去不好的、不清的汁，将地黄膏敷在疮处，一日一次。

治疗鼠瘘肿核痛，但还没有化脓

把炒盐涂于柏叶上来熨烫，把柏叶敷于肿处上，促使热气下行消肿止痛。

治疗因风邪外侵，经络结聚初见症时，肿胀满手，挠抓时有红色血汁渗出，附骨生根，破脓溃烂成瘘，出现寒热不适，又与九漏不同的风漏风瘘。

赤小豆、白蔹、黄芪、牡蛎各等份。

以上四味制成散药，一日三次，每次服用一方寸匕，用酒送服。

治疗蝼蛄瘘

备一份槲叶烧成灰，用澄清的淘米水煮完好的槲叶，取其汤汁来擦洗患处，洗净后拭干，再将槲叶灰涂敷在疮上。

治疗初起时形状像桃子，感觉发痒，搔抓它有点会变得像鸡蛋大小的肿包的蜂瘘

用炒热的粗盐来熨烫它连续三个晚上，从第四天仍不愈的，到一百天就会发展成有长四五寸，宽三寸，中间生出状如蜂窝，有数百小孔的瘘。再治疗需要取适量石硫黄，用点燃的烛火烧它，使其瘘汁尽量都流出，涂于疮孔处，观察如蜂的东西流尽后病即愈。

治疗蜂瘘

用鸦头烧灰来敷患处。

治疗蚁漏，其孔可容针，有的已有三四孔

将刺猬皮、肝、心烧成灰末，每次服用一钱匕，用酒送服。

治疗因于饮食居住处有蝎虫毒气，进入到脏腑中，流于经络可导致肿核如蝎形大小的，生于腋下或颈边，溃烂成瘘，伴有恶寒发热牵连到五六孔的蝎瘘

捣碎轧压茅根汁，涂于疮孔中。

治疗由于食饮居住地方有蛤蟆毒气，进入脏腑，在经脉流动引发的肿核溃破成瘘，寒热不适的蛤蟆瘘

取蛇所蜕的皮烧成灰，配上腊月猪膏来调和均匀，把它涂覆在患处。

治疗由于食饮居住地方有青蛙的毒气，此气进入到脏腑中，在经脉中流传成瘘的蛙瘘

取蛇肚腹中尚未消化完的青蛙烧成灰后涂覆在患处。

治疗由于食饮居住场所有颠当毒气，毒气进入到脏腑中，在经脉中流传引发的像冬核，不久就会溃破成瘘而流溢脓汁的颠当瘘

捣碎研细土瓜根，涂敷在患处，同时它对口味有所禁忌，不要吃过于刺激的食物。

治疗因患疮日久没有治愈，溃破成瘘，又进一步被热毒邪气所伤，生脓不止的脓瘘

取桃花捣烂研为末和猪脂涂抹在患处。

灸疗漏病、瘰疬

葶苈子二合、豉一升。

以上二味药和捣得极烂，做成厚约二分，比铜钱稍大一点的饼，取一枚正对疮孔上，做成如小指般大小的大艾炷，针灸时往饼上灸，一日灸九炷，要灸三张饼，灸三炷换一次饼，隔三日再灸一次。《古今录验》上讲：由于葶苈气可能会入脑，对人体有害，故不可用此法来灸头疮。

针灸治痔漏

穴位或部位	主治
天池穴	治疗寒热，胸闷，颈椎酸痛，四肢乏力，胳膊腋窝下肿胀，气短，上下不通，胸中、喉咙里时伴有音响鸣叫。
阳辅穴	治疗寒热，浑身酸痹麻木，头疼酸软，四肢无力，腋下肿瘘，喉痛声嘶哑，髀膝胫骨易脱臼掉落。
临泣穴	治疗胸中满，寒热，腋下肿，马刀瘘，自己咬着舌头及腮帮子，天牖中肿，胸胁腰膝部位酸痛。
后溪穴	治疗寒热、颈部、腋下、下颌肿痛。
丘墟穴或大迎穴	治疗寒热、颈肿、颈部瘰疬。
太冲穴	治疗腋下肿、马刀、肩肿、嘴唇肿伤。
肩井穴	治疗九漏。
鸠尾骨下宛曲中	可治疗漏病。
瘘的四周围	治疗各种漏病。
足内踝	治疗各种恶漏体内寒，有息肉。

◎ 曾青散

治疗寒热，瘰疬及鼠瘘

曾青、荏子、矾石、附子各半两，当归、防风、天花粉、川芎、黄芪、黄芩、狸骨、甘草、露蜂房各二两，细辛、干姜各一两，斑蝥、芫菁各五枚。

以上十七味药研末制成药散，一日两次，每次服用一方寸匕，用酒送服。

◎ 散药

治疗寒热、瘰疬

连翘、土瓜根、龙胆、黄连、苦参、瓜蒌根、芍药、恒山各一两。

以上八味药制成散药，一日三次，每次服用五分匕，用酒送服。《千金翼方》中用当归，而不用瓜蒌、恒山来配方。

◎ 蔷薇丸

治疗身体有热，患瘰疬、细疮、口舌生疮

防风（或作防己）、石龙芮、黄芪、李根皮、芍药、黄芩、苦参、白蔹、龙胆、瓜蒌根各一两，蔷薇根三两，栀子仁四两。

以上十二味药研成粉末，制成像梧桐子大小的蜜丸，一日两次，每次服用十五丸，用温开水送服，《千金翼方》中所讲此方需要加上一两黄柏。

治疗瘰疬

选取白色的得僵病的蚕制成药散，一日三次，连服十天，每次服用五分匕，以水送服。

针灸治疗发作在颈项上及触手处有肉结凝，似瘰病或痈疖的一切瘰疬。

把独头蒜的两头截掉，只留下中央的心，制作成与蒜大小称配的艾炷，贴于疬子患处灼灸，感觉到灼热即止，千万要把握分寸，不要灼破皮肤，灸七壮长短换一次蒜，天天灸灼。

灸两胯里病处的凹曲中穴，一日一壮，连灸七天，或是分别灸五里穴和人迎穴三十壮，也可根据病人的年龄，有多少岁就灸多少壮，灸病人背部两边腋下后的纹线，也可灸耳后发际正当动脉处七壮，治疗一切瘰疬。

🌀 肠痈第二

人若突然患肠痈，愚医若是不了解它的病候，就会致人死亡。肠痈病的主要症状有：小腹下坠沉胀，用手按压它会感觉疼痛，小便像淋病那样频繁，人不断出虚汗，身上的皮肤坚燥不滑，人怕寒畏冷，腹部皮肤紧绷如肿胀，病人脉象为数，肠中有脓。《巢源》讲：脉象为洪数的，说明病已经衍化成脓了，脉象迟紧者是病还没成脓，最严重的症状是病人腹部胀大，转身侧转都会听到体内有水声，严重者有的肚脐眼周围生疮，有的肚脐眼中流脓，有的则会大便出脓血。

脉滑、数就是实、热证表现，荣、卫气则分别是滑、数之气，卫气下降而荣气上升，荣卫两气互相冲撞侵犯，血液因此变得昏浊，人小腹肿胀坚硬，小便变得艰涩，人会多出汗，怕寒畏冷，是脓已经形成；如果其脉象迟紧，这就是瘀血，让瘀血泻下，就会痊愈。老师给羽林军军官的妻子把脉的结果，正好与我们讲的肠痈的主要症状相符，据此对症下药，就可能做到药到病除。

◎ 大黄牡丹汤（瓜子汤）

治疗肠痈

桃仁五十枚，大黄四两，牡丹三两，瓜子一升，芒硝二两。

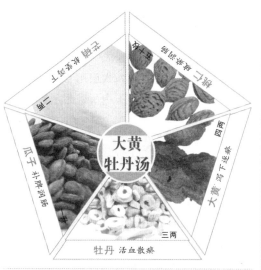

大黄
牡丹汤

细辛泻下逐瘀　芒硝

四两

大黄泻下逐瘀　三两

牡丹 活血散瘀

瓜子 补脾润肠

煎药方法

以上五味药研细，熬取一升汤药即可。

服药时间	服药次数	服药温度
饭后	一日两次	常温

主治功效

本方具有活血、泻热、逐瘀之功效，可调治肠痈等疾病。

以上五味药研细，用五升水来熬取一升汤药，一次服完，可泻下脓血。《删繁方》中的药剂量有所变化，芒硝为半合、瓜子为五合。刘涓子则用硝石三合，并且做了确切说明：肠痈病，小腹坚硬大如手掌，可能出现症状在膀胱左右，人发热出虚汗，小便不顺，色为白，脉迟缓还没有成脓的，可用此法治疗，若病发化为脓的则不能用此。

治疗肠痈

甘草、生姜、牡丹、败酱、茯苓各二两，薏苡仁、桔梗、麦门冬各三两，丹参、芍药各四两，生地黄五两。

以上十一味药研细，用一斗水来熬取三升汤药，一日三次，每次一升。肠痈患者两只耳朵的轮廓纹理粗糙，初发作时有的腹中会遭受疼痛之苦，有的在环绕脐周的地方有像粟米一样大的疮，皮肤热烫，小便有脓血，有的小便像赤白带。

用马蹄灰与鸡蛋清调和均匀涂敷患处。但最多不要超过两次。

针灸治疗肠痈、屈两肘，从正上方针灸肘头一百壮，锐骨处一百壮。

妇女在产后需要勤挤乳汁，毋使乳汁蓄积，

要是乳汁蓄积多了，就会结积不再流出，变成恶汁郁积在乳房内，引起发热，等结积坚硬到一定程度就会牵连着疼痛，人特别想喝水，乳房阵阵急痛，人的手不敢接触它，使它成为妒乳。此时要立即灸两手十四壮、鱼际十四壮，阻断痈脉发生为痈的通道；更不要让带有细菌的手接近乳头，若乳汁自然流出，人可以用手帮挣挤，流出来的乳汁都如脓状。同时要内服连翘汤，外用小豆涂上薄薄的一层。妒乳是指妇女或青年女子乳头上生了小而浅的热疮，发痒，搔抓时出黄汁，渐渐浸淫长大的乳房病。"苟抄乳"是指妇女哺乳婴儿期间，乳汁忽然不流中断的，可以用赤龙皮汤及天麻汤来洗乳房，敷飞乌膏和飞乌散也很有效果。如果刚发作，敷黄芩漏芦散和黄连胡粉散，可治疗初发作的。

◎ 赤龙皮汤

洗疗各种长期严重腐烂的疮

取三升榭皮切碎，以一斗水来熬取五升汤药，夏天要冷用，冬天要加热温用，用汤来洗乳房，洗完后拭干，敷上膏或药散。

◎ 天麻汤

治疗黄烂热疮、痒疽、湿阴蚀、小儿头疮

取五升天麻草切碎，用一斗半水来熬取一斗汤药，在寒热适当时分来洗乳，洗完后拭干，敷上膏或药散，用来止痒治病。

◎ 飞乌膏

治疗各种热疮及黄烂疮、浸淫发痒、男子阴蚀痒湿疮、小儿头疮、口角疮、瘑疮等

倾粉（又叫湘粉，是烧朱砂加入水银上的黑烟）二两，矾石二两。

以上二味药研磨为末，配上指甲灰煎调和成脂状，一日三次，用它来敷抹乳疮。也可不混合上汁做成散药来涂敷患处。

治疗乳疮、各种湿疮、黄烂肥疮

黄连二两，胡粉十分，水银一两。

先将黄连研磨为末，再与另两种药物相调和，调到像成熟的皮果时，三者自然完全混为一

体，也可以把水银细散加入胡粉中，涂抹在各种疮处，要想加快治愈速度，可再覆上用指甲灰煎制成的药膏。

治妒乳，乳生疮

蜂房、猪甲中土、车辙中土各等份。

以上三味药研成末，用苦酒调和为泥，敷在疮上。

◎ 鹿角散

治疗妇女乳房生疮，疮上流汁，疼痛难忍

鹿角三分，甘草一分。

以上二味药治后捣碎制成药散，放入铜器里，用鸡蛋黄调和均匀后，放在温处。在针灸后的部位敷上此药，一日两次。

治妒乳

取葵茎烧成灰择捣后过筛，一日三次，每次服用一方寸匕，用汤水送服。《集验方》中将葵茎直接捣成散药，不用成灰直接服用。

针灸治疗妒乳，用蒲测量口的宽度作为标准，从乳头向上测量相同的数据，针灸所测的另一端14壮。

产后不给孩子喂母乳，会使乳房发肿，乳汁蓄积多会结积为痈，用鸡蛋清和小豆散混合为泥涂敷在乳房上，来消散结积。要是刚开始哺乳孩子，没有流出乳汁的，可用手捻去宿乳汁几遍，也可让较大的孩子含凉水吮吸，然后将吸取的滞留的乳汁吐掉。若不事先含凉水漱去口热，会使乳头生疮，使乳孔堵塞。

◎ 连翘汤

治疗妒乳、乳痈

连翘、芒硝各二两，芍药、射干、升麻、防己、杏仁、黄芩、大黄、柴胡、甘草各三两。

以上十一味药研细，以九升水来熬取二升五合药汁，分三次服用。

治疗乳痈

黄芩、芍药、茯苓各二两，人参、黄芪、防风、桑寄生、甘草各三两，麦门冬一升，饴糖八两，大枣五枚。

以上十一味药研细，用一斗水熬，取三升做

汤药，过滤掉药渣，再加入糖若干熬一沸，此药一服四次服完。

治疗乳痈

羌活、防风、人参、黄芪、干地黄、白芷、桑寄生、通草各二分，黄芩、枳实、茯神、天雄、川芎、当归、五味子各一两，天门冬五两，泽兰五分，大黄十分，升麻六分。

以上十九味药研磨成粉末，制成梧桐子大小的蜜丸，一日两次，每次服用二十丸，可据病情加至四十丸，用酒送服。

治疗特别坚硬呈赤紫色，手不能接触的初发作乳痈

大黄、楝实、芍药、马蹄各等份。

以上四味药制成药散，每次服用一方寸匕，用温开水送服。《广济方》讲，要用酒送服。

◎ 排脓散

治疗乳痈

肉苁蓉、铁精、桂心、细辛、黄芩、芍药、防己（或写作防风）、人参、干姜、川芎、当归各三分，甘草五分。

以上十二味药捣碎研末制成散药，一日四次，白天三次夜间一次，每次服用一方寸匕，用酒送服。服药十天左右会流出大量脓血，不必惊慌，这是排出的败血腐肉。

治疗妒乳、乳痈发肿

取二枚研米槌，用火烤炙热，用絮及旧帛布覆盖在患病乳上，拿炙热的研米槌交替来熨烫。

治疗乳痈坚结

在水罐中盛入发酸的澄清的淘米水，将卵石烧至极烫热后投入其中，沸腾停止后，再如此炮制几遍，直至卵石微热时放在乳上浸渍，冷后再烧卵石，再放上浸渍，直至痊愈。

治疗乳痈

取葱白捣烂涂敷在患处，同时绞压榨取一升葱白汁来，一次口服完。

青茅根

治疗乳痈二三百天，乳呈坚紫色

取新鲜茅根削下皮，将皮捣熟，炒温，盛放在用白色熟绢做成的囊袋中，用来熨贴乳房。

治乳痈

大黄、荛草、生姜各二分，伏龙肝十二分。

以上四味药捣碎研磨成末，用醋来调和均匀成泥，涂在乳房患处。

◎ 除热蒺藜丸

治疗妇女乳肿痛

桂心、人参、附子、薏苡仁、黄连、黄芪、鸡骨、当归、枳实、芍药、通草各三分，蒺藜子、大黄各一两，败酱一分。

以上十四味药研磨成末，制成像梧桐子大小的蜜丸。一日三次，每次服用三丸，在饭前空腹用温开水送服，据病可酌情加至五丸。另一个治疗此病的方子不用大黄、败酱、黄连、通草，改制成药散，一日三次，每次服用一方寸匕，用酒送服。

☁ 五痔第三

牡痔、牝痔、脉痔、肠痔、血痔被称为五痔。牡痔，是肛门边像老鼠乳，不时出血流溃脓；牝痔，是肛门肿痛生疮；脉痔，是肛门边有疮并且痒痛；肠痔，是肛门边核痛，发寒热；血痔，是大便夹血，并且大便污染弄脏了衣裳。又一种说法：五痔中添上了气痔，没了血痔，每当天气寒冷或有闷热温气、湿气来临，或是劳累时便会发作，可以用蛇所蜕的皮治疗。

牡痔，指在肛门中额外生出的肉像老鼠乳腹，分布在肛门中，且向外突出，上厕所方便时会有妨碍，可以用鳖甲壳治疗；牝痔，《集验》中又作酒痔，指从肛门起向外肿大，过五六天自然溃破流出脓血，可以用刺猬皮治疗；肠痔，指入厕方便时挺出来，很长时间后又缩回去，可以用母猪左边的足上悬蹄甲壳治疗；脉痔，指上厕方便时出清血水，可以用蜂房治疗。这五种药都取等份制成药散，根据病情斟酌决定使用倍量的主药，一般分为三份，一日三次，在凌晨服用半方寸匕，用井花水送服，病情严重的除早晚都外，还可一日四至五次。服用期间要注意禁忌：不要被寒冷冻着，不要吃猪肉、生菜、鱼肉之类，忌食莼菜，不要进行性生活（禁止时间超过一百天），只吃干白肉。也可用药来疏导，若发现疮患，可将药放入疮中，要是没有疮则要把药放入肛门中。也可用野葛烧后取灰末，取一刀圭放入原先所配的药中，一起服用。

治疗五痔

秦艽、白芷、厚朴、紫参、乱发、紫菀各一两，雷丸、藁本各二两，贯众三两，石南、䗪虫各半两，猪后悬蹄十四枚、蛇虫半升。

以上十三味药混合治后捣制成药散，放到羊髓脂里熬煮，使它们完全调和均匀，制成像梧桐子大小的丸，一日两次，每次服用十五丸，空腹用温开水送服，严重者可夜间多加服一次。服药期间要忌吃鱼肉、猪肉之类。

◎ 槐子丸

治疗燥湿痔，雄雌痔，突然有干燥肿痛的、有血崩无数、有鼠乳附核、肠中烦痒

槐子、干漆、吴茱萸根白皮各四两，秦艽、白芷、桂心、黄芩、黄芪、白蔹、牡蛎、龙骨、雷丸、丁香、木香、蒺藜、附子各二两。

以上十六味药研磨成末，制作成像梧桐子般大小的蜜丸，一日三次，每次服用二十丸，用温开水送服。《千金翼方》中此方不用白蔹。服药期间，忌饮酒及过度劳作。

◎ 槐子酒

治疗五痔久而不愈

槐东南枝细锉一石，槐东南根锉三石，槐子

两斗。

以上三味药放在大锅中加入十六斛水来熬，取五斛药用，澄清后再重新熬，取一石六斗，用来煮二斛黍米，加上二十斤曲酿造，搅拌均匀，用泥封七天，待酒酿成后取清酒，每次饮适量，稍有醉意即可。下次制药时再熬药渣来取汁效果更佳。淘米和淘米盆都不能用生水，此方忌生水。

◎ 猬皮丸一

治疗痔病、漏病

矾石、当归、连翘、干姜、附子、续断、黄芪、槐子各三两，干地黄五两，刺猬皮一具。

以上十味药研磨成末，制成如梧桐子大小的蜜丸。一日两次，每次服用十五丸，用温开水送服，据病情可渐加至四十丸。《集验方》中所讲的方子中不用矾石、地黄。

治疗痔病

取一斤槐耳赤鸡（槐耳）研成末，一日三次，每次服用一方寸匕，用温开水送服。

◎ 槐皮膏（蜂房膏）

治疗肛门痒痛，痔疮，肾劳虚，或酒醉受风所损、肾脏病所致的肛门肿生疮、泻清血、肛门疼痛等病证

槐皮、楝实各五两，蜂房、白芷各一两，当归三两，赤小豆二合，桃仁六十枚。

以上七味药捣碎研细，加一斤煎好的猪膏用微火慢熬，待白芷的颜色变黄时即可成药，将药涂抹于疮患处，一日两次。

治疗肛门疼痛

将菟丝子炒成黄黑色，配合鸡蛋黄涂抹肛门，一日两次。

治疗肛门像鸟啄一样疼痛

大豆一斗，小豆一斗混合捣碎后，平均装到两只袋子中，用火蒸热后，拿二者互相交换熨烫患处。

针灸脊中穴一百壮，可治疗长久因冷引发的五痔便血。

灸位于脊穷骨上得回气穴一百壮，可治疗便血失屎的五痔。

◎ 猬皮丸二

治疗崩中和痔病

猬皮、人参、茯苓、白芷、槐耳、干地黄、禹余粮、续断各三两，蒲黄、黄芪、当归、艾叶、橘皮、白蔹、甘草各二两，以酒浸一晚上的白马蹄、炒黄牛角鳃各四两，鳗鲡鱼头二十枚、炒猪悬蹄甲二十一枚。

以上十九味药研成粉末，做成像梧桐子大小的蜜丸，一日两次，每次服用二十丸，用酒送服，据病情可酌情增加。

治疗痔下血和新产漏下

好矾石、附子各一两。

以上二味药研磨成末，做成像梧桐子大小的白蜜丸。一日三次，每次服用二丸，用酒送服，据病情可逐渐增加。《崔氏》中讲的此方中有干姜一两。

治疗五痔和脱肛、止痒痛

薰草、辛夷、甘草、白芷各半两，野葛六铢，巴豆七枚，漆子十枚，桃仁十枚，猪脂半斤，槐白皮二两。

以上十味药研细，熬煮沸腾三次后过滤掉

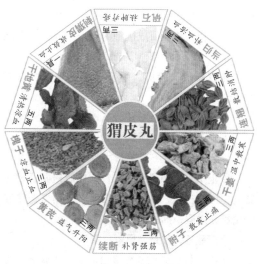

煎药方法		
以上十味药研磨成末，制成如梧桐子大小的蜜丸即可。		
服药时间	服药次数	服药温度
饭后	一日两次	常温
主治功效		
本方具有散寒、活血、固表之功效，可治疗崩中、痔病等疾病。		

药渣制成膏，用药棉沾膏涂塞在肛门中，一天四至五次。

治疗外痔、恶疮病疮

真朱、雄黄、雌黄各一两，竹茹三两，猪膏一斤。

以上五味研成粉末，放在猪膏中调和均匀，把乱发调和在药中，切取大约半只鸡蛋大小，在方向朝东的灶上熬煮，要煮沸腾三次，待头发焦灼后取出，先用盐汤洗外痔患处，拭干后敷涂上此药。

治疗五痔

用槐根熬汤来洗患处。

治疗痔下部流脓血，肛门边长虫子

取一担槐白皮砍锉研细，加入瓦锅中熬，将熬成的浓汁，倒入盆中，寒温适宜，患者坐在盆中洗浴，冷后再换药汤再洗。

治疗肛门痒痛，边缘肿胀，肛门里面生肉突出

槐白皮、大豆各三升，甘草三两。

先加七升水配合三升大豆用急火熬取四升后放上其他二味药熬取二升汤药，把旧帛布浸入其中，用来涂抹患处，冷后再换药，一日三至五次。

疥癣第四

在小秦艽散中，加二两乌蛇肉可治疗疮疥，也可以采用把一尺乌蛇脯放入黄芪酒中的方子来治此证。还有一说是在黄芪酒中加一尺乌蛇脯、乌头等份、附子等份、茵芋等份、石南等份、莽草等份，一起放入大秦艽散里面来治疗，效果会更好。

将水银与猪脂研成极细的粉末，混配后涂抹在患处，可以治疗各种疥瘙。

治疗腰疥、胯疥、手疥、足疥等各种疮疥（不含干疥白癣）

蔷薇根、黄连、芍药、崔李根皮、黄柏各三两，石龙芮、苦参、黄芪、黄芩各二两，大黄、当归、续断各一分，天花粉四两。

以上十三味药研磨成末，制成像梧桐子般的蜜丸，一日三次，每次口服二十丸，用事先准备的蔷薇饮送服，据病情可渐加至三十丸。

治疗寒疮、热疮、风疥、癣疥

千年韭根、好矾石、雄黄、藜芦、瓜蒂、胡粉各一分，水银三分。

用柳树木将三分水银研磨尽细，其他几味自行研细，用一升猪脂熬藜芦、韭根、瓜蒂煮至三沸，过滤掉渣，再将其他药放入调配均匀，用来涂抹疮疥处。

◎ 兰茹膏

治疗一切恶疮、疥、癣、疽、漏

狼牙、青葙、地榆、藜芦、兰茹、当归、羊蹄根、萹蓄各二两，蛇床子、白蔹各六分，漏芦二分。

将以上十一味药捣碎研细，放在苦酒中浸泡一晚上，次日早上用四升煎猪膏来熬煮，要煮沸三次，方才做成需要的膏，过滤掉渣后，放入事先已经煮成后冷却的膏中搅拌，此膏主要做法为：将研磨为粉的二两雄黄、二两雌黄、二两硫黄、二两矾石、二两胡粉、二两松脂，然后放上二两水银，用筷子搅拌均匀后，放在密不透风的瓷器中，封闭严实后用微火熬煮，煮成膏。用二者的混合物来涂抹患处。

治疗疥疽、各种疮

黄连、黄柏各八分，矾石、蛇床子、附子、苦参各三分，水银、胡粉各六分，姜黄十分。

以上九味药，将水银、胡粉单独研末似泥状，其他的研成末，用成煎猪膏来调和拌匀，将二者混合后涂抹患处。

治疗疥癣

丹砂、雄黄、雌黄、乱发、松脂、白蜜各一

两，蔄茹三两，巴豆十四枚，猪脂二升。

以上九味药研磨成末，先将乱发煎熬至消尽，加入松脂、蜜，熬煮，要沸腾三次，过滤掉渣，放上已经研好的各种末儿，再熬一沸就成药，拿来涂抹患处。

治疗久治不愈的各种疮疥癣

水银一斤，腊月猪脂五斤。

以上二味药放在铁器中，放入垒灶中，马拉风箱催灶火，连烧七天七夜，出药后待其自行变冷后，除去水银，单取膏，用膏来抹患处，也可用水银粉与猪脂调拌均匀后来涂患处。

嚼盐或是谷汁或是姜黄或用蒜（酥）、墨的混合物来涂抹或敷患处，可以治疗初发作痛痒时的各种疮癣。

治疗细癣

蛇床子、白盐（或写作白垩）、羊蹄根各一升，赤葛根、苦参、菖蒲各半斤，黄连、茉草各三两。

以上八味药研细，以七升水来熬取三升汤药，待水温寒热适当时用来洗身上，一日多次，每次一小时左右（煮一石米的用时）。

捣烂刺蓟后取汁口服可治疗癣疥。

用火烧大麻（也叫火麻仁）后滤取它的汁液来涂敷患处，可治疗受风毒邪，湿多风少导致的皮肤局部湿痒浸淫，呈赤，周围有匡，搔抓会流血汁的湿癣。

把自然死亡的蛇烧成灰，混配上猪油调拌均匀后涂抹在癣上，可治疗久而不愈癣证。

用蛇床子捣后取细末，调配上猪脂涂抹于患处可治疗小儿癣。

把水银与胡粉放在一起调拌均匀后涂抹在患处，可治疗瘙痒。

治疗身体瘙痒，白如癣状

楮子三枚，猪胰一个，盐一升，矾石一两。

在一升苦酒里放上以上四味一起捣到熟后，一日三次，用它来擦拭身体。

三年的老陈醋浸泡磨细的乌贼骨，用布把患处擦洗摩扶至肉发红，再涂上泡好的骨药，可作为治疗瘑疡用药。

◎ 九江散

治疗白癜风、二百六十种风证

蹢躅、秦艽、菊花、干姜、雄黄、麝香、丹砂、斑蝥、附子各四两，蜀椒、鬼箭羽、连翘、石长生、知母各八分，虻虫、地胆各十枚，人参、石斛、天雄、王不留行、乌头、独活、防己、茉草各十二分，鬼臼十一分，水蛭一百枚，当归七分，石南六分，防风三两，蜈蚣三枚。

以上三十味药物里，各种昆虫类都去掉脚足和翅子，和其他药炒熟后研磨为末制为药散，一日两次，每次口服一方寸匕，用酒送服。

治疗白癜风

矾石、硫黄各等份。

以上二味药各研磨细制成粉末，用醋调和拌匀后涂抹患处。

针灸左手中指节和右手中指节靠近延外宛中穴位各三壮，可治疗白癜风。

凡身上各处皮肤上的乳白色斑片渐渐长似癣，只不过无疮，尚可治的处方是将鳗鲡鱼取脂来涂上，先揩病患处，揩至痛，然后再涂。

治疗皮中紫赤疵痣、黑痣污秽

干漆、雌黄、矾石各三两，雄黄五两，巴豆十五枚，炭皮一斤。

以上六味药研磨细制成药散，用鸡蛋清来调拌均匀后抹在旧帛布上，把布贴在患处，一日二换。

用墨若干、大蒜若干、鳝血若干混合调拌成泥涂抹患处，可以治疗风邪搏于皮肤，气血不和导致的身体、脸上局部皮肤有小像铜钱，大似人手的红疵。

治疗赘疣痣

硫黄、真朱、矾石、巴豆、蔄茹、藜芦、雄黄各一两。

以上七味药研细制成药散，用真漆混配搅拌成泥状，拿来涂抹病患处，或是将七味研成末的药用鸡蛋清调拌成泥来涂抹患处。

将松脂等份、柏脂等份混合后，用来涂抹患处，可以治疗疣目。

将艾炷置于疣目上，灸三壮，可以祛除疣目证。

恶疾大风第五

恶疾大风是一种症状表现复杂的疾病。有的人发病之初，可能整个周身没有异常大变化，但眉毛胡须可能会掉落；有的病虽已经恶化得很深，而眉毛胡须仍很整齐；有的各处表现与正常人无异，但四肢、腹、背部会有极深的病处；病情严重的，可能手、足十指都会断落；有的特别怕寒冷，有的却非常怕热，有的身体枯瘦如槁；有的口流津液不止；有的身体干痒露骨，挠抓时白皮如麸哗哗下落，手的下部长疮；有的疮痍丛生，苦痛不已；有的又完全没有痛痒的感觉。病人会有青色、黄色、红色、白色、黑色、明丽、枯暗等多种面色，要想治愈疾病，需要患者戒掉很多不良嗜好。

患者既要自重更要自爱，首先是敢于承认病，不讳疾忌医，才能真正查清病因，不耽误自己。此病虽是严重，若是在发病之初，从微细处着手治疗，会立即治好的。否则病人可能最多不过十年，少则五六年就会死亡。若是确证得了此病，就要禁吃食盐，常年服用松脂，心怀宽大，毋庸计较一切琐事，要释怀坦然，断除一切口味，绝不贪恋饮食，断绝庆贺吊丧等有刺激心情之活动。

治疗恶疾

择取挑好细粒乌豆若干摩擦它，要挑选不脱皮、三四月天里长的天雄、乌头苗、乌头根，不要泡洗，只是将所带泥土除去掉，捣碎绞烂轧压后留汁液，来浸泡乌豆一晚上，然后捞出来暴晒干，这样反复操作七遍，才能服用做药用。一次服用三枚，此后可逐渐加至六七枚，一天一次。要注意做好禁忌：不要行房事和吃猪肉、鱼肉、鸡肉、蒜之类。

◎ 狼毒散

治疗恶疾

狼毒、秦艽各等份。

以上二味研磨成末制成药散，连续服用五十天左右，一日三次，每次服用一方寸匕，用酒送服服。

◎ 石灰酒

治疗由恶疾引发的脱毛、发、眉、须等证

石灰一石，搅拌上水和成泥灰，炼好的松脂十斤，研磨成粉末，上曲一斗二升，黍米一石。

把石灰放在大锅里炒，炒至置于石灰中的木札冒出火即止。用刀锉五斗枸杞根，加一石五升水来熬煮，选取九斗，过滤掉渣，用来淋浇石灰三遍后选出澄清的石灰质汁来浸泡药曲，选取剂量可以遵照日常酿酒的用量，准备完毕后，将其封藏二十一天。服用期间要注意风忌，其米泔及饭糟要及时深埋处理掉，别让人、畜等误食。膈热之人，服药后要用少量冷饭来压压火。妇女儿童不宜服用，黄瘦和瘴风患者，服药用量要掌控在一石之内。松脂粉末在第一、二次酿酒时，均匀摊撒在饭上，待饭冷后用来酿酒。酒饭要适宜的冷凉。

治疗恶疾大风、眉发脱落、赤白癞、八风十二痹、转筋、水肿、痈疽疥癣恶疮、脚挛手折、眼睛昏暗无神、洞泄、痰饮宿澼、寒冷等

商陆根、切碎的马耳曲各二十五斤。

以上二味药放在瓷瓮中调好，以一解水来浸泡，煮一石黍米，像是平常在家酿酒一样，使曲米完全浸泡其中，反重酿造三次后，密封二十一天，打开后等看到曲米已经浮起来时，说明酒已经酿好，待其澄清，一日三次，每次温服三升，病情轻者服二升，服药期间多喝稠软的饭和牛羊鹿肉羹，不要吃生食、冷食、醋、猪、鸡、鱼、犬肉等。

治疗感觉身体内似有虫在爬行诸类的一切风疾

将一斗盐放在一石水中煮熬等到一半时停火，待其澄清温凉时，用来浴洗全身，一日三到四遍。

解毒并杂治

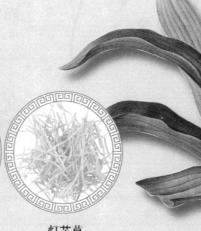

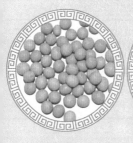

大豆

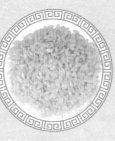

稻

灯芯草

解食毒第一

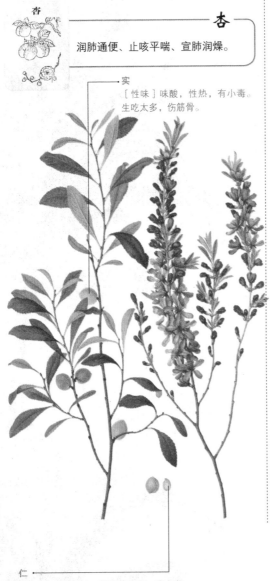

杏

杏

润肺通便、止咳平喘、宣肺润燥。

实
[性味]味酸，性热，有小毒。
生吃太多，伤筋骨。

仁
[性味]味甘(苦)，性温(冷利)，有小毒。
[主治]咳逆上气痰鸣，产乳金疮。

常有人由于水土不服，或者误食而中毒，但又不了解解毒的药方而枉送了性命。如今我在这里记述神农氏以及黄帝解毒的药方和方法，希望大家认真学习。

饮服黄龙汤、马尿以及犀角汁，可根治各种饮食中毒。取苦参三两研细，用酒二升半煮取药汁一升，顿服，可治疗饮食中毒。取小豆一升烧成末，服三方寸匕，可治疗吃六畜肉中毒。用水送服一方寸匕狼牙灰，可治疗吃牛肉中毒。喝人乳汁，可治疗吃牛马肉中毒。如果吃了自死的六畜肉而中毒，用水送服黄柏末一方寸匕，稍隔一会儿再服一次，效果佳。每顿服用猪油一斤，可治疗吃动物肝脏中毒。

取杏仁一升合皮研熟，加开水三升调和，绞取汁水，分成三次服用，可治疗吃狗肉不消化，心中坚硬或腹胀，心急发热，狂言妄语。把猪骨烧后研磨成粉末，用水送服一方寸匕，一日三次，可治疗吃野菜、马肝、马肉以及各种干肉中毒。煮橘皮取汁，完全冷后饮下，治疗吃鱼中毒。

将厚朴三两，大黄二两研细，取酒二升煮取药汁一升，尽服，治疗吃鱼鲜以及生肉积在胸膈中不消化、吐不出，积食立消。将大黄三两，朴硝二两用酒二升煮取一升，顿服，可治吃鱼鲊不消化。服冬瓜汁二升，治疗吃蟹中毒。甘草、贝齿、胡粉各取等份，治后过筛，用水调和进服一方寸匕，治疗吃各种蔬菜中毒。

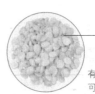

杏仁
本品对大便燥结、咳嗽气喘等病证具有缓解作用。现代医学研究认为，杏仁还可抗肿瘤、镇痛、降血糖、降血脂。

解百药毒第二

先人实践得出的结果：甘草入腹立即平定乌头巴豆毒；葱汤可治愈藜芦毒；饮完土浆，可治愈野葛毒。如这些事，都须知晓，它们都是些现成的方法。甘草能解百毒，如果甘草加上大豆制成甘豆汤，效果更加明显。

◎ 鸡肠草散

解各种毒

鸡肠草三分，荠苨、升麻各四分，芍药、当归、甘草、垩土、蓝子各一合。

将以上八味药捣碎后过筛，用水送服一方寸匕，大量饮水。如果被蜂蛇等各种毒虫刺伤，用针将所刺部位刺出血水，放小豆大小的药散在创口上，即可痊愈。

解鸩毒

甘草、蜜各四分，粟米粉一升。

以上三味药加水五升煮甘草，取甘草汁二升，除去药渣，把粟米粉放入汤中，搅拌均匀，再放入白蜜并煎熟成薄粥，冷热适中饮服一升，效果更佳。

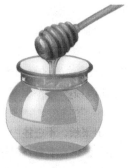

蜂蜜

◎ 解毒药散

荠苨一分，蓝并花二分。

以上共二味药在七月七日取蓝，阴干，与荠苨一同捣后过筛，用水和服一方寸匕，一日三次。

中毒	攻毒药物
雄黄毒	防己
礜石毒	大豆汁、白鹅膏
金银毒	煮葱汁
铁粉毒	磁石
防葵毒	葵根汁
百药毒	甘草、荠苨、大小豆汁、蓝汁以及实汁根汁
石药毒	人参汁
桔梗毒	白粥
甘遂毒	大豆汁
芫花毒	防己、防风、甘草、桂汁
大戟毒	菖蒲汁
半夏毒	生姜汁及煮干姜汁
踯躅毒	栀子汁
野葛毒	鸡蛋清、葛根汁、甘草汁、鸭头热血、猪油
藜芦毒	雄黄、煮葱汁、温汤
乌头、天雄、附子毒	大豆汁、远志、防风、枣肉、饴糖
射罔毒	蓝汁、大小豆汁、竹沥、大麻子汁、六畜（猪、牛、羊、马、鸡、狗）血、贝齿屑、藕茇汁
莨菪毒	荠苨、甘草、犀角、蟹汁、升麻
鸡蛋毒	淳醋
斑蝥元青毒	猪油、大豆汁、戎盐、蓝汁、盐汤、煮猪油、巴豆
马刀毒	清水
杏仁毒	蓝子汁
狼毒	杏仁、蓝汁、白蔹、盐汁、木占斯
巴豆毒	煮黄连汁、大豆汁、生藿汁

狐臭漏腋第三

天生的狐臭很难治疗；被人传染的狐臭很容易治疗。如果想要彻底地根治，就要不间断地醋敷矾石散三年，同时还要进服五香丸，才可痊愈。凡是有狐臭的忌吃油菜以及辛辣，否则狐臭很难根治。

治疗狐臭方

辛夷、藁木、细辛、杜衡、川芎各二分。

将以上五味草药分别研细，放入酒中浸泡一夜，次日煎取药汁，临睡之时敷在腋下，狐臭味全部消除后才可停敷。

◎ 石灰散

主治狐臭

石灰一升，薰陆香、青木香、沉香、丁香各二两，橘皮、阳起石各三两，矾石四两。

将以上八味中药治后过筛，用绢袋装好，夹在腋下即可除去狐臭。

◎ 六物敷

主治漏液，腋下湿而臭，生疮，腋下以及足心、手掌、下阴、大腿内侧经常汗湿发臭

桑白皮、干蔷薇根、甘草各半两，商陆根、胡粉、滑石各一两。

将以上药治后过筛，用酒调和均匀，涂抹在患处，当微汗渗水，再涂，涂完三遍便可痊愈。

脱肛第四

大肠患病会表现在肛门上，大肠有寒就会洞泄，肛门就会滞出，可用猪肝散治疗。

猪肝一斤，炒燥，黄连二两，川芎二两，阿胶二两，乌梅肉五两，艾叶一两。

将以上六味中药治后过筛，取温热的清酒一升送服一方寸匕，一日两次，也可用米汤送服。

肺有热就会表现在肛门上，肺热肛门就会闭塞，大便不通。

治疗肿缩生疮，疏通的药方

取白蜜三升煎燥，在冷水中调制，长短约六七寸，将它放入肛门中，再把身体倒立起来，头面朝下，白蜜很快烊化，大便不久即疏通泄下。

治疗脱肛方

取黄蒲二两用猪油调和，敷在肛门上，并将肛门按进体内，二三次即可痊愈。

治疗肛门脱出方

磁石四两，桂心一尺，猬皮一枚。

将以上三味治后过筛，服用一方寸匕，一日一次，肛门即缩。不要撑举重物以及快速束衣。

如果脱出很长，不进体内，可取生天花粉制成粉末，用猪油调制成膏，温涂肛门上，随手按住，肛门自然缩回；如果脱肛历时一年不愈，可取死鳖头一枚完全烧过，制成屑，敷在肛门上，再用手按住肛门；如果脱肛长时间不愈，可灸横骨穴一百壮；如果大肠寒冷，肛门脱出，可灸脐中，尽量多灸。

瘿瘤第五

灸肺俞一百壮，可治疗生瘿病气短；灸云门穴五十壮，可治疗生瘿病上气胸满；灸天府穴五十壮，可治疗生瘿病有恶气；多灸冲阳穴，可治疗生瘿病有劳气；灸天瞿穴三百壮，可治疗瘿病；灸通天穴五十壮，可治疗瘿气面肿；灸在两足背上四分下陷处的中封穴，壮数与年龄相同，可治疗五瘿。

◎ 生肉膏

主治痈、瘤、溃漏以及金疮、百疮

薤白二两，生地黄三两，当归、白芷、附子、甘草、川芎各一两。

将以上七味中药分别研细，加入三升半猪油煎药，直到白芷颜色变黄之后，除去药渣即可，直接敷在患处，一日三次。

◎ 陷肿散

主治骨瘤、脂瘤、石瘤、肉瘤、脓瘤、血瘤，有溃溢的息肉等

石硫黄、乌贼骨各一分，白石英、钟乳、紫石英各二分，丹参三分，琥珀、附子、大黄、干姜、胡燕屎各四分。

将以上十一味中药捣碎后过筛，密封在牛皮囊中，如果疮湿即直接敷药，如果疮干则用猪油调和敷，一日四次，以疮干为度。

◎ 九瘿丸

主治石瘿、劳瘿、气瘿、忧瘿、土瘿等

海藻、松萝、龙胆、昆布、矾石、海蛤、通草各三分，麦曲四分，半夏二分。

将以上九味治后过筛，一天三次，每次用酒送服一方寸匕，连服十天，二十天后病可治愈。在此期间，禁吃难以消化的食品以及各种肉类。

治疗瘿瘤

海藻、干姜各二两，昆布、桂心、逆流水柳须各一两，羊靥七枚。

将以上共六味中药一起碾成粉末，用蜜调制成小弹子大的药丸，每次含服一丸。

地黄

清热凉血、生津止渴。

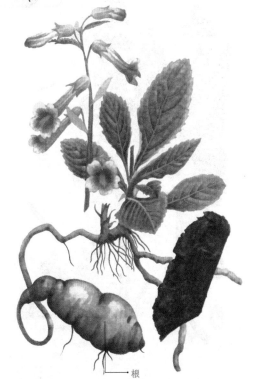

根

[性味]味甘，性寒，无毒。
[主治]元气受伤，驱逐血痹，填骨髓。

地黄
对温病伤阴、大热烦渴、神昏、衄血、血崩及便秘等症均有疗效。

癫病第六

癫病有四种情况，分为气癫、水癫、肠癫、卵胀。气癫和水癫用针刺或艾灸的方法可以治疗，而肠癫和卵胀则难以断根。

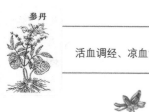

丹参

活血调经、凉血消痈、养血安神。

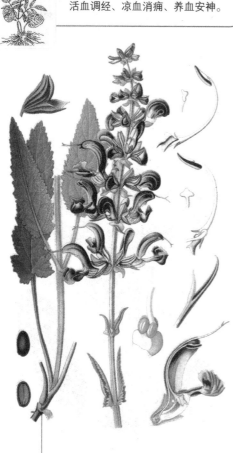

根

[性味]味苦，性微寒，无毒。
[主治]寒热积聚，止烦满，益气。

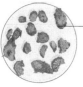

丹参

本品主治月经不调、经闭痛经、胸腹刺痛、热痹疼痛、疮疡肿痛以及心烦不眠、肝脾肿大、心绞痛等症。

凡是露卧或当门睡取凉导致冷湿伤肌，热聚在里，变成热邪以及水肿，腹部发肿气急，大小便不利，肿如皮囊盛水，颜色如老蚕，阴茎坚肿，疮水流出，这些都是肾热虚损，强取风阴，湿伤脾胃的缘故。在内宜依方服用各种利小便的方剂，在外用蒺藜子汤洗四肢，洗完以后，用葱白膏敷疮，再用猪蹄汤洗阴茎。

◎ 蒺藜子汤

主治水肿，腹部发肿气急，大小便不利

蒺藜子、赤小豆、葱心青皮各一升，巴豆一枚，蘋蘆五升，菘菜子二升。

将以上六味中药分别研细，加入二斗水煎取八升汤药，冲洗发肿处。

◎ 猪蹄汤

治疗服石药后发热，因为劳损而发热更重，当风露卧而阴茎发肿

猪蹄一双，黄柏五两，蘋蘆三升，葶苈子五合，蒺藜子一升。

将以上五味中药分别研细，加入一斗水煎取三升汤药，放凉之后冲洗阴茎，一日三次。

◎ 葱白膏

葱白、菘菜子、丹参、葶苈子、蘋蘆根、蒺藜子各半升，猪油五斤。

将以上七味中药分别研细，像煎猪油一样煎，除去药渣即可。

治疗阴下生疮的洗方

取地榆、黄柏各八两，研细，加一斗五升水煎取六升汤药，除去药渣、洗疮，一日两次。

取蜜煎甘草末，涂患处，可治疗阴部恶疮；取石硫黄末敷疮，可治疗男女阴疮；用捣烂的胡麻敷患处，可治男女阴痒生疮。

备急

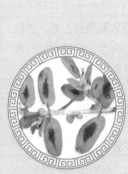

地锦

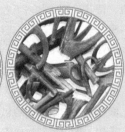

钓藤皮

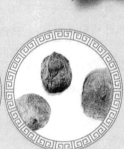

麝香

猝死第一

治疗由于人体的阴阳都已衰竭而导致无脉搏跳动的休克，可采取用熨斗来炙烤其两胁下的方法；捣韭菜取汁灌入人的鼻孔，可治疗突然梦中惊叫继而休克；取伏龙肝末吹入人的鼻孔中，可治梦中呻吟、惊叫而醒转不来；针刺间使穴百余下，可治突然休克；炙两足大趾丛毛中各十四壮，可治做噩梦而呻吟、惊叫；以葱心黄刺鼻孔中，可治中恶邪，血出即愈；以冷水来调和伏龙肝，如鸡蛋那么大，可治中恶邪以及蛊毒，用后必定会吐；炙胃脘五十壮，可治疗中恶邪。

五绝是指产后乳绝、自缢、溺水、被墙壁挤压、梦中惊叫或被鬼邪迷住。要治疗五绝可取一两半夏碾成粉末，吹入适量粉末进鼻孔中，就能使人回活，只要心口还有热气的，都可救治。

挽救自缢未遂的处方

首先用手按住患者的心脏，不要立即剪断绳索，而是要慢慢地抱住解下来，如果心还是温热的，可用毛布或地毯之类的东西盖住人的口鼻，然后两人分别向患者两耳中吹气；或者也可炙四肢大节陷大指本纹，其部位名叫地神，又炙七壮。

◎ 还魂汤

主治忽然遭遇外邪，鬼击，飞尸，各种恍惚气绝没有知觉的病证，或已休克而口噤不开

麻黄三两，杏仁七十粒，桂心二两，甘草一两。

将以上四味药研细，加水八升煎取汤药三升，分成三次服用。

治疗中暑

可收集道路上的热尘土敷在病人的心脏上，稍冷后就换用，直到气通为止。

治疗落水而休克

把溺水者的两脚抬到另一个人的两肩上，让

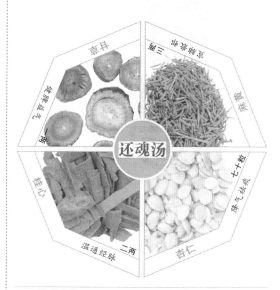

还魂汤

麻黄三两 / 杏仁七十粒 / 降气祛痰 / 二两 / 杏仁 / 温通经脉 / 桂心 / 甘草一两 / 宁心复脉

煎药方法

将诸药放入锅中，加八升水煎汤至三升即可。

服药时间	服药次数	服药温度
饭后	一日三次	温

主治功效

本方主治受惊吓后所致的休克、精神恍惚等。

休克之人的背部与另一人的背部相向，然后拖着患者缓缓前进，让患者吐出水来；或者解开休克者的衣服，炙脐中，便能救活。

治疗冻烂疮

把夜半时烧的猪后悬蹄，研细筛过，以猪脂调和，用来敷在冻疮上。

治疗喝酒而致的头痛

取五两竹茹，加水八升煎取汤药五升，去掉药渣，待其冷却，加入五枚鸡蛋，搅拌均匀，再熬两沸，一次饮完二升，即愈。

治疗酒醉后中酒毒

把身体浸泡在倒满热水的槽中，冷后就换用，便可解毒。

治疗喝酒后腹满不消化的

煮盐开水，装到竹筒中，然后灌入肛门中。

治疗喝酒中毒

将大豆煮三沸，然后饮其汁三升。

治病酒的处方

豉、葱白各一升。

将以上二味药用四升水来熬取汤药二升，一次服完即可。

治疗喝酒和房事过度导致的四肢虚热，厌食酗酒，酒入百脉，心气亏虚

茯神三两，芍药、天花粉、枳实、人参、白薇、知母各二两，甘草一两，生地黄八两，酸枣仁半升。

将以上十味药研细，加水一斗煎取汤药三升，分成三次服用。

治疗饮酒过多导致咽喉烂、舌上生疮

黄芩二两，大麻仁一升。

将以上两味中药碾成粉末，加入蜂蜜调和成药丸，含在口中。

酒醉不醒

可喝下葛根汁一斗二升，直到苏醒为止。

治疗戒酒的处方

用水煮一只刚吐毛的毛鹰，去除其毛，将汤一次喝下。

除酒气的处方

将干蔓菁根十四枚蒸三遍，碾成粉末，在酒后用温开水送服。

饮酒而使人不醉的处方

麻子仁、柏子仁各二两。

将以上两味药治择捣筛后制成散药，一次服完。

❀ 蛇毒第二

用热水或者尿淋蛇，可治忽然被蛇缠绕解不开；服用小蒜汁，并用蒜渣来敷在螫伤处，可治蛇蝎螫伤；将蜡融化，来滴注在被蛇咬过的伤口上，可治蛇毒；用姜末敷在伤口上，可治蝮蛇毒。灸被咬处二十一壮，可治各种蛇咬伤。

辟蛇的处方

干姜、麝香、雄黄各二两。

将以上三味中药粗捣，用小绛袋盛装来佩带，女子佩带在右，男子佩带在左，中蛇毒时用来涂敷在疮上。

治疗各种蛇毒

雄黄、干姜各一两。

将以上两味药碾成粉末，以射罔调和即可。

治疗蛇毒好后还会痒

小蒜、大蒜各一升。

将以上两味中药一起捣烂，用其汁来灌疮，效果明显。

治蛇骨刺人而中毒疼痛

将如大豆那么多的铁精纳入管中，吹入疮中，即可治愈。

治疗蜂螫

蜜、猪脂各五合，蜡二两。

将以上三味药一起熬成膏状，等冷后用来敷螫伤处。

治疗被蜘蛛螫

可以用人尿淋，也可用炮制姜来贴，还可用乌麻油调和胡粉如泥敷贴。

治疗蝎毒

痛只在被咬处是被雄蝎子螫伤；全身都痛是被雌蝎子螫伤。可用射罔来封住，也可用猪脂敷住，还可取齿中残余的米饭来涂敷，也可用硇砂和水来涂敷，都可痊愈。

❀ 被打第三

治疗从高处坠下伤损后瘀血凝积

把五升洁净的泥土，蒸到出现有水向下流的程度，再用几层旧布裹住热土熨贴在患处，不能太热，否则会烫伤肌肤，冷后就换用，直到疼痛停止才罢手。

治疗被撞击而皮肤青肿

把烤过的猪肝熨贴在青肿处。

治疗折骨断筋

干地黄、苦参、当归、羌活各二分。

将以上四味中药碾成散药，每次用酒送服方寸匕，每日三次。

治疗头破脑髓流出，中风而口噤

将一斗大豆稍微炒炒去腥味即可，不可太熟，然后捣成粉末，蒸熟，使气充满整个甄之间，然后装入盆中，用一斗酒淋透，每次温服一升，然后蒙上被子一直发汗，同时在疮上敷杏仁膏。

主治被打后腹中有瘀血

蒲黄一升，当归、桂心各二两。

将以上三味中药碾成散药，夜间一次白天三次，每次用酒送服方寸匕。

主治有瘀血者，胸中气塞、短气

杏仁五十枚，甘草一两，茯苓二两。

将以上三味药一起研细，加水二升煎取汤药九合，分成两次服用。

治疗被殴打而腹中瘀血，腹满烦闷

将一升豉用三升水烧开三沸，除去药渣，分成两次服用，如果不愈，可再服一剂。也可将麻子与豉一样制成汤药，如果还不好，可一直服用，直到痊愈为止。

◎ 黄芪散

主治腕折

黄芪、芍药各三两，附子、当归、干地黄、续断、干姜、桂心、通草各二两，大黄一两，蜀椒一合，乌头半两。

将以上十二味中药制成散药，饭前用酒送服五分匕，每日三次。

◎ 桃仁汤

主治坠落而瘀血

桃仁五十枚，芒硝三两，当归、桂心、甘草各二两，大黄四两，蛀虫、水蛭各二十枚。

将以上八味中药研细，用八升水来熬取三升汤药，绞去药渣，每次在寒温适当时服用一升，每日服三次。

◎ 蒲黄散

主治腕折瘀血

蒲黄一升，当归二两。

将以上两味碾成散药，饭前用酒送服方寸匕，一日三次。

◎ 当归散

主治跌打损伤，扭脚

当归、附子、桂心、蜀椒各二分，甘草五分，泽兰一分，川芎六分。

将以上七味药一起翻炒，直到能闻到香气，然后捣筛制成散药，每次用酒送服方寸匕，每日三次。

治疗瘀血的汤药处方

大黄五两，蛀虫、䗪虫、水蛭各三十枚，桂心二两，桃仁五十枚。

以上六味药分别研细，用酒水各五升合熬得三升汤药，在寒温适当时饮服一升，每日三次。

治疗腕折伤后瘀血

桃仁六十枚，桂心二两，大黄六两。

将以上三味药研细，用六升酒来熬取三升汤

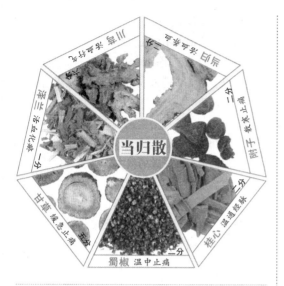

当归散

川芎 散瘀止痛 一分
甘草 缓急止痛 五分
干姜 温中散寒 三分
附子 散寒止痛 二分
桂心 温通经脉 二分
蜀椒 温中止痛 二分

煎药方法		
将诸药炒制，捣筛制成散剂即可。		

服药时间	服药次数	服药温度
饭后	一日三次	温

主治功效

本方具有止痛、散寒、活血的功效，主治跌打损伤。

药，分三次服用。

主治从高处坠下而有瘀血

蒲黄八两，附子一两。

将以上二味药研为末，每次用酒送服方寸匕，每日三次，也可根据病情严重与否加大用量。

主治从高处坠下而崩中

当归、大黄各二分。

将以上两味中药碾成散药，每日三次，每次用酒送服方寸匕。

主治腕折瘀血

牡丹一两，虻虫二十枚。

将以上两味中药碾成散药，用酒送服方寸匕，血即化为水。

主治刺在皮肤中不出

用王不留行根碾成粉末敷贴在皮肤上，同时服用王不留行汁；也可用白梅来涂在皮肤上，都会让刺立即出来。

主治竹木刺在人皮肤中不出

每日三次，用水服用蔷薇灰方寸匕，连服十日，刺即出。

治疗手足突然被水毒刺中

捣韭菜及蓝青来敷上，以火炙烤，等其热透后就能痊愈。

治疗刺伤或中风邪水毒

把鱼目烧成灰来敷患处。

治疗恶刺

浓熬大豆汁来浸渍，直到痊愈。

治疗破伤风而肿

厚厚地涂敷一层杏仁膏在肿处，点燃麻烛，遥遥地炙烤它。

治疗疮中水肿

炭白灰、胡粉等份，以脂调和来涂在疮孔上，等其疮中水出，疼痛就会停止。

❀ 火疮第四

如果被火烧伤，一定不能用冷水来冲洗，因为火疮遇冷水后会使热气更深地转入骨中，从而导致筋骨遭损而难以痊愈。

主治被火烧后昏厥不省人事

白蔹、黄芩各五两，栀子四十枚。

将以上三味中药研细，加五升水、一升油一起熬到水气消失，除去药渣，冷却后用来淋疮。

两天后，就可任用其他膏药来敷。

主治被火烧伤所致的烂疮的膏药处方

柏白皮四两，竹叶、甘草二两。

将以上三味中药研细，加一斤半猪脂烧开三次，除去药渣，冷却后用来敷在疮上。

主治火疮溃烂

黄芩、栀子仁、苦竹叶、生地黄、蛇衔、柏

白皮各一分。

将以上六味中药研细，加半升羊髓烧开三次，除去药渣，用来涂在疮上，直到痊愈为止。

主治火烧所致的疮

把丹参、羊脂和猪髓、猪脑一起煎成药膏敷贴在疮上。

主治火疮溃烂

将切碎的柏白皮放入腊月猪膏中烧开四五沸，等柏白皮变色后去掉药渣，用来敷在疮上。

主治火疮

用没有炒过的油麻调和栀子仁来厚厚地涂在疮上。已经形成疮的，把白糖烧成灰来敷上，就会立即转燥而痊愈。

主治被开水烫伤而致皮肤烂坏

羊脂五两，杏仁、附子各二两，甘草一两，松脂一枚。

将以上五味药研细，和五两不沾水的猪膏搅拌均匀，涂在受伤处。

主治灸灼伤，开水烫伤，被火烧伤

羊脂、松脂各二分，猪膏、蜡各一分。

先取松脂在药铫中熔化，切羊脂，嚼蜡来涂在松木节上，接着以微火烧，使各种药物熔化，同时用杯子接住熔化下来的药汁液，用来敷患处。这个药方可以用来止痛并消除瘢痕。

治疗灸灼所致的疮，用薤白膏生肉止痛方

当归、薤白各二两，白芷一两，羊髓一斤。

将以上四味药一一研细，放在一起熬至白芷的颜色变黄时，去掉药渣，用汤药敷在疮上，一日三次。

治疗因灸灼所致的疮

甘草、当归各一两，胡麻、羊脂各六分。

将以上四味药一一研细，加五合猪膏煎熬至三合，去掉药渣，用来敷在疮上。

治疗因灸灼所致的疮脓肿溃破

猪脂一升，胡粉、薤白各一两。

先将薤白熬至变黄，再以药棉裹石灰熬数沸，除去药渣取汁加入胡粉，一起加入猪膏中调和均匀，用来贴于患处，一日三次。

治疗金疮

先把干梅枝烧成炭，然后捣成粉末，敷于患处一晚上，就可治愈。

治疗金疮出血不止

当归二两，蒲黄一斤。

将以上两味中药碾成粉末，每次用酒送服方寸匕，一日两次。

◎ 二物汤

主治因金疮而导致的腹中瘀血

葱白二十根，大麻子三升。

将以上两味中药分别捣熟，加水九升熬取汤药一升半，一次服完。如果瘀血未排尽，可再服一剂就会吐出脓血。

◎ 续断散

治疗金疮伤及筋骨

续断五两，干地黄、细辛、蛇衔、地榆各四两，当归、川芎、芍药、苁蓉各三两，人参、甘草各二两，附子一两，干姜、蜀椒、桂心各一两半。

将以上十五味中药制成散药，每次用酒送服一方寸匕，一日三次。

◎ 内补散

主治因金疮出血过多而虚竭

芍药、苁蓉、甘草各四两，蜀椒三两，干姜二两，当归、川芎、桂心、黄芩、吴茱萸、桑白皮、黄芪、人参、厚朴各一两。

将以上十四味中药碾成粉末，每次用酒送服方寸匕，一日三次。

◎ 地黄膏

治疗金疮、火疮、灸疮不能痊愈

生地黄一升切后捣碎绞汁三合，薰陆香、松脂、杏仁、蜡各二两，羊肾脂五合，乌麻油二升，石盐一两。

先以微火将蜡熔化，加入熔化好的羊油，接着加入乌麻油和熔化好的松脂，然后加入杏仁、薰陆香、地黄汁和石盐。以微火熬到地黄汁水气尽，除去药渣，使之冷凝即可。白天三次夜间两次。在此期间，禁止食用猪肉、鸡肉和鱼肉。

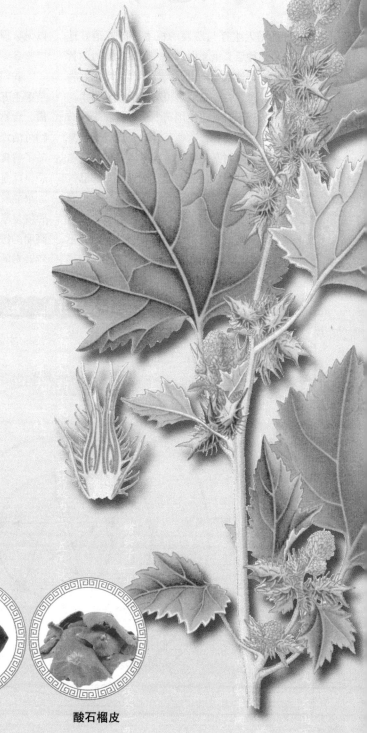

【卷二十六】

食治

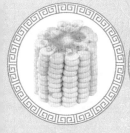

蜀黍

水蛭

酸石榴皮

序论第一

　　身体是人生存与发展的根本，需要很好地呵护，从某种意义上来说这是一项独具魅力的哲理性工作。张仲景曾指出"人体平和，唯须好将养，勿妄服药"，意思就是说人体应以养为本，不能一有不舒服时就随便用药。道理就在于所有药物都有特定的药性，这些药性效果或仅偏于某一方面，或是针对某一特定脏腑，随便用药就非常容易造成人体气脉的失调，反而导致外部邪气的侵扰。所以用药强调"对症下药"是非常重要的。除此以外，在人们生活中最熟悉的食物，对于人体是既有好处也有副作用的，但这一点并不是所有人都明白，因此在这一卷中，特别撰写了以无味损益食治为主的内容，希望对大家能有所借鉴参考，享受健康生活。

　　我们需要明白的是身体、食物、疾病、药物及医生五者之间的关系。简言之，身体是人之凭借，食物是立命根本，疾病属于和气侵扰，而药物可治疗病痛，医生在于救济危急。维系生命，需了解食物之相宜；祛除病患，应了解药物之禁忌，这是人们都应不断学习和认识的重要课题。如果能够用食物使身体疾病症状祛除，使肌体经脉恢复平衡，情志释放，精神焕发，则称得上是高明的医生，这是中医养生强调的极致，也是延年益寿的奥秘所在。

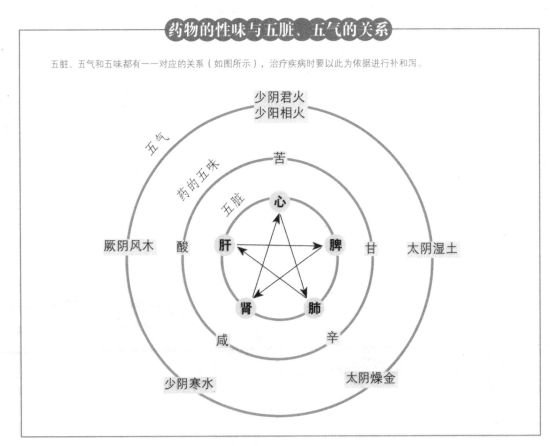

药物的性味与五脏、五气的关系

五脏、五气和五味都有一一对应的关系（如图所示），治疗疾病时要以此为依据进行补和泻。

少阴君火
少阳相火

五气

苦

药的五味

五脏

心

厥阴风木　酸　肝　脾　甘　太阴湿土

肾　肺

咸　辛

少阴寒水　　　　太阴燥金

五脏与五味、经脉的对应关系

五脏	肝	心	脾	肺	肾
对应季节	春	夏	长夏	秋	冬
对应经脉	足厥阴、足少阳经	手少阴、手太阳经	足太阳、足阳明经	手太阴、手阳明经	足少阴、足太阳经
对应五味	酸	苦	甘	辛	咸
适宜食物	粳米、牛肉、大枣	赤小豆、狗肉、李子	大豆、猪肉、栗子	小米、鸡肉、桃子	鸡肉、桃、黄黍

作为医生，面对患者应当先洞察病源，中医里强调的"望闻问切"就是这个道理。知道了病证之所在，先用食物，若不愈，然后再用药，是为上策。

就食物而言，王叔和（晋太医令）就曾指出说不应太杂。若太杂则容易在体内发生相互抵触，进而损伤人体。这种损伤可能当时不会显现，也没有灾苦，但会积累而成大患。最好的饮食习惯是，以节俭为上，鱼类果实，取有益的吃，且不可贪味多吃。如果饱食过度，吃后腹中膨胀短气，极易引起暴病，进而发展为霍乱。在时节上，也要注意自然界四时之气的流转变化，比如在夏至与秋分这段时间里，就需要特别禁忌饼、肉羹、肥、腻、酥、油之类食物，它们与瓜果、酒、浆的性质相反，容易在体内起冲突。还有就是鱼鲜及各种腥冷的食物，对人体都有损伤，最好少食或者不食。身体多病的患者，大多都是因为春夏季受冷太过度，饮食又不节制造成的。

食物有酸、甘、苦、咸和辛这五味，五味入口后会进入筋、血、气、胃、骨等不同的脏腑经络，因此也会有不同的症状表现。

过多地吃酸味食物，容易引起小便不通。这是因为前阴是诸筋聚集的地方，酸入于胃而走筋。当酸味食物进入胃后，酸性收涩，随气化出入比较困难，仅能经过上、中二焦部位，于是滞留胃中；胃中调和，功能正常，可以使酸味下注于膀胱，膀胱的皮薄、濡软，遇酸容易卷曲收缩，进而造成膀胱口受阻不通，阻碍了尿液的通行，因此小便不通。

过多地吃甘味食物，临床表现为烦闷。这是因为甘入脾，脾主肌肉，甘味之气外通于肌肉，当甘味食物入胃后，气味非常柔弱微小，很难上行到上焦，而与水谷留积在胃中。这样甘味很容易使胃柔润，胃柔润则气行缓慢，进而导致体内之虫扰动不安，虫扰动不安则使人烦闷。

过多地吃苦味食物，容易使人作呕，这是因为苦味走骨，当苦味食物摄入胃后，其气燥且涌泄，五谷的气味都挡不住苦味，因此苦味之气行入下脘，三焦的通道也会受到影响闭而不通，进而造成水谷循环受阻，胃的功能失常，所以令人作呕。牙齿是骨的余部，苦味食物从齿门进入，又从齿门吐出，临床表现为牙齿黄黑而稀疏，由此得知苦味走骨。

过多地吃咸味食物，容易口渴，这是因为咸味走血，当咸味食物摄入胃后，咸味之气上走中焦输注到血脉，与血相合，随血循环，这样就造成血液浓稠，血液浓稠则胃中水液收涩，胃水液收涩便干竭。若胃中水液不足，上不能滋咽部，就会使咽部焦干，舌根也干燥，因而就口渴。血脉属于中焦精微输送到周身的道路，血也出于中焦，所以说咸味入于胃后，出于中焦但是走血分。

过多地吃辛味食物，容易使人心中郁闷不舒，这是因为辛味走气，辛味与卫气相伴而行，入胃后能走表、开发毛窍而与汗一同外出。当辛味食物摄入胃后，辛味之气经过上焦，并且禀受中焦的精微之气，进而将它们散布于肌表腠理，倘若姜、韭等的辛味熏蒸于上焦，营卫之气时常受其影响而回溜到心下，则很容易使人心中郁闷不舒，隐隐作痛。

由食物五味对肌体脏器的影响，我们还可以了解到食物五味对所有生物性情的决定性作用。比如食谷生物有智慧而劳神，食风生物富有灵性而轻健能飞，食肉生物勇猛而多怒，食气生物平和宁静而寿命很长，食草生物则愚蠢痴呆而力大。

人体脏器与五色、五味多有一一对应的关系。比如心在五行上属火，在五色上属红色，在五味上则宜苦味；肝在五行上属木，在五色上属青色，在五味上宜酸；脾在五行上属土，在五色上属黄色，在五味上宜甘味；肾在五行上属水，在五色上属黑色，在五味上宜咸；肺在五行上属金，在五色上属白色，在五味上宜辛，这些也是人体五脏与五行、五色的具体搭配。

五脏所合

心与血脉相合，表现在面色；肺与皮肤相合，表现在体毛；肝与筋相合，表现在爪；肾与骨结合，表现在头发。脾与肉相合，表现在唇。

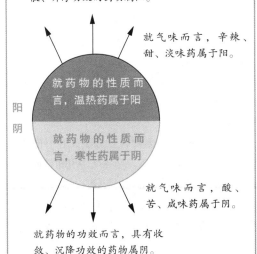

药物的阴阳属性

阴阳是中国传统文化中，一对相关联重要的事物或现象对立双方属性的概括，万事万物都能划分出阴和阳，图中所示为对药物阴阳属性的划分，从不同的角度，有不同的划分方式。

就药物的功效而言，具有发散、升浮功效的药物属阳。

就气味而言，辛辣、甜、淡味药属于阳。

就药物的性质而言，温热药属于阳

阳
阴

就药物的性质而言，寒性药属于阴

就气味而言，酸、苦、咸味药属于阴。

就药物的功效而言，具有收敛、沉降功效的药物属阴。

五脏所宜食法

心脏患病，可吃羊肉、麦、杏、小蒜等；肺脏患病，建议进食黄黍、鸡肉、桃、葱；肝脏患病，最好进食犬肉、李、芝麻、韭等；脾脏患病，进食牛肉、枣、粳米、葵等食物为妙；肾脏患病，大豆黄卷、猪肉、栗、藿等都是最佳选择。这其中就蕴涵着人体五脏与五味、五色相对相生的道理。

五脏不可食忌法

吃甘味过多则骨骼疼痛而头发脱落；吃酸味太多，容易造成皮肤干燥而毫毛摧折；吃苦味太多，可引起筋拘挛而爪甲枯槁；吃咸味过多，可导致血脉凝滞而面上无光泽，吃辛味过多会引起肉坚厚而唇缩。

五味所配法

牛肉、米饭、枣、葵都属于甘味；犬肉、李、麻、韭都属于酸味；猪肉、栗、大豆、藿都属于咸味；羊肉、麦、杏、薤都属于苦味；鸡肉、黄黍、桃、葱都属于辛味。

五味动病法

甘味走肉，肉病则不宜进食甘味食物；酸味走筋，筋病就应该少食酸味食物；苦味走骨，骨病建议禁食苦味食物；咸味走血，血病不宜吃咸味食物；辛味走气，气病就不要再进食辛味食物。

五脏病五味对治法

心脏如受缓散症状所困时，吃酸味食物可使其收敛；心脏需要柔软时，赶紧吃咸味食物来使其柔软；用甘味药物来泻心；禁忌食温热的食物、穿很厚的衣裳。肝脏出现拘挛症状，最好吃些甘味食物来缓和；若要达到泄肝的目的，则可服用酸味药；如果需要疏泄条达，吃些辛味食物可达到效果。禁忌是受风吹。脾脏受湿侵扰时，苦味的食物可使其干燥；如果需要缓和，甘味食物是比较好的选择；服用苦味药物可起到泻脾的作用。值得注意的是，勿食温暖的食物或者吃得过饱，不要在湿地生活，更不应该时常穿湿衣服。肾脏受到干燥邪气侵伤时，可吃些辛味食物润泽，可使气息疏通，腠理开通，润致津液；肾脏若缺少坚强的肾气，则苦味食物可使其坚强；

泄肾可服用咸味药；注意事项是不要触犯火热，不宜穿热衣吃温食。肺脏若是受到气上逆的侵扰而呼吸困难时，苦味食物可起到疏泄的作用。如果需要收敛，最好是吃些酸味食物；泄肺则用辛味药物即可。注意事项是寒冷食物禁食，也不宜穿太少的衣服。由此我们可以得出一个基本的食治原则，即药物可攻除邪气，五谷可营养机体，五果有辅助功效，五肉可补益体内所需，而五菜具有补充滋养功效。

在人体脏器中，有肝、心、脾、肺、肾五个主藏神的器官，同时五脏之中又各藏五种，一共有五五二十五种；而人体中的胃、大肠、小肠、膀胱等四腑则属于传输有形之物的脏器，五脏加上四时、四方、四季、四肢为九，与五脏共是五九四十五，一起使身体协调运转。人体精气，顺应天之五气，具有自然的灵性。当食物之气不能与人体精气相通，则必然损伤真精，进而伤及身体。古之圣人在食养方面非常讲究食养，也就是先讲究食物的禁忌以维系性灵，再制药以预防生命的意外。因此形体有所不足，患者以气温养；真精有所不足，患者以味滋补。通过用气和味来温养滋补，达到存其形体与真精的功效。

岐伯曾指出，阴是有形的味，而阳属于无形的气。人的形体受饮食五味滋养，同时形体的生长发育又依赖于体内真气的循环运动。精依赖于真气而生，进而才有人体脏腑的功能。形体依赖五味，五味之化源于精，精气得于形。我们知道味能伤害形体，气又能摧残精，精转化为气，气又伤于味。所以属阳的真气通常从上窍发泄，属阴的五味则是从下窍排出的。五味之中味薄的属于阴中之阳，味厚的属于纯阴；阳气之中，气厚属于纯阳，气薄属于阳中之阴。味厚容易导致泄泻，味薄则可引起肠胃通利。气厚易秘塞，气薄则渗泄邪气。

微阳可使元气旺盛，但是亢阳（盛极之阳气）则使元气衰弱。所以元气依赖于微阳的煦养，盛极之阳气是侵蚀元气的；气味之中，酸苦属阴，具有通泄作用，辛甘属阳，具有发散作用。相对平衡的阴阳之气，如果阴气偏胜，阳气必受损。阳气偏胜，阴气也必受损。所以春季多吃甘味食物，少食酸味食物，可以起到养脾脏之气的功效；夏季少吃苦味食物，多吃辛味食物，具有养肺脏之气的作用；秋季多吃酸味食物，少吃辛味食物，可以养肝脏之气；冬季多吃苦味食物，少吃咸味食物，可以滋养心脏之气。

果实第二

栗子 其味咸、温，无毒。具有益气，增厚肠胃，补肾气等功效。生食，可医治腰脚不遂症状。

蒲桃 其味甘、辛、平，无毒。对肠间积水及筋骨湿痹等症状有疗效，可增力强志，益气，耐饥饿，增强风寒抵御力。也可调制成酒，具有行水、利小便的作用。长期食用，具有强身延年之特效。

覆盆子 其味甘、辛、平，无毒。具有益气，强健体魄，抑制白发生成等功效。

柿 其味甘、寒、涩，无毒。具有宣通鼻耳之气，涩肠止泻，解毒消疮，止痛等功效。

木瓜实 其味酸、咸、温、涩，无毒。对湿痹气、因霍乱而大吐下后脚转筋不止有疗效。

榲实 其味甘、平、涩，无毒。可治五痔，除三虫。

甘蔗 其味甘、平、涩，无毒。具有下气和中，补脾气，止渴去烦，通利大肠，解酒毒等功效。

藕实 其味苦、甘、寒，无毒。具有止渴去热，增加气力，补中养神，消除百病等功效。长期服用，能使身体轻健，延年益寿。又名水芝。其生根，味寒，具有止热渴，破积血等功效。

大枣 其味甘、辛、热、滑，无毒。主治心腹邪气、大惊、四肢沉重、烦闷、心下悬、肠澼等症状，具有和胃、健脾、调和肝胃，补少气、少津液、身中不足，强志，助十二经的功效，并可调和百药。长期食用，可延年益寿如神仙。

槟榔 其味辛、温、涩，无毒。具有除痰澼，杀三虫，除伏尸，治寸白虫，消谷逐水等特殊功效，长期食用，补益效果甚佳。

豆蔻 其味辛、湿、涩，无毒。可治心腹痛，止吐呕，除口气臭等。

鸡头实（芡实） 其味甘、平，无毒。能消除突发性疾病，增加精气，使耳目聪明。长期服用，身体轻健，耐老，不饥饿。

芰实 又名菱。其味甘、辛、平，无毒。具有安中，补五脏，不饥饿等功效。

樱桃 其味甘、平、涩。具有调中益气等功效。多食使人志性优美，面色姣好。

橘柚 又名橘皮。其味辛、温，无毒。具有通利水谷，下气，止呕咳，破五淋，止泻痢，去寸白虫等功效。长期服用，去口臭，宣通心神，长生不老。

津符子 其味苦、平、滑。多食使人味觉伤。

梅实 其味酸、平、涩。具有下气，除热、安定心神，止肢体痛，除恶疾，止下利等功效，利筋脉。多食会损坏牙齿。

枇杷叶 其味苦、平，无毒。下气。也可熬汤来冷服，效果更佳。

胡桃 其味甘、冷、滑，无毒。多食会引发痰饮症，使人恶心，吐水吐食。

乌芋 又名藕姑，又名水萍。其味苦、甘、微寒、滑，无毒。具有除消渴瘅热、益气等功效。

梨 其味甘、微酸、寒、涩，有毒。能消除侵入体内的热气，止心烦。过多食用，会使人患寒中症，金疮患者与产妇不能吃。

林擒 其味酸、苦、平、涩，无毒。止渴。多食会使人百脉俱闭。

奈子（苹果） 其味酸、苦、寒、涩，无毒。耐饥饿，增强心气。多食会使人腹胀。久病的人吃后，病会加重。

软枣 其味苦、冷、涩，无毒。多食会引发旧病，增加冷气。

芋 又名土芝。其味辛、平、滑，有毒。具有充养肌肤、滑中等功效。多食会引发宿冷。

安石榴 其味甘、酸、涩，无毒。能止咽喉干燥发渴。过多食用会损伤人的肺脏。

杏核仁 其味甘、苦、温，冷而利，有毒。具有解肌、消心下急、杀狗毒等功效。长期服用，会使人目盲，眉发脱落，引动一切旧病。

桃核仁 其味苦、甘、辛、平，无毒。具有破瘀血、血闭瘕邪气，杀小虫，通利月经，止心痛等功效。过多食用会使人发热。

李核仁 其味苦、平，无毒。具有除固热，调中舒心等功效。多食会使人虚弱。

❀ 菜蔬第三

萝摩 其味甘、平，无毒，也称苦丸。叶厚且大，生摘时有白汁渗出。可生吃，蒸煮亦可，与枸杞叶功用相同。

枸杞叶 其味苦、平、涩，无毒。具有益精髓、补虚赢的功效，可强阳道、资阴气。

冬葵叶 其甘、寒、滑，无毒，补益脾，长期食用利于胃气。其心伤人，有毒，百药忌食其心。其子味甘、寒，无毒。对于五脏六腑患热而赢瘦、妇女难产血闭症状有疗效，同时可破五淋，通利小便。长期服用可强健筋骨，延年益寿，促进肌肉生长。不可生食冻霜葵，否则会引发五种流饮病，严重时吐水。禁食葵菜、鲤鱼鲊以及四季之月土旺时的生葵菜，否则可导致消化不良，旧病复发。

苋菜实 又名莫实、马苋，即马齿苋菜。其味甘、寒、涩，无毒。可驱邪气，明目，通利大小便，祛除寒热，杀蛔虫等，也可用来医治反花疮、青盲白翳。长期食用可强健体力。

小苋菜 其味甘、大寒、滑，无毒。具有增强体力，除热功效。适合长期食用。与蕨菜共食可导致鳖瘕症，更不可与鳖肉共吃。

邪蒿 其味辛、温、涩，无毒。可通利肠胃，治疗胸膈中臭恶气等病证。

苦菜 又名荼草、游冬，其味苦、大寒、滑，无毒，经冬季不死。对于厌谷、五脏邪气、胃痹肠澼、大渴热痧中、忽患恶疮等症状有特效。若长期食用可明目，安心神，通益气血，轻健体质，耐饥寒。通常在四月上旬采收为宜。

芜菁 也称为无姑，其味辛、平、热、滑，无毒。可除五脏邪气及三虫，消散皮肤骨节中淫淫温行之毒及腹中温温急痛，也可化宿食不消，逐寸白虫。

茼蒿 其味辛、平，无毒。可养脾胃，消痰饮，安定心气。

瓜子 又名水芝，白瓜子，即冬瓜子。其味甘、平、寒，无毒。具有养颜润肤功效，并可益气，除胸满、心中抑郁等症状。长期食用可健体、耐老；可做面脂。但是过多食用容易患寒中症。

早青瓜 其味甘、寒，无毒。具有消除热烦的功效。不宜长期食用。

凡瓜 其味甘、寒、滑，无毒。可解除口渴。过多食用容易使阴下痒湿生疮，发黄疸。九月霜打后的瓜勿食，否则在冬季可能引起温病及发寒热等。若瓜落入水中下沉，食后则会患冷病，且无法痊愈。

白冬瓜 其味甘、微寒，无毒。具有通利小便，消除小腹水胀，止消渴的功效。

越瓜 其味甘、平，无毒。过多食用会损伤肠胃。

芦菔菜及芜菁 其味苦、冷、涩，无毒。可通利五脏、气血，轻健身体。可长期食用。芜菁子可明目，通利小便，并对黄疸病有疗效。其根可消除风热毒肿。不宜过量食用，否则易气胀。

苜蓿 其味苦、平、涩，无毒。具有通利四肢、安中等功效。长期食用，补益效果更佳。

荏子 其味辛、温，无毒。治咳逆，下气，有温中补髓功效。其叶可除臭气，调中。九月采收，阴干后食用。

菘菜 本是蔓菁，种植在江南就被称为菘菜，其味甘、温、涩，无毒，可通利肠胃，除胸中烦，解酒渴，建议长期食用。

芥菜 其味辛、温，无毒。可明耳目，安中，下气，除肾邪、咳逆，通利九窍。长期食用具有温中功效。籽实味辛，辛味也归入鼻，有毒，可治疗喉痹，消除风毒肿。不宜与兔肉共食。

蕹 即菜芝，其味苦、辛、温、滑，无毒。可治疗金疮溃破，具有轻健身体、生肌、耐饿、耐老的作用。哽骨在咽喉不得下者，食后就会消失。不宜与牛肉一起做肉羹，否则会造成瘕疾，韭亦如此。十月、十一月、十二月也不宜食用生蕹，否则多涕唾。

竹笋 其味甘、微寒，无毒。可通利水道，消渴，增强气力。适合长期食用。寒证患者禁食。

韭 其味辛、酸、温、涩，无毒，长期食用，具有安和五脏，除胃中之热等功效。二月三月食韭，对人的心脏大有好处。五月则不宜食韭，否则会使人乏气，损伤人的滋味。腹中积冷患者禁食。吃冻霜韭容易引起宿饮，重者吐水。其籽实可治疗梦中泄精、尿色白之症。其根煮汁，具有养发作用。

蓼实 其味辛、温，无毒。可解肌，明目，温中，下水气及增强人体耐寒力，对于面目浮肿、痈疽病证有疗效。其叶味辛，益志、利中，可治大小肠邪气。过量食用有毒，可引发心痛病。也不宜与生鱼共食，否则可导致脱气，阴核疼痛。妇女月经来时，吃蓼实及蒜，容易导致血淋，下白带。二月吃蓼实伤肾。

格葱 其味辛、微温，无毒。可除瘴气恶毒。长期食用更能强志、强胆气。其籽实对泄精症状有疗效。

葱实 其味辛、温，无毒，宜于肺，其辛味归入头。具有明目、补五脏不足的功效。其青叶温、辛，利五脏，益目精，安中，可除肝中邪气，治黄疸。其茎白，味平、滑，可作汤药，对寒热、伤寒、骨肉碎痛症状有疗效，能发汗，杀桂毒，治中风、面目浮肿、喉痹不通等。葱中涕及生葱汁，味平、滑，解藜芦及桂毒，止尿血。其根须味平，可治伤寒头痛。

白蘘荷 其味辛、微温、涩，无毒。可治疗中蛊毒及疟病。每次捣汁服二合，每日两次即可。其根（生用）可医治各种疮。

甜菜 其味甘、苦、大寒，无毒。具有解风热、恶毒及治疗时行壮热病的功效。

紫苏 其味辛、微温，无毒。可除寒中，下气。紫苏子医用效果更佳。

鸡苏 也称为水苏，其味辛、微温、涩，无毒。可医治吐血、下气等病证。

榆叶 其味甘、平、滑，无毒。可治疗小儿癫痫、小便不通利以及因暑热所致的困闷证候。熬汁冷服即可见效。

生榆白皮 其味甘、冷，无毒。具有破五淋、通利小便的功效。其花可医治小儿头疮。

昆布 其味咸、寒、滑，无毒。可治疗瘿瘤结气、瘘疮，具有破积聚及下十二水肿的作用。

罗勒 其味苦、辛、温、平、涩，无毒。具有散毒气，消除积水的功效。长期食用容易导致荣卫诸气涩滞。

荠菜 其味甘、温、涩，无毒。具有和中、利肝气、杀毒邪功效。其籽实可明目，治目痛泪出症。其根可治目涩痛症状。

白蒿 其味苦、辛、平，无毒。具有补中益气，养五脏，促进毛发生长等功效。长期食用则可延年益寿。

胡荽子 其味酸、平，无毒。具有消谷、增强食欲的作用。狐臭、口气臭及金疮患者禁食。腹内患邪气者更不宜食。

香薷 其味辛、微湿，对于霍乱腹痛吐下病证有疗效，也可除热，消散水肿、烦心等。

甜瓠 其味甘、平、滑，无毒。可用来医治恶疮、消渴、鼻口中肉烂痛等症状。其叶味甘、平，具有耐饥作用。脚气虚胀患者不宜食用，否则其症状不可根治。

落葵 也称为天葵、繁露。其味酸、寒，无毒。具有滑中，散热实，润泽肌肤的功效。

海藻 其味咸、寒、滑，无毒。可治疗瘿瘤结气、肠内上下雷鸣及下十二水肿等病证，具有通利小便，消散颈下结核痛，促进男子阴气勃起等功效。

吴葵 也称为蜀葵，其味甘、微寒、滑，无毒。其叶可用来除客热、通利肠胃，其花能安定心气。不宜长期食用。食吴葵后若被狗咬伤，其疮不可痊愈。

蘜 其味咸、寒、涩，无毒。对大小便频繁症状有疗效，也可除烦热。

鱼腥草 其味辛、微温，有小毒。可用来医治蠼螋尿疮。不宜过多食用，否则容易导致气喘及脚痛症状。

小蒜 其味辛、温，无毒，可医治腹中不安、霍乱，具有消谷、理中、理胃气、除邪痹毒气等功效。其叶可治疗心烦痛、小儿丹疹，也可解各种毒邪。三月不宜食小蒜，否则会伤人志性。也不可长期食用，否则会损人心力。

葫 大蒜的别称，其味辛、温，有毒，可消散痈疽，除风邪，杀蛊毒气等。通常一个籽实者药效最佳。黄帝说：生葫合青鱼鲊共食容易使人腹内生疮，肠中肿。过量食生葫且进行性生活，容易损伤肝气，进而脸上无血色。四月八月食葫会伤人之神，损胆气，使肋气急，人喘悸，口味也可能受损伤。

薄荷 其味苦、辛、温，无毒。具有辟除邪毒，消除疲困，却肾气，香洁口气等功效，身体瘦弱疲倦者不宜长期食用，否则容易引起消渴病。

胡瓜 其味甘、寒，有毒。过多食用会引动寒热、疟病，积瘀血热。

苍耳子　又名胡荽、地葵、常思。其味苦、甘、温，叶子味苦、辛、微寒、涩，有小毒。益气，明耳目，强志，轻健身体，对风湿痹、风头寒痛、四肢拘急挛痛等病证有疗效，也可消除膝痛、恶肉死肌、水毒。戴甲苍耳不宜与猪肉共食。立秋后也尽量禁食。

生姜　其味辛、微温，无毒。对于伤寒头痛症状有疗效，也可下气，去痰，止呕吐，消除胸膈上臭气，通汗，消除鼻中壅塞、咳逆上气等。八月九月尽量少食姜。

芸苔　其味辛、寒，无毒。可医治腰脚痹，游肿丹毒，加重狐臭，解禁咒之类。患腰脚痛者禁食。其籽实可治梦中泄精、与鬼交合等病证。

蜀椒　其味辛、大热，有毒。可医治温中下气、邪气、留饮、宿食等病证，不宜长期食用。合口的蜀椒对人有害，其中黑子有小毒，具有下水作用。也可炒来用，十月尽量少食椒，否则有损心脏，伤血脉。

干姜　其味辛、热，无毒。可温中，止漏血出汗、唾血，胸中胀满、咳逆上气，可驱逐风湿痹、寒冷腹痛、中恶、胀满、风邪诸毒、肠澼下利、霍乱、皮肤间结气等，生用功效更佳。

萹竹叶　其味苦、平、涩，无毒。对浸淫疥瘙疽痔等病证有特效，并可治女人阴蚀，杀三虫。熬取萹竹叶汁冷服可治小儿蛔虫。

白苣　其味苦、平，无毒。具有增强筋力的功效。但不宜与酪一起食用，否则生虫。

蕈菜　其味苦、寒，无毒。可除暴热，也对小儿火丹、各种毒肿等有疗效。

蓝菜　其味甘、平，无毒。具有填髓补脑、安利五脏、调和六腑之功效，长期食用则益肾。其叶长、大且厚，煮后味道甘美，经冬不死，春季开花，其花为黄色，生角结子。籽实可治疗睡眠过多症状。

野苣　其味苦、平，无毒。适合长期食用，具有轻健身体的功效。不宜与蜜一起食用，否则易引发痔病。

茴香菜　其味苦、辛、微寒、涩，无毒。可消除口气，治霍乱及九种瘘病，其子实也可治蛇咬之疮长期不愈病状等。如果水煮臭肉，下少许茴香菜，即刻无臭气，因此叫茴香；酱臭，也可加入茴香除味。

芹菜　其味苦、酸、冷、涩，无毒。具有增强筋力，消除伏热的功效，生捣绞取汁可医治五种黄病，每次冷服一升，每日两次即可见效。

黄帝曾指出，食用所有菜蔬都应熟煮热食。在五月五日不宜食用菜蔬，否则容易引发百病。对于季节性流行病证，如果痊愈后又食肉和蒜，且食后就性交，则很容易使病证复发致死。如果病证痊愈但未恢复健康，就食青色的菜，食完后又性交的，病复发后必死。倘若病证痊愈后未恢复健康，食生的青色的菜，则手足必青肿。十月被霜打过的菜也不宜食用，否则会使人目涩痛，面上无光泽，而或引发心疟、心痛、疟疾、腰疼等，或者是发病时手足十指爪甲呈青色，困顿痿疲等。

谷米第四

饴　其味甘、微温，无毒。具有补虚冷，增强气力，除唾血，消却忽然咳嗽，止肠鸣、咽喉痛等功效。

白麻子　其味甘、平，无毒。具有补中益气，通利小便，破积血风毒肿，恢复血脉等功效。可做沐药，长期服用，能延年益寿。

胡麻　其味甘、平，无毒。具有增强气力，生长肌肉，填补髓脑，强健筋骨，止痛等功效。长期服用，明耳目，耐寒暑。又名巨胜，又名方茎，又名鸿藏，又名狗虱。

大豆黄卷 其味甘、平，无毒。具有益气，止毒，润泽皮肤毫毛，消除面部黑痣及雀斑，宜于肾。

薏苡仁又名感米 其味甘、温，无毒。对长期患风湿痹、下气者有疗效，长期服用，使身体轻健增强气力。其根生用能下三虫。

生大豆 其味甘、平、冷，无毒。具有消除风痹、伤中、淋露，下瘀血，散五脏结积、五脏冷寒，杀乌头毒，解百药之毒等功效。长期服用，使人身体沉重。

赤小豆又名赤豆 其味甘、咸、平、冷，无毒。具有下水肿，排脓血等功效。长期服用，会使人枯燥。

青小豆又名麻累，又名胡豆 其味甘、咸、温、平、涩，无毒。具有止泄利，通利小便，消除吐逆、腹胀满等功效。

大豆豉 其味苦、甘、寒、涩，无毒。具有辟除瘴气恶毒、虚劳喘吸、烦躁满闷、两脚疼冷，杀六畜胎子诸毒等功效。

大麦 其味咸、微寒、滑，无毒。具有消渴，除热等功效。宜于心。长期食用使人多力健行。

小麦 其味甘、微寒，无毒。具有养肝气，消除客热，止烦渴、咽喉干燥，通利小便等功效。多食会助长宿癖，加重邪气。

白黍米 其味甘、辛、温，无毒。具有补中益气等功效，宜于肺。长期食用会多热，使人烦躁。

黄粱米 其味甘、平，无毒。具有益气和中，止泄利，消除受风等功效。

白粱米 其味甘、微寒，无毒。具有除热，益气等功效。

陈米 其味咸、酸、微寒，无毒。具有除烦热，下气，调胃，止泄利等功效。

糯米 其味苦、温，无毒。具有温中，增强食欲等功效。

盐 其味咸、温，无毒。具有杀鬼蛊邪注毒气，能消除胸中痰澼，止心腹忽然疼痛，强健肌骨等功效。多食会伤肺多咳，使人肤色黑、损筋力。

青粱米 其味甘、微寒，无毒。具有除消渴，止泄利，通利小便，增强气力，补中，延年益寿等功效。

谷芽 其味苦、微温，无毒。具有下气，除热等功效。

醋 其味酸、温、涩，无毒。具有消痈肿，散水气，杀邪毒等功效。

荞麦 其味酸、微寒，无毒。直接食后不易消化，而引起大热风。生食荞麦叶也会引起刺风，使人身体发痒。不宜将荞麦做成面和猪羊肉一起热食。

粟米 其味咸、微寒，无毒。具有养肾气，消除骨痹，热中，益气等功效。

陈粟米 其味苦、寒，无毒。具有消渴，通利小便等功效。

丹黍米 其味苦、微温，无毒。具有止泄利，除热，消除烦渴等功效。

秫米 其味甘、微寒，无毒。具有通利大肠等功效。

酒 其味苦、甘、辛、大热，有毒。具有助行药势，杀百邪恶气等功效。

扁豆 其味甘、微温，无毒。具有和中下气等功效。

粳米 其味辛、苦、平，无毒。具有断绝下利，平和胃气，生长肌肉，温中等功效。

稷米 其味甘、平，无毒。具有益气安中，补虚，和胃宜脾等功效。

鸟兽第五

公羊角 其味酸、苦、温、微寒，无毒。具有明目，止寒泄、心畏惊悸，消除百节中瘀结的气及蛊毒、风伤、吐血、妇人产后余痛的功效。并可治疗青盲，杀疥虫。长期服用可益气安神。如果公羊角受湿气，则有毒。

公羊角髓 味甘、温，无毒，可治疗男人女人伤中而导致的阴阳气不足，也可止毒，消除风热，通利血脉，增强经气。以酒送服即可。适宜长期食用。

青羊 其味冷，无毒。明目，可治青盲及各种疮。青羊肺味平，具有止渴，润肺，止虚，补不足，除风邪的功效，对咳嗽、小便多等症状也可治愈。其肾具有补肾气虚弱，益精髓的功效。其头骨可治疗小儿惊痫，熬汤给小儿洗浴即可。其心可治忧恚及膈中逆气。其蹄肉味平，可治疗男子五劳七伤病证。其肉味苦、甘、大热，无毒，具有补中，增强气力，安定心神止惊，暖中止痛，治乳余疾及汗自出、头脑中大风证、虚劳寒冷等证。其骨味热，对虚劳、寒中、羸瘦症状有疗效。羊头肉其味平，主治风眩瘦疾、小儿惊痫、男子五劳七伤。其肚可治疗反胃、虚羸、小便频数及虚汗等症状。

进食羊肉禁忌：羊悬筋，也就是羊蹄甲中有珠子白的东西，食后容易导致发癫。白羊黑头，如果吃其脑则会导致肠痈。羊肚与甜粥共食，可导致多唾、常吐清水的症状。羊肚与饭汤共食，长期食用则导致反胃，引起噎病症状。青羊肝和小豆一起进食容易使人目少明。所有生羊肝与椒一起食用会破人五脏，伤心脏，尤其对于小儿更甚。六月进食羊肉，容易损伤人的神气。切勿在铜器中煮公羊肉，否则男子损阳，女子绝阴。下痢患者不宜进食羊肉髓及骨汁，否则导致烦热难解之症，重者还会引发下利。羊脑和猪脑，如果男子直接进食则会损伤精气，降低生育能力。可

将其研如粉，与醋一起吃，但不宜长期食用。羊肉与醋不宜一起食用，否则会损伤心脏；与生鱼酪混合共食也对人有害。还有就是对于六畜的五脏，如果接近草时草自摇动，或者得咸醋不变色，又堕在地上也不沾污，且狗不争食的，说明有毒，切勿进食。

人乳汁 具有补五脏、润泽嫩白人体肌肤等功效。

羊乳汁 其味甘、微温，无毒。使人热中，补血色及寒冷虚乏之症。

马乳汁 其味辛、温，无毒。最大功效是止渴。

猪乳汁 其味平，无毒。对小儿惊痫有特殊疗效。

牛乳汁 其味甘、微寒，无毒。可止渴，补虚弱赢瘦。若加入生姜葱白，可补劳伤，止小儿吐乳。

驴乳汁 其味酸、寒，无毒。止渴，也可用来医治大热、黄疸等。

猪肉 其味苦、微寒，对肾有益，有小毒，可补肾气虚竭。不宜长期食用，否则可引起少精，削弱筋骨，旧症复发，封闭血脉等。金疮患者禁食。猪血味平、涩，无毒，可以用来医治突然流血不止，方法是以清酒和炒来服用；同时对于绝伤、中风、头中风而昏眩及各种淋露、贲豚暴气等病证也可一试。

进食猪肉禁忌：八月不宜进食猪肺，也不可与饴一起食用，否则到冬天会引发痈疽。十月进食猪肉也会损伤人的神气。猪肝与鲤鱼肠、鱼卵一起食用，会损伤人之神。猪的肝脏、肺脏与鱼鲙共食会导致痈疽。

兔肉 其味辛、平、涩，无毒。具有补中益气及止渴之特效。二月进食兔肉会损伤人的神气，禁食。不可与白鸡肝、鸡心及獭肝共食；如果与姜共食则会导致霍乱。

生鼠　其味微温，无毒。可用来医治跌折，具有续筋补骨之功效。捣来敷，三日换一次即可见效。

蟹黄　可解结散血，愈漆疮，养筋益气。蟹壳味酸、寒，有毒。可用来医治口歪面肿、胸中邪热宿结痛之症。如果用散漆烧蟹壳容易引来老鼠。

獭肝　其味甘，有小毒。可用来治疗鬼疰蛊毒等，并可除鱼鲠，根治长期咳嗽症状。使用时将其烧成灰，以酒调和送服即可。

黄雌鸡肉　其味酸、咸、平，无毒。可治疗绝伤、五劳，小便数而不禁，伤中、肠澼泻痢等，具有强气力、消渴及补益五脏之功效。

丹雄鸡肉　其味甘、微温，无毒。补虚温中，对女人崩中漏下、赤白沃等病证有特殊疗效，并可治愈久伤乏疮不痊愈。

白雄鸡肉　其味酸、微温，无毒。具有下气，驱狂邪，安和五脏的作用，也可用来医治伤中、消渴症状。

鳖肉　其味甘、平，无毒。可用来医治伤中及脚气等症，也可益气，补不足。吃三足的鳖也有损身体。鳖肉与苋蕨菜共食会发作鳖瘕。五月五日不可将鳖卵与鲍鱼卵一起吃，否则会发作瘴黄。不可将鳖肉、兔肉与芥子酱一起吃，否则有损健康。如果鳖腹下成五字，禁食。

吃蟹禁忌：蟹目相对足有斑的，食后有害。十二月食蟹鳖会损伤人的神气。不可将龟鳖肉与猪肉一起吃。如果将秋果菜与龟肉共食则容易导致短气。饮酒时吃龟肉及菰白菜容易导致人体生寒热。六甲日吃龟鳖的肉会伤害人的心神。如果将螺、蚌与菜一起吃则使人心痛，且三日发作一次。腹下遍体乌色的无须的虾，食后有害身体，不可轻视。十一月十二月不可随便吃虾、蚌等带硬壳的动物。

雉肉　其味酸、微寒，无毒。具有补中益气，止泄利的功效。不宜长期食用。八月食雉肉容易损伤人的神气。

蝮蛇肉　其味平，有毒，可用它来酿酒医治癫疾、诸九瘘、心腹痛等病证有特效。也可除蛊毒，消除结气。

原蚕雄蛾　其味咸、温，有小毒。可强男子阳道，强精气，交接不倦，对泄精也有特别疗效。

蜜蜡　其味甘、微温，无毒。可用来医治下利脓血症状，具有强气力，补中，续绝伤，除金疮，耐饿、耐冷的功效。白蜡即现在用的蜡，对于泄泻，已经痊愈而又见血证有疗效。通常这种蜜蜡生在蜜房或木石上，恶芫花、百合。

石蜜　又名石饴，其味甘、平、微寒，无毒。可安和五脏，益气补中，温养脾气，明耳目，消除心烦，止腹痛，解百药毒，也可医治心腹邪气、惊痫痉、各种先天不足、饮食不下、肠澼、肌肉疼痛、口疮。如果长期食用，强身健体功效更佳。

鳝鱼肉　其味甘、大温，黑色的无毒。具有补中养血的功效。也可用来治沈唇，通常五月五日捕取。其头骨味平，无毒，若是烧来服用可医治下痢。

鱼　其味甘，无毒。可治百病。

鳗鲡鱼　其味甘、大温，有毒。可杀诸虫，治五痔瘘。

鲫鱼　其味甘、平，无毒。可医治各类疮证。使用时烧成灰，以酱汁调和来敷即可。每日两次，也可用来消除肠痈。

乌贼　其味酸、平，无毒，具有益气强志之功效。乌贼鱼骨的味咸、微温，无毒。可用来治疗女子寒热、血闭、阴蚀肿痛、癥瘕、不育、惊气入腹、绕脐腹痛以及男子阴中痛而肿等症状。

鲤鱼肉　其味甘、平，无毒。对咳逆上气、瘅黄等症状有疗效，也可止渴。但是如果在吃了桂后接着食鲤鱼肉则无益。腹中宿有癥证者慎食鲤鱼肉。

进食鱼类禁忌：吃了无肠胆的鱼后，三年内妇女绝孕、男子阳痿不起。禁食鱼的白目。有角的鱼吃后会发心惊，有损健康。勿食身体上有黑点的鱼。勿食白背的鱼、赤鳞的鱼，以及无腮的鱼。不宜在五月五日将鲤鱼卵与猪肝一起吃，否则必不消化，导致恶病。下利患者不宜进食一切鱼。三月吃海中鲨鱼肉及一切鱼肉则会使人饮食不化，旧病复发，损伤神气。

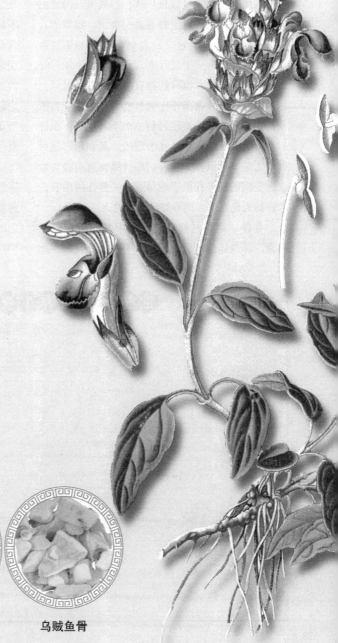

【卷二十七】

养性

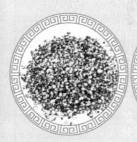

王不留行

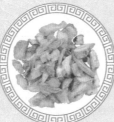

葳蕤

乌贼鱼骨

养性序第一

扁鹊说："黄帝曾说过，一刻时间内，人大约呼吸一百三十五次，十刻一千三百五十次，百刻一万三千五百次。"

人生在世，不过数息！唉！与其慨叹时光的流逝，不如去做些对生命有益的事情。我常想：一日一夜有十二个时辰，百日百夜有一千二百个，万日万夜有一十二万个，正好是三十年。一个人活到九十岁，也只能拥有三十六万个时辰，短暂得都不能和朝菌相比啊！那为什么不善自摄养，而放纵情欲，追逐名利，永不满足呢？也许只有修身养性的人懂得其中道理，名和利都是可有可无的。世风日下，人们都放纵淫逸而丧失性命，空闲的日子我粗略地写下有关养性的内容，来褒扬人伦之道，期待知己作同路人。

养性，即通过修炼使人的秉性向善。人性向善，那身体内外百病不侵，不生祸乱灾害，此乃养性要旨。善于养性的人的原则就是防患于未然。所以除了服药、练功，还要兼修品行，因为品行完备了，即使没有药饵，也足以颐养天年。反之，如果德行不完备，即使服用玉液金丹，也不能延年益寿。因此老子言：善于摄养的人，他完备的道德会带来福祗，周游各地也不会碰到老虎之类的猛兽，不用服药就获得长寿！德行完备的圣人用药饵的原因，是想挽救有过失的人。但愚昧的人即使一生疾病缠身也没有后悔之心。这也正是像巫彭、岐伯、医和这样的良医，现在不复存在的原因。

嵇康说养生有五大难处：名利之心不除；喜怒之意不去；声色之心不除；膏粱厚味不绝；神情忧虑精神散乱。只要五难存在，即使吟诵养生的至理名言，吃食物的精华，呼吸天地精气，仍然会损害操节、缩短寿命。养生的宗旨就是要

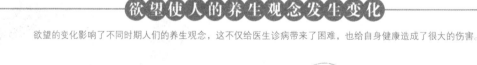

欲望的变化影响了不同时期人们的养生观念，这不仅给医生诊病带来了困难，也给自身健康造成了很大的伤害。

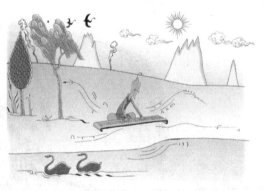

远古时期，人们恬淡寡欲，十分重视养生之道，人们精力充沛，身体康泰，很少得病，即使有汤药也很少用到。

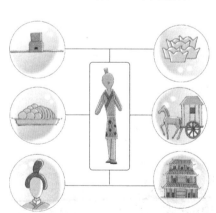

随着时间的推移，人们越来越被各种名利所诱惑，整天汲汲于名利场中，养生越来越被人们所忽视。人们的身体也越来越衰弱，受到各种邪气侵袭而生病。医药的作用对他们疾病的效果越来越弱。

排除这五难，增加诚信，周全道德，自会福寿延年。此外还有一类人，虽然心中时刻谨记仁义，但积善不多，就稍次了。

黄帝问岐伯：听说上古的人，到一百岁，也不会衰老。现代人才五十岁，就很衰老了。是时代不同了，还是失去了养生之道呢？岐伯说："上古的人，大都知晓养生的道理，效法自然，明白术数，饮食有节，作息规律，操劳适度，从而形体和精神相称合，尽享天年，度过百岁才死去。而现在的人喝酒就像喝水，好逸恶劳，纵情色欲，竭尽精气，散失真元。只图一时之快，酒醉至极还肆行房事，违背了养生的原则，作息不规律，所以到五十岁即衰老了。"

在上古时代，人之所以没病，在于遵从修养道理者的教诲，适时回避四时不正的虚邪贼风；保持思想上恬淡虚无，居藏真气于内，内守精神而不耗散。一切都和养生之道一致，就可避免不正当的嗜好干扰视听和淫乱邪说迷惑心志，不再害怕外物的影响。也因此他们精神安闲，清心寡欲；心境安定，无忧无虑；形体劳而不过分疲倦；真气平和而调顺；心想事成，吃穿舒服，随遇而安，没有虚荣，朴实自然，平易近人。完备的养生之道是他们能够过百岁而不衰颓的原因！总之，恣情纵欲，生命就如晨露一样短暂；凡事有节制，将息调理得当，就会健康长寿。

岐伯说："四十岁时人体内的阴阳之气只剩一半，日常起居会显得衰老；五十岁时会眼不明耳不聪，身体沉重；六十岁时气力开始衰竭，九窍不通利，上实下虚，时常流涕泪。人身体的禀赋都差不多，但懂得这个道理的人，可保身体强健，老当益壮，气力有余，耳聪目明，更加注重自然之理；反之肆意妄为的人则容易衰老，气力不足。这也是圣人修身养性的方法：淡泊滋味，恬淡无为，使精神得以固守，让身心畅快适意，结果就是与天地齐寿，生命无穷。"

春季三个月，欣欣向荣，万象更新。为适应春天生养、应和春阳生发之气，应当早睡早起，披发散步，使舒缓形体、神志舒活。反之如果春天生养不足，那供给夏天盛长的物质基础也就差了，进而伤肝，导致夏天寒变的病。

夏季三个月，草木繁秀，开花结果，天地阴阳之气相交。白天太长也应早睡早起，保持心平气和，才会容色秀美，腠理宣通，夏气疏泄，打好夏天长养的基础。如果违反了这一道理，供给秋天收养的能力就差了，心会受伤，秋天就会得疟疾，冬天会生病。

秋季三个月，无暑湿之气，地气清朗；草木成熟，天气劲急。此时应舒缓、收敛肃杀之气，早睡早起，与鸡俱兴，保持意志安定不外弛，即精神平和不急躁，肺气清朗，达到秋天"收养"。如果违背了，供给冬季潜藏之气的能力差了，肺会受伤，冬天就会生完谷不化的飧泄病。

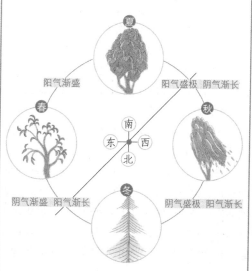

四季养生

《内经》认为，天地是按照阴阳消长的规律运转不息的，我们养生也必须按照这个规律适时调节。违反了这一规律，必将导致体内的阴阳失调，使身体发病。

夏
阳气盛极　阴气渐长
阳气渐盛
春
南
东　西
北
秋
冬
阴气渐盛　阳气渐长
阴气盛极　阳气渐长

春季
万物发陈，人气在肝。养生要早睡早起，起床后要散步，呼吸新鲜空气，穿着要宽松。

夏季
万物生机勃勃的季节，人气在心。养生要早睡早起，保持心情舒畅。

秋季
阳气渐收，人气在肺。养生要早睡早起，收敛精神而不使其外散，并且要适时进补，以免遭到阴气的伤伐。

冬季
万物潜藏，人气在肾。养生要早睡晚起，远离寒冷的刺激，注意保暖。

冬季三个月，万物潜伏闭藏。此时应早睡晚起，等到日出再起床，避免扰动阳气，使意志如伏似藏，如有所得。此外还应该避寒保温，防止皮肤腠理开泄出汗，使阳气衰竭。如果违背了，供给春季生养的能力差了，肾会受伤，春天就会生痿厥病。

自然的四季推移，形成了生长收藏的规律；加上五行的变化，产生了寒暑燥湿风的气候。人的五脏化生五气，发为喜怒悲忧恐的情志。大怒伤阴气，大喜伤阳气；寒暑外侵，又会伤形体。因此只有调节喜怒、调适寒暑，生命才会安固。人若能顺应四时来摄养，就不会夭折枉死。

仲长统说："王公卿士的宫室中，美女侍妾无数。这些人足不出户，白天纸醉金迷，夜晚放纵情欲，整天不问世事，耳闻目见皆是奢靡淫邪，耗竭精血。导致的结果就是上行下效，生育紊乱，过早的结婚、生子、肆行交媾。精气、血脉不足，婴儿便先天气血不足，养护又不得方法，用燥烈的五味削损脏腑，导致更加柔脆、虚弱。而婴儿还未长成时，又恣情纵欲。如此代代相传，病也代代相传。再加上国家没有德艺双馨的医生，常常出现误治和过失，丧命就难以避免了，从而百岁寿星也就少有了。而这都是人们行为的不检点的结果。"

以上所谈的伤害，短时间内不易觉察，但时间一长必会损命折寿。因此善于养生的人，要遵循养性的妙理：做导引功调节筋骨；行吐纳之术散邪祛疾；用补泻法通行营卫之气；有节制的作息，遵守四时规律，平和调畅真气；节宣劳逸，

有予夺的机要。忍怒抑喜来保全阴气和滋养阳气，然后先服草本木本药物补救体内亏缺，再服金丹来固守。过度追求情欲的人，对于养生的道理，就像耳旁风，自认为达识知命，极力渲泄情欲直到精疲力竭才罢休，即使身体即将枯竭也不在乎。他们称养性的妙理为妖言讹言。让他们接受这些道理，就像让瞎子照镜子、让聋子听音乐一样荒唐！

嵇康说："丰年多疾，饥年少病。"此话正确！江南岭表地区，土肥物丰，山珍海味应有尽有，因此当地人多病而早亡。北方人到南方做官，面对丰盛的物产，都认为到了福地。不论尊卑大小，都尽情吃喝；酒足饭饱，裸露即睡，导致积食不消。一月之内全部得病：寒热疟痢、恶核疔肿、偏风猥退、霍乱、脚气、痔漏、胀满、痈疽等，如果医不得法，会导致死亡。关中地区，土贫物稀，民风淳朴，多吃酸菜肉酱之类，但人却是少病而长寿。这些情况很普遍，除了水土不服外，人们都不知道疾病根源，实在令人叹息啊！因此，学习养性的人防微杜渐，遵守养生道理。

抱朴子说："人的身体如同一个国家，胸腹对应宫室，四肢对应城郊边境；骨节对应百官，神即国君，血即臣，气是庶民，调治身体和治理国家有相通性。要想国家安定就要君爱民；人想保全身体也应爱惜精。民心涣散则国家衰亡，气竭绝则身死。所以圣人对于疾病能够未雨绸缪。君主也应传播威严和美德，来保全国家社稷；舍弃嗜欲，来坚固人的血气。从而能够保存本性，固守精气，祛除百病，延年益寿。"

🌀 道林养性第二

孙真人说："如果不懂养性的方法，即使频繁服食药饵，也不能长寿。养性之道要在力所能及而又不疲劳的基础上，经常稍事劳作。即所谓户枢不蠹，流水不腐。"

久视、久卧、久坐、久立、久行和久听都不是养性之道，因为久视伤血，久卧伤气，久坐伤肉，久立伤骨，久行伤筋。此外，想长寿还需忌讳：过量摄食饮酒、强行撑举重物、忧思大怒、

悲伤愁苦、大惊大惧、多言大笑、放纵私欲；要做到关键十二条：少思、少愁、少乐、少好、少喜、少怒、少念、少欲、少事、少语、少笑、少恶，保存生命的根本。因为多笑则伤五脏，多事则形体受损，多语则气乏，多愁则心慑，多乐则意溢，多思则神殆，多怒则全身诸脉不定，多好又让人专逆不理，多念则志散，多欲则损智，多喜则头脑昏乱健忘，多恶则使人形体憔悴。只有适度而为，才是养生之道。如果能做到以上所说的，即使在瘟疫横行之处，也能保持健康。

如果想让心肝脾肺肾（五神）坚固不受外邪侵犯，避免外部干扰，那就必须遵循言正、行正、坐正、立正的四正原则，不能胡思乱想。比如纵欲，恶毒邪气容易乘虚侵入。即孔子说的：思应无邪。应不间断练习黄帝的内视法吐纳法之一：全神贯注地意视身体某个部位，想着气入五脏，心、肝、脾、肺、肾如同钟磬似的悬在腹中，颜色分明。也可在每天起床后迎气，面南而坐，把双手平放在两膝上，心眼观气，向下至涌泉穴，向上进入头顶。要达到养生的目的，平常要用鼻吸气、嘴轻轻吐气，使气进得多而出得少；每次吃饭前，以气为主，让气先入，有利于血气运行。

心中的爱恨，都不能过深，用心平等地对待各种事物，否则会损性伤神导致外邪入侵。如果感觉心性有所偏颇，要及时地加以纠正。贫困时给自己希望，富裕时时常警醒，不要因为贫富而改变心性意志，要固守养生之道。待人接物需恭敬有诚意，不要尔虞我诈，保持好的心态，知书达理不妄言，终身行善不起恨心，善于调节不存非分之念。

坚守道义，树立品德，永远不会被孤立，生活中应坚持知足常乐。心态平和，控制欲望，才不会心意疲惫而情志劳苦。如果一个人经常患病，大多就是因为他不能够修身养性。平常健康的时候纵情恣欲，毫无顾忌，无所不作，还美其名曰顺适性情，其实这是生病的根源。平时粗心随性，等到身体严重亏虚，虚汗肆流而病发时，即使是医缓、医和这样的名医，也无力回天了。所以说生病，不要归咎于上天，也不要去诽谤医

生无能、药无效，其实都是自己一手造成的。因此，明智的人，都会常做善事，时常反省，约束自己的行为。要想从饮食起居上切断祸害的根源，要时刻谨记：生食不粗吞，美食须熟嚼，问我居止处，大宅总林村。胎息守五藏，气至骨成仙。居处不求绮靡奢华，只需幽雅朴素，能避风雨暑湿。衣服用具实用为最好。膳食提倡节约，杂食五谷。时常散步，语如钟声，采用狮子卧法右肋侧睡。

除了要修炼心性平和，还须谨慎言语。因为声音在气海中（即脐下），所以日落至天亮期间，不要说话诵读；起床后不要计较钱财，多谈吉利的事情。另外要做到饭不语，因为边说话边吃饭的人，经常会胸背疼痛。还要谨记五脏像钟一样，只有悬起来才能发音，所以睡觉时不能过多谈笑。走路时也不能说话，否则会失气。

说完言语，再说说节制饮食。善于养性的人，必定经常保持半饱的状态，不暴饮暴食，做到少食多餐，口渴之前饮水，饥饿以前吃饭。谨记过饥伤气，过饱伤肺，过吃酸则伤

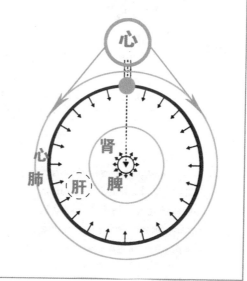

脏腑之间的关系

十二脏腑协调为用，人体才会健康。这幅图形象地表现了脏腑之间的关系：心为一身之主，肺辅之，肝出谋，脾负责进谏，肾起振起强力之用，人的身体是否强将很大程度上取决于肾的功能。

骨，吃咸又伤筋。同时注意饮食宜清淡，细嚼慢咽让米脂入腹，而避免酒脂入肠。宜多吃饭，少吃肉、腌菜，不吃生的蔬菜、小豆、米、陈腐臭物，避免气孔闭塞或伤胃。进食前要除去烦恼。吃五味时，避免发怒而惊元神，导致夜梦高飞。所有肉类须煮熟煮烂后，待凉再吃，吃完漱口，这样可以保护牙齿同时避免口臭。如果吃热食出汗，不要吹风，否则发痉头痛、目涩多瞌睡。刚吃完热食，不要立即用冷醋汤漱口，否则会口臭或得虫牙病。刚吃过咸热的食物，不要饮用冷醋浆水，否则容易失声而生成尸咽（因风毒热气而咽喉生疮）。

饭后为了使津液流通，应用手按摩腹部和面部。然后慢慢地散步。为更好地消化食物，再用粉抹腹几百遍，能够开胃健体，让身心畅快，不生百病。吃饱后仰卧，会形成气痞，进而变为

头风。得寒邪未解又吃热食的，必成刺风。吃饱后不要立即睡觉，否则食物不消化，还会形成积聚，导致百病滋生。深夜忌吃饭，尤其不能过饱过醉，同时为了不损伤元气，禁止吃饭时过度思虑。晒不干的肉脯，肯定有毒；忌吃茅屋的漏水滴过的干肉，否则成瘰结。葵性滑，可通五脏间的壅塞之气，可每隔十天吃一次。蔬菜忌合心食用。有马蜂经过或逗留的饮食，也必有毒。腹内有积聚不消的，忌吃鲮鲤鱼肉，有毒。忌吃面上照不出人影的湿食和酒浆，否则会导致突然泄泻；如果已吃且腹胀的，要立刻用药取下。要想终身无干呕，就应在上午九点至十一点饭后禁饮酒。饮酒适量，一旦过多最好尽快催吐，避免终身百病不除。酒醉不能扇风、当风而卧，否则会即刻得病；酒醉不能卧在黍麦稻秆中或露天而卧，否则会发癞疮；酒醉不能强行饮食，否则会

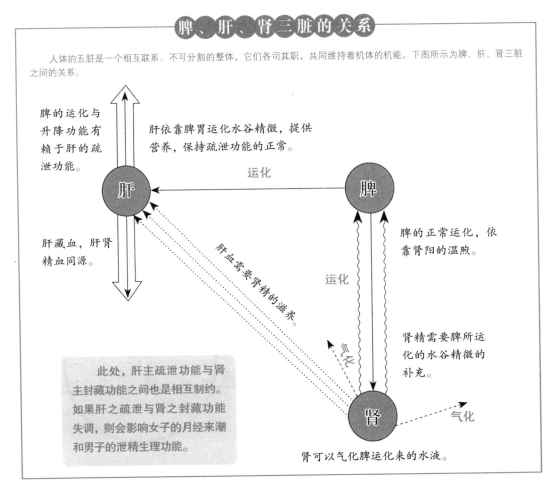

脾、肝、肾三脏的关系

人体的五脏是一个相互联系、不可分割的整体，它们各司其职，共同维持着机体的机能。下图所示为脾、肝、肾三脏之间的关系。

脾的运化与升降功能有赖于肝的疏泄功能。

肝依靠脾胃运化水谷精微，提供营养，保持疏泄功能的正常。

运化

肝 → 脾

肝藏血，肝肾精血同源。

肝血需要肾精的滋养。

脾的正常运化，依靠肾阳的温煦。

运化

肾精需要脾所运化的水谷精微的补充。

此处，肝主疏泄功能与肾主封藏功能之间也是相互制约。如果肝之疏泄与肾之封藏功能失调，则会影响女子的月经来潮和男子的泄精生理功能。

气化

肾

气化

肾可以气化脾运化来的水液。

发作暗哑、痈疽或生疮；酒醉不可当风、向阳，否则会发狂；酒醉不能跳踯、骑马或坐车；酒醉不能行房事，否则轻的咳嗽、生面斑，重的脏脉伤绝而毙命。长期饮酒，酒毒灼伤筋肉浸霪骨髓，而且会腐烂肠胃、损伤元神而折寿。

要想没有病，方便时顺其自然为好。小便不要憋，否则会膝冷得痹证；也不能强行排出，否则两足和双膝发冷。小便要注意姿势，饥饿时应蹲着，吃饱则站着。大便不能憋，否则会得气痔；也不能呼气和强解，否则会使人眼涩腰疼。

调和饮食，随时注意衣服的添减。不能久居出泉水的山凹或水凹地带，常饮此泉会生瘿病。不可饮用很深的阴地下的冷水，否则必得疟疾。不可久穿湿衣或汗衣，否则使人生疮。大汗时，最好能换去衣服或赶快洗去汗水，否则会使小便不利；也不要只穿半边衣服，避免得偏风半身不遂。春季穿衣不要太单薄，否则容易饮食不消、头痛，甚至得伤寒、霍乱。衣服的添减和季节相符了，还要协调睡觉事宜。

所谓养生之道，也就是适宜的衣食寝处，并能顺应气候时令，不违犯日月之忌，不违背年运季节。睡觉时头不要朝北，也不要将床安在北面，春夏朝东，秋冬向西，上床睡觉时先脱左脚的鞋，避免在屋脊正下方睡觉。熄灭灯烛，避免魂魄、六神不安和多愁怨；不要让耳朵对着风孔，避免风吹入耳中而耳聋；不要在头边放置火炉，否则日久会引发火气而眼红、头重、鼻干涩；夏天睡觉不宜露面，避免面部皮肤增厚而成癣，或得面风；冬天睡觉不要蒙头才能长寿。睡觉时避开十步直墙，防止风吹入而身体沉重或发癫。还要避免脚悬搁在高处，否则足冷，甚至可能生成肾水、有损房事。不要在白天卧睡，会使人失气；睡觉时避免大声说话，防止损伤气力；睡觉时不要开口，否则会失气，甚至邪气侵入而成消渴病、丧失血气；出汗时禁止勾床悬脚，时间长了会两脚沉重、得血痹或腰疼；睡不厌舒，觉不厌蜷。正如孔子所说："不要僵卧如尸体。"即睡觉时为了有益气力，最好屈膝侧卧，而不要正面仰卧。总之，一日之忌在于晚上不要吃饱；一月之忌在于阴历月末不要大醉；一年之忌在于晚上不要远行；终身之忌在于晚上不要燃烛行房。

晚上应固守真气。纯阳之气运行，冬至日从涌泉穴出发，十一月至膝部，十二月到大腿，正月抵达腰部，名曰三阳成；二月至胳膊，三月到项部，四月到达头顶，纯阴之气的运行与之相仿。所以为避开纯阳、纯阴之气运行，四月和十月不要行房。冬至日在北墙下铺上厚厚的草而卧，可以受元气。八月初一以后，为避免脚发冷而无生气，用微火暖足，使气不向上泄出而常在下。封冻未释的早春，为收阴养阳、延长寿命，穿衣宜上薄下厚；反之养阴收阳，或导致灭门之灾。天地之气关闭的冬天，人的血气伏藏，禁止劳累出汗，导致发泄阳气而损人。还有圣人的常法：冬天脑受冻，春秋脑足都受冻。春夏秋均宜早睡早起，冬天则宜早睡晚起，如果能做到这些，即使夏天突遇寒凉天或冬天突遇暴热天，都

营卫气血的循行对人睡眠质量的影响

十二脏腑协调为用，人体才会健康。这幅图形象地表现了脏腑之间的关系：心为一身之主，肺辅之，肝出谋，脾负责进谏，肾负振起强力之用，人的身体是否强将很大程度上取决于肾的功能。

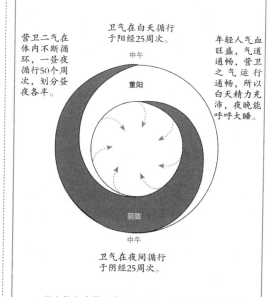

营卫二气在体内不断循环，一昼夜循行50个周次，划分昼夜各半。

卫气在白天循行于阳经25周次。

中午

重阳

年轻人气血旺盛，气道通畅，营卫之气运行通畅，所以白天精力充沛，夜晚能呼呼大睡。

阴陇

中午

卫气在夜间循行于阴经25周次。

老人气血衰弱，气道不通畅，营气衰少，卫气内扰，所以白天的精力不充沛，夜晚睡眠质量也不高。

可避免寒热邪的侵袭。不过也需说明一下：早起不是指在鸡鸣以前；晚起也非在日出以后。凡是冲犯了寒热邪的，就可能患上流行疾病的人，那就必须调节气息、平和寒热、避免祸患。

居处法第三

凡是人居住处，房屋必须周密没有缝隙，防止风邪毒气侵入。屋子里稍感有风，就应避开，不要强忍久坐，如果忽略了这一点，可能身体如角弓反张，或失音不语，或忽然偏风、四肢不遂，长期居住甚至中风。身体一旦被风邪侵袭，邪气乘虚而行，便会衍生各种疾病，因此而丧命的常十之八九。另外为避免失明、失聪，不要堵塞居处的水沟和窨井。

阴天大雾不远行。无论居家还是出门在外，如果突遇闪电雷鸣、狂风暴雨、天空阴暗、大雾等，应尽快入屋关好门窗，等天气转好后再出门，防止损伤。很多时候当时没有什么不适，但已留有后患了。

在家沐浴时，为避免生病，水不能过冷或过热，且必须在密室中。饿时不洗澡，饱后不洗发。冬天洗澡忌大汗和浴后冒冷触风；洗发后须吃一点饮食，忌当风，如果头发未干即挽髻、睡卧，则可能头发秃、牙齿痛、头风眩闷、面发黑、耳失聪、头生白屑等。如果夜晚洗发后，一点东西不吃就睡觉，会使人汗多、心虚、梦多。忌用过夜的蒸饭水，洗浴会生癣；洗脸无光泽；洗脚则疼痛、生甑畦疮。为防止损害心包，在得流行病刚刚出汗而缓解时，禁止用冷水洗浴。若用热淘米水洗头后再用冷水清洗，或用饮水来洗头，都会得头风。

生活中家中成员稍有不适就要早点说出来，做到早发现早治疗，避免病入膏肓。稍感不适，就应搓揉按摩身体，让邪气宣泄、百节通利。平时隔天可踩四肢和背一次，头项可着重踩，避免流行疾病的侵害。妙处多多。

无论是居家还是远行，都应常备一升熟艾、生肌药、甘湿药、疗肿药、备急丸、避鬼丸、甘草、水银、干姜、桂心、大黄、芒硝、蜀椒等常备药，还有治毒蛇、蜂、蝎毒的药和一两卷备急药方。

身体健康已经十多天的，就应每天调气补泻、按摩导引，通过灸三数穴来泄风气。没有人会永远健康，要居安思危，祛病强身。如果手痉挛无力，为防止患流行病，春秋两季都要服转泻药一次。

服食法第四

春天可服五剂小续命汤和多种滋补药散各一剂；酷热的夏天则服三剂肾沥汤；秋天服一两剂黄芪等药丸；冬天则服两三剂药酒，至立春日止。想百病不生，则需终身遵照此法。见识浅薄的世俗之人，不知百药可救命，只知五谷能解饥；不信黄精能益寿延年，只信钩吻可杀人；不懂秘固的颐养，只明了施泻可生育。因此有了服饵的药方。

郄愔说："想服食药饵，应先知晓药饵的功效、性味是不是适合自己，不能盲从别人。"

所谓用药的大要即最先服草本木本药，丹石药次之。而所谓精粗相代，即让粗药发挥精药的作用。人的身体机能早已习惯以五谷为主食，因此凡是服药最好是少量地、缓慢地进行，不能像饥饿了吃东西一样，突然大量地服药。只有缓慢、长期服食，才能充实骨髓，五谷自断。现代人大多"急功近利"，追求短平快的效果，但是脏腑还未充实，就断绝谷粮，消除谷气，恐怕服药也是枉然。如果还肆行房事，思想品性、举止行为与市井俗人一样，由此而导致祸患也就不奇怪了。服药饵一般都有一定的次序，如果不得要领，就不仅是交媾有损了，恐怕药力也得不到。因此服药饵，必须依照顺序，先祛除三虫，再服草本药和木本药，得到药力后再服丹石药，才能有较好的效果，祛病受益。

◎ 去三虫方

三升生地黄汁，用苇火在向东的灶上煎三沸，再倒入二升清漆，用荆匕搅匀；然后每间隔太阳投影移动一尺的时间，依次放入三两真丹、三升瓜子末和三两大黄末，改用微火煎至可做丸即止。然后制成药丸如梧桐子大，每次一丸，每天三次。服药后鼻中流出浊血，三十天后诸虫尽下，五十天后百病痊愈，容光焕发。

◎ 地黄方

把五十斤生地黄捣烂取汁，去渣后用微火煎至一半，加五升白蜜、一升枣脂搅至可做丸为止。每天三次，每次吃鸡蛋大的一颗，使人肥白。

制作熟地黄法：

采地黄，然后去掉须、叶和细根，把肥大的地黄用捣取的地黄汁浸泡，然后取出放在甑中，用土覆盖蒸一时辰，取出后晒燥，再浸泡入汁中，接着蒸至汁尽，最后晒干即可。也可捣碎后制成蜜丸或直接切后蒸半天，淋几次酒，封好甑的四周，至日落时取出晒干。

◎ 天门冬方

晒干天门冬后捣细过筛。每天三次，可服十

次，饭后服一方寸匕。多多益善，小儿服更好，和松脂制成蜜丸更好。

又方：

捣取天门冬汁水，用微火煎取药汁五斗，加一升白蜜、二升炒胡麻末一起煎，不停搅拌至

子丝菟

菟丝子

补肾固精、养肝明目、安胎止泻。

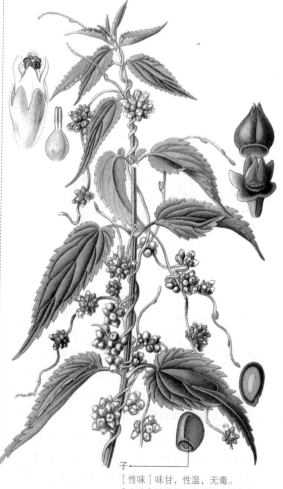

子——

[性味] 味甘，性温，无毒。

[主治] 续绝伤，补不足，益气力。

菟丝子

本品能治疗滑精、小便不净以及口苦燥渴、血寒淤积之症，对男女虚冷、腰疼膝冷均有缓解治疗功效。

可做丸时即止，再加大豆黄末做成直径三寸、厚半寸的饼。此方包罗了各种药方的妙处，每天三次，每次一枚，百天后才有效。也可酿酒来服。此方开始服时感觉不舒服，久服则见效。药方见第十四卷。因常服此方，年近二百岁还显得年轻的蒯道人常对皇甫隆说：只要去掉天门冬心皮，切后制干，每天三次，每次用酒送服一方寸匕，就可补中益气，祛病长寿。

喜好在背阴地生长，产于奉高山谷的天门冬，在嵩山叫天门冬，在泰山名淫羊食，在恒山名无不愈，在华山名管松，在衡山名百部，而在丘陵和平原地区叫颠棘。虽然各地叫法各异，但都是同一种药。研细后在烈日下晒干。久服则齿落更生，白发变黑，提升气力，入水不溺，延年益寿。治年老衰羸，虚劳绝伤，瘫痪不遂，心腹积聚，风湿麻木，冷痹，肿、恶疮、痈疽、癫疾；也治耳聋、阴痿、眼暗；即使鼻柱败烂，周身脓坏，服后也能虫出皮脱，颜色肥白。服药二百日后，缓解拘急，强壮羸弱，百病消除，神形泰然。三百日后身体轻便，二年后可奔马远行，三年后无心腹痼疾。

◎ 枸杞酒

把一百二十斤枸杞根研细，加四石东流水煮一天一夜，取一石清汁，像家酿法一样泡药曲。等熟后把清酒放在密闭的器皿中，接着将二斤半干地黄末、二升商陆末、一升干姜、一升桂心、一升泽泻和一升蜀椒末装入绢袋，放到酒底并封住器皿口，埋入地下三尺并盖好。在二十一天后日出时取出，酒赤如金色。每天早晨空腹服半升，服十天祛除百病，三十天清除瘢痕。有恶疾的可用一升水和半斤酒，分五次服必愈。

☁ 黄帝杂忌法第五

起床后睁眼洗脸，易使人眼睛多泪、发涩、甚至失明。清晨多谈论善事，勿说脏话，趋吉避凶。不要唉声叹气，不要慨叹无奈，这种情况被称作请祸。不要把手臂交叉放在膝上立膝而坐，不要使头发盖住脸，皆不吉祥。不要面北长坐久思，行走坐立要向着太阳。外出时应想到天罡和河魁星就在头上，征战时要想到北斗星柄在前方指向敌人，避免不顺。吐口水朝着西北方冲犯河魁天罡星；穿衣戴帽朝着北方，皆凶。不要咳吐，吐也就近，否则易导致肺病而手沉脚重、背痛咳嗽。忌大小便向着西北，杀戮鬼蛇。不要怒视太阳月亮，易失明。忌行路、骑马回顾，否则元神散去。忌走路践踩庄稼。不要对着灶咒骂，也不要把脚伸向火边。在外远行，热了不要逢河就洗脸，易生乌皮。不要进入路过的神庙，一旦进去务必要恭敬庄重，不要举目肆看，这样才能得到神的赐福。否则必有灾。忌回看神庙，突遇龙蛇或鬼怪变异之类东西，不要惊奇瞻视，念咒语：见怪不怪，其怪自坏。无论是空山旷野，还是人多的地方，看见非常美丽的女子，不要久视或爱恋，也许她就是鬼魅，诱人堕入情网。忌在有沙虱的山中水中洗浴，要渡水时，可紧跟驴马后面渡过。水蜮射人影而致人亡，要渡有水蜮的水，须打击水面驱散水蜮，快速渡过。只有在三月和九月才能进山洞中采宝，其他月份毒气交杂，山中闭塞可致人毙命。空腹不能见死尸，否则臭气进入鼻孔，舌上会有白色物生成而口臭；想见死尸的，必先饮酒避毒才可。

房中补益第六

善于养生的人，一定节制房事。如果不能抑制，纵情施泻，就如同即将熄灭的膏火，又被抽去油脂一样危险。尤其令人担忧的是年少的人不知养生之道，或者即使知道，也不能相信，更不要说践行了，往往无可救药，悔之晚矣。纵然如此，如果能晚年自保，也能延年益寿。有人问："未满六十岁，可否闭精固守？"答曰："不行。女人不能没有男人，男人也不能没有女人，否则会心神迷乱、情意波动，进而心神疲劳、折

损寿命。"当然如果真正不思情欲，则会长生，然而这样的人极少。反过来说也不能强行抑忍阻闭情欲，否则人会难以把持，从而使人得漏精、尿浊等病。

不宜和女子交合的日子：丙丁日，每月的初一、初七、初八、十五、二十二、二十三，月末、大寒日、大暑日、大风日、大雨日、大雾日、雷电交加日、天地昏暗日、日蚀日、月蚀日、虹霓日、地震日等。一旦和女子交合，会损

阴阳之气是生命的根本

阴阳之气是生命的根本

万物负阴而抱阳，阴阳是自然界的根本法则，人也不例外。人体中九窍、五脏六腑，都与天地之气相互贯通。人类养生要以调和阴阳为目标。

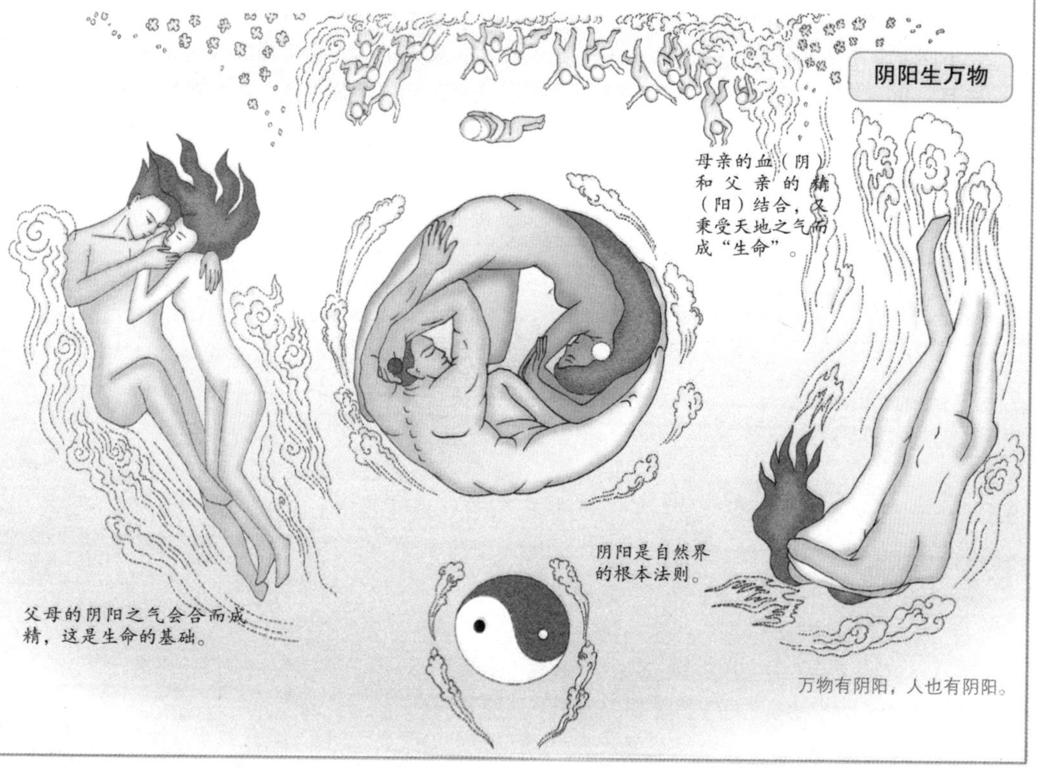

阴阳生万物

母亲的血（阴）和父亲的精（阳）结合，又秉受天地之气而成"生命"。

父母的阴阳之气会合而成精，这是生命的基础。

阴阳是自然界的根本法则。

万物有阴阳，人也有阴阳。

男子百倍而伤元神，女子也易生病，如果又怀孕生子，那孩子易顽愚、痴呆，或耳聋眼瞎、声哑脚跛、短寿多病。另外，日月星辰和火光之下、神庙佛寺、井台、灶旁、厕所旁和坟墓灵柩旁，也不能交合。正所谓交合有法，就能调顺性情，遇事顺利，家道昌盛，祥瑞会聚，大福大德，子女也必大智大善；交合如果无法，则子女薄福、愚昧、痴呆、奸恶，父母性情行为凶恶，遇事则败，家道败落，灾祸频来，家破国亡。此可谓终身大计，所以要谨慎对待。

想要怀上肾旺长寿、享受高位的男孩，首先就要选择妻子断月经后的一、三、五天、旺相日和月宿日，以及在气开始生的半夜；反之，如果施泻在断月经后的二、四、六日，则必定怀女孩。尤其要注意：六天过后不能施泻，否则会不得生育。

旺相日

春季甲乙日，夏季丙丁日，秋季庚辛日，冬季壬癸日。

月宿日

一月：初一、初六、初九、初十、十一、十二、十四、二十一、二十四、二十九。

二月：初四、初七、初八、初九、初十、十二、十四、十九、二十二、二十七。

三月：初一、初二、初五、初六、初七、初八、初十、十七、二十、二十五。

四月：初三、初四、初五、初六、初八、初十、十五、十八、二十二、二十八。

五月：初一、初二、初三、初四、初五、初六、十二、十五、二十、二十五、二十八、二十九、三十。

六月：初一、初三、初十、十三、十八、二十三、二十六、二十七、二十八、二十九。

七月：初一、初八、十一、十六、二十一、二十四、二十五、二十六、二十七、二十九。

八月：初五、初八、初十、十三、十八、二十一、二十二、二十三、二十四、二十五、二十六。

九月：初三、初六、十一、十六、十九、二十、二十一、二十二、二十四。

十月：初一、初四、初九、初十、十四、十七、十八、十九、二十、二十二、二十三、二十九。

十一月：初一、初六、十一、十四、十五、十六、十七、十九、二十六、二十九。

十二月：初四、初九、十二、十三、十四、十五、十七、二十四。

春季的甲寅乙卯，夏季的丙午丁巳，秋季的庚申辛西，冬季的壬子癸亥，交合更好。

黄帝杂禁忌法言："人如果发怒，血气必不定，交合的话，会生痈疽；交合时不能忍小便，会生淋病，茎痛失色；在妇女月经未绝时交合，会生白驳病；远行疲乏交合，会五劳虚损，降低生育能力；水银接近阴部会使人消缩；猪油鹿脂接近阴部，会使人阳痿。"

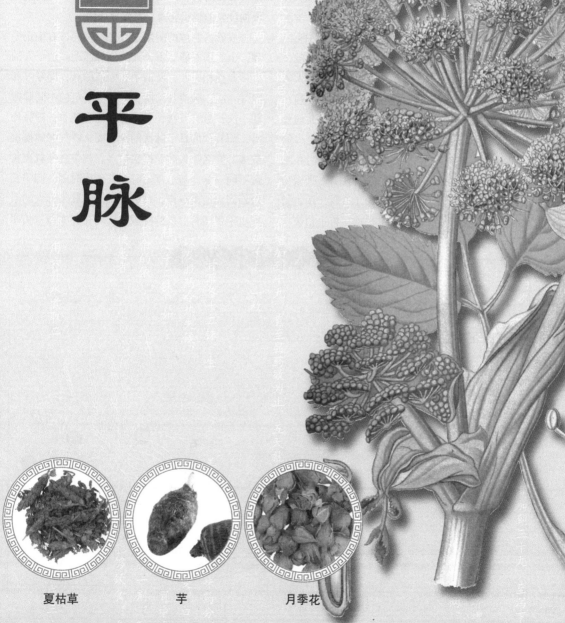

【卷二十八】

平脉

夏枯草　　芋　　月季花

平脉大法第一

医生最重要的事情是切脉，而且应深究其中的道理。和普通人的境界不同，古代高明的医生，任何时间做任何事情都以医为依据，从而能感知鬼神，通晓天地的规律，既可安身立命，也能普济百姓。反之，如果和常人一样，混迹于市井俗务，就只会败坏事情，更谈不上赢得百姓的敬仰！因此，学医就须摒弃世间俗情，全心倾注，把扁鹊作为目标。

医经言：诊脉最好在早上，此时阳气未散，阴气未动，未进饮食，气血经脉还未充盈，人体络脉调匀，可诊断出异常的脉象。切脉的动静，辨别眼睛的神采，观察五色，审视五脏气血的盈亏和六腑的强弱，身体的盛衰，以此来断定人的生死。另外，辨脉也应选在早上，不说话和吃饭，如果要做点什么，那就稍等结束后一顿饭功夫才能诊脉。气息平定后，先诊寸口脉，用重指按抵桡骨茎突定位，然后慢慢举指，将手指按入皮肉中，不深不浅而与皮毛相宜，指力和三粒豆的重量一般。当然，诊脉的轻重，应根据具体的肥瘦强弱，斟酌进退和力度，此所谓浮法和沉法的诊脉方法。但无论使用哪种方法，诊得的脉象都应和四时五行以及人的五脏相应。反之就应当根据脉象的轻重相薄，去探寻病因。

成就人躯体的阴阳之气各不相同，有中正平和，也有躁有静。每个人的气脉涌动和这个人的气质禀性相一致，所谓平和中适的脉，即呼气和吸气一次，脉搏各动两次，呼吸平定的中间脉搏动一次，总共五次。昼夜等长的春秋季，呼吸均等，而其他的日子脉搏的次数要么呼气时脉搏次数多，要么吸气时脉搏次数多，就像夏冬昼夜长短不同一样。与一年的时序并未因时刻、四季长短不同而遗漏一样，呼吸定息之间脉来五次也不曾违背。气脉呼吸效法昼夜，变通效仿四

寸口为人体经脉之大汇

寸口包括寸、关、尺三部，各有浮、中、沉三候，共九候。十二经脉贯穿全身，最后在手太阴的寸口部位聚合，所以，寸口为人体经脉之大汇，通过切寸口脉就可以诊断全身疾病。

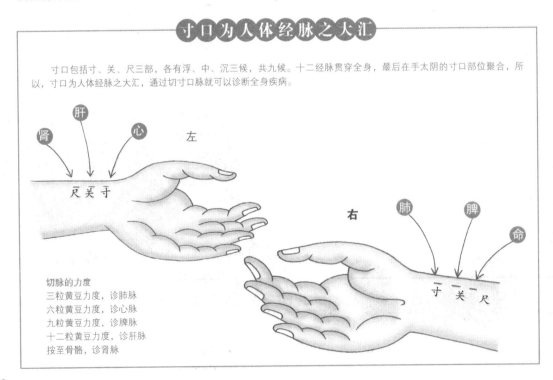

切脉的力度

三粒黄豆力度，诊肺脉
六粒黄豆力度，诊心脉
九粒黄豆力度，诊脾脉
十二粒黄豆力度，诊肝脉
按至骨骼，诊肾脉

季，即虽然人有强弱，呼吸有差异，但昼夜呼吸的频率还是和时间相依随。

诊脉时，医生应先刻意调整自己的呼吸，和病人呼吸一致后再审察病人的脉搏，计算呼吸平定之间脉来的次数。如果脉数有多或不足，就应探寻病情，找出病源；若脉来五次则正常。

有人问什么是三部脉？三部脉其实是尺脉、寸脉和关脉。人的身形长短不同，体形肥瘦各异，所以取尺寸分三关的方法是：从肘中间的横纹至手掌鱼际后皱纹等分成十份，倒取第九份即是尺部；从鱼际后皱纹开始向后取一份，即是寸部；把寸部十等分再取第九份的中间，骨自然突起处就是寸口部。因此说：阴脉在尺内一寸，而阳脉在寸内九分。从寸口退后六分是关分，从关分再退后六分是尺分。从鱼际向腕后高骨退行一寸，中间处叫寸口。从寸口至尺部是尺泽，因此

称这一段为尺寸。尺部以前寸口以后为关部。阴脉入阳脉出，就是以关为界，如同天地人三界一样。寸脉主要应合上焦，包括皮毛和头，终结于手的上部；关脉主要应合中焦：从腹到腰相；而尺脉应合下焦：从小腹至足底。此所谓三部法，就如同头、腹、足三元和天、地、人三才一样。

人有三百六十脉，就是效法一年有三百六十天。十二经都有动脉，为什么要独取寸口，来判决五脏六腑的吉凶生死呢？原因：寸口是手太阴经的动脉，是脉共同会聚之处。人每吸气和呼气一次脉各运行三寸，而呼吸平定之间，一共运行六寸，一个人二十四小时呼吸一万三千五百次，脉遍游全身运行五十遍，营卫之气在阳经和阴经中各运行一周——二十五遍，因此五十遍后在手太阴再次会合。诊脉法中之所以诊取寸口，因为此处的太阴脉，是五脏六腑经脉的地方。

诊五脏脉轻重法第二

最初把脉，用三颗菽重的力度，得到皮肤表层的肺脉：金秋三月，庚辛之气；用六颗菽重的力度，得到的血脉上的心脉：火夏三月，丙丁之气；用十二颗菽重的力度，脉与筋平的是肝脉：木春三月，甲乙之气；若重按直抵硬骨，手指轻举而脉来得疾的是肾脉：水冬三月，壬癸之气；用九颗菽重的力度，得到肌肉中的脾脉：土旺四

季，夏季六月，戊己之气。

区分都浮的心脉、肺脉：心脉像火一样浮散，脉势来时浮而大散；肺脉脉势来时浮而短涩。区分脉象都沉的肾脉肝脉：肝脉脉势来时牢而长；肾脉则如花草长叶生茵一样，手指轻举时脉势实，重按时脉软，濡弱如水，举重胜船。脾处在中央，是阴阳之脉。《千金翼方》说：脾脉迟缓而长。

指下形状第三

洪脉，指下感觉极其粗大或浮而大。

细脉，细脉细小，但比微脉的脉体稍大，且搏动明显。

缓脉，脉搏只比迟脉稍快，起落都很迟缓，或者缓脉浮大而软，阴、阳脉一样。

弱脉，位置深，脉体细小，脉象很柔软，重

按时感觉要消失或者轻指浮取不得，只有重按才能感知。

动脉，在关部和紧靠关部上面一点处搏动，在指下坚紧地摇动，像一粒豆子大小，显得无头无尾。

五种基本脉象

按切脉是中医诊断疾病的重要途径，医生就是靠感知脉搏的微小变化来诊断疾病的。根据脉搏动时的形态，可以将脉搏分为以下几种基本脉象：

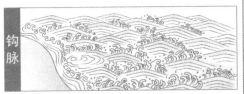

钩脉

脉的搏动有力，就像海浪拍岸，来时力强而去时力衰又叫洪脉。具有这种脉象的人阳气正盛

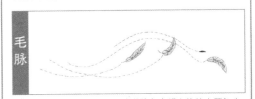

毛脉

脉的搏动无力，轻虚而浮。这种脉象表明人体的少阴初生

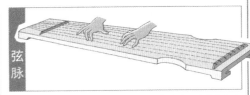

弦脉

脉的搏动紧张，如同触按琴弦一般带有弹性。这种脉象表明人体的阳气初生。"端直以长，故曰弦。"

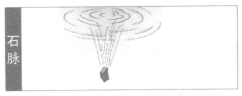

石脉

脉的搏动虽有力，但需重按，轻按则不足，如同石沉水底。这种脉象表明人体内的阳藏而阴盛

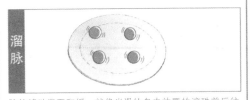

溜脉

脉的搏动滑而和缓。就像光滑的盘中放置的滚珠前后往来，又叫滑脉。这种脉象表明人体内的阴阳平和

伏脉，须靠近硬骨，用极重的手法才能感觉到；或者说在关上重按但感觉不到。

微脉，脉体极细、柔软，总是若有若无，稍微用力便有消逝的感觉，或者说脉体小、脉势快、力量轻、快速消逝等。

弦脉，手指轻按时像没有脉来；重按有张力，像张开的弓弦；或者说浮紧。

紧弦，感觉像切按绳索或者不停转动的绳索一样没有定势。

迟脉，起落过程缓慢，在一次呼吸内，脉共来三次；或者是轻举时搏动微弱，重按则尽牢。

浮脉，手指力度很小，仅须稍用力下按。

沉脉，轻触不得，重按才有，感觉明显。

涩脉，脉态细，跳动慢，来势艰难，断断续续或似止非止。

滑脉，进退往来流利，像一连串的珠子滚动或水向前流动。

数脉，脉势来去促急，或者一次呼吸之间搏动六七次。

芤脉，脉体较大但搏动软弱，稍加重按便感觉脉管中空，而两端明显，即指下两边感觉才有。

软脉，浮浅纤细而又极其柔软。

散脉，脉体较大，搏动浅浮，时快时慢，有散脉的病人有表无里，气实血虚。

革脉，有点类似伏脉、沉脉，但脉体长而实大，稍有力度，像弦张开。

虚脉，脉体软而大，脉象浮浅，搏动迟缓，稍加重力，指下即空虚无力。

实脉，脉体超出寸口，较长、较大，搏动坚定有力，像琴弦。

促脉，搏动较快，但时断时续。

结脉，搏动缓慢，时断时续。有结脉的病人可以活命。

代脉，没有自行补偿能力，搏动几次后中止，再重新搏动需较长时间，有代脉的病人会死亡。

弦脉和紧脉相似，浮脉和芤脉相似，软脉和弱脉相似，微脉和涩脉类似，沉脉和伏脉类似，缓脉和迟脉类似，革脉和实脉相似，滑脉和数脉相似。

五脏脉所属第四

心部脉又名人迎，在左手关前寸口；肝部脉在左手关上；脾部脉在右手关上；肺部脉又名气口，在右手关前寸口；肾部脉在左手关后尺中。《脉法赞》中写道：脾脉与肺脉出自右手，心脉与肝脉出自左手，肾脉与命门出自尺部，而魂魄谷神见于寸口。左手和右手各主司五脏与六腑，正常情况下，男人左手脉大，女人右手脉大。关前一分处，是判定人生死的地方，左手是人迎，右手为气口，再辅之以两手关部之后凹陷中的神门脉。人如果在这两个地方没有脉象，即会终身不愈或病死。

人体的分属部位能反映出全身经络损衰的程度。应当通晓三阳经三阴经，以及谁先病谁后病。阳经病治六腑，阴经病则治五脏，准确地审知病邪藏匿之处，应当准确审后再确定捕取方法，就能手到病除。

脉有三部，阴阳相互制约，随着呼吸的出入，荣卫气血和津液在体内行遍全身，流行于经脉，而这些都和时节相应，比照四时运行之规律又效法自然征象。脉象春弦秋浮，夏洪冬沉，通过察色观脉，审知脉象大小、不同，同时尺寸脉象又变幻无常，或短或长，诊断的正误，关系到病人的存亡。不断改变的病，脉象进退低昂，易使人迷惑，而不知如何去判断，希望您详尽陈述，让我能清楚分辨。《深师方》记载：你所问的是医道的根源。脉有三部：尺脉、寸脉和关脉。营卫之气在体内周游运行，都按照一定的标准。心脏脉洪，肝脏脉弦，肺部脉浮，肾脏脉沉，这些都是定律。如果用漏刻来计量脉的出入升降，那滴漏的水每下降二刻度，脉即周流全身一次，然后又回到寸口，从而获取脉的虚实。

脉互相变化制约，阴阳也互相影响。中风则脉象浮虚，中寒则脉象紧弦，水邪蓄积则脉象沉

三阴三阳经脉的走向

人体中的经脉可以分为三阴三阳，即手三阴经、足三阴经、手三阳经和足三阳经。如图所示，手三阴经自胸走手，手三阳经自手走头。足三阳经自头走足，足三阴经自足走腹（胸）。

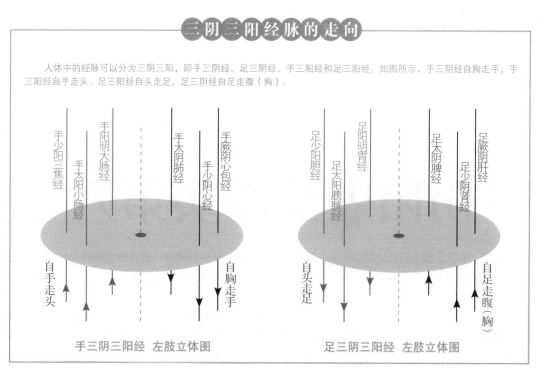

手三阴三阳经　左肢立体图　　　　足三阴三阳经　左肢立体图

潜，患支饮证则脉象急弦，有痛证则脉象动弦，数洪的脉象热烦。如果病证与脉象不对应，就说明病有变化。三部脉各异，病也不同，脉太过和不及就应揣摩，没有凭空出现的病邪，要仔细审察表里，探究三焦，捕获原因，弄清病根藏匿之处，斟酌察看，料度腑脏，以求断病如神。

五脏积聚第五

积、聚和谷气是人的三种疾病。积，终生不会转移，是内脏的病；聚，是内腑的病，定时发作，转移不定，可以救治；谷气，则是胁下牵痛，按压痛处时痛感即消失，但病愈后会再次复发，彻底病愈的标准是不再复发。

各种诊断积聚的方法：有积聚时脉来则细软附骨。积在胸中的寸口脉结，积在喉中的寸口脉微；积在脐旁的关上脉结，积在小腹的关下脉微；积在气冲的尺中脉结，积在心下的脉上关上部。以上各种脉从右手出说明积在右，从左手出积在左，而从两手则积在中央，可按照它们所分属的部位来治疗。寸口脉沉而横的，说明胁下和腹中有横积发痛。关上脉弦的，会腹痛牵引腰背疼痛，说明腹中有寒疝痕。脉弦紧而细微的，则是癥结。凡是寒疝、癥痕和积聚的脉象都弦紧，关脉弦紧的说明病在胃部，寸口脉弦紧的说明病在心下，而尺脉弦紧的则说明病在脐下。一

说是关脉长弦的代表脐周围有积。

诊断的方法之一：左手脉横说明癥结在左，右手脉横则癥结在右，脉头小的癥结在下，大的则癥结在上。

诊断方法之二：积在右边的横脉会出现在左手，而在右手出现就是左边有积。脉象偏、洪实而滑和弦紧都是有积，且为寒痹、疝痛。如果体内有积，但不表现在脉上的，就难治；如果出现在一种脉上的则容易治；但如果在各种脉象上都没有表现的，则是无药可救了。右手脉大左手脉小，如果病在上部则为右胁，反之在下部则为右脚；而右手脉小左手脉大，如果病在上部则为左胁，反之在下部则为左脚。脉弦而伏的，说明病人腹中有不可移动的病，会不治而死。脉势沉时直而来时细的，表示身体有痈肿。如果脉来时沉而虚，说明腹中有伏梁，会泄注。而脉来时小而沉实的，则表明胃中有积聚，不能下食，食后呕吐。

阴阳表里虚实第六

所谓三阳脉，即少阳经之脉的弦脉、阳明经之脉的缓脉和太阳经之脉的洪脉；而三阴脉即少阴经之脉的微脉、厥阴经之脉的迟脉和太阴经之脉沉脉。

脉象六种有：一阴一阳、一阳一阴、一阴二阳、一阳二阴、一阴三阳和一阳三阴。通常六

种脉不是一起搏动，医经称之为脉浮、沉、长、短、滑、涩。阳脉指的是脉象浮、滑、长的；而沉、涩、短的是阴脉。所以一阴一阳，是指脉势来时沉而滑；一阳一阴，则是指脉势来时浮而短。一阴二阳，是指脉势来时沉滑而长；而一阳二阴，则是脉势来时长而沉涩。一阴三阳，是指

脉势来时浮滑而长，时有一沉；而一阳三阴，是脉势来时沉涩而短，时有一浮。据此可根据它们经脉的位置，来推究病理的顺逆。

如何区分脉的阳盛阴虚和阴盛阳虚呢？

脉浮取时弱小、沉取时实大的为阴盛阳虚；而脉沉取时弱小、浮取时实大为阳盛阴虚，即阴阳虚实的意思。阳脉的脉象为浮、大、数、动、长、滑；而沉、涩、弱、弦、短、微的是阴脉。如果违逆病理，患阳病出现阴脉的，表明病人有性命之忧；同样如果患阴病出现阳脉，即寸口脉弦紧、病在脐下而尺脉弦紧或病在胃部而关脉弦紧（一种说法是关脉长弦、脐周围有积），都有性命之忧。

诊四时相反脉第七

春天三月木旺，旺相的顺脉应该是肝脉先来，然后是心脉、肺脉、肾脉依次来；六月土旺时，如果肾反侮脾，即肾脉先于本应早至的脾脉到来，病人七十天即死。春天脾脉早于应当先至的肝脉，就是脾反侮肝，时间在正月和二月，忌甲乙日。出现脾反侮肝，三十天即死。夏天火旺，本来应该心脉先到，肺脉其次，但如果肾脉先来，即是肾反肺，这种情况容易出现在五六月，尤其忌丙丁日。春天肝脉晚于肾脉，就是肾反肝，时间在七八月，忌庚辛日。出现肾反肝，三年即死。夏天肾脉先于心脉到达，就是肾乘心，时间在六月，忌戊己日。出现肾乘心，二年即死。肺金之气另行收录在其他篇章中，可查阅。

治疗疾病，要先观察病人的形貌神色，审察脉象的盛衰、疾病的新旧，再对症下药。凡是形气适宜的，脸上会有光泽；脉与四时吻合的，病就容易治。反之如果形气背离，脸色憔悴暗淡，脉象非常实坚且违背四季，病就难治。

脉违背四时：冬天得脾脉，秋天得心脉，夏天得肾脉，春天得肺脉，而且脉势到脉象都是

《察病指南》中的脉象图

《察病指南》是我国现存较早而系统的一部诊断学专著。作者是宋朝的施发，他在书中首创图像示意法来表述各种脉象。图中所示33种脉象图就是该书所载，对脉象的描述形象生动而全面。

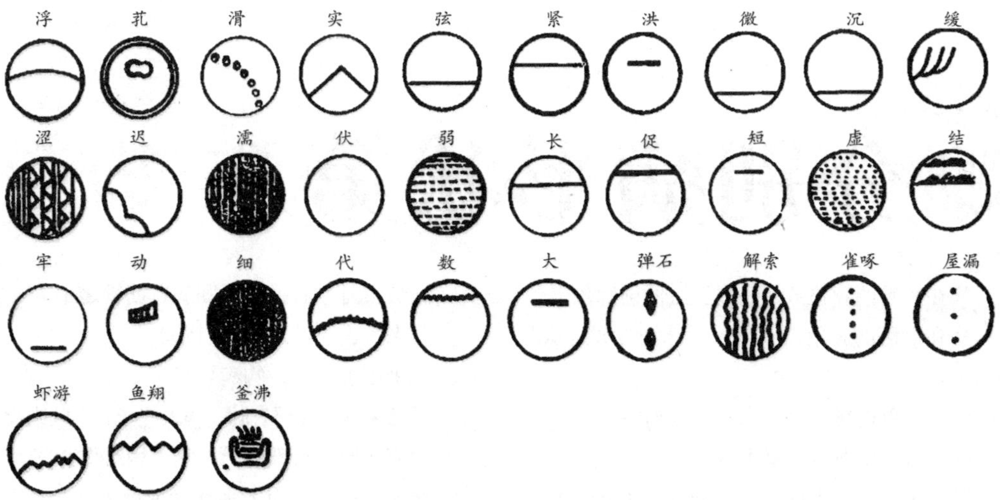

浮	芤	滑	实	弦	紧	洪	微	沉	缓
涩	迟	濡	伏	弱	长	促	短	虚	结
牢	动	细	代	数	大	弹石	解索	雀啄	屋漏
虾游	鱼翔	釜沸							

悬绝涩的，叫作"逆"。秋冬脉象浮大和春夏脉象沉涩的，生热病；脉体大的脱血，脉势静的泄痢，脉象坚实的病在体表，脉象不实的病在体内，脉不实，都称为逆四时，皆难以治疗。所谓

胃脉即脉势来时弱而滑的，有这种脉的疾病容易治疗。虽然四季中各有旺相的脉，但胃气却是治愈的前提。胃气是四季之脉的根本。

阴阳变化在脉象上的表现

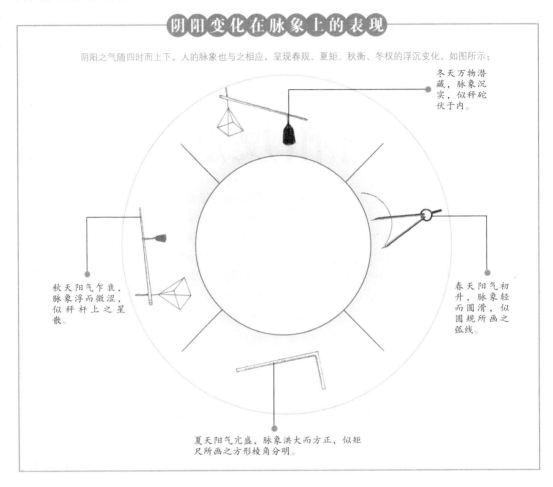

阴阳之气随四时而上下，人的脉象也与之相应，呈现春规、夏矩、秋衡、冬权的浮沉变化，如图所示：

冬天万物潜藏，脉象沉实，似秤砣伏于内。

秋天阳气乍衰，脉象浮而微涩，似秤杆上之星散。

春天阳气初升，脉象轻而圆滑，似圆规所画之弧线。

夏天阳气亢盛，脉象洪大而方正，似矩尺所画之方形棱角分明。

分别病形状第八

病在六腑的脉象数；病在五脏的则脉象迟。

病在肝脏的脉象长而弦（《脉经》载病从肝中出）。

病在心脏的脉搏动的力量小，血少。

病在脾胃的脉象下坚上虚。

脉势来时左右弹的，是血脉有病，即有瘀血。

脉势去时左右弹的，则病在筋骨之中。

脉来大去小的，头痛目眩。

脉来小去大的，胸满短气。

尺部无脉，寸部有脉，病人应吐，不吐则死。

寸部无脉，尺部有脉，病人困乏但无痛。

脉象大的，气血皆多或者说脉势来时大而坚

的，血气都实，脉象小的，血气都少或者说脉势来时细而微的，血气俱虚，脉象沉细滑疾的，有热邪。

有寒邪则脉象迟紧。

脉象直前而中散绝的，得消渴病。

脉象沉重而前不至寸口、徘徊欲绝的，是病在肌肉的遁尸证。

左手脉象沉重、气微的，胸中有阳气壅塞。

右手脉转不至寸口的，体内有肉癥腹中结硬块。

属热证的脉象盛滑紧，且病在体表外。

属寒证的脉象小实而紧，且病在体内。

脉象小弱而涩的，说明已经病了很长时间。

脉象滑浮而疾的，说明刚患病。

脉象浮滑、有外热、风邪痰饮，则难治。

脉象沉紧、上焦有热、下焦有寒，遇冷即泻下。

脉象沉而细的，下焦有寒，小便频繁，经常绞痛，严重下利。

脉象浮紧而滑直的，内寒外热，大小便困难。

病在肺部的脉象滑而微浮。

病在肾脏的脉象大而坚。

气少血多的脉象滑。

气多血少的脉象涩。

脉象洪大紧急的，病邪迅速侵入体表，头部发热，生痈肿。

脉象细小紧急的，病邪快速侵入体内，生疝瘕积聚，腹中刺痛。

脉势如连成的珠子一样来，且不前去的，风寒在大肠伏留不去。

脉势来如停滞不前、寸口脉软的，结热在小肠膜中伏留不去。

脉象沉重而直前绝的，肠中出血。

脉象沉重而中散的，因为吃冷食而成腹癥；

脉象短，气机有病；脉象长，则气机畅顺。脉象数的烦心；脉象大的则有病侵入。气高说明寸部脉盛实；气胀则代表尺部脉盛实。脉细的气少，脉代的气衰，脉涩的则心痛。脉势急促，如泉涌般连续不断，说明病侵入且有危险；脉势松散，去时如弦断，代表将死。脉长而缓的，下焦

有病；脉短而急的，上焦有病。病在体内则脉沉而弦急且实；病在体表则脉浮而洪大且虚。尺脉诊断脏腑病证，而寸脉诊断体表病证。病在表则脉浮，病在里的则沉。脉沉的是水邪、实证，脉弱的是虚证、恐惧，脉滑是实证、下泻，脉数的是热病、虚证，脉动的是痛证、惊悸，脉浮的是虚证、风病，脉迟的是寒，脉洪的是气，脉涩的少血，脉缓的是虚，脉紧的是寒。

脉弦数的生疟疾，疟疾的脉象弦数的多热，而弦迟的多寒。脉微的病虚，脉弦的疼痛麻痹，脉偏弦的生饮病，脉代而散的将死，脉双弦的胁下拘急生痛、颤抖怕冷，脉伏的有霍乱，脉大的有寒热，在床上平躺时脉盛的叫脱血。脉象紧的病证则包括失汗过多、肺中寒邪、喝冷水咳嗽、下利、胃中虚冷等。

癫病的脉象大坚疾。

脉象弦而钩的，肋下有如刀刺般疼痛，症状像蜚尸病，极端困顿却不死。

遁尸证的脉象紧而急。

伤寒热病的脉象洪大。

伤寒的脉象浮洪大，春季易得，秋季吉利。

有宿食的脉象浮而滑。

脉象浮滑而疾，说明脾消化功能不强，饮食不消化。

酒病的脉象短疾而滑。

风邪的脉象浮而大。

感受风邪而头重鼻塞的脉象浮大。

风寒侵入肌肉得脉象浮而缓，同时皮肤麻木。

脉象滑而浮散，说明患四肢不能活动或无力的瘫缓风证。脉滑代表患了鬼疰，身体虚弱，心腹刺痛，或倒地闷绝，愈后余气不断，时常发作，甚至死后传染。

痹病的脉象涩而紧。

风眩癫疾的脉象浮洪大长。

伤于痰饮的脉象浮而细滑。

中寒邪有癥结病的脉象迟而涩。

脉象快而紧的，说明体内有积聚，且扣击生痛。

脉象弦急的，代表患疝瘕（又叫癖病）小腹

疼痛。

发胀的脉象迟而滑或盛而紧。

生寒澼的脉象弦小。

有气的脉象浮而绝。

中有短气的脉象大而滑。

脉象浮短的，说明病人肺被侵害，气微少，一年内即死，治疗方法和咳嗽一样。

有水肿的脉象沉而数，水肿病冬季会不治自愈。

心痛心烦的脉象短而数。

脉象弦而紧的，说明胁痛且脏器受伤有瘀血（一作寒血）。

脉象沉而弦的，说明体内有悬饮，生痛。

脉象弦数的，说明有寒饮，尤其生成在夏冬两季更难治。

吐逆的脉象紧而滑。

反胃的脉象小弱而涩。

有寒邪的脉象迟而缓或微而紧。

脉象沉而迟的，说明腹中藏有冷病。

脉象微弱的，说明有寒邪，且少气。

脉象实紧的，说明胃中有寒，不能饮食且时时下利，难治。

心下结、热盛的脉象滑数。

胃中有热的脉象滑疾。

热中病的脉象缓而滑。

中暑气而暴发虚热的脉象沉而急。

脉势来时忽长忽短、忽大忽小或洪大而动摇的，说明有鬼祟。

脉势来时深而不显，有解散的趋势，四肢沉重麻木的，是土祟。

脉象弦小紧的，或脉和肌肉相得，需要把持很久才来的，都可用下法来治。

脉象紧而数的，寒热全发，必用下法治才可痊愈。

脉象弦迟的，适合用温药。

脉象紧数的，适合发汗法治疗。

脉象沉而滑的，说明下体沉重，并且会出现背脊疼痛。

脉来时细而滑的，重按时指下空虚，且趁势再诊脉象直的，说明因为僵仆或从高处堕下而受伤，病在体内。

脉象微浮，说明秋季吉利，而冬季会成病。

脉象微数，说明即使剧烈也不会成病，但不能劳累。

脉象浮滑疾紧的，说明生病很久，但易愈。

脉中出现阳邪，则脉象浮洪。

脉中出现阴邪，则脉象沉细。

脉中出现水谷之气，则脉象坚实。

🌀 三关主对法第九

如果在寸口出现各种浮、弦、沉、紧、涩、滑的脉象，就是膈以上的部位有病；如果在关上出现，则是胃以下的部位有病；而如果在尺中出现，则是肾以下的部位有病。

平寸口脉主对法

寸口脉滑而迟，不长不短，不沉不浮的，代表没有病，左右手都一样。

寸口脉沉而紧的，说明心下常有寒，经常疼痛，且有积邪。

寸口脉沉而滑的，说明胸中有水气，面目发肿，且有微热，是风水病。

寸口脉沉大而滑，如果脉沉就是血实，而脉滑则是气实，血气相搏，血气一旦进入五脏则死，而进入六腑则愈。

寸口脉太过、不及，或指下感觉短的，则头痛。

寸口脉指下感觉长的，则足小腿痛。

寸口脉指下感觉急促上击的，则肩背疼痛。

胸中短气得寸口脉沉。

有寒热的寸口脉沉而喘。

头疼的寸口脉浮而滑。

病在内脏则寸口脉沉而坚。

病在体表则寸口脉浮而盛。

有寒热、疝瘕而腹疼痛的寸口脉沉而弱。

头发脱落则寸口脉沉而弱。

寸口脉浮大，重按显得涩，尺中脉象也微而涩，说明滞气积食。

寸口脉弦（卫气不通行）而紧，怕寒，说明有水在肠中游走。

寸口脉紧或浮的，说明膈上有寒，肺下有水气。

寸口脉弦大的，代表男子亡血遗精，妇女半产漏下。

寸口脉微（恶寒）而弱（发热），代表有热不发，骨节烦疼，心中郁烦，出大汗。

寸口脉微而弱的，代表气血俱虚，男子吐血，妇女下血，且吐汁水。

寸口脉动而弱的，如果动是受惊，如果弱则是受吓了。

寸口脉缓而迟，缓即内虚，迟是有寒，虚寒互搏，而想吃温食，否则吃了冷食会咽喉疼痛。

寸口脉迟而缓，迟即有寒，缓是有气邪，寒邪和气邪互搏，发生绞痛。

寸口脉迟而涩，迟即有寒，涩即表明少血。

中了风邪的脉势上至寸口，脉象紧，与中风头痛的脉象类似。

有积食的脉势上至寸口，脉象为弦。

头痛的脉势下出寸口，脉象为弦的。

脉来时经过寸口进入鱼际的，会遗尿；而脉如果从鱼际出的，则逆气喘息。

心劳则寸口脉脉势只表现为实。

阳气微弱则寸口脉脉来时迁移不定，像肉羹上漂浮的油脂一样；阴气衰则脉势像蜘蛛丝一样细软无力且连续不断。

两手寸口部阳绝的，说明病人心下寒毒且口中热。

病人寸口脉偏绝的，则臂偏不遂，而如果两手寸口脉都绝的，则没救了。

阴脉病的寸口脉脉势忽大忽小，这种病常在节气更迭时发作，发作时阴脉风痹，身体发冷。

阳脉病的寸口脉脉势来时忽大忽小，容易皮肤生病，出汗怕冷，且下部麻木。

寸口脉浮，说明中风邪头痛发热，适合进服葛根汤、桂枝汤，针刺风府穴、风池穴，接着对着火烤，再抹上治风膏，蒙头捂汗即可。

寸口脉紧的，是伤于寒邪，会头痛难忍，适合进服麻黄汤发汗，针刺眉冲（穴位在头部两侧耳上方处），最后抹伤寒膏。

寸口脉微的，说明身体有寒，会流鼻血，适合进服五味子汤、麻黄茱萸膏，把汗发出来。

寸口脉弦，且心中愤懑忧郁、头微痛的，说明心下有水气，适合进服甘遂丸，同时针刺期门穴泻气。

寸口脉弱，说明阳气虚弱，会出汗，适合进服茯苓汤和内补散，同时适当进食，好好休养，避免过度劳累，然后针刺胃脘穴以补益阳气。

寸口脉涩，代表胃气不足适合进服干地黄汤，同时配合饮食自行调养，然后针刺胃脘穴补益胃气（一方是针刺足三里穴）。

寸口脉数的，且呕吐，说明胃部有热熏胸膛，适合服药催吐，同时针刺胃脘、服除热汤。如果伤寒已经七天以上，且体内有热烦而发渴的，应该服知母汤。

寸口脉洪大，且胸胁满的，适合服生姜汤、白薇丸，或者服紫菀汤来泻下，同时针刺期门穴、胃上脘穴和章门穴。

寸口脉缓，且皮肤麻木的，说明肌肉有风寒，适合服防风汤，如果用药来敷熨效果更佳，然后灸各个治风的穴位。

寸口脉滑，代表阳气实，胸中壅满，且吐逆，适合进服前胡汤，同时针刺太阳穴和巨阙穴泻实。

寸口脉芤，且吐血的；或微芤，衄血的，都是体内空虚所致，适合进服竹皮汤和黄土汤，同时灸膻中穴。

如果各种气上冲胸中，则寸口脉伏，胸中逆气，噎塞不畅，应服前胡汤和大三建丸，同时针刺巨阙穴泄气。

如果寸口脉迟，并且上焦有寒、心痛咽酸，应该服生姜汤、附子汤和茱萸丸，同时调和饮食来温暖上焦。

寸口脉沉的，表现为胸疼牵引胁痛，且胸中有水气，应该服用泽漆汤，同时针刺巨阙穴泄气。

寸口脉软弱的，会自汗，表明得了虚损病，应该服干地黄汤、内补散、薯蓣丸、牡蛎散和牡蛎粉，同时针刺太冲穴补虚。

寸口脉实，代表脾肺生热，呕逆气塞，应该服竹叶汤或葛根汤；寸口脉虚则代表脾胃生寒，饮食不消化，应该服茱萸丸或生姜汤。

寸口脉细，且发热呕吐的，应该服黄芩龙胆汤。而呕吐不止的，则应该服橘皮桔梗汤，同时灸中府穴。

平关脉主对法

关上脉浮而大的，说明胃中有风，会张口喘气耸肩，心下恐慌，呕吐厌食。

关上脉涩坚且大而实，重按时同样感觉手指下有力的，是中焦实，说明脾肺有伏结，容易气塞，实际上热在胃中。

关上脉脉体宽大而寸脉尺脉细的，说明病人心腹中必定有冷积，癥瘕结聚，喜食热食。

关上脉飘忽不定，或大或小，或急或缓的，代表胃里有寒热邪气，表现为病人瘦弱，厌食，就像生了疟疾似的。

关上脉微浮的，说明胃中有积热，会呕吐厌食，心中健忘。

关上脉滑而大小不均的，肯定吐逆，这是疾病的前兆，两天内会再次发作，患者喜欢喝水，但喝水即泻痢。如果泻痢不止则必死，只有停止的才可活命。

关上脉弦而长的，肚脐周围会如刀刺般疼痛。

关上脉浮，浮即是虚满，容易腹胀厌食，应先泻后补，先服平胃丸、茯苓汤和生姜前胡汤，再针刺胃脘。

关上脉紧的，是实证，容易心下疼痛，应服茱萸当归汤（最好再加二两大黄），同时针刺巨阙穴和下脘泻实即可。

关上脉微的，说明胃中了冷邪，容易心下拘急，应服附子汤、生姜汤和附子丸，同时针刺巨阙穴补益胃气。

关上脉数的，说明胃中有热，宜服知母汤和除热汤，同时针刺巨阙穴和上脘来泻热。

关上脉缓，且食欲不振的，说明脾胃之气不足，宜服平胃丸和补脾汤，然后针刺章门穴来补益脾胃。

关上脉弦，说明胃中有冷，脉弦则是胃气虚，宜服食茱萸汤，避免冷食，然后针刺胃脘来补益胃虚。

虚热导致关上脉弱的，说明胃中有热，胃气虚弱，宜服食竹叶汤，然后针刺胃脘来补益胃虚。

热实气满导致关上脉滑的，说明胃中有热，食欲不振，吃则呕吐，宜服食朴硝麻黄汤和平胃丸，同时针刺胃脘来泻实热。

关上脉伏的，容易有水气、溏泄，宜服食水银丸，同时针刺关元穴，达到通利小便、止泄利的效果。

关上脉洪的，说明胃有热邪，会生烦满，宜先泻后补，先服食平胃丸，再针刺胃脘。

关上脉细虚且腹胀的，宜服食茱萸蜀椒汤、生姜汤和白薇丸，同时针刺或艾灸胃上脘、中脘和下脘。

关上脉涩的，则会血虚、血气逆冷，宜服食干地黄汤、内补散，同时针刺足太冲穴补虚。

关上脉芤的，容易大便出血，宜服食生地黄汤和生竹皮汤，灸膈俞，不见效果的再针刺关元穴，严重的服龙骨丸。

关上脉沉的，说明心下有冷气，会体内胀满、吞酸水，宜服食茯苓丸、白薇丸和附子汤，然后针刺胃脘补益。

关上脉实的，容易胃疼，宜服食栀子汤和茱萸乌头丸，然后针刺胃脘。

关上脉牢的，说明脾胃气堵塞、热盛，会出现腹满回响，宜服食紫菀丸和泻脾丸，然后针刺胃脘来泻热。

关上脉软的，容易虚冷、脾气弱、患严重的下利之病，宜服食赤石脂汤和女葳丸，然后针刺关元穴来补脾气。

关上脉迟的，说明胃中有寒，宜服食桂枝丸和茱萸汤，然后针刺胃脘。

平尺脉主对法

尺脉浮的，说明下焦有邪气。

尺脉弱的，代表下焦冷，没有阳气，热会上冲头面。

尺脉虚小的，会脚疼痿痹，足胫寒冷。

尺脉涩的，会便血、多汗。

尺脉沉而滑的，会得寸白虫病。

尺脉细而急的，容易筋挛痹，不能走路。

尺脉大的，说明膀胱中有热，会小便赤痛。

寸脉强尺脉弱的，说明胃络脉受伤了。

尺脉偏滑的，易脸红，一旦受外热即会生病。

尺脉细微的，会溏泄、下冷利。

尺脉时来时断的，说明男子小腹有滞气或女子月经不利。

尺脉和寸脉都软弱的，代表体内愠热，会出汗、手足逆冷。

尺脉和寸脉都沉，且关上无脉的，会心下喘。

病人患热中病而导致尺脉粗且经常发热的，会腰胯疼痛、小便赤热。

使劲按压尺脉不消失的，如果是妇女就会闭经。尺脉、关脉相应和且脉象滑的，如果是男子，代表气血实；如果是女子，则说明有身孕。

如果尺脉、寸脉都沉，且关上有脉的，会心下疼痛、双脚麻木、苦寒。

尺脉寸脉都微的，病人会心力小而寡言、脚弱气短。

尺脉寸脉都微的，代表手脚头面有热；而都迟的表示有寒，手脚头面有冷风。

尺脉紧的，会脐下疼痛，宜服食当归汤，然后灸天枢穴，同时针刺关元穴来补益。

尺脉微的，说明有寒气，会厥逆、小腹拘急，宜服食小建中汤，然后针刺气海穴。

尺脉数的，容易怕冷、脐下热痛和小便赤黄，宜服食白鱼散、鸡子汤，然后针刺横骨穴取泻。

尺脉弦的，会小腹疼痛、拘急，宜服食建中汤和当归汤，然后针刺气海穴取泻。

尺脉弱的，会发热气少、骨烦，宜服食前胡汤和干地黄茯苓汤，然后针刺关元穴。

尺脉涩的，会小便发红、足胫逆冷，宜服食附子四逆汤，然后针刺足太冲穴。

尺脉浮的，说明下焦中了热风，会小便困难，宜服食瞿麦汤和滑石散，然后针刺横骨穴、关元穴泻热。

尺脉缓的，会脚弱下肿，小便困难且不净，宜服食滑石汤和瞿麦散，然后针刺横骨穴来取泻。

尺脉滑的，说明血气实，但经脉不通，宜服食朴硝煎和大黄汤来去除瘀血，然后针刺关元穴。

尺脉软的，会风痹、双脚僵直、小便困难，宜服食瞿麦汤和白鱼散，然后针刺关元穴。

尺脉牢的，会腹胀阴中急，宜服食葶苈子茱萸丸，然后针刺丹田穴、关元穴和中极穴。

尺脉迟的，说明下焦有寒，宜服食桂枝丸，然后针刺气海穴和关元穴。

尺脉芤且下焦虚的，小便会有血，宜服食竹皮生地黄汤，然后丹田穴和关元穴。

尺脉伏的，会小腹疼、有癥疝、不消化，宜服食大平胃丸和桔梗丸，然后针刺关元穴。

尺脉沉的，会腰酸背痛，宜服食肾气丸，然后针刺京门穴补肾。

尺脉实的，会小便不净、小腹疼痛，宜通利大便，服食加大黄一两的当归汤，然后针刺关元穴。

何时得病第十

如果一个人的阳脉中有阴脉，就可以知道他是因露卧而生病的；而阴脉中如果有各种阳脉，则表明他是在夏季得病的。肝脉没有了，就是在春季得的病；心脉没有了，就是在夏季得的病；肺脉没有了，就是在秋季得的病；肾脉没有了，就是在冬季得的病；而脾脉没有了，则是在四季中脾旺的日子（即四季中四立前十八天中）得的病。

扁鹊华佗察声色要诀第十一

病人五脏精气衰竭，神色恍惚，声音嘶哑得死。

病人面目发青的可活，但如草似的碧青得死。

病人面黄眼红的可活，但红得像血似得死。

病人面黄眼白的可活，但白得像枯骨似得死。

病人面黄目黑的可活，但黑得像煤灰似得死。

病人抚摩衣缝，胡言乱语的，无药可救。

病人两眼角泛黄，说明刚刚病愈。

病人脸和眼睛颜色相同的可活。

病人阴阳脉全无，撑衣掇空、胡言乱语则死。

病人胡言乱语或不能说话的，不可救治。但如果是患热病的，可以救治。

病人阴阳脉都已消失，且不能说话的，三天半后即死。

病人面黑眼青的可活。

病人面青眼白则死。

病人面红眼青的，六天即死。

病人面白眼黑的，表明营卫之气已衰竭，血脉空虚，必死。

病人面黑眼白的，是因为肾气受到侵袭，病邪留积所致，八天即死。

病人面黄眼青（即乱经）的，九天即死。酒后吹风，导致风邪侵入胃经，使胆气妄泄、眼睛变青的，必死无疑。

病人面红眼白的，十天即死。即使忧愤焦虑、面色转好的，也是死亡的征兆。

病人面青眼黄的，五天即死。病人如果卧床，心痛气短，脾气衰竭，而且受到病邪侵袭，百天后能勉强站立的，只有神医才能治愈他。

如果肤色较黑的健康人或病人起白色，一旦进入眼睛和口鼻中的，三日内即死。

健康的人或病人脸色忽然变成马肝色，即会死去。

病人面如土色、没有光泽，不进饮食的，四天即死。

病人牙齿发黑，脸上灰暗的，无药可救。

病人嘴唇发黑、脸色发青的会死。

病人脸色发黑，两胁下胀满，不能自如转侧的会死。

病人眼神惶恐、僵直，喘气耸肩的，一日即死。

病人阳脉绝、阴脉结，神情恍惚，眼睛无光的会死。

病人阴阳脉绝竭，眼眶下陷的会死。

病人眼、鼻、耳、口起黑色，一旦进入口中则必死。

病人眼睛、耳朵和面颊发红的，五日内即死。

病人从额上发际到鼻梁、两颧骨上起黑色的，五日内即死。

病人眼睛僵直，面色发黑，而且怕风的会死。

病人嘴唇发青、脸色发黑的会死。

病人眉毛歪斜的，七日即死。

病人张口不能关闭，且只见气出、不见气入的会死。

病人口张开的，三日即死。

病人人中歪斜，嘴唇发青的，三日即死。

病人人中饱满，嘴唇歪斜的会死。

病人口中和嘴唇忽然发干的，无药可救。

病人指甲发青的会死。

病人指甲发白的，无药可救。

病人手脚指（趾）甲下面的肉发黑的，八日即死。

病人营卫之气都绝竭，且脸上浮肿的必死。

病人忽然发肿，脸色灰白或发黑的死。

病人手掌肿起、没有纹理的会死。

病人肚脐肿且翻出来的会死。

病人阴茎、阴囊都肿的死。

病人脉绝、张口、脚肿的，五日即死。

病人呕吐，脚肿，头沉的死。

病人两膝肿大、脚背发肿的，十日即死。

病人卧床不起，大便失禁的死。

病人发出尸臭的，病入膏肓。

病人齿焦唇肿的会死。

病人牙齿忽然变黑的，十三日即死。

病人睾丸内缩，舌头卷缩的必死。

病人汗流不止，舌头发黑且卷缩的会死。

病人头发直立的，十五日即死。

病人容易发怒，且头发像干麻的必死。

病人眉毛头发冲起的会死。

皮肤发白，肝脏有病，会在属肺的庚辛日死亡。

眼睛发黑，心脏有病，会在属肾的壬癸日死亡。

唇色发青，脾脏有病，会在属肝的甲乙日死亡。

面颊发红，眼睛发肿，肺部有病，会在属心的丙丁日死亡。

面部浮肿，嘴唇发黄，肾脏有病，会在属脾的戊己日死亡。

青要如苍璧，不能如蓼蓝。

黑要如重漆，不能像炭。

黄要如罗裹雄黄，不能像黄土。

赤要如帛裹朱，不能是赭红。

白要如鹅毛，不能像盐。

诊五脏六腑气绝证候第十二

如果病人脸色发青，只想躺着睡觉，视力模糊，汗流不止，说明肝气已绝，八天内即死。

如果病人眉毛倾斜，说明胆气已绝，七天即死。

如果病人手脚指甲变青，不停地呼骂，说明病人筋绝，八九天即死。

如果病人喘气耸肩，惊悸直视，说明心气已绝，一天内即死。

如果病人头发难屈伸，像干麻一样直，且自汗不止，说明肠气已绝，六天即死。

如果病人口冷脚肿，腹部发热，肿胀泄利，说明脾气已绝，五天或最多十二天即死。

如果病人脊柱疼痛，腰部沉重，不能翻转，说明胃气已绝，五天或最多九天即死。

如果病人耳干，舌头发肿，大便赤泻的，说明肉已绝，六天或最多九天即死。

如果病人张口短气，气只出不入，说明肺气已绝，三天即死。

如果病人泻痢无度，说明大肠气已绝，泻痢停止即死。

如果病人牙齿暴枯，面色正黑，眼仁变黄，腰部剧痛，汗流不止，说明肾气已绝，四天，最多七天即死。

如果病人牙齿变黄脱落，说明骨绝，十天即死。

如果病人出现任何没有根脉（即五脏六腑之脉）的浮脉，都会死亡。

诊脉动止投数疏数死期年月第十三

脉停止一次搏动一次的，一至两天即死。

脉停止一次搏动两次的，三天即死。

脉停止一次搏动三次的，四五天即死。

脉停止一次搏动四次的，六天即死。

脉停止一次搏动五次的，五至七天即死。

脉停止一次搏动六次的，八天即死。

脉停止一次搏动七次的，九天即死。

脉停止一次搏动八次的，十天即死。

脉停止一次搏动九次的，九天或最多十三天即死。

脉停止一次搏动十次的，立春或立夏死。

脉停止一次搏动十一次的，立夏、夏至或立秋死。

脉停止一次搏动十二、十三次的，立秋或立冬死。

脉停止一次搏动十四、十五次的，立冬或立夏死。

脉停止一次搏动二十次的，立秋或一年即死。

脉停止一次搏动二十一次的，二年即死。

脉停止一次搏动二十五次的，立冬或一二年死。

脉停止一次搏动三十次的，二三年即死。

脉停止一次搏动三十五次的，三年即死。

脉停止一次搏动四十次的，四年即死。

脉停止一次搏动五十次的，五年即死。

脉停止一次搏动不满五十次的，五年即死。

阴阳之数均衡，五行之气完备，营卫之气时刻随着经脉在人体内流转不停，生成健旺的五脏之气养助身体。

脉每搏动五十次而不停止的，说明五脏之气完备，身体安康。

脉每搏动四十次而停止一次的，说明有一个脏器没脏气，四年后即死。

脉每搏动三十次而停止一次的，代表有两个脏器没脏气，三年后即死。

脉每搏动二十次而停止一次的，说明有三个脏器没脏气，二年后即死。

脉每搏动十次而停止一次的，代表有四个脏器没脏气，一年内即会死去。

脉每搏动五次而停止一次的，说明五脏都没有脏气，五天后即死。

脉间隔很久搏动一次的，说明心脏有旧病，主中治。

脉每搏动两次而间隔很久的，代表肝脏有病，枝中治。

脉每搏动三次而间隔很久的，说明脾脏有病，下中治。

脉每搏动四次而间隔很久的，代表肾脏有病，间中治。

脉每搏动五次而间隔很久的，代表肺脏有病，枝中治。

如果五脉有病，虚羸的人会死，而强壮人还可以治疗，关键就在于他们的脏气是否齐全。

扁鹊诊诸反逆死脉要诀第十四

扁鹊说：死脉的脉气出于筋上，而藏在筋下，不在营卫之气之中，而在坚涩的关脉里，乘生病之机而发作，难觉察；就像群鸟汇集、一马奔驰，交相奔驰而又连属不断。

人不病而脉病，如果脉势来时像鸟雀啄食或屋漏滴水，那此人会死。所谓屋漏，即脉一来就止；而雀啄，即脉来非常散疾，绝止后还会往复。医经记载，已经病了七八天，如果脉象如雀鸟啄食或屋漏滴水的死。病人脉来时像弹射石子似的急速，而去时动数散乱，像黍米似的弹人手指的死。病人脉困，脉象如虾子游水，起来迟缓而去得快；或像鱼儿戏水，摇头摆尾而久久不去的皆死；脉象如豆子旋转、悬薄卷索、偃刀、涌动久久不去、忽来忽去且忽然停止后又重来的都死。脉中激烈、脉上下分散、脉有表无里的也死。

如果病人的结脉消失就会死。所谓结脉即脉体在指下像麻子似的动摇，属肾经，此脉消失，那死期就很近了。所谓代脉即脉每搏动五次停止一次或脉来七次而人呼吸一次，一小时内不再增减，有此脉的人也会死。只有通过切脉来预知病情，继而达到完全知晓，才能做到无病早防，有病早治，避免病入膏肓。

病人中了热邪，胡言乱语，脉象应切得洪大，而如果手脚厥冷、脉象沉、细微的死。

病人腹大且泄下，脉象应切得微细而涩，如果诊得紧大而滑的死。

病人闭眼，不想见人，诊得的脉象应该是弦急而长的肝脉，反之如果切得肺脉，浮短而濇的则必死。

病人心下坚固，眼开发渴，脉象应诊得紧实而数，如果切得沉滑而微的死。

病人吐血并且衄衊（鼻中出水是衄，鼻中出血是衊），脉象应诊得沉细，而如果诊得浮大的死。

经书记载：一旦身形、脉象和疾病不符，那就必死。比如：

耳聋，脉象浮大而濇的死。

眼睛不明，脉象大而缓的死。

腹痛，脉象浮大而长的死。

腹满而气喘，脉象滑利而沉的死。

四肢厥逆，脉象浮大而短的死。

身体右边疼痛而左边有病，或右边有病而左边疼痛；上边疼痛而下边有病，或上边有病而下边疼痛，即有"逆"，这样的人无药可救。

脉势来时，用浮的手法诊得脉接连不止，并且推手、用沉的手法切得脉象绝濡的，半日，最多半月即死。

患尸厥病的病人，叫不答应，脉象绝和当大反而小的死。

肥胖的人脉体细小如丝的死。

病人脉势来时微细而绝的，生病即死。

脉病而人不病的死，而人病脉不病的能活。

身体瘦小的人，脉体往来大的死。

身体粗大的人，脉体往来小的死。

瘦弱的人得躁脉会死。

个子矮的人，脉势往来长的死。

个子高的人，脉势往来短的死。

身体干涩但脉势往来滑的死。

身体滑但脉势往来涩的死。

尺脉向上和寸口脉呼应过迟的，半天即死。

诊断五脏六腑十二经脉，如果脉象与病证反逆，就是死亡的征兆。

诊百病死生要诀第十五

诊脉时应该观察病人的身体比例和性格缓急。脉象的大小、迟速和长短，都应和人的身体形状、性格一致，否则不吉利。

伤寒发高热的病人，脉象浮大的能活，而沉小的会丧命。

伤寒之后已经出汗的病人，脉象沉小的能生，而脉象浮大的会死亡。

得了温病且三四天不出汗的病人，脉象大疾的能生，而脉象细小的会死。

患温病而又时常发大热的病人，脉象细小的会死。

患温病下利且腹中剧痛的病人会死。

患温病而不出汗或出汗少的病人会死。如果病人厥逆且出汗，则脉象急的能生，而脉象虚缓的会死。

患热病两三天，且发热腹胀、头疼厌食的病人，脉象直而疾的，八天即死；但如果四五天后头痛呕吐，脉来势细强的，十二天死；如果八九天后下痢，但浑身不疼，眼也不发红，脉势来时连续不断，脉体时常变大，且心下坚的，十七天即死。

病人患热病七八天，脉象不散不软，但说不出话，三天后不出汗的死。

病人患热病七八天，脉象微细，小便不利，且口干舌燥的死。

病人患热病不出汗，脉象躁疾，如果出汗还有可能生，而不出汗的会死。

病人患热病已经出汗，脉象静安的有可能生，而脉象躁的会死。

病人患热病且脉象躁盛、不出汗的，会不治而死。

病人患热病已经出汗，且脉象时常躁盛的，死期不远了。

病人患热病已经出汗，但大热长期不去的，

快要丧命了。

病人患热病已经出汗，但热还没除去，且脉象微躁的，需谨慎避免针刺治疗。

病人患热病而发热厉害，且阳脉阴脉都已衰竭的，必下利，但不能针刺，

病人中了风邪且患有麻木痿蹶的，脉象虚的能生，而坚急疾的会死。

病人患癫病，脉虚的可治，而脉实的没救。

患癫病的病人，脉象实坚的能生，而沉细的会死。

患癫病的病人，脉搏大滑的，时间长了会不治自愈，而脉象沉小急实和小坚急的没救。

头眼疼痛的病人，长久凝视仍视力模糊的死。

心腹中有积聚的病人，脉象强急、实强的能生，而虚弱、沉的死。脉象大，腹胀、四肢逆冷，脉形长的死。腹胀便血、脉象大且有时绝的和极度下血、脉象小疾的死。

心腹疼痛，脉象坚大而疾的死，而脉象细小而迟的生。

患肠澼便血的病人，身体发热的死，而发冷的生。

患肠澼便白沫的病人，脉象沉的生，而浮的死。

患肠澼便脓血的病人，脉象悬绝的死，而滑大的生。

患肠澼而身体发热的病人，脉象不悬，滑大的生，而悬濇的死。

患肠澼下脓血的病人，脉象沉小且连属不断的生，大且发热的死。

患肠澼筋挛的病人，脉象细小安静的生，浮大而紧的死。

病人洞泄、不消化、下脓血，脉象微小的生，而紧急的死。

病人泄注，脉象缓而时常小结的生，浮大而

数的死。

患蜃蚀的病人，脉象虚小的生，而紧急的死。

患咳嗽的病人，脉象沉紧、小而伏匿的死，而浮直、软的生。

患咳嗽而羸瘦的病人，脉形坚大的死。

患咳嗽而脱形发热的病人，脉象小坚而急的死，而肌肉消瘦脱形、热不去的死。

咳嗽干呕、腹胀下泄的病人，脉象弦急欲绝的死。

吐血衄血的病人，脉象滑小而弱的生，实大的死。

出汗像衄血的病人，脉象小滑的生，而大躁的死。

吐血的病人，脉象紧强的死，滑的生。

吐血、咳嗽上逆的病人，脉象数且身体有热、不能睡卧的死。

伤寒咳嗽且气上逆的病人，脉象数散的死。

气上逆的病人，脉象数的死。

气上逆、喘息低昂的病人，脉象滑且手脚暖和的生；而脉象涩、手脚寒冷的死。

气上逆、脸部浮肿、喘气耸肩的病人，脉象大且有下痢必死。

气上逆、大汗淋漓的病人，脉象虚静不躁的生，而坚强的死。

寒气上攻的病人，脉象实而顺滑的生，但实而逆涩的死。

患消渴的病人，脉象数大的生，而细小浮短的死。

患消渴的病人，脉象实大且久病的可治；而脉象悬小坚急且久病的死。

患消渴的病人，脉象沉小的可活，而实坚大的死。

病人感受寒邪、热邪而抽风的，脉象代绝的死。

病人金疮大量出血，脉象虚细的可活，而数实大的死。

病人金疮出血，脉象沉小的可活，而浮大的死。

病人伤口大出血，且脉势来时大的，二十日即死。

病人损伤身体而血流不止，脉势来去皆大的，七日即死。

病人患水肿，脉象洪大的可治，而微细的死。

病人患水肿而胀闭，脉象浮大软的可活，而沉细虚小的死。

病人患水肿而腹部肿大的，脉象实的可活，而虚的死。

病人突中恶邪而吐血，脉象沉数而细的死，浮大疾快的可活。

病人突然中恶邪，且腹部和四肢肿胀的，脉象大而缓、紧细而微的可活，紧而浮的死。

病人身体虚弱，出冷汗、微呕、手足厥逆，不能安静的死。

病人脉象实满，头热而手足寒冷，发生在春秋季的能活，而在冬夏季的死。

脉象微的老年人，阳脉强而阴脉弱的可活，而脉象盛大、气息急数的死。

阳脉强而阴脉弱，且脉势来时脉象为代的三十天后即死。

病人生疮或腰脊强急抽风的，都无药可救。

从高处坠落导致内出血而腹中胀满的，脉象坚满而强的可活，而小弱的死。

受百药毒害的病人，脉象微细的死，而洪大且快的可活。

病重且脉象不顺调的病人，无药可救。

虽然病重但脉象洪大的病人，易痊愈。

病人阴脉阳脉都结，且牙齿像熟小豆的，脉象躁的死。

血实气虚的尺脉就会涩而坚。发病时会腹痛逆气，原因是妇女胎中有恶血，久而结瘕，如果在冬天得病，来年秋天即死。

尺脉细微说明血气不充足，脉细但来势有力的，是谷气不足，病人容易在秋季得病，且会在枣长叶时死。

右手尺部脉搏动三十次即停一次，周而往复；尺脉每搏动二十次而停一次，动摇不定，和呼吸不相应。以上两种病人在繁草生出时死去。

左手尺部脉每搏动四十次而停一次，周而复始，且脉来时绷急，这种病人到立春时就会死去。

左手寸口脉率动不齐。在寸口、关部和尺部动摇不定，且各不相同，在仲夏得病的人会在桃花落时死去。

右手寸口脉偏沉且不齐，早晨脉象来势浮大，向上从鱼际出；而晚上来势沉，向下不能抵达关中。脉象往来无定势，到榆叶枯落时即死。

诊三部脉虚实决死生第十六

普通人的三部脉都差不多，只有小孩、妇女等脉象小而软，脉象细数的吉利，四五岁的小孩，一呼一吸脉共来八次。

如果三部脉没有规律，久病的人十四天内即会死去。

如果三部脉急促像鸟啄食一样，久病的人七天后即丧命。

如果三部脉像沸水翻腾，半天即死。

如果三部脉急切，腹中有病且疼痛的，针刺上下即可愈。

三部脉时有时无的，表明胃中有寒气，会使脉运行不畅。

三部脉虚又久病的、脉象虚濇又久病的、脉象虚而滑的、虚而缓的、虚而弦急又患癫病的都会死。

三部脉脉象实而大又久病的人必死；脉象实而滑又久病的人则可救活，但如果是突然生病而有这种脉象的则死；脉象实而缓和实而紧的也可活；脉象实而紧急的，同时患癫病可治愈。

如果三部脉强，且脉形和病情不符的，患病即死。

同样的三部脉革，久病的人能生，而突然发病的会死。

同样的三部脉坚而数，患蛊毒病的必死，但如果脉象数而软的蛊毒病人却能生。

如果三部脉漂浮如水上肥脂，久病的人会死，而突发病的能生。

如果三部脉如蛛丝相连，久病的人会死，而突发病的能生。

如果三部脉像角弓，久病的人会死。

如果三部脉微弱，且脉形和病情不符的人必死。

同样的三部脉粗，久病的人会死；而突然生病得还能活命。

同样的三部脉细而软，久病的人、脉细而数和脉微而紧的都能生。

如果三部脉微而伏，久病的人会死。

同样的三部脉软，猝然发病的能生；久病的人可不治自愈，治疗反而会丧命。

如果三部脉浮而结，久病的人得此脉会死。脉象浮而滑的，久病的人得此脉会死。

同样的三部脉浮而数，久患风邪病的能生，而猝然发病的会死。

如果三部脉芤，久病之人能生。

同样的三部脉弦而数的，久病的人能生，而猝然发病的则死。

如果三部脉像贯珠一样连属，久病的人会死。

如果三部脉如流水，久病的人会不治自愈，但治疗会导致丧命。

附录：古今医学常用度量衡对照表

1. 重量单位对照表

一厘：约等于0.03125克。

一分：约等于十厘（0.3125克）。

一钱：约等于十分（3.125克）。

一两：约等于十钱（31.25克）。

一斤：约等于十六两（500克）。

2. 古代医家用药剂量对照表

一方寸匕：约等于2.74毫升，或金石类药末约2克；草木类药末约1克。

一钱匕：约等于5分6厘，或2克强。

一刀圭：约等于一方寸匕的十分之一。

一撮：约等于四圭。

一勺：约等于十撮。

一合：约等于十勺。

一升：约等于十合。

一斗：约等于十升。

一斛：约等于五斗。

一石：约等于二斛或十斗。

其他：

一铢：一两等于二十四铢。

一枚：以较大者为标准计算。

一束：以拳尽量握足，去除多余部分为标准计算。

一片：以一钱重量作为一片计算。

一茶匙：约等于4毫升。

一汤匙：约等于15毫升。

一茶杯：约等于120毫升。

一饭碗：约等于240毫升。

一字：古以铜钱抄取药末，钱面共有四字，将药末填去钱面一字之量，即称一字。